NURSINGRAPHICUS
ナーシング・グラフィカ

健康支援と社会保障④

看護をめぐる法と制度

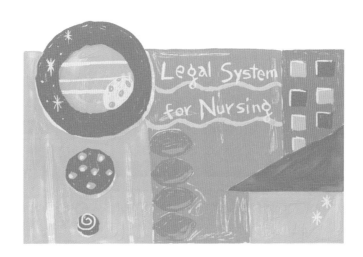

MC メディカ出版

「メディカAR」の使い方

「メディカ AR」アプリを起動し，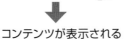マークのある図をスマートフォンやタブレット端末で映すと，飛び出す画像や動画，アニメーションを見ることができます．

アプリのインストール方法　　🔍 メディカ AR　で検索

お手元のスマートフォンやタブレットで，App Store（iOS）もしくは Google Play（Android）から，「メディカ AR」を検索し，インストールしてください（アプリは無料です）．

アプリの使い方

①「メディカAR」アプリを起動する

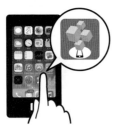

※カメラへのアクセスを求められたら，「許可」または「OK」を選択してください．

②カメラモードで，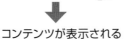マークがついている **図** を映す

↓

コンテンツが表示される

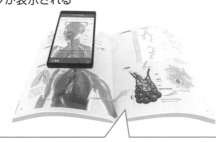

⭕ 正しい例　　❌ 誤った例

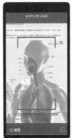

ページが平らになるように本を置き，マークのついた図とカメラが平行になるようにしてください．

マークのついた図を画面に収めてください．マークだけを映しても正しく再生されません．

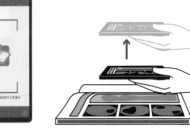

読み取りにくいときは，カメラをマークのついた図に近づけてからゆっくり遠ざけてください．

正しく再生されないときは
・連続してARコンテンツを再生しようとすると，正常に読み取れないことがあります．
・不具合が生じた場合は，一旦アプリを終了してください．
・アプリを終了しても不具合が解消されない場合は，端末を再起動してください．

※アプリを使用する際は，Wi-Fi等，通信環境の整った場所でご利用ください．
※iOS，Android の機種が対象です．動作確認済みのバージョンについては，下記サイトでご確認ください．
※ARコンテンツの提供期間は，奥付にある最新の発行年月日から４年間です．

関連情報やお問い合わせ先等は，以下のサイトをご覧ください．
https://www.medica.co.jp/topcontents/ng_ar/

はじめに

「法律を学ぶには，暗記してはだめだ，理解しなければならない.」

　ある著名な法学者の言葉である．この言葉は，看護学生や看護師が法律を学ぶ場合にも当てはまる.

　それでは，法律を理解するためにはどうすればよいか．これに対する唯一絶対の答えがあるとは思えないが，少なくとも，看護をめぐる法と制度の枠組みの中で，今，学んでいる個々の法律が，どのような位置づけにあるかを確認することが必要であろう．そのために，MAP②やMAP③が役に立つ．また，これらのMAPは，看護をめぐる法の森の中で迷子にならないための案内図として役立つであろう.

　今日，コンプライアンスの重要性が指摘されているが，「法律に規定された内容を遵守さえしていればよい.」というのでは十分ではあるまい．およそ法律は，社会や歴史の動きに無関係に存在しているわけではない．必ず，その法律が制定された歴史的・社会的背景があり，目的がある．本書では，この点に十分意を用いたつもりである．このことを理解することが，個々の条文の理解と適切な解釈につながるからである．そして，このような理解を踏まえて，「法令を遵守する」ことこそが必要なのではないかと思う.

　しかし，看護師には，もう一歩進んで，よりよい看護実践のために，いかに法律を使いこなすかという視点を持って欲しい．本書は，看護基礎教育の教科書であると同時に，現場に出た看護師が，実践の中で法律を使いこなす場面でもおおいに活用して欲しいと思っている．MAP①は，そのための道しるべともなるであろう.

　「看護師が法律をキライにならないような教科書」をつくれないものか，編者一同が目指した第一の目標であった.

　しかし，「言うは易く行うは難し」である．法律の解説である以上，正確さはマストの条件である．正確さを失わずにわかりやすく説明する，これは至難の業である.

　なぜ，法律がキライになるか．法律の条文は，読みにくい，わかりづらい，むずかしい．なるほど，その通りかもしれない．法律の条文が，事柄を正確に，論理的に表現するために，時としてまわりくどく，そして法律に独特の言葉の使い方をしていることは否定できない．しかし，そのことが法律ギライを生んでいるのだとしたら，条文を抜き書きするだけで解説に代えることは避け，できるだけわかりやすい言葉で解説しようという編集方針で臨んだ．そのために，正確性が確保できているかをおそれている．今はインターネット等で容易に法律を検索できる便利な世の中である．本文中に関連する条名を掲載するよう心がけたので，関心を持たれた方は是非，直接，条文を参照してもらいたい.

　ご協力をいただいた多くの執筆者には，編者として，多くの無理難題を，そして，時として失礼なお願いをしてしまったことをお詫びするとともに，心よりの御礼を申し上げたい.

　ここにようやく，看護をめぐる法と制度を世に送り出すことができる．読者のみなさまの『異論・反論・オブジェクション』を糧に，さらによりよいものにしていければと思う.

編者一同

第5版によせて

　医療・看護をめぐる法と制度は，今日なお，めまぐるしく動いている．初版第1刷を世に送り出して以来，大小の法改正や新法の制定などを踏まえ，毎年度，修訂・増補・改訂をしてきたが，この1年の動きに対応するため，さらなる改訂を施し，第5版とすることとした．

　その基本方針は，第211回国会（通常国会，令和5年1月23日〜6月21日）に成立した本書に関連する改正法，新法を踏まえて内容を改訂するというものである．その際，省令・通知などについても，可能な限り参照した．各種統計データについても，最新の数値に差し替えるように努めたこと，従前の改訂と同様である．

　2020年以降，猛威をふるった新型コロナウイルス感染症（COVID-19）は，2023年5月8日から，感染症法上の位置づけが「新型インフルエンザ等感染症」から「五類感染症」に移行した．これにより，予防や治療の法律上の位置づけが，「法律に基づき行政が様々な要請・関与をしていく仕組み」から，「個人の選択を尊重し，国民の自主的な取組をベースとしたもの」に転換された．しかし，ウイルスが撲滅されたわけではない状況の中で，看護師等，とりわけ保健師は，何をなし得るのかが問われよう．

　「看護をめぐる法と制度」の背景にある社会の動きとして，「性的指向及びジェンダーアイデンティティの多様性に関する国民の理解の増進に関する法律」が，国会審議での紆余曲折を経て成立したことが注目される．また，最高裁判所は，「性同一性障害者の性別の取扱いの特例に関する法律」に基づいて性別を変更するために，生殖能力をなくすことなどを求める「生殖不能要件」（第3条第4号）が，憲法13条に違反して違憲であるとの決定を下した（最高裁判所令和5年10月25日大法廷決定）．性同一性障害を有する者に対する社会の理解が，少しずつではあるが，広まっていることが看取できよう．

　どのようにカリキュラムが改訂されようと，「健康支援と社会保障制度」の中で「法と制度」に配分された授業時間内で，本書の内容のすべてをカバーすることは不可能であろう．そこで，他の学習領域・科目を学ぶ際して本書を傍らに置き，MAP①を参照しながら，その科目に関連する法と制度について学習してほしい．「看護をめぐる法と制度」を，看護教育全体の中で学ぶことによってその理解を深めてほしいのである．

　世の中が動き，政治が対応し，政策が変われば，それに連動して法と制度も変わることになる．法と制度に関する教科書は，刷り上がって書店に並んだときにはすでに古くなっているということがないわけではない．法と制度に関する教科書の，いわば，宿命でもある．これに対応するためには，労をいとわず，可能な限りの修訂・増補・改訂を施すしかないが，少しでも早く最新の情報を得るためには，たとえば，厚生労働省の新着情報配信サービス（http://www.mhlw.go.jp/mailmagazine/）などを積極的に活用していただきたいと思う．

初版第1刷以来，何人かの読者から貴重なご質問やご意見をいただいた．まことにありがとうございました．今般の改訂においても，できうる限りそれらのご意見を反映するように努めたつもりである．

　「よき教科書は1版にしてならず」（？）である．今後とも，読者のみなさまの「異論・反論・オブジェクション」を糧に改訂を施し，本書をよりよいものにしていければと思う．

編者一同

読者の自己学習を促す構成とし，必要最低限の知識を簡潔明瞭に記述しました．
全ページカラーで図表を多く配置し，視覚的に理解しやすいよう工夫しました．

ここで学ぶこと

各部のはじめに学習目標を記載．ここで何を学ぶのか，何を理解すればよいのかを明示し，
主体的な学習のきっかけをつくります．

MAP①

看護基礎教育で学ぶ学習領域と本書で学ぶ法制度が，どのように関わるのかを表で示しま
した．

MAP②

看護と関わる政策を形づくる法律を10のカテゴリーに分けてまとめました．本書の6章と
対応しています．

MAP③

各法律が主に規定する内容に従って構成（章立て）した三つのジャンルと従来の衛生法規
体系を対照させた一覧表です．主に，本書の3～5章と対応しています．

リンク G

関連の深いナーシング・グラフィカシリーズの他巻を挙げています．一緒に学ぶと理解が
深まり，より高い学習効果が得られます．

用語解説 *

本文に出てくる*のついた用語について解説し，本文の理解を助けます．

plus α

知っておくとよい関連事項についてまとめています．

コラム

本文の内容に関連して，さらに詳しい知識や関連する出来事などを数多く掲載しました．
興味の湧いたものには目を通し，より深い学びに役立ててください．

このマークのある図や写真に，「メディカAR」アプリ（無料）をインストールした
スマートフォンやタブレット端末をかざすと，関連する動画や画像を見ることができます．
（詳しくはp.2「メディカAR」の使い方をご覧ください）

考えてみよう

その箇所の学習内容を応用して，または発展させて考えてみましょう．看護実習や臨床現
場において，どのような場面で法制度が関わっているのか，具体的に考えるきっかけとな
ります．

◆ 学習参考文献

本書の内容をさらに詳しく調べたい読者のために，読んでほしい文献や関連ウェブサイト
を紹介しました．

看護師国家試験出題基準対照表

看護師国家試験出題基準（令和5年版）と本書の内容の対照表を掲載しました．国家試験
に即した学習に活用してください．

Contents

看護をめぐる法と制度

＊を付している法令は略称・通称表記である．正式な法令名は，**p.32**「法令名略称・通称一覧」を参照．

ARコンテンツ

「メディカAR」の使い方はp.2をご覧ください．

特設　『看護をめぐる法と制度』ナビゲーション

第1部　保健医療福祉と法の関わりかた

1 チーム医療と法の構造

2 医療提供の理念と医療安全：医療法での扱い

第2部　看護をめぐる法

3 人に関する法律

8　看護過誤（医療過誤）

9　法と生命倫理

○本書では，本文中の法律や命令などの名称を以下の字体で表記しています（本文中にカッコつきで併記したものや，コラム中・plus α中・図表中の名称は除く）．
・保健師助産師看護師法
・医薬品の臨床試験の実施の基準に関する省令

○本書では，法律の公布年月日・法律番号を下記のように表記しています．
例）昭和二十三年法律第二百三号→昭和23年法律203号

○本書では，条文の条・項・号を，下記のように表記しています．
例）
・第五条　　　　　　　　　→　　5条
・第七条第2項　　　　　　→　　7条2項
・第二十一条第一号　　　　→　　21条1号
・第十四条第2項第一号　　→　　14条2項1号
・第十五条の二第4項　　　→　　15条の2第4項

○刑法等の一部を改正する法律（令和4年6月17日法律67号）により，懲役と禁錮を一本化する拘禁刑が創設されました．2025（令和7）年6月1日から施行されるため，本書5版では「懲役・禁錮」で記載しています．

○本書での学習を通じて，条文を確認する場合は，本文等に記載された条名等（条，項，号）を参考に原文にあたってください．
〔参考〕e-Gov法令検索
https://elaws.e-gov.go.jp/

コンテンツが視聴
できます（p.2参照）

条？
項？
号？

●法律の読み方
〈アニメーション〉

編集・執筆

編　集

平林　勝政　ひらばやし かつまさ　國學院大學名誉教授

小西　知世　こにし ともよ　明治大学法学部准教授

和泉澤千恵　いずみさわ ちえ　北九州市立大学法学部法律学科准教授

西田　幸典　にしだ ゆきのり　神奈川工科大学健康医療科学部看護学科教授

執　筆（掲載順）

川村佐和子　かわむら さわこ　東京都医学総合研究所社会健康医学センター難病ケア看護ユニット客員研究員，
聖隷クリストファー大学名誉教授
…… 多職種連携時代に求められる「新しい」看護と法のテキスト

小西　知世　こにし ともよ　明治大学法学部准教授 …… 特設，4章2節9，7章

平林　勝政　ひらばやし かつまさ　國學院大學名誉教授 …… 1章，3章1節7・9・10，3章3節2，8章

佐藤雄一郎　さとう ゆういちろう　東京学芸大学教育学部准教授 …… 2章，4章2節1・3，6章1・2節

酒井美絵子　さかい みえこ　武蔵野大学看護学部看護学科教授 …… 3章1節1（序文，看護師），5章2節25・28

菅原　京子　すがわら きょうこ　山形県立保健医療大学保健医療学部看護学科教授 …… 3章1節1（保健師）

岡本喜代子　おかもと きよこ　公益財団法人東京都助産師会館理事長 …… 3章1節1（助産師）

峯川　浩子　みねかわ ひろこ　常葉大学法学部法律学科教授 …… 3章1節2，5章2節26・27

磯部　　哲　いそべ てつ　慶應義塾大学大学院法務研究科教授 …… 3章1節3・16

柴野　荘一　しばの そういち　東京医療保健大学医療保健学部医療情報学科専任講師 …… 3章1節4・14・15

十万佐知子　じゅうまん さちこ　武庫川女子大学薬学部講師 …… 3章1節5，4章1節1～3

和泉澤千恵　いずみさわ ちえ　北九州市立大学法学部法律学科准教授
…… 3章1節6・10・11・13，4章1節1～3・6～8，4章2節2・10，5章2節6

仙波　浩幸　せんば ひろゆき　神奈川県立保健福祉大学保健福祉学部理学療法学専攻長，教授 …… 3章1節8

西田　幸典　にしだ ゆきのり　神奈川工科大学健康医療科学部看護学科教授 …… 3章1節12

宮下　　毅　みやした たけし　文教大学人間科学部教授 …… 3章2節1，5章2節4・5

上之園佳子　あげのその よしこ　元 日本大学文理学部社会福祉学科教授 …… 3章2節2

神坂　亮一　かみさかり ょういち　川村学園女子大学生活創造学部生活文化学科兼任講師，
明治大学法学部ELM客員研究員 …… 3章3節1，4章1節5，5章1節9～12，6章5節

塚本　　泰　つかもと やすし　元 川崎医療福祉大学客員教授，医学博士 …… 4章1節4

一家　綱邦　いっか つなくに　国立がん研究センター研究支援センター生命倫理部部長 …… 4章1節9，9章3節

井上　悠輔　いのうえ ゆうすけ　東京大学医科学研究所公共政策研究分野准教授 …… 4章2節4～8，5章2節7

原田啓一郎　はらだ けいいちろう　駒澤大学法学部法律学科教授 …… 5章1節1～7

本澤巳代子　もとざわ みよこ　筑波大学名誉教授，ヘルスサービス開発研究センター運営委員会委員 …… 5章1節8

石嶋　　舞　いしじま まい　ヨハネス・グーテンベルク大学マインツ法・経済学部客員研究員
…… 5章2節1・8～19

本田　まり　　ほんだ まり　　芝浦工業大学工学部情報通信工学科教授 …… 5章2節2

永水　裕子　　ながみず ゆうこ　　桃山学院大学法学部教授 …… 5章2節3・20 〜 24

宇都木　伸　　うつぎ しん　　東海大学名誉教授 …… 6章1・2節

千葉　華月　　ちば かづき　　北海学園大学法学部教授 …… 6章3節

藤原　靜雄　　ふじわら しずお　　中央大学大学院法務研究科教授 …… 6章4節

横野　　恵　　よこの めぐむ　　早稲田大学社会科学部准教授 …… 6章6節

渡部　朗子　　わたなべ さやこ　　高岡法科大学法学部准教授 …… 6章7節

朴　孝淑　　ばく ひょすく　　神奈川大学法学部准教授 …… 6章8節

谷田川知恵　　やたがわ ともえ　　東京慈恵会医科大学非常勤講師 …… 6章9節

長島　光一　　ながしま こういち　　帝京大学法学部法律学科講師 …… 6章10節

瀬戸山晃一　　せとやま こういち　　京都府立医科大学大学院医学研究科医学生命倫理学教授 …… 9章序文，9章1・2節

多職種連携時代に求められる
「新しい」看護と法のテキスト

　本書を手に取って目次を見ると，「あら，法律ばかり．看護はどこに書かれているの？」と思われるかもしれない．

　しかし，落ち着いて見ていただきたい．看護師の資格や業務について定められている保健師助産師看護師法（以下，保助看法）は，第2部「看護をめぐる法」の初めに置かれている．ここに置かれている理由は，本書が，看護職を志す者が保健医療福祉分野における法制度の全体像をまず知り，そして看護職も医療チームの一員であるという自分たちの立場を知った上で，医療チームのメンバーを知るという道筋をとっているからである．そのために，第1部で，この本全体に関わる内容として「保健医療福祉と法の関わりかた」を解説し，第2部の最初に保助看法，次いで医療チームを構成する各職種の法律の解説が続くという目次立てになっているのである．

　さて，本書は，選りすぐりの優れた医事法学者によって書かれた一冊である．どの執筆者も実践現場を知り，「実践に役立つ法律の学び」を念頭に置き，抽象的な法律学の立場から，多くの矛盾をはらんでいる現実の実践現場に橋を架ける苦労をしつつ，書かれている．法学者の立場を崩すことなく，このような努力によって書かれた看護に関する法律書は極めて少ない．

　法律というと，読む以前に眠たさ，つまらなさを感じるような先入観をもってしまうのは筆者だけではないだろう．その原因はいろいろあろうが，抽象的な法律の用語や専門的な解釈を，一般常識だけでは読みこなすことも深意を理解することも困難であり，現実の実践現場につながる具体的なイメージをつくることが難しいからではないだろうか．

　だからこそ，教員は初学者に対して，学問や社会の抽象化されたしくみと，混とんとした現場との間に橋を渡し，学生が学問や社会の抽象化されたしくみを理解するのを手助けする役割がある．看護職を志す学生が「看護とは何をする職業か」に立ち戻って学びを進めていけるようにするためには，どのようにすればいいのか．長年，基礎教育に携わってきた筆者の考えを，ここに少し記しておく．

看護実践と看護をめぐる法制度

　看護制度の大本（おおもと）である保助看法は，言うまでもなく法律である．法律は，いわば木の幹にあたる．しかし，木は幹だけでできているわけではない．枝や葉があって1本の樹木になるのであって，幹だけではなく枝や葉も一緒に見なければ，その樹木を理解することができない．保助看法という幹にも枝や葉がある．枝にあたるものは保助看法に関する政令や省令であり，通知は木の葉である．

例えば，2015（平成27）年度から制度化された特定行為研修制度の大本は保助看法第37条の2にあり，「特定行為」や「手順書」という用語が法律の中に定められた．手順書の項目や特定行為区分などについては省令（保健師助産師看護師法第37条の2第2項第1号に規定する特定行為及び同項第4号に規定する特定行為研修に関する省令）で規定されている．そして，研修の方法は，通知（保健師助産師看護師法第37条の2第2項第1号に規定する特定行為及び同項第4号に規定する特定行為研修に関する省令の施行等について）で具体的に記されているという具合である．それゆえに，保助看法だけではなく，省令や通知も併せて見なければ，つまり，幹だけではなく枝葉も一緒に見て結びつけて理解しなければ，この制度全体の姿をきちんとつかむことができない．

　もっとも，制度全体を見ただけで，理解できたことにはならない．看護実践とつなげて理解しなければならない．その良い例を与えてくれるのが「新たな看護のあり方に関する検討会」である．

　この検討会の報告書では，「看護師等は，患者の生活の質の向上を目指し，療養生活支援の専門家として，その知識・技術を高め，的確な看護判断を行い，適切な看護技術を提供していくことが求められている」とした上で，「療養上の世話については，行政解釈では，医師の指示を必要としない」と明記した．また，中間まとめを受けた通知では，静脈注射を診療の補助の範疇にある業務として取り扱うとした（看護師等による静脈注射の実施について）．

　これまで医師または歯科医師が自ら行うべき業務とされていた静脈注射が，看護師の業務として新たに位置付けられ，また，従来，医師の指示に基づいて行う慣例が

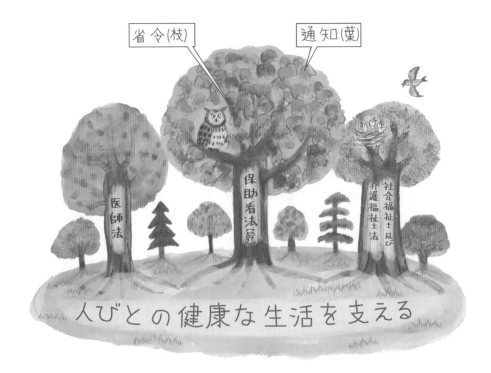

あった療養上の世話において指示を不要とすると明記されたのである．これらの変更は，幹や枝の部分で変更があったわけではない．葉の色が変わった程度でしかない．しかしそれは，看護師の立場からみれば，非常に大きな変化であった．特に療養上の世話における変化は，従来の看護業務が医療中心であったものを生活中心にする転換点となっただけではなく，看護独自の機能として明確化されたことになり，実践現場での看護師の姿や基礎教育のありかたなどにも変化をもたらしたからである．法制度は実践に移され，成果を上げることによって，その意義が示される．

看護実践と法制度に橋を架ける試み

現在，訪問看護が制度化され，看護師が管理責任者として訪問看護事業所を運営したり，副院長として病院の管理運営に当たったり，外来看護相談や病棟での緩和ケアチームなどのチームメンバーとして職種指名されたりするなど，看護師が医療を提供する職種として診療報酬上の評価が行われるようになり，日々，看護業務は法制度との関係が深くなっている．従来までは，法制度に無関心でいられたところがあったかもしれないが，これからは法制度を理解して責務を果たすことが求められる．

本書では，看護・医療・介護に関係する法律を一つひとつ丁寧に洗い出してある．また，法律を羅列することに終始するのでなく，あくまでも法律的専門性を維持しつつ，看護職員が実践をする上で知っておくべき知識としての解説を加えている．

さらに，看護職および看護業務の立場から，これらの法制度を読み込む必要がある．その手始めとして，看護基礎教育で学ぶ内容からキーワードを抽出し，関連する主な法制度と対照させてみることで，看護行為と法制度の連結を試みているMAP①を活用してほしい（➡ p.18 参照）．

看護学の教科書として本書を活用し，看護師として，そして看護業務との関係において法律理解を深め，これからの看護が，さらに豊かなものになることを期待したい．

看護基礎教育と本書で解説する
主な法律とのゆるやかな対応

＊を付している法令は略称・通称表記である．正式な法令名は，p.32「法令名略称・通称一覧」を参照

看護の学習領域	主な学習内容（看護キーワード）	掲載箇所章・節	学習領域と対応する主な法律等
疾病の成り立ちと回復の促進	予防接種	4章2節	予防接種法
	臓器移植，再生医療	4章1節	臓器移植法*
		4章1節	再生医療安全性確保法*
	医療による健康被害（薬害）	4章2節	独立行政法人医薬品医療機器総合機構法
健康支援と社会保障制度	この学習領域は，社会保険や社会福祉・公衆衛生などの社会保障，および保健医療に関わる従事者とサービス提供体制などに関する法制度や政策を理解することが主な目標とされている学習領域のため，本書と全般的に関わりをもつことになる．		
基礎看護学	看護の定義，役割と機能	3章1節	保健師助産師看護師法（保助看法*）
	感染性廃棄物の取扱い	6章10節	廃棄物処理法*
	感染拡大の防止の対応	4章2節	感染症予防法*（感染症法*）
		4章2節	検疫法
	療養環境の調整と整備，医療施設における看護活動，医療安全の概念，看護業務に関する情報の記録・報告・共有	4章2節	医療法
	薬剤の種類と取扱い	4章1節	医薬品医療機器等法*（薬機法*）
		4章1節	麻薬及び向精神薬取締法
		4章1節	覚醒剤取締法
成人看護学	生活習慣に関連する健康課題	4章2節	健康増進法
	（患者の）就労条件・環境の調整	6章8節	労働基準法
		6章8節	労働安全衛生法
	社会的支援の獲得への援助，患者の社会参加への支援	5章2節	障害者総合支援法*
		5章2節	身体障害者福祉法
		5章2節	知的障害者福祉法
		5章2節	精神保健福祉法*
	難病患者	5章2節	難病医療法*（難病法*）
	がん患者の社会参加への支援	6章1節	がん対策基本法
老年看護学	介護保険制度，要介護・要支援の認定と区分，地域包括ケアシステム，日常生活自立支援事業，介護保険施設の種類と特徴，地域密着型サービスの種類と特徴，居宅サービスの種類と特徴，福祉用具・介護用品の活用	5章1節	介護保険法
	高齢者の医療の確保に関する法律〈高齢者医療確保法〉に基づく制度	5章1節	高齢者医療確保法*
	高齢者虐待	5章2節	高齢者虐待防止法*
	高齢者の権利擁護〈アドボカシー〉，成年後見制度	6章7節	成年後見制度の利用の促進に関する法律
		6章7節	任意後見契約に関する法律
	医療施設に入院する高齢者の暮らしと看護（医療施設の種類と特徴）	4章2節	医療法
	介護職員の専門性と役割の共有	3章2節	社会福祉士及び介護福祉士法
小児看護学	子どもの権利，小児保健医療福祉政策の活用，小児慢性特定疾病医療費助成制度	5章2節	児童福祉法
	母子保健政策の活用，健康診査・育児相談	5章2節	母子保健法
	予防接種	4章2節	予防接種法
	学校感染症	4章2節	学校保健安全法
	虐待を受けている子どもと家族への看護，虐待のリスク要因と虐待の早期発見	5章2節	児童虐待防止法*
	発達障害児と家族	5章2節	発達障害者支援法

看護の 学習領域	主な学習内容（看護キーワード）	掲載箇所 章・節	学習領域と対応する主な法律等
小児看護学	医療的ケアを必要とする子どもと家族への看護	5章2節	医療的ケア児支援法*
母性看護学	妊娠期からの切れ目ない支援に関する法や施策	5章2節	母子保健法
		5章2節	児童福祉法
		5章2節	児童虐待防止法*
		6章6節	次世代育成支援対策推進法
		6章2節	成育基本法*
	働く妊産婦への支援に関する法や施策	6章8節	労働基準法
		6章8節	男女雇用機会均等法*（均等法*）
		6章8節	育児・介護休業法*
	女性の健康支援に関する法や施策	5章2節	DV防止法*
		5章2節	母体保護法
精神看護学	精神保健及び精神障害者福祉に関する法律〈精神保健福祉法〉の運用（精神保健及び精神障害者福祉に関する法律〈精神保健福祉法〉の基本的な考え方，入院形態，精神保健指定医），患者の権利擁護〈アドボカシー〉（当事者の自己決定の尊重，入院患者の基本的な処遇，精神医療審査会，隔離，身体拘束），精神障害者保健福祉手帳	5章2節	精神保健福祉法*
	社会資源の活用とケアマネジメント	5章2節	障害者総合支援法*
	精神保健福祉士	3章2節	精神保健福祉士法*
	精神障害にも対応した地域包括ケアシステム，介護支援専門員	5章1節	介護保険法
在宅看護論/ 地域・在宅 看護論	地域包括ケアシステムにおける多職種連携，地域包括ケアシステムにおける在宅看護	5章1節	介護保険法
	訪問看護制度の理解，地域・在宅看護におけるサービス体系の理解，在宅看護に関連する法令	5章1節	介護保険法
		5章1節	健康保険法
		5章1節	高齢者医療確保法*
		5章2節	障害者総合支援法*
	在宅療養者の権利の保障，虐待の防止	5章2節	障害者虐待防止法*
		5章2節	高齢者虐待防止法*
	在宅療養者の自立支援	5章2節	障害者総合支援法*
		5章2節	身体障害者福祉法
		5章2節	知的障害者福祉法
		5章2節	精神保健福祉法*
	主な疾患等に応じた在宅看護，難病	5章2節	難病医療法*（難病法*）
看護の統合 と実践	看護師等の労働安全衛生	6章8節	労働安全衛生法
	看護業務に関する情報に係る技術と取扱い	6章4節	個人情報保護法*
	看護の交代勤務	6章8節	労働基準法
	ワーク・ライフ・バランスを促進する働き方	6章8節	育児・介護休業法*
	医療安全体制整備	4章2節	医療法
	災害に関する法と制度，災害時の医療体制	6章3節	災害対策基本法
		6章3節	災害救助法
	臨床実践場面における統合的な判断や対応，対象や家族に切れ目のない支援を提供するための継続した看護など	3章1節	保健師助産師看護師法（保助看法*）
	医療・看護における質の保証と評価，改善の仕組み，ワーク・ライフ・バランスを促進する働き方	3章1節	看護師等の人材確保の促進に関する法律

『看護をめぐる法と制度』ナビゲーション

①看護業務の自主性と社会のしくみ

　何かに対して《使命》を感じるとはどういうことであろうか？　それは何が《正しく》何が《最善》であるかという、あなた自身がもっている高い理念を達成させるために自分の仕事をすることであり、もしその仕事をしないでいたら「指摘される」からするというのではない、ということではなかろうか.

　F. ナイチンゲールの名言の一つである[1]. 決して難しいことを言っているわけではない. 例えば、いまここにケアを必要としている患者さんがいるとしよう. そのとき看護師は、いま、その患者さんに対して、もしケアを提供しなければどうなってしまうのか、どのようなケアが必要なのか、そのケアをどのように提供するのがベストなのか……などにつき、看護師自らが、看護の専門職として自分がこれまで培ってきた知識・経験を活かしつつ自分で考えて仕事をしなければならない、ということを言っているのである. その意味で、看護業務は、その業務に医師の判断・指示が必要な場合があるとしても、医師に指示されたからするのではなく、ましてや法で決められているからするというものでもな

い. 看護業務は、どのようなケアであっても、看護師自身が看護のプロフェッショナルとして、ケアを必要としている人に対して、まずは自分で考え提供していかなければならないのである.

　とはいえ、看護師は、何でもかんでも看護業務として自由勝手にやっていいということにはならない. なぜなら医療スタッフが患者さんに対して行う行為の多くは、一歩間違えれば、かけがえのない誰かの生命・身体・健康を損なったり奪ったりしてしまうような危険を伴う行為でもあるからである.

　だから私たちの社会は、かけがえのない生命・身体・健康を大切に、そしてそれらを守り育むために、看護師の業務を、あるときは枠にはめたり、またあるときは裏付けたり支えたり、さらには看護師にあえて実施を求めたりするようなしくみを設けたのである.

　本書では、何よりもまずそういったしくみの全体像を理解してもらいたいと思う. そして、そのしくみの各ジャンルに従って看護師・看護業務の立ち位置を確認し、各業務における看護師の役割をイメージできるようになっていってほしい.

②政策と制度と法律（第2部6章）

法と政治

　看護をめぐる法と制度の話から、やや横道にそれることになるが、これから始まる話をよりよく理解できるようになるために、まず最初に、法と政治との関係について簡単に話をしておこう.

　政治と法というとパッと見、難しく感じられる話かもしれない. しかし、そんなことはない. シンプルなイメージをもつことによって、とても簡単に理解することができる. そのイメージは「自動車」. まずはそれを頭に思い浮かべてみよう.

　自動車がガソリンや電気をエネルギーとするエンジンと、人が乗ったりタイヤを支えたりする車体などのさまざまなしくみからできていること、ドライバーがアクセルやブレーキやハンドルを使って自動車を動かしていることは、誰もが皆知っていることだろう. そして、もしドライバーがいなければ——

あるいはドライバーが操作を間違えれば——、ほかの自動車や歩行者とぶつかって事故を起こしてしまうこと、ドライバーがブレーキやハンドルをきちんと操作しても、ディズニー©のコメディーアニメーションのようにブレーキが床を抜けて自動車が止まらなかったり、ハンドルがすっぽ抜けて曲がらなかったりすれば、これまた事故を起こしてしまうことも、誰もがイメージできるだろう.

　その自動車のイメージを、そのまま私たちの「社会」というものに置き換えて見てみよう. すると、私たちの社会も、ドライバーの役割を果たす者がいなければ、そしてドライバーの操作をきちんと反映させるしくみが整っていなければ、事故が起こって大変なことになってしまうことがわかる.

　このいわば社会という自動車において、ドライバーの役割を果たし、さまざまなコントロールをする役

割を果たすものが「政治」，そのコントロールがきちんと反映されるようにするためのしくみの役割を担うものが「制度」であり，制度を形づくるのが「法律」なのである．

看護の広がりと政策

ドライバーが行う，ハンドルを切って曲がる・ブレーキを踏んで止まるという「操作」は，社会という名前の自動車に置き換えると「政策」というものになる．もっとも，政策と聞いてもピンとこないのが本当のところだろう．

例えば，ここ数年，社会を騒がせていた新型コロナウイルス感染症について考えてみよう．この新型コロナウイルス感染症に対して，流行当初，密閉・密集・密接（3密）の回避やマスク着用などのすぐにそして簡単にできる対策の推奨，緊急事態宣言などによって人々の行動を制限し感染が拡大することを防ぐ対策，生活費などの支援のために1人あたり10万円を給付した経済対策，ワクチンの緊急輸入・国内での開発体制の構築，希望する全国民がワクチンを接種できる体制の構築など，ちょっと考えるだけでもこれだけ数多くの社会的な取り組みがなされてきた．これらはすべてこの新しい感染症から国民を守るという目的の政策に基づいて行われている（➡p.221感染症法参照）．

このように，政策は，私たちが社会という自動車に乗っている限り，私たちが意識する・しないに関わりなく私たちのそばに常にあるものであって，それはまた曲がる・止まる・進むなどのように目的に従って多種多様なものが数多くつくられ存在しているものなのである．

政策のもうひとつの役割

ドライバーの役割は，事故を起こさないように安全に運転することだけではない．何を目的として・どこに・どのように行くのか，ということを考えることも，政策の重要な役割である．結果，これまで行ったことのない新しい目的地に行く・行かなければならないときは，新たな政策が形づくられることもある．

そのことを踏まえた上で，いまの看護と関わってくる政策をみてみよう．その全体像を示したものが「MAP②：政策に関わる基本法等の関連法令」（以下，MAP②➡p.28参照）である．内容ごとにカテゴリー分けをすると，医療・福祉・情報・労働・女性・社会的弱者・食品・人口・災害・環境の10の政策があることになる．

政策のカテゴリー

カテゴリー分けにはいろいろな方法があり，定番といわれるようなものはないこと，あるカテゴリーに位置付けられている法律が，別の角度からみると別のカテゴリーにも位置付けることができることもあるということも，併せて理解してほしい．

ここで，一つの疑問——医療に関する政策はともかく，情報政策や労働政策，人口政策とかが，どうして看護と関わってくるのか？——が生じるのではないだろうか．

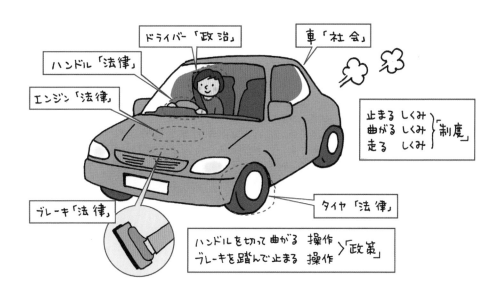

一見すると看護と関係ないと思われる政策が，なぜ関わってくるのか，それはどのように関わってくるのか……詳細については第2部6章で理解してほしい．さしあたりここでは，いまの社会において，それだけ看護師の業務内容——あるいは看護そのもの——に広がりが生じてきていること，視点を変えてみれば，看護の社会における重要性がよりいっそう高まってきているからだということを指摘しておこう．そうであるがゆえに，いま，看護師が社会から求められている役割を適切に果たそうとすると，このような政策と，その政策に関わる制度や法律に関する知識も必要になるのだということも言い添えておきたい．

政策と看護の関わり

例えば，いまの医療の現場では，血液等の付着した包帯・脱脂綿・ガーゼ・注射器など，さまざまな感染性廃棄物を排出している．それらをどのように廃棄するかなどについては，環境に関する「政策」とその「制度」とが密接に関わることになる．また，食品に関する「政策」や「制度」についても，それが健康維持の原点ともいえるものであることから，環境政策と同様，看護と関わってくることになる．

制度と法律　リンク G 看護管理 10章

今度は，政策がきちんと社会に反映されるようにするためのしくみである「制度」について見ていこう．

制度というものを理解するときのコツとしては，またもや自動車をイメージするのが近道である．さっきと同じように頭に思い浮かべてみよう．

自動車は，止まるためにつくられているしくみ，曲がるためにつくられているしくみ，走るためのしくみ……などのように，さまざまな「しくみ」がそれぞれの目的に従ってつくられ，それらが組み合わされてできている．そして，例えば曲がるためのしくみをさらにクローズアップして見ていくと，そのしくみが，ハンドルや歯車，ハンドルと歯車をつなぐパイプなどといった「部品」が組み合わされてできていることに気が付くだろう．

そこまでイメージすることができたら，MAP②を見ながら，そのイメージを社会という名の自動車に当てはめてみよう．医療・福祉など看護に関わる政策は，その目的ごとに10のカテゴリーがある．そのカテゴリーごとに，それぞれの政策を実現するために，いわば部品である「法律」がいくつも組み合わさって「制度」がつくられているという構図が見えてくるだろう．「制度は政策によってつくられる」[2]と言われることがあるが，それはこのことを意味しているのである．

政策と制度

政策と制度について，本文に書ききれなかったことを中心に，やや詳細に記しておこう．

政策とは「特定の価値観に基づきあるべき方向（目標）を目指し，現状の問題点を改善するための手段・方法」[3]のことをいい，通常，報告書の形で公表されることが多い．近年，内閣が決定し年度ごとに公表する「経済財政運営と改革の基本方針」（いわゆる「骨太の方針」）をベースにして，保健・医療・福祉に関する具体的な政策は，厚生労働省を中心にさまざまな行政機関が立案・展開することが一般化している．

もっとも，がん対策のような，単年度で終わることも，基本的なスタンスが変わることもないような政策の場合，年度ごとに報告書の形で公表することは，いかにも効率が悪く，また年度ごとに内容にブレが生じて問題が起きてしまう可能性もある．そこで，そのような政策については，しばしば「基本法」という名前が入った法律が制定され（例えば，がん対策であれば「がん対策基本法」），この法律を基点に「一定のまとまりをもったルールの集合体」である制度が形づくられることがある．

なお，医療政策全般に関わる内容について規定する基本法は，今のところ存在しない．それゆえに，医療基本法の立法が，現在，検討されていることに注意が必要である（医療基本法会議『医療基本法　患者の権利を見据えた医療制度へ』〔エイデル研究所，2017年〕参照）．

制度を構成するもの

ここでは制度を形づくっている法について，法の形式という観点から，成文法と不文法に分けて簡単に見ておくことにしよう．

●成文法（制定法）（**図**）　成文法とは，一定の定まった手続きに基づいて，主に立法機関である国会によって制定され所定の形式にのっとって文章の形で表現されている法規のことをいう．成文法に位置付けられる法には，日本国憲法・法律・命令などがある（なお，法律と命令を併せて法令といういい方をすることがある）．

```
┌──────┐   国のありかたについて基本的な
│ 憲 法 │   事項を定めている基本法
└──┬───┘
┌──┴───┐   国会の所定の手続きに基づいて
│ 法 律 │   成立するもの
└──┬───┘
┌──┴─────────────┐
│ 命 令           │
│ ┌──────────┐  │   内閣が憲法または法律の規定を
│ │ 政 令     │  │   実施するために制定するもの
│ └──────────┘  │
│ ┌──────────┐  │   内閣総理大臣または各省の大臣
│ │ 府令・省令 │  │   が法律または政令を実施するた
│ └──────────┘  │   めに制定するもの
└────────────────┘
```

図　成文法

日本国憲法

国の組織および活動，基本的人権，個人の尊厳，生存権など，国のありかたについての基本的な事項を定めている基本法であり最高の法規である．日本国憲法（以下，憲法）は，形式上，法律の上位に位置付けられている．

法律

憲法に定める手続きに従い，憲法の範囲内で，国会が所定の手続きに基づいて議決することにより成立した法規のことをいう．法律は，形式上，憲法の下位にあるものであって，それゆえ憲法に反することはできない．

命令（政令，府令・省令）

行政機関が制定するものを命令という．そのうち，内閣が，憲法または法律の規定を実施するため，または法律の委任に基づいて制定するものを「政令」，内閣府の長である内閣総理大臣が，主管の行政事務について，法律または政令を実施するため，あるいは法律または政令の委任に基づいて制定するものを「府令」，それ以外の各省の長である各大臣が同様に制定するものを「省令」という．政令は，法形式上，府令と省令の上位に位置付けられ，府令と省令は同格扱いされる．

なお，ここで注意しておかなければならないのが，通達である．通達は，法令の円滑な実施を図るために，上級の行政官庁が下級の官庁または職員に対して発する文書であり，法令の解釈や行政上の取り扱い・運用の方針等について統一的な見解を示したものである．通達を発出した後は，行政の現場はその内容に従って動くことになることから，現場に非常に大きな影響力をもつことになる．しかし，通達はあくまでも行政組織内部に対して影響力を有しているだけであり，それ自身に法的効力はなく，国民一般に対して拘束力を有しているわけではないことに注意を要する．また，形式的には法令でないことから，法令に準ずるもの（例規類）という扱いがなされていることにも注意が必要である．

●不文法　成文法と対置されるものが不文法である．不文法は，成文法ではないが社会の法規範となっているもののことをいい，慣習法と判例がその代表的なものである．以下では判例のみを見ておく．

判例

裁判では，裁判所が具体的な事件に対して法を適用し，その事件が法的にはどのように解決されるべきかを判断する．裁判所が示した判断のうち，法令の解釈について先例となり他の裁判例を拘束する判決のことを判例という．通常は，最高裁判所の判決が判例とされる．日本では，ある裁判で示された判断が後の裁判の判断を拘束することが制度上保障されているわけではないが，その後の類似の事件においても同様の判断がなされることが予測できることから，判例は，成文法ではないが，事実上，大きな影響力をもつことになる．

このように，制度を形づくっている法には，成文法と不文法とがあるが，最も中心的な役割を果たしているのが法律である．それゆえ本文では，制度について説明する際には，便宜上，法ではなく「法律」とした．

③看護をめぐる法と制度（第2部3〜5章）

看護をめぐる法と制度を勉強する前に

ここからは看護とより直接的に，しかも密接に関わってくるさまざまな法律の全体像をみていくことにしよう．

「MAP③：看護をめぐる法体系」（以下，MAP③ ➡p.30参照）が，看護をめぐる法と制度の全体像である．全部で94の法律がリストアップされている．これをいまから全部覚えなければならないと思うと，げんなりしてしまうというのが本当のところだろう．実際，それぞれの法律を，ただひたすら一つひとつばらばらに覚えていくのでは，時間がかかるだけではなく記憶にもあまり残らない．それゆえモチベーションもなかなか上がらなくなる．結果，法律は難しくてわからないものとなり，ツマラナくて嫌いになる．だから勉強もしたくなくなる．そして苦手になる……という負のスパイラルにはまってしまうことになる．

看護をめぐる法律と制度を勉強していくときは，何よりもそうならないようにしなければならない．そのための最善の方策は，まずは法律の内容を理解すること・イメージできるようになることである．理由は簡単．理解していないと，イメージが浮かばないため，覚えるための手掛かりも得られなくなってしまうからである．

では，どうすれば理解できるようになるのだろうか？　それにはコツがある．ある法律と関連する法律，あるいは類似の法律とを，まとめて勉強したり関連付けて理解してしまうのである．そうすることによって，仮に，ある一つの法律をうまく理解することができなかったとしても，その法律と関連・類似するグループ全体の内容がどのようなものであるのか，大まかなイメージがつかめるようになる．そうすると今度は逆に，わからなかったその法律がどのようなものであるのか，グループ全体の大きなイメージをベースに，いつの間にかだいたいの見当が付けられるようになる──つまり，勘が働くようになる．そうすると，今度は法律がおもしろく感じられるようになってくる．

回り道をするように感じられるかもしれないが，法律の勉強は，理解すること・イメージすることから始めなければならない．覚えるのは，その後でも

大丈夫である．

看護をめぐる法律

MAP③は，そのような観点から，看護と直接的に密接に関わってくる94の法律をグループ分けしている．そこでは，大きく「人に関する法律」「物・場所等に関する法律」「支えるシステムに関する法律」の三つのグループに分けている．なぜこの三つに分類しているのか？　それは，学校の文化祭でたこ焼き屋を出店することを考えてみるとわかりやすい．

おそらく最初に誰もが考えることは，たこ焼き屋をするときに何が必要かということだろう．さしあたり，小麦粉，水，卵，ネギ，タコ，紅ショウガ，青のり，ソース，たこ焼き器，千枚通し，箸，油引き，ガスコンロ，舟皿……といったところが思いつくだろうか．しかし，それだけではたこ焼き屋を始めることはできない．屋外で店を開くのであればテントが必要となるだろうし，スタッフも何人か必要だろう．何より材料や道具を買ったりするためのお金も必要である．

もうわかっただろう．以上の要素を，性質の違いによって分類してみればいいのである．そうすると，小麦粉やタコなどの材料・ガスコンロなどの道具・テントなどの施設という「物・場所」等に関する要素，スタッフという「人」に関する要素，人・物・場所を維持し活かすための「お金」という要素にグループ分けすることができる．このことは法律でも変わらない．法律もその主な内容によって「人」「物・場所」「支えるシステム」に分類できるのである（なお，MAP③では，法律の性格・目的に従って，各グループ内でさらにいくつかの類型化をしている）．

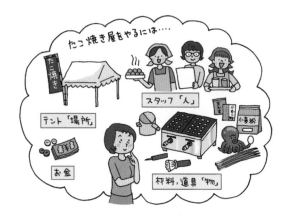

法律のグループ分け

例えば医療法では，1条の5において病院や診療所などの医療施設の規格について規定しているだけではなく，1条の4第1項において医師や看護師などの医療専門職の業務についても規定している．このように，一つの法律でもいくつかのグループにまたがっていることが多々あることに注意してほしい．

看護をめぐる法と制度を学ぶときは，MAP③を常に参照しつつ，各グループの中で看護師はどのような立ち位置にいるのか，どのような看護業務があるのかなどを確認していってほしい（➡p.26「衛生法規体系とその不合理さ」参照）．

MAP②とMAP③との関係

ここで，MAP②（➡p.28）とMAP③（➡p.30）との関係について触れておこう．

MAP②の❶で取り上げられている法律は，医療政策を実現するための「医療制度」を構築するための法律である．MAP③で取り上げられている法律は，看護に関わる法律をピックアップしたものであることから，それらは基本的に❶に位置付けることができるものということができる．にもかかわらず，MAP③でピックアップされている法律をMAP②の❶に組み込まなかったのは，単純にマップが見にくくなること以外に，二つの理由がある．

一つには，MAP②の❶でピックアップされている法律とMAP③でピックアップされているそれらとは，政策との距離が違うからである．MAP②の❶でピックアップされている法律は，まさに政策を社会に反映させ，それを実現することに主要な目的が置かれている（その限りにおいて，政策を反映するためのツールとしての法律ということもできる）．これに比べ，MAP③でピックアップされている法律は，❶と比べたとき，そのような意味合いがいずれも比較的薄いということができる．法律がもたらす効果という観点から見た場合，その意味で両者の間には位置付け的に違いが生じることとなる（なお，❶を見回したとき，

MAP②を取りまとめる基点となる役割を果たすと同時に，政策をMAP②に反映させる役割を果たす法律がないことに気付くだろう．ここに，医療制度をめぐる論理的あるいは体系的な齟齬があるといえるだろう）．

いま一つは，看護に関わる制度と法が❶の範囲だけに収まらないからである．本文中で触れたことであるが，近年，看護師の業務内容は，よりいっそうの広がりを見せている．それゆえに，MAP②の❶に位置付けられない法律であっても，看護と直接的かつ密接に関わる法律という視点から見るとピックアップされねばならないものが多数存在することになる．

以上が本書において，MAP②とMAP③を別立てにした理由であるが，それゆえに，MAP③は，医療制度そのものではないこと，日本看護協会が定義付ける「看護制度」でもないこと（そこでは「国家が強制し，かつ保護する看護サービス提供にかかわるすべてのしくみ」と定義付け，「国家が制定する法律を中心として構築され，維持される」と説明されている[4]），伝統的な衛生法規（衛生法）体系でもないことを，きちんと理解してほしい．MAP③は，今日の，そして将来の看護のありかたを踏まえた新しい枠組みであることに注意してほしい．

④MAPで表現しにくい領域 （第2部7～9章）

　もっとも，MAP②の中にもMAP③の中にもなか
なか位置付けることが難しい領域がある．その一つ
は，看護師と患者さんとの関係に関わる領域である．
例えば，インフォームドコンセントや看護事故（医
療事故）をめぐる問題などが，この領域に位置付け
られよう．看護師と患者さんとの関係は，患者さん
ごとに変わるだけではなく（例えばインフルエンザ
にかかっている患者さんに対する病名・病状の説明
と，非常に予後の悪いがんにかかっている患者さん
に対するそれとは，状況も説明内容も大きく異なる
ことになることは容易に想像できるだろう），ある
ひとりの患者さんをとってみても，その患者さんが
置かれた状況によって変わることもある．
　MAP②やMAP③で取り上げられている法律は，

その性格上，このような領域に位置付けられる内容
に対応できるようにつくられていない．それゆえに，
民法や刑法などのような社会的な関係を一般的に取
り扱う法律――MAP②やMAP③との関係でいえ
ば，看護をめぐる法と制度の背景に位置する法律に
なる――を使って考えていくことが必要になる．
　いま一つは，終末期や代理母といった，法律だけ
ではなかなか解決できないような問題に関する領域
である．これらは，法律だけではなく倫理も交えて
考えなければならない問題である．これもまた看護
のプロフェッショナルとして，社会から求められて
いる看護師の役割を適切に果たせるようになるため
に必要な知識である．

衛生法規体系とその不合理さ

　これまで看護をめぐる法と制度（ひいては保健医療
に関する法規）の枠組みは，一般的に衛生法規（ある
いは衛生法）といわれてきた．衛生法規とは，衛生行
政に関する法規を総称するものであり，国民の健康を
回復し，保持し，または増進することを目的とする法
規と定義付けられる．
　衛生法規は，①国民の医療を確保するため，医師・
看護師などの医療関係者の資格や業務および病院な
どの医療施設の設備や運営などを規制することを目的
とする医事衛生法規，②医薬品・医療機器，その他国
民の衛生上規制を必要とする物品の製造・販売などを
規制することを目的とする薬事衛生法規，③国民が暮
らしていくための諸環境を維持するための制度を規定
することを目的とする公衆衛生法規の3種類に類型化
し，このうち③の公衆衛生法規を，さらに(a)国民に
対して一般的にその健康の保持・増進を図ることを目
的とする保健衛生法規，(b)特定の感染症を予防する
ことを目的とする予防衛生法規，(c)生活環境の維持・
改善を目的とする環境衛生法規の三つのジャンルに整
理するスタイルをとる．
　保健医療に関する法規をジャンル分けする際，この
衛生法規体系は，従来，一般的に用いられてきた方法
であるが，必ずしも論理的に整合性がとれているとは
いい難い状況にある．例えば臓器移植法は，衛生法規
体系の中で医事衛生法規に位置付けられてはいるが，
医療関係者の資格や業務について規定する法律ではな

く，病院などの医療施設の設備や運営などを規制する
法律でもない．そこで中心的に扱っているものは，臓
器という極めて「特殊な物」であって，医事衛生法規
よりも，どちらかといえば医薬品や医療用具のような
物を扱っている薬事衛生法規に近いポジションにある
法律であるといえる．逆に，薬剤師法は，薬事衛生法
規に位置付けられてはいるものの，薬剤師の資格や業
務について規定する法律であるから，医事衛生法規に
位置付けられるべき法律であるともいえる．
　このような齟齬が生じたそもそもの理由は，衛生法
規を所管している厚生省（当時）の組織構造に由来し
ている．衛生法規体系が成立したころの厚生省の主な
組織は，公衆衛生局，医務局，薬務局から成っており，
各部局が扱う法規ごとに分類したものが今日の衛生
法規体系の基礎となっている．
　それぞれの法律が扱っている内容に注目した場合，
衛生法規体系は，すでに適切な対応ができていない状
況にあり，何よりも各ジャンルの中で，看護師はどの
ような立ち位置にいるのか，どのような看護業務を担
っているのかをクリアにすることができないという問
題がある．これが本書において衛生法規体系をとらな
かった理由である（もっとも，本書と類似の体系化は，
すでに磯崎辰五郎・高島学司『医事・衛生法』p.117
以下〔有斐閣，新版，1979年〕で試みられたり，宇
都木伸・平林勝政編『フォーラム医事法学』p.251〔尚
学社，1994年〕で指摘されている）．

⑤看護業務と法とのつながり

看護をめぐる法と制度は，看護師の業務を，ある
ときは枠にはめたり，またあるときは裏付けたり支
えたり，さらには看護師にあえて実施を求めたりす
るようなしくみである．看護業務とまったく次元の
違うところで関係なく存在しているものではない．
それゆえに，ほかの科目で勉強した内容や実習で体
験した事柄を，法と結びつけて考えてほしい．例え
ば，患者さんの体位変換や清拭などを学んだときは，
これらの業務が保健師助産師看護師法5条の「傷病
者若しくはじよく婦に対する療養上の世話」に位置
付けられることや，児童の身体に不自然なあざを見
つけた場合，ひょっとしてこれは虐待を受けている
のではないかと疑うだけではなく，そのような児童
に遭遇したときには，児童福祉法25条や児童虐待
防止法6条に基づき通告することが求められている
ことのように，である．そうすることによって，看
護をめぐる法と制度がより身近なものとなり，さら
に活きたものになってこよう．

法と現場実務との乖離

看護の現場で仕事をしていると，しばしば法律で規定され
ていることや，通達でいわれていることとは，異なる状況
に遭遇することになる（そのかつての典型例が看護師の静
脈注射をめぐる問題であった）．この法と現実とのギャッ
プをどのように考え，どのように乗り越えていくかが，大
きな課題としてあることを，常に意識しておいてほしい．

——それでは，いよいよ看護をめぐる法と制度
の世界へ出発することにしよう！！

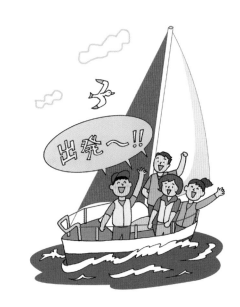

引用・参考文献

1) 湯槇ますほか訳．フロレンス・ナイチンゲール　看護覚え
　書：看護であること看護でないこと．第7版．現代社，
　2011年．p.230.
2) 寺岡寛．ブリッジブック日本の政策構想：制度選択の政治
　経済論．信山社，2002．p.37.
3) 島崎謙治．日本の医療：制度と政策．東京大学出版会，
　2011．p.20.
4) 井部俊子，中西睦子監．看護管理学学習テキスト第7巻．
　看護制度・政策論2017年度刷．第2版，中西睦子編．日
　本看護協会出版会．p.82.

政策に関わる基本法等の関連法令

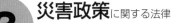

6章に対応

今日，看護師の役割は，ますます広がりを見せている．それゆえ，看護と関わる政策を10のカテゴリーに整理してみた．そのうち，①医療政策・②福祉政策，⑧労働政策・⑨女性政策については，密接な関わりをもつ部分があることから，その部分では，政策上，連携している状況にある．

1 医療政策 に関する法律

➡p.318

- 社会保障制度改革推進法<p.319>
- 社会保障改革プログラム法*<p.319>
- 医療介護総合確保推進法*<p.320>
- 健康・医療戦略推進法<p.321>
- 再生医療推進法*<p.322>
- 厚生労働省設置法<p.323>
- 地域保健法<p.323>
- 日本赤十字社法<p.324>
- がん対策基本法*<p.325>
- がん登録推進法*<p.325>
- 循環器病対策基本法*<p.326>
- 肝炎対策基本法<p.326>
- 健康増進法<p.229,327>
- 食育基本法<p.327>
- アレルギー疾患対策基本法<p.328>
- 歯科口腔保健の推進に関する法律<p.328>
- アルコール健康障害対策基本法<p.328>
- ギャンブル等依存症対策基本法<p.329>
- 独立行政法人国立病院機構法
- 高度専門医療に関する研究等を行う独立行政法人に関する法律
- 高度専門医療に関する研究等を行う国立研究開発法人に関する法律
- 特定国立研究開発法人による研究開発等の促進に関する特別措置法
  - 国立研究開発法人日本医療研究開発機構法

- 自殺対策基本法<p.330>
- 障害者基本法<p.286,330>

- 成育基本法*<p.330>
- こども基本法<p.331>
- 認定こども園法*<p.332>
- 子ども・子育て支援法<p.332>

2 福祉政策 に関する法律

➡p.330

3 災害政策 に関する法律

- 災害対策基本法<p.334>
- 災害救助法<p.335>
- 国際緊急援助隊の派遣に関する法律

➡p.333

4 情報政策 に関する法律

➡p.335

- 個人情報保護法*<p.336>
- 次世代医療基盤法<p.341>
- IT基本法*
- 知的財産基本法
- 不正アクセス禁止法*
- 官民データ活用推進基本法
- マイナンバー法*

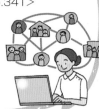

5 食品安全政策 に関する法律

- 消費者基本法<p.342>
- 食品衛生法<p.342>
- 食品安全基本法<p.343>
- 消費者契約法<p.344>
- 食品表示法<p.344>

➡p.342

6 人口政策 に関する法律

➡p.345

- 高齢社会対策基本法<p.346>
- 少子化社会対策基本法<p.346>
- 次世代育成支援対策推進法<p.346>

背景に位置する

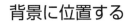

- 日本国憲法
- 国家賠償法
- 民法
- 民事訴訟法

それぞれの政策を実現するために，カテゴリーごとに，いくつもの法律がつくられている．そしてそれらの法律が組み合わさって，制度が形づくられている．

*を付している法令は略称・通称表記である．正式な法令名は，p.32「法令名略称・通称一覧」を参照．

7 社会的弱者政策に関する法律

➡p.347

- 犯罪被害者等基本法<p.347>
- 成年後見制度の利用の促進に関する法律<p.349>
- 任意後見契約に関する法律<p.354>

8 労働政策に関する法律

➡p.359

- 労働基準法<p.359>
- 最低賃金法<p.364>
- 労働契約法<p.364>
- 労働安全衛生法<p.365>
- 労働者災害補償保険法<p.368>
- 国家公務員災害補償法<p.369>
- 男女雇用機会均等法*<p.369>
- 育児・介護休業法*<p.370>
- 過労死等防止対策推進法<p.373>
- 雇用保険法<p.373>
- 働き方改革を推進するための関係法律の整備に関する法律<p.374>
- 労働者派遣法*<p.374>
- 公益通報者保護法<p.375>

- 女性活躍推進法*<p.376>

- 男女共同参画社会基本法<p.376>

9 女性政策に関する法律

➡p.376

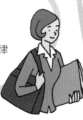

10 環境政策に関する法律

➡p.377

- 環境基本法<p.378>
- 環境影響評価法<p.380>
- 大気汚染防止法<p.380>
- 水質汚濁防止法<p.381>
- 土壌汚染対策法<p.381>
- 騒音規制法<p.381>
- 振動規制法<p.381>
- 悪臭防止法<p.382>
- ダイオキシン類対策特別措置法<p.382>
- 公害健康被害の補償等に関する法律<p.382>
- 水道法<p.383>
- 下水道法<p.383>
- 有害物質を含有する家庭用品の規制に関する法律<p.383>
- 廃棄物処理法*<p.383>
- 公衆浴場法<p.386>
- 旅館業法<p.386>
- クリーニング業法<p.386>
- エネルギー政策基本法<p.386>
- 地球温暖化対策の推進に関する法律<p.387>
- 気候変動適応法<p.387>
- 循環型社会形成推進基本法<p.388>
- 水銀による環境の汚染の防止に関する法律<p.388>

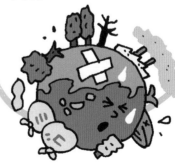

主要な法律
- 刑法
- 刑事訴訟法
- 地方自治法
- 行政手続法

MAP③ 看護をめぐる法体系 （3章, 4章, 5章に対応）

　看護をめぐる法と制度は，これまで厚生労働省の組織構造に由来する衛生法規体系という枠組みを用いて説明されてきたが，今日の看護の状況を見渡すと，すでに説明しきれない状態にある．そこで，各法律が主に規定する内容に従って，①人に関する法律（保健医療に関する職種の資格や業務について規定する法律），②物・場所等に関する法律（医療機器や施設等について規定する法律），③支えるシステムに関する法律（保健医療に関する職種が提供するサービスの理念や内容・費用等について規定する法律）の三つにジャンルを設定し，各法律の位置付けをしなおすと同時に，衛生法規体系における位置付けをも示したのが，このMAPである（なお，衛生法規体系の伝統的な位置付けを○で，各法律の内容や機能に注目しそれ以外にも位置付けられるものは△で記した．空欄の法律は厚生労働省所管外の法律である）．

| 本書における体系 | | 法令名 | 掲載ページ | 衛生法規体系 | | | | | 社会保障法規 ※衛生法規体系は除く |
				医事衛生法規	薬事衛生法規	保健衛生法規	予防衛生法規	環境衛生法規	
人に関する法律（3章） — 医療専門職		保健師助産師看護師法	p.58	○					
		看護師等の人材確保の促進に関する法律	p.88	○					
		医師法	p.91	○					
		歯科医師法	p.107	○					
		薬剤師法	p.109	△	○				
		診療放射線技師法	p.122	○					
		臨床検査技師等に関する法律	p.126	○					
		理学療法士及び作業療法士法	p.132	○					
		視能訓練士法	p.137	○					
		臨床工学技士法	p.140	○					
		義肢装具士法	p.143	○					
		救急救命士法	p.146	○					
		言語聴覚士法	p.152	○					
		歯科衛生士法	p.155	○					
		歯科技工士法	p.158	○					
		あはき法*	p.160	○					
		柔道整復師法	p.160	○					
福祉専門職		精神保健福祉士法	p.165	△		○			△
		社会福祉士及び介護福祉士法	p.166						○
非医療・非福祉専門職		栄養士法	p.177	△		○			
		公認心理師法	p.178	△		○			
		調理師法	－			○			
		製菓衛生師法	－					○	
		理容師法/美容師法	－					○	
物・場所等に関する法律（4章） — 物に関する法律 — 薬剤と医療機器等に関する法律		医薬品医療機器等法*（薬機法*）	p.180		○				
		麻薬及び向精神薬取締法	p.187		○				
		あへん法/大麻取締法/覚醒剤取締法	p.190		○				
人に由来する物に関する法律		臓器の移植に関する法律	p.192	○					
		血液法*	p.203	○					
		移植に用いる造血幹細胞の適切な提供の推進に関する法律	p.204		○				
		死体解剖保存法	p.204	○					
		死因身元調査法*	p.205						
		献体法*	p.205	○					
		死産の届出に関する規程	p.205	○					
		再生医療安全性確保法*	p.206	○	△				
場所に関する法律 — 施設に関する法律		医療法	p.207	○					
		独立行政法人医薬品医療機器総合機構法	p.219		○				△
		ドクターヘリ特別措置法*	－	○					
		高齢者住まい法*	p.220						

本書における体系				法令名	掲載ページ	衛生法規体系		公衆衛生法規			社会保障法規 ※衛生法規体系は除く
						医事衛生法規	薬事衛生法規	保健衛生法規	予防衛生法規	環境衛生法規	
物場所等に関する法律（4章）	場所に関する法律	環境に関する法律	病気の伝播を防止するための法律	感染症法*（感染症予防法*）	p.221	△			○		
				新型インフルエンザ等対策特別措置法	p.224				○		
				予防接種法	p.226				○		
				検疫法	p.227				○		
				狂犬病予防法	−					○	
				墓地，埋葬等に関する法律	p.228					○	
			健康維持・増進の法律	健康増進法	p.229			○			
				学校保健安全法	p.235			○			
			（環境）	➡政策に関わる基本法等の関連法令（6章p.377）参照	−					○	
支えるシステムに関する法律（5章）	お金によって支えるシステムに関する法律			国民年金法/厚生年金保険法	−						○
				健康保険法	p.237						○
				国民健康保険法	p.242						○
				船員保険法	p.243						○
				国家公務員共済組合法	p.245						○
				地方公務員等共済組合法	p.246						○
				私立学校教職員共済法	p.247						○
				高齢者医療確保法*	p.248			○			△
				介護保険法	p.251						○
				特定C型肝炎ウイルス感染者救済特別措置法*	p.263		○				△
				アスベスト救済法*	p.264					○	△
				カネミ油症患者に関する施策の総合的な推進に関する法律	p.265					○	△
				特定B型肝炎感染者給付金支給法*	p.266				○		△
	特別な配慮を必要とする人に関する法律			生活保護法	p.267						○
				母体保護法	p.269			○			
				母子保健法	p.274			○			
				精神保健福祉法*	p.276	△		○			
				心神喪失者等医療観察法	p.281	△		○			
				戦傷病者特別援護法	p.283	△		○			△
				原爆被爆者援護法*	p.283						○
				ハンセン病問題基本法*	p.285				○		△
				障害者基本法	p.286						○
				障害者総合支援法*	p.290	△		○			○
				身体障害者福祉法	p.295						○
				知的障害者福祉法	p.297						○
				発達障害者支援法	p.298						○
				障害者雇用促進法*	p.299						○
				障害者虐待防止法*	p.301						○
				障害者差別解消法*	p.301						○
				バリアフリー新法*	p.302						○
				ユニバーサル社会実現推進法*	p.303						△
				障害者情報アクセシビリティ・コミュニケーション施策推進法*	p.303						○
				身体障害者補助犬法	p.304						○
				電話リレー法*	p.304						△
				児童福祉法	p.304						○
				児童虐待防止法*	p.306						○
				児童買春・児童ポルノ禁止法*	p.308						○
				母子及び父子並びに寡婦福祉法	p.308						○
				困難な問題を抱える女性への支援に関する法律	p.309						○
				DV防止法*	p.310						
				老人福祉法	p.313						○
				高齢者虐待防止法*	p.314						○
				難病医療法*（難病法*）	p.315			○			△
背景に位置する主要な法律				➡政策に関わる基本法等の関連法令（6章p.318）参照	−	−	−	−	−	−	−

＊を付している法令は略称・通称表記である．正式な法令名は，p.32「法令名略称・通称一覧」を参照．

法令名略称・通称一覧

本書では，正式法令名を下記の略称・通称を用いて記載していることがある.

略称・通称法令名（五十音順）	正式法令名
IT基本法	高度情報通信ネットワーク社会形成基本法
アスベスト救済法	石綿による健康被害の救済に関する法律
あはき法	あん摩マッサージ指圧師，はり師，きゅう師等に関する法律
育児・介護休業法	育児休業，介護休業等育児又は家族介護を行う労働者の福祉に関する法律
医薬品医療機器等法，薬機法	医薬品，医療機器等の品質，有効性及び安全性の確保等に関する法律
医療介護総合確保推進法	地域における医療及び介護の総合的な確保の促進に関する法律
医療的ケア児支援法	医療的ケア児及びその家族に対する支援に関する法律
過労死防止法	過労死等防止対策推進法
感染症法，感染症予防法	感染症の予防及び感染症の患者に対する医療に関する法律
がん登録推進法	がん登録等の推進に関する法律
血液法	安全な血液製剤の安定供給の確保等に関する法律
献体法	医学及び歯学の教育のための献体に関する法律
原爆被爆者援護法	原子爆弾被爆者に対する援護に関する法律
高齢者医療確保法	高齢者の医療の確保に関する法律
高齢者虐待防止法	高齢者虐待の防止，高齢者の養護者に対する支援等に関する法律
高齢者住まい法	高齢者の居住の安定確保に関する法律
個人情報保護法	個人情報の保護に関する法律
再生医療安全性確保法	再生医療等の安全性の確保等に関する法律
再生医療推進法	再生医療を国民が迅速かつ安全に受けられるようにするための施策の総合的な推進に関する法律
死因身元調査法	警察等が取り扱う死体の死因又は身元の調査等に関する法律
次世代医療基盤法	医療分野の研究開発に資するための匿名加工医療情報に関する法律
児童虐待防止法	児童虐待の防止等に関する法律
児童買春・児童ポルノ禁止法	児童買春，児童ポルノに係る行為等の規制及び処罰並びに児童の保護等に関する法律
社会保障改革プログラム法	持続可能な社会保障制度の確立を図るための改革の推進に関する法律
循環器病対策基本法	健康寿命の延伸等を図るための脳卒中，心臓病その他の循環器病に係る対策に関する基本法
障害者虐待防止法	障害者虐待の防止，障害者の養護者に対する支援等に関する法律
障害者雇用促進法	障害者の雇用の促進等に関する法律
障害者差別解消法	障害を理由とする差別の解消の推進に関する法律
障害者情報アクセシビリティ・コミュニケーション施策推進法	障害者による情報の取得及び利用並びに意思疎通に係る施策の推進に関する法律
障害者総合支援法	障害者の日常生活及び社会生活を総合的に支援するための法律
女性活躍推進法	女性の職業生活における活躍の推進に関する法律
心神喪失者等医療観察法	心神喪失等の状態で重大な他害行為を行った者の医療及び観察等に関する法律
成育基本法	成育過程にある者及びその保護者並びに妊産婦に対し必要な成育医療等を切れ目なく提供するための施策の総合的な推進に関する法律
精神保健福祉法	精神保健及び精神障害者福祉に関する法律
臓器移植法	臓器の移植に関する法律
男女雇用機会均等法，均等法	雇用の分野における男女の均等な機会及び待遇の確保等に関する法律
DV防止法	配偶者からの暴力の防止及び被害者の保護等に関する法律
電話リレー法	聴覚障害者等による電話の利用の円滑化に関する法律
ドクターヘリ特別措置法	救急医療用ヘリコプターを用いた救急医療の確保に関する特別措置法
特定C型肝炎ウイルス感染者救済特別措置法	特定フィブリノゲン製剤及び特定血液凝固第IX因子製剤によるC型肝炎感染被害者を救済するための給付金の支給に関する特別措置法
特定B型肝炎感染者給付金支給法	特定B型肝炎ウイルス感染者給付金等の支給に関する特別措置法
難病医療法，難病法	難病の患者に対する医療等に関する法律
認定こども園法	就学前の子どもに関する教育，保育等の総合的な提供の推進に関する法律
廃棄物処理法	廃棄物の処理及び清掃に関する法律
バリアフリー新法	高齢者，障害者等の移動等の円滑化の促進に関する法律
ハンセン病問題基本法	ハンセン病問題の解決の促進に関する法律
不正アクセス禁止法	不正アクセス行為の禁止等に関する法律
保助看法	保健師助産師看護師法
マイナンバー法，番号法	行政手続における特定の個人を識別するための番号の利用等に関する法律
ユニバーサル社会実現推進法	ユニバーサル社会の実現に向けた諸施策の総合的かつ一体的な推進に関する法律
労働者派遣法	労働者派遣事業の適正な運営の確保及び派遣労働者の保護等に関する法律

第1部 保健医療福祉と法の関わりかた

ここで学ぶこと

健康問題をもつ人の療養の場の多様化とともに，複数の医療職が関わるチーム医療，さらには医療職以外の専門職が加わる多職種連携が進んでいる．それぞれの専門知識・技術を生かしてスムーズに連携していくためには，他職種（自分以外の専門職）が何をする人なのかを知っておく必要がある．

1章では，チーム医療に関わる医療スタッフの法的な枠組みについて概観する．

2章では，医療法の中の，医療提供の理念と医療安全に関する規定について学ぶ．

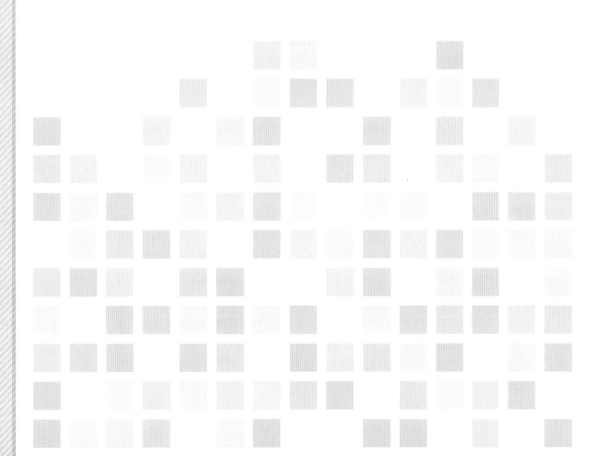

1章　チーム医療と法の構造

1　医療スタッフに関する法の枠組み

1　法的規制のありかた

　医療スタッフに対する法的規制は，資格法，業務法，責任法の三つに分けて考えることができる.

　資格法は，医療を提供することのできる人（供給主体）を一定の学識・技量を有する者に限定する事前の法的な規制である. 医療を行う上での前提となる免許制度として主に扱われている.

　業務法は，実際に提供される医療そのものに関する法的な規制である. 具体的には，①医療や看護の内容そのものについての規制と，②医療行為や看護行為を実際に行うことに付随する規制とに分けられる. ①の医療や看護の内容そのものについては，法は，事前の規制を行わない，というのが原則である. しかし，例えば，看護過誤（医療過誤）に対する法的責任が追及されるときに，事後的に医療・看護の内容そのものが，法的に規制されることがある. ②の業務を行うに際して医療スタッフが守るべき付随的義務は，各医療スタッフを規制するそれぞれの法律や刑法などに規定されている（付随的義務については，各医療スタッフに関する法律で解説している）.

　責任法は，すでに行われた医師・看護師の行為に対する事後的な法的規制である. その中心となるのは，看護過誤（医療過誤）に対する民法上の損害賠償や，刑法上の業務上過失致死傷罪等の責任が問われているときである（➡ p.398 8章で扱っている）.

　各医療スタッフに共通する事項である，資格法に関する免許の基本的な考えかた・枠組みと，業務法の付随的義務に関する守秘義務について概説する.

2　免　許

1　免許の意義

　例えば，医師の行う外科手術は，人の身体を傷つける行為（侵襲行為）である. このように，医療スタッフの行う行為は，生体の内部環境の恒常性を乱す可能性がある刺激を伴うことが多く，本質的に危険な行為である. このような行為を誰でも自由勝手に行ってよいということになると，人の生命・身体は危険にさらされることになる. そこで法は，それを特定の教育と訓練を受けて，一定の知識と技能とを有していると認められた者（すなわち，免許を持っている者）だけに「業として（反復継続の意思をもって）」行うことを認めることとした.

plus α

医療従事者を指す用語

医師以外の医療従事者を指して「コメディカル」という用語が使われている. しかし，本書では，医師, 歯科医師を含めた, 薬剤師, 看護師その他の医療の担い手を広く指して「医療スタッフ」という用語を用いている.

plus α

物・場所に関する規制

業務法は，医療スタッフに対する規制だけでなく，物・場所に対して規制するものもある. 具体的には，薬剤や医療機器等に関する規制や，医療が行われる施設ないし場所等に関する規制がある（➡ p.180 4章「物・場所等に関する法律」で扱っている）.

plus α

免許の法的性質

免許の法的性質は，医師の免許を念頭に，「許可」であるといわれている. 「許可」とは，「法令による一般的禁止（不作為義務）を特定の場合に解除し，適法に，特定の行為をなすことを得しめる行為をいう」と定義されることがある.

医療スタッフの免許の中には，免許を持っていない者がその業務を行うことを禁止する**業務独占**と，免許を持っていない者が，その名称や類似する名称またはそれに紛らわしい名称を使用することを禁止する**名称独占**とがある．医師の免許が業務独占の例である．医師法 17 条は，医師でない者が医行為を業として行うこと（医業）を禁止し，その業務を医師に独占させている．また，保健師の免許が名称独占の例である．保助看法 29 条は保健師の免許を持たない者がその業務（保健指導）を行うことは認めるが，保健師の名称またはそれに類似する名称を用いて保健指導の業務を行うことのみを認めていない．加えて，保健師またはこれに紛らわしい名称を使用すること自体も禁止される（保助看法 42 条の 3）．

医師法17条

医師でなければ，医業をなしてはならない．

plus α

保助看法29条

保健師でない者は，保健師又はこれに類似する名称を用いて，第2条に規定する業（すなわち，保健指導）をしてはならない．

業務独占の目的

　業務独占の目的は，国民の生命，安全，健康の保持という利益を保護することにあり，特定の個人や業界の保護のためではない．免許を有する者がその業務を独占するという利益を受け，結果としてその者に強い法的な保護が与えられる状態が生ずるとしても，その利益は，上に述べた目的を達成するためにもたらされた結果にすぎず，各医療スタッフの権利として認められたものではないのである（これを「反射的利益」という）．

名称独占の目的

　名称独占の目的は，これらの医療スタッフにそれぞれその名称を独占させることにより誇りと責任とを自覚させ，他方，無資格者がこれらの名称を使用することにより生ずる弊害（例えば，その職業の社会的信用を悪用することによって生ずる事故や犯罪）を防止するためであるといわれている．また，一定の教育を受けて一定の試験に合格した者に対し，たとえ名称独占だけであったとしても，免許を与えることにより，その者が当該の業務につき一定の能力を有していることを担保し，それにより医療スタッフの資質の向上を図ることに寄与するという機能をも果たしている．

---

2 医療スタッフの免許

　医療スタッフの資格を得ようと思う者は，厚生労働大臣または都道府県知事（以下，免許付与者という）の免許を受けなければならない．

　免許を受けるためには一定の要件を満たすことが必要である．その要件には，積極的要件（それを満たすことが必要なもの）と，消極的要件（それに該当していると免許を受けることができないもの）とがある．

1 積極的要件

　免許取得の**積極的要件**は，所定の学業を修了し，免許付与者の実施する試験に合格することである．試験は，その医療スタッフとして必要な知識および技能について行われる．この試験に合格することにより，その医療スタッフとしての能力が一応担保されることになる．

　試験を受けるためには，さらに一定の条件を満たし，受験資格を得ることが必要である．各医療スタッフごとに規定された所定の大学・学校において，所定の期間に所定の学科を修めるか，所定の養成所を卒業することが要求されるのが原則である．

|2| 消極的要件

免許取得のための**消極的要件**は，欠格事由に該当しないことである．欠格事由には，絶対的欠格事由と相対的欠格事由とがある．

a 絶対的欠格事由

絶対的欠格事由に該当する者には，免許が与えられることはない．未成年者のみがそれに当たるが，これを絶対的欠格事由とする医療スタッフは，医師，歯科医師，薬剤師だけである．その他の医療スタッフには，絶対的欠格事由に関する規定は存在しない．

b 相対的欠格事由

相対的欠格事由に該当する者には，免許付与者の判断によって免許が与えられないことがある．①心身の障害によりその医療スタッフの業務を適正に行うことができない者として厚生労働省令で定めるもの（視覚，聴覚，音声機能もしくは言語機能または精神の機能の障害により当該業務を適正に行うに当たって必要な認知，判断および意思疎通を適切に行うことができない者），②麻薬，大麻またはあへんの中毒者，③罰金以上の刑に処せられた者，④その医療スタッフの業務に関し犯罪または不正の行為のあった者がそれに当たるが，各医療スタッフの資格を規制する法律により，若干の違いがある（表1.1-1）．

|3| 免許の付与

a 免許

積極的要件・消極的要件を満たした者（すなわち，所定の試験に合格し，欠格事由のない者）の申請があった場合，免許付与者である厚生労働大臣（あるいは都道府県知事）より「**免許**」が与えられる．

免許は，それぞれの医療スタッフの身分を公証するための公籍（例えば，医師については医籍，看護師は**看護師籍**，理学療法士は理学療法士名簿）に所定の事項を登録することによって行われる．

plus α

免許付与の流れ

受験資格を取得→各医療スタッフの資格試験を受験→試験に合格（積極的要件）→免許申請→（消極的要件をもっていない）→免許付与：所定事項を公籍（籍ないし名簿）に登録→免許証の交付

> **コラム**　欠格事由の見直し

絶対的欠格事由の見直し

かつて「つんぼ（耳の聞こえない者）」，「おし（口がきけない者）」，「盲の者（目が見えない者）」，「精神障害者」が医師，看護師等いくつかの医療スタッフの絶対的欠格事由として規定されていたが，障害者の社会経済活動への参加を図るため，平成13年の法改正によってすべて削られた．現在「つんぼ」「おし」「盲」は差別用語とされ，通常は使われることはない．

また，医師，歯科医師，薬剤師等は，成年被後見人，被保佐人が絶対的欠格事由に当たるとされていたが，令和元年の法改正により削られた．これらの者は，相対的欠格事由の一つである「心身の障害によりその業

務を適正に行うことができない者」に当たるか否かが，個別的に審査されることになる．
→成年被後見人，被保佐人の取扱いについては，p.354「成年被後見人等の欠格条項の見直しに関する法律」参照．

相対的欠格事由の見直し

かつて看護師については，「素行が著しく不良である者」，「伝染性の疾病にかかつている者」が相対的欠格事由として規定されていたが，これらの者についても，平成13年の法改正によって削られた．

表1.1-1　医療スタッフの資格法，免許，行政処分の一覧　　　　　　　　　　　　　　　　　○：あり／－：なし

名　称	資格法名	免許付与者（試験実施者）	免許 積極的要件（各試験に合格すること）	免許 消極的要件 絶対的欠格事由	免許 消極的要件 相対的欠格事由	行政処分 戒告	行政処分 業務停止	行政処分 名称使用停止	行政処分 免許取消	再教育研修
医師	医師法	厚生労働大臣	医師国家試験	①	①②③④	○	3年以内	–	○	○
歯科医師	歯科医師法	厚生労働大臣	歯科医師国家試験	①	①②③④	○	3年以内	–	○	○
薬剤師	薬剤師法	厚生労働大臣	薬剤師国家試験	①	①②③④	○	3年以内	–	○	○
保健師	保助看法	厚生労働大臣	看護師国家試験及び保健師国家試験	–	③④①②	○	3年以内	–	○	○
助産師	保助看法	厚生労働大臣	看護師国家試験及び助産師国家試験	–	③④①②	○	3年以内	–	○	○
看護師	保助看法	厚生労働大臣	看護師国家試験	–	③④①②	○	3年以内	–	○	○
准看護師	保助看法	都道府県知事	准看護師試験	–	③④①②	○	3年以内	–	○	○
診療放射線技師	診療放射線技師法	厚生労働大臣	診療放射線技師国家試験	–	①④	–	期間を定めて	–	○	–
臨床検査技師	臨床検査技師等に関する法律	厚生労働大臣	臨床検査技師国家試験	–	①②④	–	–	期間を定めて	○	–
理学療法士	理学療法士及び作業療法士法	厚生労働大臣	理学療法士国家試験	–	③④①②	–	–	期間を定めて	○	–
作業療法士	理学療法士及び作業療法士法	厚生労働大臣	作業療法士国家試験	–	〃	–	–	期間を定めて	○	–
視能訓練士	視能訓練士法	厚生労働大臣	視能訓練士国家試験	–	〃	–	–	期間を定めて	○	–
臨床工学技士	臨床工学技士法	厚生労働大臣	臨床工学技士国家試験	–	〃	–	–	期間を定めて	○	–
義肢装具士	義肢装具士法	厚生労働大臣	義肢装具士国家試験	–	③④①'②	–	–	期間を定めて	○	–
救急救命士	救急救命士法	厚生労働大臣	救急救命士国家試験	–	③④①②	–	–	期間を定めて	○	–
言語聴覚士	言語聴覚士法	厚生労働大臣	言語聴覚士国家試験	–	〃	–	–	期間を定めて	○	–
歯科衛生士	歯科衛生士法	厚生労働大臣	歯科衛生士国家試験	–	〃	–	期間を定めて	–	○	–
歯科技工士	歯科技工士法	厚生労働大臣	歯科技工士国家試験	–	④①'②	–	期間を定めて	–	○	–
介護福祉士	社会福祉及び介護福祉士法	厚生労働大臣	介護福祉士国家試験	②③④⑤	–	–	–	○	○	–

絶対的欠格事由：①未成年者　②心身の故障により介護福祉士の業務を適正に行うことができない者として厚生労働省令で定めるもの　③禁錮以上の刑に処せられ，執行を終わり，または執行猶予の日から2年を経過しない者　④社会福祉または保健医療に関する法律により，罰金の刑に処せられ，その執行を終わり，または執行猶予の日から2年を経過しない者　⑤登録を取り消され，その取消の日から2年を経過しない者

相対的欠格事由：①心身の障害によりその業務を適正に行うことができない者として厚生労働省令で定めるもの（視覚，聴覚，音声機能若しくは言語機能または精神の機能の障害により当該業務を適正に行うに当たって必要な認知，判断及び意志（思）疎通を適切に行うことができない者）
　　　　①'心身の障害によりその業務を適正に行うことができない者として厚生労働省令で定めるもの（視覚または精神の機能の障害により当該業務を適正に行うに当たって必要な認知，判断及び意思疎通を適切に行うことができない者）
　　　　②麻薬，大麻またはあへんの中毒者　③罰金以上の刑に処せられた者
　　　　④その他医事，薬事またはその医療スタッフの業務に関し犯罪または不正の行為のあった者

＊意見の聴取：免許を申請した者が，①（①'）に該当するため，免許を与えることができないと認められるとき，厚生労働大臣は，あらかじめ免許を申請した者にその旨を通知し，その者から求めがあったときは，厚生労働大臣の指定する職員にその意見を聴取させなければならない．

ⓑ 免許証

　免許を与えられた者には，それぞれ**免許証**が交付されるが，これはそれぞれの公籍への登録を証明する文書にすぎない．免許という行政行為は所定の公籍への登録によって終了しているので，各医療スタッフの身分は公籍に登録した日から発生する．したがって，例えば免許証がまだ届いていない場合や，紛失等によって現実に免許証を所持していない場合であっても，適法にそれぞれの業務を行うことができる．

｜4｜行政処分

ⓐ 相対的欠格事由に該当する場合

　相対的欠格事由のいずれかに該当するに至ったとき，加えて，医師・歯科医師・薬剤師，看護師等については，「品位を損するような行為」があったとき，免許付与者は裁量によって次のような**行政処分**をすることができる．

　Aグループ：医師，歯科医師，薬剤師，保健師・助産師・看護師・准看護師
　　①戒告　②3年以内の業務の停止　③免許の取消
　Bグループ：その他の医療スタッフ
　　①免許の取消　②期間を定めての業務（または名称の使用）の停止

　A グループの医療スタッフ（ただし，准看護師を除く）に対してこれらの行政処分をする際に，免許付与者である厚生労働大臣は，あらかじめ，**医道審議会**の意見を聴かなければならない（准看護師の場合，免許付与者である都道府県知事が行政処分をする際は，准看護師試験委員の意見を聴かなければならない）．なお，厚生労働大臣は，免許の取消処分をしようとするときは，行政手続法上の聴聞を行わなければならないが，都道府県知事に対し，その処分対象者に対する意見の聴取を行うことを求め，この意見の聴取をもって，厚生労働大臣による聴聞に代えることができるとされている．これに対して，業務の停止処分をしようとするときは，行政手続法上の弁明の機会が処分対象者に付与されなければならないが，この場合も，厚生労働大臣は，都道府県知事に対し，その処分対象者に対する弁明の聴取を行うことを求め，この弁明の聴取をもっ

plus α
看護師籍への登録事項

①登録番号・登録年月日，②本籍地都道府県名・氏名・生年月日，③性別，④看護師国家試験合格の年月，⑤行政処分に関する事項，⑥行政処分を受けた者・再免許を受けようとする者については再教育研修を修了した旨，⑦その他再免許・免許証書換交付等の厚生労働大臣の定める事項となっている．

plus α
聴聞と弁明の機会の付与

聴聞とは，行政機関がその者の資格や地位を直接に奪う場合に，処分によってもたらされる不利益の程度が大きい処分を行う場合に，不利益処分を受ける者に対して口頭で自己弁解・防御を行う機会を付与することをいう．
　これに対して，**弁明の機会の付与**とは，行政処分が聴聞手続を必要とするほど不利益の程度が大きくない場合に，不利益処分を受ける者に対して書面で自己弁解や反論を行う機会を与えることをいう．（→行政処分の客観性についてはp.94医師法「医師免許に対する行政処分」参照．）

申請者への通知と意見の聴取

　表1.1-1の相対的欠格事由①は，かつて「精神病者」としてのみ規定されていたが，平成13年に本文のように改正された．なお，免許申請者が相対的欠格事由①に当てはまる場合，免許付与者は，その者に免許を与えるかどうかを決定するときは，その者が現に利用している障害を補う手段または現に受けている治療等により障害が補われ，または障害の程度が軽減している状況を考慮しなければならないとされている．相対的欠格事由①に当てはまることを理由に免許を与えない場合，免許付与者は，あらかじめ，その旨を申請者に通知し，その者の求めがあれば，意見の聴取をしなければならないことになっている．

て，厚生労働大臣による弁明の機会の付与に代えることができるとされている．

　Bグループの**医療スタッフ**に対する行政処分のあり方は，一様ではない（➡ p.37 表1.1-1）．

b 処分の内容

① 免許の取消は，すべての医療スタッフに対する処分として認められている．

② 業務の停止は，業務独占についての規定を持つ診療放射線技師，歯科衛生士，歯科技工士に対する処分として認められている．

③ 名称の使用の停止は，名称独占の規定のみを持つその他の医療スタッフ，すなわち，臨床検査技師，理学療法士・作業療法士，視能訓練士，臨床工学技士，義肢装具士，救急救命士および言語聴覚士に対する処分として認められている．

c 処分の手続

① 行政処分に際して，免許付与者（厚生労働大臣）があらかじめ，医道審議会の意見を聴かなければならないのは，理学療法士および作業療法士のみである．

② 「免許の取消」または「業務（もしくは名称の使用）の停止」を命ずるに際しての行政手続法上の手続について，診療放射線技師と臨床検査技師に対してのみ，「聴聞の期日」または「弁明を記載した書面の提出期限」の通知を2週間前までにしなければならないという特例が定められている．その他の医療スタッフについては，行政手続法の規定に従い，この通知は，「相当の期間」おいてなされればよいことになる（行政手続法15条1項，30条）．

医道審議会

　医道審議会は厚生労働省に設置された審議会の一つであり，医道分科会・医師分科会・歯科医師分科会・保健師助産師看護師分科会・理学療法士作業療法士分科会・あん摩マッサージ指圧師，はり師，きゅう師及び柔道整復師分科会・薬剤師分科会・死体解剖資格審査分科会の8分科会が置かれている．医道審議会は，各医療スタッフの資格法および関連する法律によってその権限に属させられた事項について，厚生労働大臣の諮問を受けて答申する（医道審議会令5条）．諮問事項の主なものは，行政処分に関する事項と国家試験の実施，合否決定に関する事項である．

| 5 | 再免許

　免許の取消処分を受けた医療スタッフであっても，①その者がその取消の理由となった事項に該当しなくなったとき，②その後の事情により再び免許を与えるのが適当であると認められたときは，**再免許**を与えることができる．再免許とは免許付与者によって再び免許が与えられることであるので，この場合，再度各医療スタッフの資格試験を受験して合格する等の必要は生じない．なお，医師，歯科医師，薬剤師，看護師等および理学療法士・作業療法士に再免許を付与するに際し，免許付与者である厚生労働大臣は（准看護師について

は都道府県知事），あらかじめ医道審議会（准看護師については准看護師試験委員）の意見を聴かなければならない．

|6| 再教育研修

医師，歯科医師，薬剤師，保健師・助産師・看護師・准看護師について，厚生労働大臣（准看護師については都道府県知事）は，戒告処分および業務の停止処分を受けた者ならびに再免許を受けようとする者すべてに対し，それぞれの医療スタッフの倫理の保持に関する倫理研修と，各医療スタッフに必要な知識および技能に関する技術研修を受けるよう命ずることができる．

コラム　　再教育研修の目的とその問題点

✖ 医療に対する信頼回復

再教育研修は，安心・安全な医療の提供，国民の医療に対する信頼の確保のために，平成18年の法改正によって各医療スタッフの資格法に追加された．

例えば，技術不足によって発生した医療・看護事故を理由に業務の停止処分を受けた者が，これ以前のように，一定の時間の経過のみで業務を再開できるとすると，業務再開時に安全で確実な技術が提供できるという保証はない．特に，長期間の業務停止となったような場合には，医療・看護に関する知識・技術が低下したままで業務を再開する危険性もある．また，患者の立場からみても，過ちを繰り返さないという，事故

再発防止に向けた倫理面での取り組みがないと，医療の信頼回復にはつながらないともいえる．再教育研修は，これらの課題に対応しようとするものである．

✖ 再教育研修の受講と業務の再開の関係

再教育研修の受講命令に従わなかった場合，50万円の罰金が科せられる．しかし，再教育研修についての定めがある医療スタッフの法律の規定上，再教育研修を受講しなくても，業務を再開することができる．業務を再開するための必須要件として再教育研修が義務付けられているわけではないという法的な問題点を指摘できる．

3 守秘義務

すべての医療スタッフは，正当な理由がないのに，その業務上取り扱ったことについて知り得た人の秘密を他に漏らしてはならない．この**守秘義務**は，各医療スタッフがその医療スタッフでなくなった後も課せられる．

医師，薬剤師，助産師の守秘義務は，刑法134条に定められているが，看護師をはじめとする他の医療スタッフの守秘義務は，それぞれの資格法に定められている．

適切な医療を提供するためには，患者の極めて個人的な情報を必要とすることがある．患者の秘密を知らなければ適切な医療は提供できない，ともいえる．また，医療提供のプロセスにおいて，医療スタッフは患者の個人的な情報に接する機会が多い．他方，患者が，よりよい医療を受けるために，ほかの人には知られたくないと思う個人的情報まで医師をはじめとする医療スタッフに打ち明けるのは，医療スタッフは秘密を守るものだ，という信頼が前提となっているからである．もし医療スタッフが自ら知った患者の秘密を正当な理由も

plus α

「正当な理由」とは

業務遂行のため，その秘密を他の医療スタッフに知らせる必要がある場合や，行政機関に対してその秘密を知らせることが義務付けられている場合（例えば，感染症法12条「医師の届出義務」）などが考えられる．

➡ p.104 医師法「守秘義務」参照．

なく他人に漏らし，その結果，患者が社会的に不利な取り扱いを受けるなどの実害を被る可能性があるようなら，患者は医療スタッフを信頼することができなくなり，結果的に適切な医療そのものが受けられなくなることとなってしまう．

秘密保持は，何よりもまず，患者の信頼を確保するための医療スタッフの職業倫理上の義務として位置付けられるものである．さらに，刑法および各医療スタッフの資格法で秘密保持を法的な義務として規定し，その違反者に刑罰を科している．医療スタッフに課されている守秘義務は，医師をはじめとする医療スタッフに対する患者の信頼を確保し，適切な医療を受けられるよう法的に保障する趣旨であるといえる．

> **コラム**　　**守秘義務を支える制度**

医療スタッフには，業務上知った秘密に関する証言拒否権・押収拒否権が認められている．医師，歯科医師，助産師および看護師は，業務上知り得た事実で他人の秘密に関するものについて裁判の場で証言を拒絶することができる（証言拒否権，刑事訴訟法149条）．また，業務に関わるもののうち他人の秘密が含まれる記録や物について，警察や裁判所による押収を拒否することができる（押収拒否権，刑事訴訟法105条）．

2 医療スタッフの業務分担と連携に関する法の枠組み

1 医師を頂点としたタテ型の分担協力関係

医療の人間関係は，医師1人に対して患者1人という，1対1の関係が原型だった．ところが，医療の進歩・複雑化に伴い，①医師相互間では，例えば，「専門医」という形でのヨコの分化が生じ，また，②医師の業務を分担する多様な医療スタッフが登場することによるタテの分化が生じた．極めて軽い病気である場合を除き，1人の医師だけで十分な医療が提供できることはまれであり，今日の医療は，ほぼ全面的にチーム医療の形をとらざるを得なくなっている．

医行為をめぐる医療スタッフの業務分担についての現行法の構造は，**図1.2-1**のようになっている．まず，「医療及び保健指導を掌（つかさど）る」（医師法1条）医師が，医業（医行為を業として行うこと）を独占する（医師法17条）．

その上で，医行為の一部である「販売及び授与目的の調剤」を薬剤師に，「放射線の人体に対する照射」を診療放射線技師に分担させ，それぞれ業務独占させている．

看護師には，「療養上の世話」と「診療の補助」（保助看法5条，31条）を，助産師には正常な場合の「助産」と「妊婦，じよく婦若しくは新生児の保健指導」（保助看法3条，30条，38条）を業務独占させている．准看護師にもまた，「医師，歯科医師又は看護師の指示を受けて」という条件をつけて，看護師と

plus α

歯科医業と業務分担

歯科医業についても同様に，「歯科医療及び保健指導を掌る」（歯科医師法1条）歯科医師が，歯科医業（歯科医行為を業とすること）を包括的に独占する（同17条）．その上で，歯科医行為の一部である「歯牙および口腔の疾患の予防処置」を歯科衛生士に業務独占させている（歯科衛生士法2条・13条）．

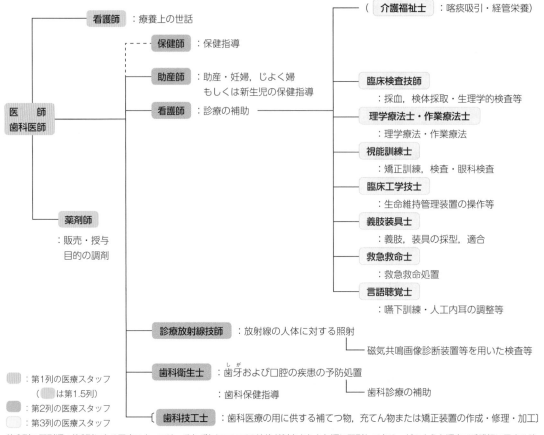

図1.2-1　医療スタッフの業務分担に関する現行法の構造

同じ業務を独占させている（保助看法6条，32条）．

　なお，保健師の業務である「保健指導」については，名称独占のみで業務独占の規定はない．したがって，保健師またはこれに類似する名称を使わない限り，誰でも「保健指導」をすることができる（保助看法2条，29条）．

2 診療の補助業務に関する業務分担：多職種連携における看護師の役割

|1| タスクシフティング/タスクシェアリング

　診療の補助業務については，まず，看護師と准看護師がそのすべてを独占しているが，図1.2-1の臨床検査技師から始まる第3列にある医療スタッフは，各医療スタッフの資格法で個別に定められている医行為のみを，例外的に，診療の補助として行うことを業とすることが認められている．この「例外である」ということを明らかにするために，すべての法律で，「保健師助産師看護師法第31条第1項及び第32条の規定にかかわらず，診療の補助として」それぞ

plus α

看護師ができない行為

看護師は，第2列の医療スタッフが業務独占している行為を行うことができない．すなわち，診療放射線技師が独占する「放射線の人体に対する照射」，歯科衛生士が独占する「歯牙および口腔の疾患の予防処置」を診療の補助として行うことができない．また，歯科医行為ではないが，歯科技工士が独占している「補てつ物，充てん物または矯正装置の作成・修理・加工」も行うことができない（➡p.44「歯科技工士には「診療の補助」として行える業務はない」参照）．

薬剤師法と診療放射線技師法における業務独占の規定のしかたの違い

薬剤師法と診療放射線技師法とでは，規定のしかたが異なる．

▶薬剤師法

薬剤師法は，販売・授与目的の調剤を薬剤師の業務独占とした上で，その例外として，一定の場合に，医師が自分の処方箋に基づいて調剤を行えるとしている（薬剤師法19条）．つまり，医師は，薬剤師法19条と

それに対応する医師法22条に規定されている場合にだけ，例外的に，自分で調剤できるにすぎない．

▶診療放射線技師法

これに対し，診療放射線技師法は，放射線の人体に対する照射を医師，歯科医師と並んで，診療放射線技師に業務独占させている（診療放射線技師法2条2項，24条）．放射線の照射については，医師は，常に医師の判断で，自分でやってもよいし診療放射線技師に指示してやらせてもよい，ということになる．

れ特定された医行為を「業とすることができる」という規定が置かれている．

これは，看護師が診療の補助として業務独占している行為の一部を，第3列の医療スタッフに委譲（いじょう）しているといえる（タスクシフティング）．しかし，注意すべきは，これによって看護師が第3列の医療スタッフに委譲した行為をできなくなるわけではないということである．看護師もまた，これらの行為を業として行うことができるということを確認しておきたい．看護師は，第3列の医療スタッフにタスクシフティングしつつも，これらの医療スタッフと業務を共有しているといえる（タスクシェアリング）．

|2| 診療の補助として行うことができる業務

A）臨床検査技師は，①採血，②検体採取，③心電図検査，心音図検査，脳波検査等の生理学的検査，④以上①〜③に関連する行為（①②および④については，医師の具体的な指示を受けて行う必要がある）（臨床検査技師等に関する法律20条の2）を

B）理学療法士は，理学療法（理学療法士及び作業療法士法15条1項）を

C）作業療法士は，作業療法（理学療法士及び作業療法士法15条1項）を

D）視能訓練士は，①両眼視機能の回復のための矯正訓練や矯正訓練に必要な検査，②眼科に係る検査（視能訓練士法17条2項）を

E）臨床工学技士は，生命維持管理装置の操作と生命維持管理装置を用いた治療に関連する医療用の装置の操作（臨床工学技士法37条）を

F）義肢装具士は，①義肢・装具の装着部位の採型，②義肢・装具の身体への適合（義肢装具士法37条）を

G）救急救命士は，救急救命処置（救急救命士法43条）を

H）言語聴覚士は，①嚥下訓練および，②人工内耳の調整等（言語聴覚士法42条）を

それぞれ「主治の医師または歯科医師の指示」あるいは「医師の具体的指示」に基づいて，「診療の補助」として行うことが認められている．こうして，各医療スタッフの資格法は，それぞれの医療スタッフが診療の補助として行える医行為の範囲を特定している．

plus α

養護教諭による保健指導

養護教諭は，保健師またはこれに類似する名称を名乗らない限り，保健師の免許がなくても，学校で生徒に対する「保健指導」を行うことができる．

plus α

診療の補助業務の解除

看護師の業務を第3列の医療スタッフに委譲することは，「看護師と准看護師に業務独占されている診療の補助の一部が，各医療スタッフに個別に解除されている」と表現されることがある．

➡ 各医療スタッフが診療の補助として行うことができる業務の詳細については，それぞれの項を参照．

|3| 間接的業務独占

第3列の医療スタッフの資格法には，名称独占の規定はあるが業務独占の規定はない．しかし，前述したように，第3列の医療スタッフも一定の医行為を，診療の補助として行うことを業とすることが認められている．これは，それぞれの資格法によって定められた一定の医行為は，看護師，准看護師と第3列の医療スタッフだけが行えるということを意味する．これらの医療スタッフは看護師，准看護師に認められている業務独占の傘の下で，間接的にではあるが特定された医行為を業務独占していると解することができる（間接的業務独占）．

|4| 介護福祉士による喀痰吸引等

また，2011（平成23）年の社会福祉士及び介護福祉士法の改正により，介護福祉士が「医師の指示の下」，喀痰吸引と経管栄養という医行為を診療の補助として行うことを業とすることが認められた（社会福祉士及び介護福祉士法2条2項，48条の2第1項）．介護福祉士は，元来，福祉の分野のスタッフであるが，喀痰吸引等の医行為を行うことができるようになったことによって，医療分野のスタッフの性格をも有するようになったといえよう．図1.2-1（➡ p.42 参照）の第3列に，（　）を付けて介護福祉士を配置した理由である．

|5| 多職種連携における看護師の責務

チーム医療のキーパーソンとしての看護師は，以上のような医行為をめぐる医療スタッフの業務分担に関する現行法の構造を理解した上で，個々の具体的な患者に対し，その状態をアセスメントした上で，どの医療スタッフにどの業務を任せられるか，あるいは，自分でやらなければならないかを判断し，そのケースをマネジメントする役割を果たさなければならない．多職種連携における看護師の調整役としての責務である．もっとも，このように考えたからと

plus α

第2列の医療スタッフが行える診療の補助

図1.2-1の第2列にある医療スタッフのうち，診療放射線技師は，「医師又は歯科医師の指示の下」，①磁気共鳴画像診断装置，②超音波診断装置および，③眼底写真撮影装置（散瞳薬を投与した者の眼底を撮影するためのものを除く），④核医学診断装置といった「画像による診断を行うための装置」を用いた検査，「静脈路に造影剤注入装置を接続する行為」等の「放射線の人体に対する照射または画像診断装置を用いた検査に関連する行為」を「診療の補助」として行うことができる（診療放射線技師法24条の2，同施行令17条，同施行規則15条の2）．
歯科衛生士は，定義規定において認められている「歯科診療の補助」を行うことができる（歯科衛生士法2条2項）．

> **コラム** 歯科技工士には「診療の補助」として行える業務はない

特定の人に対する歯科医療用の補てつ物・充てん物・矯正装置を作成・修理・加工する「歯科技工」（2条1項）は，物の製造に関するものであり，歯科医業に属するものではない．これらの行為は，歯科医師が業務独占する歯科医行為を歯科技工士に分担させているものであるとはいえないので，医行為・歯科医行為を第2列・第3列の医療スタッフに分担させている法構造を表す図1.2-1（➡p.42参照）に，歯科技工士を配置することは不適切であるということになる．

しかしながら，粗悪な補てつ物等が作られることによって，歯科医療に支障を与えることを防止する目的で，これらの行為を業として行うことは，歯科医師と歯科技工士に独占されている（17条）．この規定によ

り，看護師等は，歯科技工を行うことができないことになる．歯科医行為を分担するものではない歯科技工士を，あえて〔　〕付きで図1.2-1に配置したのは，この点に着目してのことである（➡p.42 plus α「看護師ができない行為」参照）．

なお，歯科技工士は，その業務を行うに当たって，「印象採得，咬合採得，試適，装着その他歯科医師が行うのでなければ衛生上危害を生ずるおそれのある行為」，すなわち「歯科医行為」を行うことを包括的に禁止されている（20条）．この規定からも，歯科技工士には「診療の補助」として行える歯科医行為のないことが明らかである．

定義規定における業務と診療の補助

　各医療スタッフの定義を規定している条文で認められている業務と，診療の補助として行うことができるとされている業務とが同じとは限らない．その規定のされ方は，医療スタッフごとに異なり，必ずしも一様ではない（**表**）．

　定義規定のうち，医行為と評価されるものが診療の補助として行うことができる業務とされるのが基本である．ただし，医療スタッフの中には，例えば，臨床検査技師，視能訓練士，臨床工学技士，言語聴覚士のように，その業務に関連する医行為が追加されているものがある．

表　各医療スタッフの定義規定における業務と診療の補助として行える業務

		定義規定における業務	診療の補助として行える業務
第3列の医療スタッフ	臨床検査技師	①人体から排出または採取された検体の検査 ②生理学的検査	①採血②検体採取③生理学的検査 ④これらの行為に関連する行為
	理学療法士 作業療法士	理学療法 作業療法	理学療法 作業療法
	視能訓練士	両眼視機能に障害のある者に対するその両眼視機能の回復のための矯正訓練とこれに必要な検査	①両眼視機能の回復のための矯正訓練とこれに必要な検査 ②眼科検査
	臨床工学技士	①生命維持管理装置の操作 ②生命維持管理装置の保守点検	①生命維持管理装置の操作 ②生命維持管理装置を用いた治療に関連する医療用装置の操作
	義肢装具士	義肢及び装具の装着部位の採型並びに義肢及び装具の製作及び身体への適合	義肢及び装具の装着部位の採型並びに義肢及び装具の身体への適合
	救急救命士	救急救命処置	救急救命処置
	言語聴覚士	音声機能，言語機能または聴覚に障害のある者について，その機能の維持向上を図るための①言語訓練その他の訓練，②これに必要な検査・助言・指導，③その他の援助	①嚥下訓練 ②人工内耳の調整 ③聴力検査，音声機能・言語機能に関する検査等の厚生省令で定める行為
第2列の医療スタッフ	診療放射線技師	放射線の人体に対する照射	①磁気共鳴画像診断装置等の画像診断装置を用いた検査 ②放射線の人体に対する照射または①の検査に関連する行為
	歯科衛生士	①歯牙及び口腔の疾患の予防処置として行う歯牙露出面及び正常な歯茎の遊離縁下の付着物及び沈着物の機械的操作による除去と歯牙及び口腔に対する薬物の塗布 ②歯科診療の補助 ③歯科保健指導	歯科診療の補助
福祉の分野のスタッフ	（介護福祉士）	心身の状況に応じた介護（医師の指示の下に行われる「喀痰吸引等」を含む），介護に関する指導	喀痰吸引等

いって，看護師と第3列の医療スタッフとの間に身分上の上下関係があるわけではないことに留意しなければならない．

また，第3列の医療スタッフに，診療の補助として，法律によって定められた医行為についての指示を出す責任は医師にある．歯科衛生士が行う口腔ケアなどの歯科医行為については，指示を出す責任は歯科医師にある．チーム医療のキーパーソンとしての看護師は，これらの指示出しをする医師・歯科医師との密接な連携も必要になることを忘れてはならない．

2章　医療提供の理念と医療安全：医療法での扱い

1　医療法の歩み

　1948（昭和23）年に制定された医療法（昭和23年7月30日法律205号）は，もともとは，診療所・病院や助産所の開設手続きや施設要件を定める，とてもマニアックで技術的な法律であった．しかし，1985（昭和60）年の改正以来，総論的な定めが置かれるようになってきている．本章では，医療法のうち，医療提供の理念と医療安全に関する規定についてみていく．診療所・病院や助産所の開設手続きや，施設要件に関する規定や，医療提供体制の確保に関する規定については，第2部4章（➡ p.180）で説明する．

医療法改正の歴史

　医療法は，1948（昭和23）年につくられ，1950（昭和25）年に医療法人制度が追加された後は大きな改正はされてこなかった．1970年代にさまざまな医療基本法構想が議論されたことと，1980（昭和55）年に富士見産婦人科病院事件*が問題となったことを受けて，1985（昭和60）年に改正がなされた．以降，主として現在までに以下のような大きな改正がなされている．

第1次改正（1985年）…医療計画の策定，病床数の規制

第2次改正（1992年）…医療提供の理念を定める，特定機能病院制度の追加，療養型病床群の制度化

第3次改正（1997年）…総合病院制度に代わる地域医療支援病院制度の追加，医療計画の必要的記載事項の拡充

第4次改正（2000年）…住民への情報提供

第5次改正（2006年）…**医療提供の理念追加，医療安全対策**（医療安全支援センター法制化），いわゆる4疾病5事業への対応（現在では5疾病5事業），住民への情報提供の拡大

第6次改正（2014年）…**医療安全対策**（医療死亡事故への対応義務化），病床機能報告と地域医療構想の追加，臨床研究中核病院制度の追加

第7次改正（2015年）…地域医療連携推進法人制度の追加

用語解説 *

富士見産婦人科病院事件

営利目的で治療費を得るために，病院ぐるみで1,100人を超える健康な女性の子宮や卵巣を摘出していたとされる事件．これを機に，医療に対する国民の信頼が失墜し，医療計画制度の導入や医療法人（➡p.215）の規制を主眼とした医療法の改正が求められることとなった．

➡ 5疾病5事業については，p.211参照．

2　医療提供の理念

　現在の医療法は，1条で法律の目的をp.49のように規定している．つまり，医療を受ける者が医療に関する選択をするのに必要なこと（情報の提供），医療安全，病院等の開設と管理に関する事項などを定めることで，患者の利益の保護と良質かつ適切な医療を提供する体制を確保し，国民の健康の保持に寄与しようとするのが医療法の目的である．

　さらに，1条の2で医療提供の理念を規定している．

- 医療は，生命の尊重と個人の尊厳の保持を旨とし，医師，歯科医師，薬剤師，看護師その他の医療の担い手と，医療を受ける者との信頼関係に基づき，および医療を受ける者の心身の状況に応じて行われる．単に治療のみならず，疾病の予防のための措置およびリハビリテーションを含む良質かつ適切なものでなければならない（第2次改正）．
- 国民自らの健康の保持増進のための努力を基礎とする（第2次改正）．
- 医療を受ける者の意向を十分に尊重する（第5次改正）．
- 医療提供施設の機能に応じ効率的に医療を提供する（第2次改正）．
- 福祉サービスその他の関連するサービスとの有機的な連携を図る（第5次改正）．

これらの理念はいくつかの内容に分けることができる．

まず，①医療がよって立つべき考えかたとして，生命尊重と個人の尊厳*，②医療がもつべき要件として，a. 信頼関係，b. 心身の状況に応じてなされること，c. 効率性（機能分担については6条の2も関係する），d. 他の領域のサービスとの連携，③医療の中身として，予防およびリハビリテーションを含むこと，④医療の担い手の責務として，医療を受ける者の意向尊重（1条の4），⑤国民の責務として，健康保持の努力，である．

さらに，これらの理念を受けて，Ⅰ. 国と地方公共団体の責務として，国民に対し良質かつ適切な医療を効率的に提供する体制が確保されるよう努めること（1条の3），Ⅱ. 医療の担い手の責務として，a. 良質かつ適切な医療を行うこと，b. 医療を提供するに当たり適切な説明を行い医療を受ける者の理解を得るよう努めること，c. その他，施設間での連携（1条の4），医療機関が，医療計画の達成の推進のため，医療連携体制の構築のために必要な協力をする努力義務（30条の7），Ⅲ. さらなる国民の責務として，医療提供施設の機能分担を理解した上で，その機能に応じて医療に関する選択を適切に行い，医療を適切に受けること（6条の2第3項）が定められている．

考えてみよう

　日本国憲法が25条で生存権とそれに必要な手段を確保することを国の義務として定めていることはよく知られているが，日本は例えばイギリスのように，国自らが医療を直接提供する形をとっていない（イギリス以外のヨーロッパ諸国でも，程度の差はあれ，私的に経営されている病院はあまり多くない）．かといってアメリカのように医療の提供だけでなく医療保険をも民間に任せるということでもない．日本では，医療提供（診療所・病院・助産所の経営）は私的な活動に委ねながら，金銭面については国が強くコントロールするという形になっている．

　地域によっては医療過疎が問題となっている．例えば，地域で唯一の公立病院が廃止される場合を考えてみよう．そうすると，憲法や医療法に書いてあることは絵に描いた餅になってしまう．医療過疎地域で医療機能を確保するしくみはどのようになっているだろうか．それは医療法の規定の中にどのように位置付けられ，あるいはどのようなことが位置付けられ

用語解説 *
個人の尊厳

「個人の尊厳」は日本国憲法では24条（婚姻および男女の平等）にしか出てこない言葉であり，同13条で出てくるのは「個人の尊重」である．「個人の尊厳」と「人間の尊厳」(Menschenwürde) との違いは法学ではしばしば議論されている．例えば，尊重は必ずしも絶対的な保障がされるとは限らないが，人間の尊厳は絶対的であること，人間の尊厳は社会の規範であるから個人による放棄が許されないこと，などである．

plus α
日本の制度における疾病予防

日本の制度で予防は重視されているだろうか．2次・3次予防は健康保険制度の中で行えるが，1次予防はどのように行われているか，考えてほしい．

ず，課題となっているだろうか（➡これについては，p.207第2部4章2節「医療法」で述べる）．解説が先行するが，もともと医療計画は医療費削減を狙った病床数の抑制のためにつくられたので，医療機能を底上げする・ないものを補うといったことは，「絵に描いた餅」になる．さらにいうと，「公的医療機関」にいわゆる不採算医療を行わせるしくみも十分ではない．

　理念を現実化するためにどのような制度が用意されており，また，どのような制度が欠けているのか，という視点を問題意識としてもっていてほしい．また，医療法の定める理念の中に，憲法25条（➡p.267参照）の趣旨にそぐわないものはないか，さらに，医療の担い手に課せられている責務がこれでよいか考えてほしい．

医療法の条文を読んでみよう

▶**1条**

この法律は，医療を受ける者による医療に関する適切な選択を支援するために必要な事項，医療の安全を確保するために必要な事項，病院，診療所及び助産所の開設及び管理に関し必要な事項並びにこれらの施設の整備並びに医療提供施設相互間の機能の分担及び業務の連携を推進するために必要な事項を定めること等により，医療を受ける者の利益の保護及び良質かつ適切な医療を効率的に提供する体制の確保を図り，もつて国民の健康の保持に寄与することを目的とする．

● **1条の構造**

①医療を受ける者による医療に関する適切な選択を支援するために

②医療の安全を確保するために

③（病院，診療所および助産所）の（開設・管理）に関し

　　　　　　必要な事項

並びに

④これらの施設の整備

並びに

⑤医療提供施設相互間の（機能の分担・業務の連携）

　　　　　　推進するために必要な事項

を定めること等により，

ⅰ）医療を受ける者の利益の保護

ⅱ）良質かつ適切な医療を効率的に提供する体制の確保

を図ることによって，国民の健康の保持に寄与する．

▶**1条の2**

● **1項**　医療は，生命の尊重と個人の尊厳の保持を旨とし，医師，歯科医師，薬剤師，看護師その他の医療の担い手と医療を受ける者との信頼関係に基づき，及び医療を受ける者の心身の状況に応じて行われるとともに，その内容は，単に治療のみならず，疾病の予防のための措置及びリハビリテーションを含む良質かつ適切なものでなければならない．

● **2項**　医療は，国民自らの健康の保持増進のための努力を基礎として，医療を受ける者の意向を十分に尊重し，病院，診療所，介護老人保健施設，介護医療院，調剤を実施する薬局その他の医療を提供する施設（以下「医療提供施設」という．），医療を受ける者の居宅等（居宅その他厚生労働省令で定める場所をいう．以下同じ．）において，医療提供施設の機能に応じ効率的に，かつ，福祉サービスその他の関連するサービスとの有機的な連携を図りつつ提供されなければならない．

▶**1条の3**

国及び地方公共団体は，前条に規定する理念に基づき，国民に対し良質かつ適切な医療を効率的に提供する体制が確保されるよう努めなければならない．

▶**1条の4**

● **1項**　医師，歯科医師，薬剤師，看護師その他の医療の担い手は，第一条の二に規定する理念に基づき，医療を受ける者に対し，良質かつ適切な医療を行うよう努めなければならない．

● **2項**　医師，歯科医師，薬剤師，看護師その他の医療の担い手は，医療を提供するに当たり，適切な説明を行い，医療を受ける者の理解を得るよう努めなければならない．

● **3項**　医療提供施設において診療に従事する医師及び歯科医師は，医療提供施設相互間の機能の分担及び業務の連携に資するため，必要に応じ，医療を受ける者を他の医療提供施設に紹介し，そ

の診療に必要な限度において医療を受ける者の診療又は調剤に関する情報を他の医療提供施設において診療又は調剤に従事する医師若しくは歯科医師又は薬剤師に提供し，及びその他必要な措置を講ずるよう努めなければならない．
- ● **4項**　病院又は診療所の管理者は，当該病院又は診療所を退院する患者が引き続き療養を必要とする場合には，保健医療サービス又は福祉サービスを提供する者との連携を図り，当該患者が適切な環境の下で療養を継続することができるよう配慮しなければならない．
- ● **5項**　医療提供施設の開設者及び管理者は，医療技術の普及及び医療の効率的な提供に資するため，当該医療提供施設の建物又は設備を，当該医療提供施設に勤務しない医師，歯科医師，薬剤師，看護師その他の医療の担い手の診療，研究又は研修のために利用させるよう配慮しなければならない．

3　医療安全

1　医療事故情報の収集制度とその課題

　1999（平成11）年の都立広尾病院事件（ヘパリンと間違えて消毒薬をヘパリンロックに用いたことによる患者の死亡➡ p.406 事例②参照），東海大学病院事件（経腸栄養ルートと間違えて血管内に内服薬を注入したことによる患者女児の死亡），2001（平成13）年の東京女子医大病院事件（心臓手術の際の人工心肺装置の不具合による患者死亡とその後の記録改ざん）は，病院，特に高度な医療機能をもつ病院が，決して事故とは無縁ではないことを，今さらながら思い知らせた．

　このため厚生労働省は各都道府県に医療安全支援センター*の設置を求めるとともに（2003年，2006年の医療法第5次改正により必置化），一部の病院については報告義務を課し，その他の病院は任意に参加してもらう医療事故情報の収集制度を開始した（2004年10月）．

　この制度は，特定機能病院*の管理者（院長）の義務として定められており（施行規則9条の23第16号），ナショナルセンター*病院や国立病院機構の病院にも拡大されている．報告対象となるのは，①誤った医療・管理を行ったことが明らかで，それによって患者の死亡・心身の障害・予想を上回る治療が必要となった場合，②医療・管理によって，予期しない死亡・心身の障害・予想を上回る治療が必要となった場合，③その他，となっている．

用語解説 *
医療安全支援センター

医療に関する苦情・心配や相談に対応するとともに，医療機関，患者・住民に対して，医療安全に関する助言および情報提供等を行っており，都道府県，保健所設置市および特別区に設置される．2023年10月時点では全国に426カ所ある．

plus α
医療事故の情報収集制度

医療事故の報告義務は，施行規則（厚生労働省令）に義務として追加されたものであり，医療法そのものが改正されて追加されたものではない．そのため，この制度は上述した医療法改正の項目に入っていない．

2 医療事故の報告と調査の義務

　さらに厚生労働省は，より広く，医療事故に対する報告と調査のありかたについて検討を行うことになった．しかし，2008（平成20）年に出された医療安全調査委員会設置法案（仮称）大綱案は，医療界からの反発や政権交代などによりたなざらしになり，結局，次のように方針が変更された．

　2014（平成26）年の医療法改正による現行制度は，対象となる医療事故かどうかの判断を院長等に任せ，事故調査も各診療所・病院や助産所（以下，病院等）に任せた（図2.3-1）．このため，院長等が医療事故だと判断して初めて遺族への説明と，医療事故調査・支援センターへの報告がなされることになった（6条の10，同11）．対象となる医療事故は「当該病院等に勤務する医療従事者が提供した医療に起因し，又は起因すると疑われる死亡又は死産であつて，当該管理者が当該死亡又は死産を予期しなかつたものとして厚生労働省令で定めるもの」，つまり，死亡事故であって，管理者（院長等）がその死亡を予期しなかったものである．また，担当医等が死亡を予期していたことを管理者が認めた場合などには報告義務の対象から外れる（施行規則11条の10の2）．

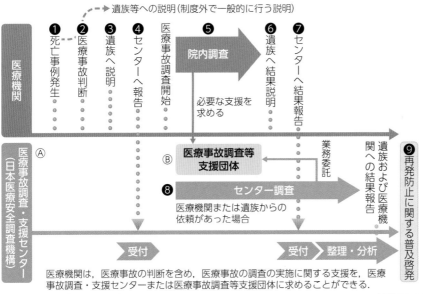

厚生労働省. 医療事故に係る調査の流れ. https://www.mhlw.go.jp/content/10800000/000890259.pdf,（参照2023-11-27）.

図2.3-1　医療事故調査の流れ

コラム　**医療事故報告の課題**

　医療事故報告は，当初の予測より件数が少なく，予測の2〜3割といわれている．また地域ごとに，人口当たりの報告件数に格差がみられる（図2.3-2）．これは，地域によって事故率に違いがあるのかもしれないし，あるいは事故率には違いがなく報告率による差なのかもしれない．それ以外にも，そもそも管理者が報告対象と認めないと，前述の手続きがすべて動かないこと，院内調査を支援する体制が十分でなく，院内調査の中立性の担保が難しいのではないかなど，さまざまな問題が指摘されている．

特定機能病院

高度の医療の提供，高度の医療技術の開発，高度の医療に関する研修を実施する能力等を備えた病院として，厚生労働大臣が個別に承認するもの（➡p.209参照）．医療施設機能の体系化の一環として，第2次医療法改正において平成5年から制度化された．2022年12月時点で88病院が承認されている．

用語解説 *
ナショナルセンター

国立高度専門医療センターの略称で，次の6施設を指す．それぞれ研究所と病院をもつ．
①国立がん研究センター
②国立循環器病研究センター
③国立精神・神経医療研究センター
④国立国際医療研究センター
⑤国立成育医療研究センター
⑥国立長寿医療研究センター

医療提供の理念と医療安全：医療法での扱い　医療安全

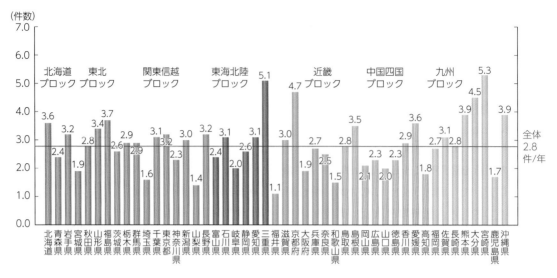

※「人口100万人あたりの報告件数」は,
医療事故発生報告件数/7.25/人口（「令和3年人口推計」総務省統計局）×100万として算出している（1年換算）.

報告件数の全国 平均と上位3府県	人口100万人あたりの医療事故発生報告件数（制度開始からの累計）を1年換算した件数は全体で2.8件/年 であった．最も多かったのは「宮崎県」の5.3件，次いで「三重県」の5.1件，「京都府」4.7件であった．

一般社団法人日本医療安全調査機構「医療事故調査・支援センター2022年 年報」p.13の図を元に作成.

図2.3-2　都道府県別人口100万人当たりの医療事故発生報告件数（1年換算）

3 医療安全確保へのさらなる取り組み

　病院等の管理者は，医療安全を確保するための指針の策定や，従事者に対する研修等を行わなければならない（6条の12）．このため病院等の管理者は，①安全管理のための指針整備，②医療安全管理委員会の設置（入院設備をもつもののみ），③職員研修，④事故報告等の医療安全確保の改善策を講ずること，をしなければならない（施行規則1条の11第1項）．このために，①院内感染対策（指針策定，委員会の開催〔入院設備をもつもののみ〕，研修，改善策の実施），②医薬品安全管理者，医療機器安全管理者の配置が必要とされている（同2項）．これらは，医療安全対策加算や感染対策向上加算によって診療報酬上の手当てがなされている．

　大学病院で，技術的に未熟な医師が手術中に事故を起こす例があったことから，特定機能病院には，①医療安全管理者の配置，②専従の院内感染対策を行う者の配置，③医薬品安全管理責任者（これはすべての病院等で必要）にさらなる事項を行わせること，④患者に対する説明に関する責任者を置き，「医療の担い手」（医師など）による説明の際の説明内容や同席者を定めること，⑤診療録管理責任者を定めること，⑥専従の医師・薬剤師・看護師を配置した安全管理部門を設置すること，⑦入院患者が死亡した場合や本来は必要ないはずの処置・治療が必要となる事象が発生した場合の報告体制，⑧高

**医療安全対策の
診療報酬における評価**

医療安全対策加算
加算1は入院初日に85点，加算2は同じく30点
感染対策向上加算
加算1は入院初日に710点，加算2は同じく175点，加算3は同じく75点
※1点＝10円
（2022年時点）

➡ 診療報酬については，ナーシング・グラフィカ『社会福祉と社会保障』7章「社会保険制度」を参照.

難度新規医療技術や未承認新規医薬品等を用いた医療の提供に際して措置を講ずることについても求められる（施行規則9条の20の2）.

コラム　　医療事故の実態把握

報告してもらうことの難しさ

医療事故情報の収集制度によって集められた情報は，医療機能評価機構によって分析され，医療現場で気を付けるべきことがフィードバックされる．しかし，報告義務がある病院（以下，義務報告病院）からの報告件数は本来あるべき数より少なく，任意に報告している病院（以下，任意報告病院）からの報告はさらに少ない（**図**）．そのため，この報告およびフィードバックの制度は医療事故が起こらないように注意すべきことのリストとしては役に立つだろうが，医療事故の全体像を把握するには至っていない．

大きな医療事故はたしかに目立つが，小さなものや，事故につながらなかったもの（いわゆるヒヤリ・ハット事例※）からも次の事故を防ぐために学べることがあるはずである．そのためには，死亡事故だけでなく小さな事故についても情報を収集し，実態を把握することが必要となる．法律による強制的な報告制度でそのレベルまで要求することは難しいので，本章で解説している法律による報告制度だけではなく，院内での細かな報告・分析が必要なことは，理解してもらえるだろう．

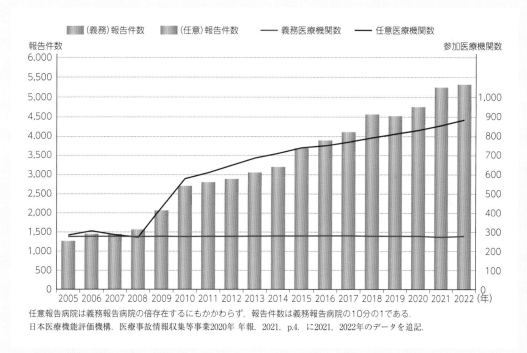

任意報告病院は義務報告病院の倍存在するにもかかわらず，報告件数は義務報告病院の10分の1である.
日本医療機能評価機構. 医療事故情報収集等事業2020年 年報. 2021, p.4. に2021, 2022年のデータを追記.

図　医療事故報告件数および病院数

実際の医療事故の件数（推測）

　ところで，医療事故はどのくらい起こっているのであろうか．1999年にアメリカで出版された『TO ERR IS HUMAN』は，ニューヨーク州での調査結果[1,2]と，ユタ州およびコロラド州での調査結果[3]とを用いてアメリカの入院患者数に当てはめたデータを掲載した．それによると，防げた医療事故で1年間に44,000人（ユタ州およびコロラド州調査の数字）から98,000人（ニューヨーク州調査の数字）の患者が死亡しており，これは交通事故や乳癌による死亡者数を上回り，死因の第8位になるとのことであった．

　ちなみに，日本の人口はアメリカの約半分なので，単純に日本に当てはめると，少なくとも年間22,000人が医療事故で死亡していることになる．日本の一般病院の数は約7,300であるから，1病院当たり年間3人が死亡しているということになる．より新しい調査によれば，アメリカで年間25万人余りが医療事故により死亡しており，これは死因の第3位だとされている[4]．

報告制度の課題

　1990年代は，日本だけでなく諸外国でも医療の質が問題となったため，さまざまな国で同様の調査が行われた．イギリスでは，2001年に国民保健サービス（NHS）内で報告制度が始まった[5]．日本では，2004（平成16）年から特定機能病院等に報告義務を課しているが，報告される事故数が少ないことが問題として指摘され続けている．例えば，2008（平成20）年9月には，2年半の間に事故を1件も報告していない病院が2割あったことが報じられた．2014（平成26）年の医療法改正による死亡事故報告制度についても同様の指摘がなされている．一方で，報告と調査は，とりわけ国や，国と関係の深い団体が調査に入る場合（大綱案はそのような形になっていた），報告することによって不利になることがないようにする，例えば厚生労働大臣による免許取消などの懲戒はもちろんのこと，院内の懲戒処分とかに使われない，刑事事件の証拠にならないなどの担保がなければ，医療者は，次の事故を防ぐためとはいえ，報告しようとは思わないかもしれない．イギリスでは，事故報告は「安全文化」の問題であり，個人を責めることになってはいけないとされてきた．日本の（任意の）院内報告，（義務的な）院外報告は，どのような理念・根拠に基づいて行われるべきであろうか．

※ヒヤリ・ハット事例：医療事故になりかねないエラーが発生したが，事故になる前に発見されるなどで，最終的には，患者に影響しなかった事例のこと．

▶ コラム　　看護師数と医療事故数

　医療事故は，もちろん，減らさなければならない．しかし人はミスをするものだから，ミスが事故につながらないような対策をする必要がある．事故報告を受けた根本原因の分析と現場へのフィードバックは，その一助となる（もちろん，きちんとした対策をとることが不可欠である）．

　ところで，医療者の数，特に看護師の数（あるいは不足）は，事故とどのような関係があるだろうか．古いデータだが，アメリカで医療機能評価を行っているJCAHO（現在の名称はJoint Commission）は，看護師不足は，死亡事故の増加，入院期間の延長，救急部のオーバーベッド・一般病棟への移動が遅くなるなど，重大なリスクをもたらすと警告している[6]．また，看護師1名あたりの受け持ち患者数が1名増えると，30日以内の患者死亡率が7％増加する，救命率が7％減少する，看護師の燃え尽きの危険性が23％増加する，といった調査結果も出されている[7]．本文で触れた2000年前後の日本の事故も，看護師が忙しかったために起こったものが多い（2人の患者を連続して手術室に送った，作業の途中で別の用事が入り作業が中断した，など）．

　日本においては，第2部4章でみるように，患者数当たりの看護師数が医療法（および医療法施行規則）で定められているほか，診療報酬で評価されているが，法定の人員配置は，安全を確保するには十分といえないのが現実だろう．

4 医療法の理念と実際

　1～3節でみてきたように，これまで日本の医療提供は民間に委ねられてきた．しかし，1985（昭和60）年の医療法改正以降，医療計画を通じた医療供給量の規制がなされてきており，医療の中身についても，「医療提供の理念」や「医療の担い手の責務」など，抽象的ではあるが規定が置かれるようになった．果たして，このような規定は実際の医療がよいものになるために十分といえるだろうか．あるいは，医療現場を不当に支配していることになるのだろうか．国や地方公共団体は，よりよい医療を実現するために，どのような役割を果たすべきなのだろうか．

　忙しい医療現場で，一生懸命業務をこなしているのに事故が起こってしまった場合でもその責任が追及される場合があるが，仮に罰金刑であっても当事者を有罪とすることは，医療の安全を確保することにつながるのだろうか．近年は医師等の個人をも被告にして損害賠償請求をするケースがみられるが，被害の回復をどのように行うべきなのか．

　安全な医療を実現するためには，医療者と患者とに，それぞれどのような意識改革が必要なのか．より一般的にいえば，それに必要なさまざまな変化——意識や文化の側面が大きい——を支えるために法律はどのように役に立ち，あるいは障害になるのか．

　医療提供の理念と医療安全だけを取り上げてみても，法律の役割を一筋縄で理解することはできない．法律は，単なる文字の集合体であり，それをどのように現実のものとして使いこなすかは，「法律を知っている」「（いやいやながら，仕方ないから）法律に従う」では足りない．大事なのは，法律の細かな規定を「覚える」ことではなく，法律の背後にある考えかたを知り，その考えかたを生かすためにはどのようにしたらよいかを，日常業務の中で考えることである．医療法だけではなく，法律の規定の背後にどのような考えかたがあるのかを考えてほしい．

■ 引用・参考文献

1) Brennan, T.A. et.al. Incidence of adverse events and negligence in hospitalized patients. Results of the Harvard Medical Practice Study I. NEJM. 1991. 324 (6)：370-6.
2) Leape, L.L. et al. The nature of adverse events in hospitalized patients. Results of the Harvard Medical Practice Study II. NEJM. 1991. 324 (6)：377-84.
3) Thomas, E.J. et al. Incidence and types of adverse events and negligent care in Utah and Colorado. Med Care. 2000 Mar; 38 (3)：261-71.
4) Makary, M.A. et al. Medical error : the third leading cause of death in the US. BMJ 2016；353：i2139.
5) NHS England and NHS Improvement. https://www.england.nhs.uk/patient-safety/report-patient-safety-incident/, （参照2023-11-24）.
6) The truth about NURSING. http://www.truthaboutnursing.org/news/2002/aug07_jcaho.html, （参照2023-11-24）.
7) Aiken, L.H. et al. Hospital Nurse Staffing and Patient Mortality. Nurse Burnout, and Job Dissatisfaction. JAMA. 2002. 288 (16). 1987-93.

◆ 学習参考文献

❶ 佐藤雄一郎．"医療提供制度"．現代医療のスペクトル．宇都木伸ほか編．尚学社，2001.
　第4次改正までの対応だが，医療法の歴史的経緯について紹介している．

❷ L.コーンほか編．人は誰でも間違える：より安全な医療システムを目指して．日本評論社，2000，273p.
　医療安全についての基本的文献．

看護をめぐる法

第2部では，看護をめぐる法について「人」「物・場所等」「支えるシステム」「政策に関わる基本法等」に分類し，解説した．もっとも，その位置付けに疑問が生ずる法律があるだろう．例えば，臓器や血液や死体が「物」として扱われることに違和感だけではなく抵抗感すら覚える人もいるだろう．しかし，臓器や血液などは，人体の一部ではあるが「人」そのものではない．死体も「生きている人」ではない．それゆえ，それらを「人」ではないものとして位置付けざるをえない．とはいえ，人に由来する物を，ペンや消しゴムなどと同じように扱ってもいけない．その理由も学んでほしい．建物だけが「場所」ではない．地域や空間のことを場所というときもある．そんな「場所」に関する法律もここでは取り扱う．それ以外にも，ここでは多種多様な法律を数多く取り扱う．それは，看護が医療だけでなく人々のあらゆる生活場面で必要とされているからである．想像力を羽ばたかせながら学んでほしい．

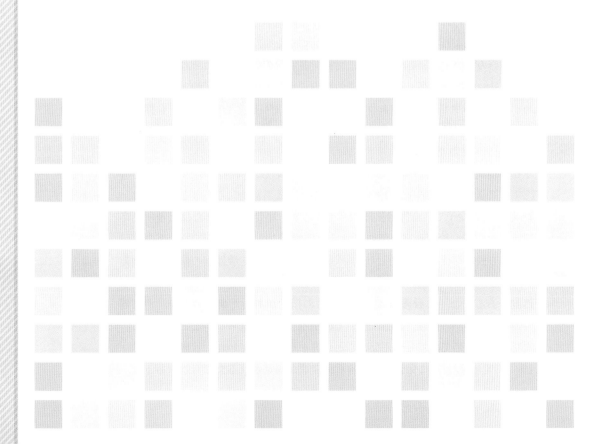

3章 人に関する法律

1 医療専門職

1 保健師助産師看護師法 (昭和23年7月30日法律203号)

　看護職等の医療スタッフの資格法については，「医療が国民の健康に直結する極めて重要なものであるとの考え方から，定められた教育課程を修了し免許を取得した者が医療に従事すること」(医道審議会保健師助産師看護師分科会看護倫理部会平成14年11月26日)とされており，保健師，助産師，**看護師**，准看護師は，保健師助産師看護師法(以下，保助看法)に基づき業務を行うことになる．この法律では，保健師，助産師，看護師，准看護師の定義，試験，免許，業務，違反時の罰則等が定められており，看護師等が行う業務の根拠となるものである．

看護師

1 背景

　看護の業務が一般に認識されるようになったのは，幕末維新戦争の傷病兵に対する救護が最初であるといわれている．しかし，ここで活躍していた看病人と称する女性たちは，臨時に雇われた，看護に関する専門的な知識・技術をもたない人たちであった．1884(明治17)年以降，共立東京病院看護婦教育所，桜井女学校をはじめとする国内初の看護婦教育機関が設立され，近代的な看護教育が行われるようになった．また，日露戦争，第一次世界大戦などでの看護活動等により看護婦に対する評価が高まった．

　看護婦の免許・業務等の規制は，当初，各府県の条例に委ねられていた．しかし，社会的評価の高まりや，看護婦数の増加などから，全国的・統一的に規制する必要が生じた．このような状況の中で，1915(大正4)年，看護婦についての初めての全国的な法規として，看護婦規則(大正4年6月30日内務省令9号)が制定された．

　この規則には，①看護婦とは，公衆の 需 に応じ，傷病者または 褥 婦を看護する業務を行う女子をいうものであること，②看護婦になろうとする者は，18歳以上の女子で，看護婦試験に合格するか，指定の学校または講習所を卒業するかして，地方長官の免許を受けなければならないこと，③看護婦試験は，地方長官が行い，試験科目は，人体の構造および主要器官の機能，看護方法，衛生および伝染病大意，消毒方法，繃帯術および治療機械取扱大意，救急処置であること，④看護婦は，主治医師の指示があった場合のほか，治療器械の使用，薬品の授与，薬品についての指示をしてはならないこと(ただし，臨時救急の手当ては差し支えないこと)等が規定されていた．看護婦規則は，1947(昭和22)年に保健婦助産婦看護婦令が制定されるまで有効であった．

plus α

名称の変更

平成13年，保健婦・助産婦・看護婦から，保健師・助産師・看護師へ名称の変更がなされた．この背景には，昭和60年に男女雇用機会均等法が制定され，性差別のない雇用が広がったことと，平成12年に助産婦資格の男子への対象拡大が議員立法として提出されたことがある．女性は「看護婦」，男性は「看護士」と名称が異なっていたものを，「看護師」へと統一する改正案が議員立法として出され，可決・成立した．なお助産師資格の男子への対象拡大は廃案となった．

58

かつて，看護師等は，各職種ごとに，産婆規則（明治32年），看護婦規則（大正4年），保健婦規則（昭和16年）によってそれぞれ規制されていた．1942（昭和17）年，戦時体制に即応して医療制度を再編するために国民医療法が制定され，保健婦，助産婦，看護婦は，医師，歯科医師と並んで，「医療関係者」として規定されることになった（国民医療法2条）．この法律は，保健婦，助産婦，看護婦の免許，業務等の具体的な部分をすべて命令に委任していたが，しばらく施行されなかった．

1945（昭和20）年6月，この法律の委任命令として保健婦規則が新たに制定された．助産婦については，終戦後の1947（昭和22）年，従前の産婆規則が助産婦規則と名称を改めてこの法律の委任命令とされた．また，看護婦についても同時期に，従前の看護婦規則がそのままこの法律の委任命令とされた．

この間，一方では，GHQ（連合国軍総司令部）の公衆衛生福祉部の指揮の下，戦後の医療保健改革が進められていた．GHQは実態調査を踏まえ，立ち遅れていた看護教育をレベルアップし，看護の資質を向上させる必要性を認め，三つの改革方針を打ち出した．第一は，行政機構の改組であり，厚生省（当時）に看護課を設け，看護行政を運営する部署を明確にした．第二は，職能団体の改組である．それまで別々であった3職種の職能団体を統合して一本化することとした．

そして第三に，看護教育制度を整備して看護の水準を向上させるため，新たな法律を制定する必要性を認めた．GHQは，1946（昭和21）年2月に看護制度審議会（Nursing Education Council）[1]を設置し，GHQ看護課オルト課長の指導の下，どのような法制度にするべきかを審議・検討し，保健婦，助産婦，看護婦の3職種を統合して一本化する「保健師法案」[2]がまとめられた．しかし，この案は，実状に適しない点がある，あるいは時期尚早であるなどの理由で実現しなかった．そこで，再び3職種を分離する案に戻り，国民医療法の委任に基づく政令として，保健婦助産婦看護婦令（昭和22年7月3日政令124号）が制定公布され，保健婦規則，助産婦規則，看護婦規則は廃止された．

ところが，保健婦助産婦看護婦令が施行される前の1948（昭和23）年7月に，根拠法である国民医療法自体が廃止されたので，内容をほぼそのまま引き継ぐ形で，保健婦助産婦看護婦法（昭和23年7月30日法律203号）が制定された．

その後，保助看法は，2023（令和5）年までに29回に及ぶ改正を経て，現在の形になっている．特に注目すべき改正には，次のようなものがある．2001（平成13）年6月，保健婦，看護婦，准看護婦の守秘義務が規定された（助産師については，すでに刑法で規定されていた）．同年12月には各職種の名称が保健師，助産師，看護師に統一されている．2006（平成18）年の改正では，名称独占の規定が設けられ（保健師については，それ以前から業務に際しての名称独占の規定はあった），保健師・助産師の免許の積極的要件に看護師国家試験の合格が追加され，また，行政処分を受けた看護師等は再教育研修を受けなければならないとされた．2009（平成21）年には，新人看護職員の臨床研修が努力義務として認められ，2014（平成26）年には，「特定行為に係る看護師の研修制度に関する規定」が追加された．

（平林勝政）

*1　日本の委員は，保健婦，助産婦，看護婦の業務または教育に直接関係している医師（臨床・公衆衛生），保健婦，助産婦，看護婦および文部・厚生両省の担当局課長で構成されていた．

*2　①従来個々別々に規定されていた保健婦，助産婦，看護婦の制度を統一し「保健師」とすること．②教育程度を高め，入学資格を高等女学校卒業程度，修業年限3年の専門学校および準専門学校の2種に整理して，3年課程を統合習得させるものとすること．③保健師の免許は，養成施設を卒業後，国家試験に合格した者に対して与えられること．④保健師の免許を得た者は，産婆，看護婦，保健婦のすべての業務を行うことができること．

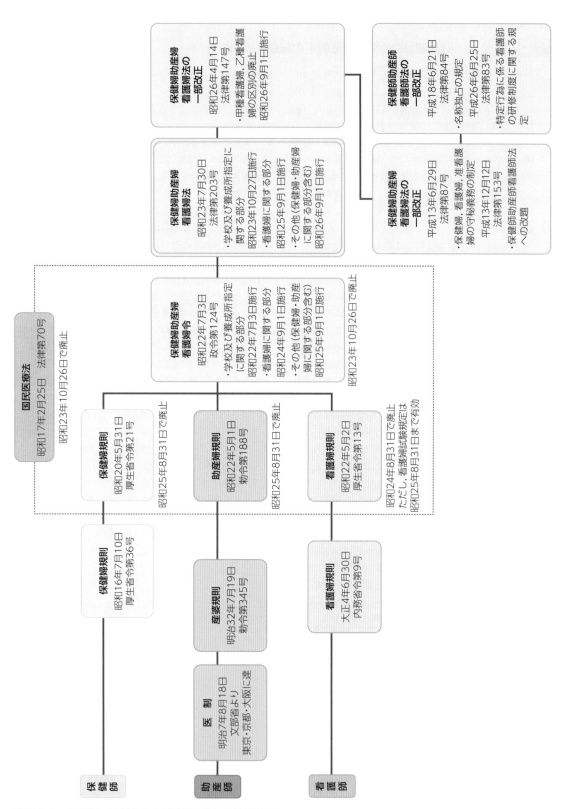

図3.1-1　保健師・助産師・看護師に係る規定の変遷

| 1 | 保助看法の制定

　保助看法の制定当時，看護婦は甲種看護婦*と乙種看護婦*とに分類されていた．甲種看護婦は高等学校卒業後3年間の専門教育を受け，国家試験に合格すると厚生大臣（当時）の免許を受けることになり，乙種看護婦は中学校までの義務教育の後に2年間の専門教育を受け，乙種看護婦試験に合格して都道府県知事の免許を受けることになっていた．乙種看護婦は医師，歯科医師，甲種看護婦の指示を受けて，甲種看護婦の定義に規定する業務（ただし急性で重症の傷病者，褥婦に対する療養上の世話を除く）をなす女子と規定されていた（旧6条）．

　しかし，教育機関の設置基準を厳格にしたために，学校数・看護婦数が共に増えなかったこと，結核予防法の施行に伴い看護婦を増員する必要性が出てきたことから，1951（昭和26）年に保助看法の一部を改正する法律案が提出された．改正の主たる点は，甲種乙種の区別を廃止して看護婦一本としたこと，看護婦を助け看護の総力を構成する要員として，准看護婦の制度を新たに設けたこと，保健婦・助産婦の教育期間を6カ月に変更したことである．

　保助看法の制定の目的には，看護師の資質の向上により医療の質を高めるとともに，疾病の予防を行うこと，さらには，看護職の地位を向上させる意図があったことがわかる．

用語解説 *
甲種看護婦，乙種看護婦

甲種，乙種は，甲・乙・丙などと分類したときの第1種，第2種という意味である．昭和26年の法改正によってこの区別は廃止された．

plus α
甲種・乙種看護婦の経過措置

新しい制度への経過措置として，すでに看護婦だった者は，甲種看護婦の業務範囲内で業務を継続できるが，身分としては都道府県知事の付与した免許である乙種看護婦として扱われるので，あらためて甲種看護婦国家試験を受験することができる等の附則が規定され，勤務の継続が保証された（53条）．

保助看法の条文を読んでみよう

▶ **1条** この法律は，保健師，助産師及び看護師の資質を向上し，もつて医療及び公衆衛生の普及向上を図ることを目的とする．

▶ **2条** この法律において「保健師」とは，厚生労働大臣の免許を受けて，保健師の名称を用いて，保健指導に従事することを業とする者をいう．

▶ **3条** この法律において「助産師」とは，厚生労働大臣の免許を受けて，助産又は妊婦，じよく婦若しくは新生児の保健指導を行うことを業とする女子をいう．

▶ **4条** 削除

▶ **5条** この法律において「看護師」とは，厚生労働大臣の免許を受けて，傷病者若しくはじよく婦に対する療養上の世話又は診療の補助を行うことを業とする者をいう．

▶ **6条** この法律において「准看護師」とは，都道府県知事の免許を受けて，医師，歯科医師又は看護師の指示を受けて，前条に規定することを行うことを業とする者をいう．

● 保健師（2条）

　「保健指導」は医師法（1条）や保助看法における助産師の定義（3条）にも記述があるが，保健師の場合には「保健師の名称を用いて」行うことが要点となっている．

● 助産師（3条）

　助産師のみ「…を業とする者」ではなく「…を業とする女子」となっており，助産師のみが看護職の中でも女性に限定された職業であることが明確になっている．

● 看護師（5条）

　看護師は，「傷病者若しくはじよく婦に対する療養上の世話」と「診療の補助」の二つを業とする，と読むことになる．

● 准看護師（6条）

　5条に規定すること，つまり看護師と業務の内容は同じであるが，業務を行う場合には「医師，歯科医師又は看護師の指示」の下に行うことが明記されている．

コラム 免許付与のハードルの引き上げ

　1948年6月22日開催の第二回国会衆議院厚生委員会において，当時の国務大臣は法案説明の中で，「これらの医療関係者（保健婦，助産婦，甲種看護婦，乙種看護婦）の素質の向上を図るために，免許を受けることのできる者の資格を相当程度高めた」と発言している．さらに「甲種看護婦，保健婦，助産婦については，いずれも文部大臣または厚生大臣の指定した新制大学程度の学校または養成所を卒業した上，さらにそれぞれの国家試験を受け，これに合格した者に対し厚生大臣が免許を与えることとした」とも説明している．

　このとき保健婦，助産婦の教育は1年間とされていたが，厚生委員会では，1年では短いという意見が出ていた．

コラム サムス准将の看護教育改革

　1951年の法改正案の作成過程において，衆議院の委員会案では看護婦の教育年限は2年とされていたのだが，GHQのサムス准将の主張によって，最終案で3年となった．サムス准将は，「看護婦の任務の本質は，国民によい医療を与えて国民を疾病から保護するにあるのだ．質をよくしなければならない」「アメリカでもほかの国でも，今までいろいろな体験をもっておる．看護婦の数を多くしようがために教育年数を少なくしたこともあった．ところが少なくしたためにかえって看護婦の数は増えなかった．年限を多くしたことによって質がよくなり，社会的にも立派な仕事であるということが認められ，待遇もよくなり，そうして初めて看護婦たらんとする志願者も増えてきたという実例を自分たちは知っている」と語った（厚生委員会議事録1951年3月30日）．

2 目的

　保助看法の目的は，保健師・助産師・看護師が知識・技術等を使いこなす専門職として必要な能力を向上させること（資質の向上）で医療と公衆衛生を普及し向上させていくことである（1条）．この目的は，制定時から変わっていない．資質の向上については，もともと保健師，助産師，看護師それぞれの免許の要件を規定し，それに基づいて基礎教育を整えるとされていたが，新人看護職員の臨床研修制度や，特定行為の研修制度など，職に就いてからの現任教育についても明記されるようになり，その内容は変化している．

3 免許

|1| 積極的要件

　看護師になるには看護師国家試験に合格し，厚生労働大臣の免許を受けなければならず（7条3項），准看護師になるには准看護師試験に合格し，都道府県知事の免許を受けなければならない（8条）．

|2| 免許の付与と免許証

　試験に合格した者に免許が与えられるのは，所定の事項が看護師籍，准看護師籍にそれぞれ登録された時である．それぞれの免許証が免許付与者から交付される（12条3～5項）．免許の効力が発生するのは籍に登録された時からである．

plus α

「合格」の必要性

保健師，助産師については，それぞれの国家試験に合格することに加え，2006年の保助看法改正により，看護師国家試験に合格することが条件として追加された．この背景には，かつて看護婦国家試験に不合格となった者が，保健婦や助産婦の国家試験に合格し，保健婦や助産婦免許で看護業務に従事する例がみられたためである．

医師法1条は「医師は，医療，保健指導を掌ることによって公衆衛生の向上，増進に寄与し，もつて国民の健康な生活を確保するものとする」であり，薬剤師法1条では「薬剤師は，調剤，医薬品の供給そのほか薬事衛生をつかさどることによって，公衆衛生の向上，増進に寄与し，もつて国民の健康な生活を確保するものとする」とその任務を明らかにしている．また，例えば臨床検査技師法の1条は「臨床検査技師の資格等を定め，もつて医療，公衆衛生の向上に寄与することを目的とする」となっている．1条の後半部分には，保助看法を含めてどの法律にも「医療の向上」の文言が入っており，これらは次に示す日本国憲法25条に基づく内容となっているといわれている．

「すべて国民は，健康で文化的な最低限度の生活を営む権利を有する」（日本国憲法25条1項）．「国は，すべての生活部面について，社会福祉，社会保障及び公衆衛生の向上及び増進に努めなければならない」（同2項）．

3 消極的要件：相対的欠格事由

国家試験に合格しても表3.1-1の相対的欠格事由のいずれかに当たるときは，免許が与えられない場合がある（9条）．申請をした者が，相対的欠格事由③に当たる場合，その者が現に利用している障害を補う手段や現に受けている治療等により障害が補われたり，障害の程度が軽減している状況を考慮して，免許を与えるかどうかが決定される（施行規則1条の2）．相対的欠格事由のいずれかに当たる場合には，通常より審査に時間を要するとされており，免許が与えられるのが遅くなることがある．

また，申請者が相対的欠格事由③に当たるとして，申請者に免許を与えないと判断した場合，厚生労働大臣は，あらかじめそのことを申請者に通知し，申請者からの要求があれば，厚生労働大臣の指定する職員にその意見を聴取させなければならない．准看護師の場合には，都道府県知事が指定する職員が聴取する（13条）．

4 行政処分

保健師，助産師，看護師が相対的欠格事由（表3.1-1）のいずれかに当たるとき，または保健師，助産師，看護師としての品位を損するような行為があったとき，厚生労働大臣は①戒告，②3年以内の業務停止，③免許の取消のいずれかの行政処分をすることができる（14条1項）．准看護師は都道府県知事による処分となるが，処分の内容は同じである．業務停止の期間中に業務を行った場合，6カ月以下の懲役か50万円以下の罰金，またはこの両方が科せられる（44条の3第1号）．なお，厚生労働大臣（都道府県知事）は，行政処分を行う際に，あらかじめ医道審議会（➡ p.39）（准看護師試験委員）の意見を聴く必要がある（15条）．

plus α
籍への登録事項

①登録番号，登録年月日，②本籍地の都道府県名（日本の国籍を有しない者については，その国籍），氏名，生年月日，③保健師籍か看護師籍の場合は性別，④保健師国家試験，助産師国家試験，看護師国家試験合格の年月，⑤法14条1項の規定による処分に関する事項（行政処分），⑥法15条の2，3項に規定する保健師等再教育研修を修了した旨，⑦その他厚生労働大臣の定める事項（施行令2条）②，③の事項に変更が生じた場合，30日以内に訂正を申請しなければならない（施行令3条）．

plus α
交通違反の場合

表3.1-1の①に該当する場合には，免許申請書の「罰金刑以上の刑に処せられたことの有無」を問う欄で，「有」に○を付け，必要書類を提出する必要がある．ただし，交通反則告知書による反則金の納付を行った場合には，これに該当しないとされている．

表3.1-1　看護師等の相対的欠格事由

①罰金以上の刑に処せられた者
②①に該当する者を除くほか，保健師，助産師，看護師，准看護師の業務に関し犯罪か不正の行為があった者
③心身の障害により保健師，助産師，看護師，准看護師の業務を適正に行うことができない者として厚生労働省令で定める者
④麻薬，大麻，あへんの中毒者

また，免許の取消処分をしようとするとき，処分を受ける者に対して聴聞（ちょうもん）を行わなければならず，業務の停止を命令しようとするときは，弁明（べんめい）の機会を付与しなければならない（15条3項，9項，16項，18項）．

主な行政処分の事案
①身分法（保健師助産師看護師法，医師法等）違反
②麻薬及び向精神薬取締法違反，覚醒剤取締法違反，大麻取締法違反
③殺人及び傷害
④業務上過失致死傷（交通事犯）
⑤業務上過失致死傷（医療過誤）
⑥危険運転致死傷
⑦わいせつ行為等（性犯罪）
⑧詐欺・窃盗
⑨診療報酬，介護報酬の不正請求等

行政処分の実際
　2023年1月の医道審議会において，審議にかけられた24人中16人が行政処分となり，8人が行政指導（厳重注意）となった．行政処分された者のうち，免許の取消は「暴力行為等処罰に関する法律違反，暴行」「準強制わいせつ」「看護師の業務に関する犯罪行為」など計7件であった．

---

5 再免許

　行政処分によって免許の取消処分を受けたのちに免許の取消の理由となった事項に当たらなくなったときや，その後の事情により再び免許を与えるのが適当であると認められるときは，再免許を与えることができる．再免許を交付する場合には，通常の免許の交付に関する規定（12条）が準用*されている（14条3項）．

6 再教育研修

　行政処分で「戒告」もしくは「3年以内の業務の停止」となった保健師，助産師，看護師・准看護師，または，免許を取り消された後に再免許を受けようとする者に対し，厚生労働大臣（都道府県知事）は看護師（准看護師）としての倫理の保持，または必要な知識・技能に関する再教育研修を受けるように命じることができる（15条の2）．命令に違反した者には，50万円以下の罰金が科せられる（45条1号）．

　研修の内容は倫理研修と技術研修であり，形態としては集合研修，業務停止以上の者が受ける個別研修がある（表3.1-2）．個別教育研修が修了した場合には，その報告書を厚生労働大臣（都道府県知事）に提出し，厚生労働大臣は，これに対して個別研修修了書を交付する（施行規則12条）．

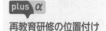

用語解説 *
準 用
ある事項に関する規定を，それと類似する事項について必要な変更を加えて当てはめること．

plus α
再教育研修の位置付け
行政処分を科せられた者が受ける再教育研修は，資質向上のための研修には含まれない．

表3.1-2　行政処分の内容と再教育の類型

行政処分	再教育の内容
戒告	集合研修1日程度
業務停止1年未満	集合研修2日程度 ＋個別研修20時間程度，または課題研修と記述による報告
業務停止1年以上2年未満	集合研修2日程度＋個別研修80時間程度
業務停止2年以上	集合研修2日程度＋個別研修120時間程度

> **籍の登録抹消と免許証の返納**
>
> 　保健師・助産師・看護師・准看護師（以下，看護師等という）は，次の三つの場合にその資格を失う．
>
> ①自らの意思でその資格を放棄するとき：この場合，看護師等の籍の登録抹消を厚生労働大臣（准看護師については，免許を与えた都道府県知事）に申請し，免許証を返納しなければならない（施行令4条1項・2項，8条1項前段・2項前段）．
>
> ②死亡または失踪宣告＊を受けたとき：この場合は，戸籍法87条による届出義務者（同居の親族，その他の同居者，家主・地主または家屋・土地の管理人等）が，30日以内に，籍の登録抹消を①と同様に申請し，免許証を返納しなければならない（施行令5条1項，8条1項後段・2項後段）．
>
> ③行政処分によって免許を取り消されたとき：この場合は，5日以内に，免許証を返納しなければならない（施行令8条3項）．
>
> ＊　一定期間（普通失踪の場合は7年間，事故や災害に遭った特別失踪の場合は1年間）生死不明の状態が続いた場合，配偶者や相続人などの利害関係人の請求により，家庭裁判所は，失踪の宣告を行う．失踪宣告を受けた者は，法律上，死亡したものと取り扱われる（民法30条・31条）．

　再教育研修を修了した者の申請により，厚生労働大臣（都道府県知事）は，研修を修了した旨を，保健師籍，助産師籍，看護師籍，准看護師籍にそれぞれ登録する（15条の2第3項，4項）．

4 業務

|1| 看護師

　看護師の業務は，「傷病者若しくはじよく婦に対する療養上の世話」と「診療の補助」である（5条）．**療養上の世話**とは，例えば，療養生活を行う上で必要となる食事，清潔，排泄，安静等である．療養上の世話は，医師の指示を必要としないとされており，ケアの方法については，治療方針を踏まえ，患者の状態に応じて，看護師等が判断して実施すべきものである．**診療の補助**とは，例えば，医師や歯科医師の指示の下で行う与薬，採血，注射などの，医師や歯科医師が行わなければ衛生上危害を生じるおそれのある医行為を行うことである．

　療養上の世話については，医師の指示を必要としないと解釈されているが，療養上の世話を行う場合にも，状況に応じて医学的な知識に基づく判断が必要となる場合がある．このため，患者に対するケアの向上という観点に立てば，看護業務における療養上の世話と診療の補助とを明確に区別しようとするよりも，医療現場で療養上の世話を行う際に医師の意見を求めるべきかどうかについて適切に判断できる看護師等の能力，専門性を養っていくことが重要である．例えば，食事（一般病人食）の形態，安静度，清潔の保持の方法などについては，治療方針を踏まえ，患者の状態に応じて，看護師等が判断し，必要に応じて医師の意見を求めながら行うべきものである．

|2| 准看護師

　准看護師は「都道府県知事の免許を受けて，医師，歯科医師，または看護師の指示を受けて，前条（5条）に規定することを行うことを業とする者をいう」（6条）．これは医師，歯科医師，看護師の指示の下で看護師と同じ業務を行う

ことができるということであり，療養上の世話であっても単独で判断して行うことはできない．

3 | 業務独占

看護師，准看護師でない者は，「傷病者もしくはじよく婦に対する療養上の世話」と「診療の補助」をしてはならない．

ただし，看護師，准看護師が独占している業務であっても，医師または歯科医師は行うことができる（31条1項，32条）．また，保健師と助産師は，仮に看護師の免許をもっていなくても看護師の業務を行うことができる（31条2項）．

業務独占の規定に違反した場合，2年以下の懲役か50万円以下の罰金，またはこの両方が科せられる（43条1項1号）．看護師（准看護師）でない者が，看護師（准看護師）またはこれに類似した名称を用いて業務独占の規定に違反した場合は，2年以下の懲役か100万円以下の罰金，またはその両方が科せられる（43条2項）．

 ➡ 看護師免許をもっていなくても看護師の業務を行えることについては，p.78 コラム「保健師と看護師業務の関係」参照．

4 | 医療行為の制限

看護師，准看護師は，主治の医師，または歯科医師の指示があるときを除いて，診療の機械を使用したり，医薬品を授与したり，医薬品について指示をしたり，そのほか医師，歯科医師が行わなければ衛生上危害が生じるおそれのある行為（医行為）をしてはならない（37条）．これは，診療の補助行為については医師の指示が必要であることの根拠となる．この規定に違反した場合，6カ月以下の懲役か50万円以下の罰金，またはこの両方が科せられる（44条の3第2号）．「ただし*，臨時応急の手当てをし，（中略）この限りでない」（37条）となっており，臨時応急の場合には反復継続する意思がないこと，緊急避難的に実施されることから，医師や歯科医師の指示がなくとも医行為を行うことができる．

5 | 名称独占

看護師でない者は，看護師または看護師に紛らわしい名称を使用してはならない（42条の3第3項）．准看護師でない者は，准看護師または准看護師に紛らわしい名称を使用してはならない（42条の3第4項）．違反者には，30万円以下の罰金が科せられる（45条の2第1号）．

用語解説*
ただし書
条文の一つの項や号の中で複数の文章があるときに，文章と文章をつなぐために用いられる法令用語で，前の文章の内容に対する例外や除外例に使う．「ただし」で始まる文章を「ただし書（がき）」と呼ぶ．

愛玩動物看護師
愛玩動物看護師は，愛玩動物看護師法の制定（令和元年6月28日法律50号）によって国家資格となった．この職種の業務は，愛玩動物（獣医師法に規定される飼育動物のうち，犬，猫，その他政令で定める動物）の診療の補助，疾病にかかった，もしくは負傷した愛玩動物の世話，その他の愛玩動物の看護，愛玩動物を飼養する者，その他の者に対する愛護および適正な飼養に係る助言等である（2条2項）．愛玩動物看護師には名称独占があり，愛玩動物看護師でない者は，愛玩動物看護師またはこれに紛らわしい名称を使用できない（42条）．

コラム　保助看法37条の読みかた

【37条】保健師，助産師，看護師又は准看護師は，主治の医師又は歯科医師の指示があつた場合を除くほか，診療機械を使用し，医薬品を授与し，医薬品について指示をしその他医師又は歯科医師が行うのでなければ衛生上危害を生ずるおそれのある行為をしてはならない．（本文）ただし，臨時応急の手当をし，又は助産師がへその緒を切り，浣腸を施しその他助産師の業務に当然に付随する行為をする場合は，この限りでない．（ただし書）

保助看法37条は，原則を規定する「本文」と，その例外を規定する「ただし書」から成り立っているが，本条をわかりづらくしているのは，本文の中に原則を適用しない場合が書き込まれているからであろう．

原則

まず，本文の原則を適用しない例として挙げられている「主治の医師又は歯科医師の指示があつた場合を除くほか」をカッコに入れて読むと，保健師，助産師，看護師または准看護師は，診療機械の使用，医薬品の授与，またはこれについての指示や「医師又は歯科医師が行うのでなければ衛生上危害を生ずるおそれのある行為」すなわち「医行為」をしてはならないということになる．これが37条本文の原則である．これは，「医師でなければ，医業をなしてはならない」と規定する医師法17条に対応している．

原則の適用が除外される場合

次に，「主治の医師又は歯科医師の指示があつた場合」には，原則の適用が除かれることになる．すなわち，看護師等は医行為をしてはならないという原則があるにもかかわらず，この規定によって，主治の医師または歯科医師に指示された医行為を適法に行うことができるのである．看護の視点でこの部分を見ると，診療の補助として医行為を行うには，主治の医師の指示が必要であると読むこともできる．

本文（原則＋除外例）の例外

ただし書は，本文に規定されている看護師等は医行為をしてはならないという原則に対する例外として，看護師等が臨時応急の手当をする場合（あるいは，助産師がへその緒を切り，浣腸を施しその他助産師の業務に当然に付随する行為をする場合）には，医行為をしてもよいということを規定している．また，除外例に対する例外として，臨時応急の手当てをする場合には，医師の指示がなくても，看護師等の判断で医行為を行うことができることになる．

（平林勝政）

｜6｜業務従事者届

業務に従事する保健師，助産師，看護師・准看護師は，2年ごとの12月31日現在における氏名，住所などの所定の事項を，翌年の1月15日までに，就業地の都道府県知事に届け出なければならない（33条）．違反した者には50万円以下の罰金が科せられる（45条2項）．

届け出る内容は，氏名，住所，生年月日のほか，保有する免許（登録番号・登録年月日），主な業務，業務に従事する場所（従事する場所および所在地，雇用形態，従事期間等），看護師特定行為研修の修了状況（特定行為研修修了の有無，指定研修機関番号，修了した特定行為区分，修了した領域パッケージ研修），その他の調査項目として就業年数や県外就業地からの移動の有無等がある．都道府県に届けられた情報を厚生労働省が集約し，衛生行政報告例（就業医療関係者）として公表している．

plus α

業務従事者届の規定する「2年ごと」

「2年ごと」というのは，業務従事者届の届出が規定された1982（昭和57）年を初年とし，同年以降の2年ごとを指す（施行規則33条）．

5 義務

|1| 看護師等の資質の向上

看護師・准看護師は，免許を得た後も，臨床研修やその他の研修を受け，その資質の向上を図るように努めなければならない（28条の2）．ただし，看護師等の資質の向上のためには，基礎教育と臨床とをつなぐだけでなく，看護職が専門職として学び続け，個々の資質の向上に努めることが重要であり，常に質の高い看護を提供し，医療の質を向上させることを目指さなければならない．

2003（平成15）年にまとめられた「新たな看護のあり方に関する検討会」の報告書では，変化していく社会構造，患者および家族のニーズ，医療の高度化に対応し，療養生活支援の専門家として患者を取り巻く多職種と連携し，専門性と自立性を発揮して看護判断を行い，適切な看護技術を提供することが求められている．このような看護が実践できるように，看護師となった後も研鑽<ruby>研鑽<rt>けんさん</rt></ruby>し続ける必要がある．

|2| 守秘義務

看護師等は患者・家族の心身の状態だけでなく，社会的背景を把握するなど多くの個人情報を得る必要がある．これらの情報をもとにアセスメント，適切な看護判断を行い，看護技術を提供することになる．多くの個人情報を扱うことになるが，看護師・准看護師は，正当な理由なく，業務上知り得た人の秘密を漏らしてはならない（42条の2）．看護師や准看護師でなくなった後においても同じである．違反者には6カ月以下の懲役または10万円以下の罰金が科せられる（44条の4）．

➡ 守秘義務の意義などについては，p.104参照．

6 試験

看護師国家試験（准看護師試験）は，看護師（准看護師）として必要な知識，技能について，厚生労働大臣の定める基準に従い，毎年少なくとも1回行われる（17条，18条）．

コラム 「看護師等の資質の向上」が追加された背景

看護師等の資質の向上の内容は，看護師等の人材確保の促進に関する法律に，新人看護職員の臨床研修の努力義務化が加わった2009年に追加された．背景として，「看護基礎教育のあり方に関する懇談会論点整理（2008年4月）」の中で，看護基礎教育の充実の方向性について，「いかなる状況に対しても，知識，思考，行動というステップを踏み最善な看護を提供できる人材として成長していく基盤となるような教育を提供することが必要不可欠である」と示されたことがある．

「看護の質の向上と確保に関する検討会」の中間とりまとめ（2009年3月）では，「看護の質と量の確保は密接な関係にあり，看護教育の一層の充実や新人看護職員研修の普及，チーム医療の推進による専門性の向上は，看護の質を高めるための重要な課題であるばかりでなく，これらを推進することによって魅力ある専門職として認知され，看護職員の確保にも大きく貢献するものである．そして，このことは最終的に国民に対する看護サービスの向上を目的とするものである」とされた．

ちょうどこのころは，新人看護職員の基礎教育と臨床との乖離<ruby>乖離<rt>かいり</rt></ruby>を埋めるべく，基礎教育の充実を図るとともに，新人の臨床研修の方策をつくり上げているところであった．

表3.1-3　看護師国家試験の受験資格

21条	看護師国家試験は，次の各号のいずれかに該当する者でなければ，これを受けることができない．
1号	文部科学省令・厚生労働省令で定める基準に適合するものとして，文部科学大臣の指定した学校教育法（昭和22年法律26号）に基づく大学（短期大学を除く．4号において同じ）において看護師になるのに必要な学科を修めて卒業した者
2号	文部科学省令・厚生労働省令で定める基準に適合するものとして，文部科学大臣の指定した学校において<u>3年以上看護師になるのに必要な学科*[1]</u>を修めた者
3号	文部科学省令・厚生労働省令で定める基準に適合するものとして，都道府県知事の指定した<u>看護師養成所*[2]</u>を卒業した者
4号	免許を得た後3年以上業務に従事している准看護師又は学校教育法に基づく高等学校若しくは中等教育学校を卒業している准看護師で前3号に規定する大学，学校又は養成所において2年以上修業したもの
5号	外国の5条に規定する業務に関する学校若しくは養成所を卒業し，又は外国において看護師免許に相当する免許を受けた者で，<u>厚生労働大臣が1号から3号までに掲げる者と同等以上の知識及び技能を有すると認めたもの*[3]</u>

准看護師（22条）の場合は以下の通り．
*[1]　2年の看護に関する学科（22条1号）
*[2]　准看護師養成所（22条2号）
*[3]　21条5号に該当しない者で，厚生労働大臣の定める基準に従い，都道府県知事が適当と認めたもの（22条4号）
*1～3に加え，「21条1号から3号まで又は5号に該当する者（22条3号）」がある．
*准看護師には21条1号と4号に該当する受験資格はない．

　看護師の基礎教育は3年以上である．看護師になるためには，看護師教育機関で所定の教科単位を履修して看護師国家試験受験資格を与えられる必要がある（表3.1-3）．なお，2009（平成21）年の法改正により，4年制大学で看護師になるのに必要な学科を修めて卒業した者が追加された（21条1号）．4年制大学を卒業した者については，従来，文部科学大臣の指定した学校において3年以上看護師になるのに必要な学科を修めた者（同条2号〔改正前の1号〕）の中に含まれると解釈して，その受験資格を認めていたが，大学を卒業した者に受験資格があることが明記された．

　保健師および助産師の基礎教育が6カ月から1年以上となったことと，看護師国家試験受験資格に大学卒業が入ったこと等の背景は，「地域医療を守り，国民に良質な医療，看護を提供していくためには，医師のみならず，看護師をはじめとする看護職員が，チーム医療を担う重要な一員としてその専門性を発揮することが極めて重要であり，その資質，能力の一層の向上や，看護職を一層魅力ある専門職とすることを通じた看護職員の確保が求められている」ためである．

　保健師，助産師，看護師国家試験の科目，実施，合格者の決定の方法については医道審議会の意見を聴かなくてはならず（23条2項），医道審議会保健師助産師看護師分科会がこれを担っている．准看護師試験については都道府県に准看護師試験委員が置かれている（25条）．

plus *α*

受験手続きなど

保健師国家試験，助産師国家試験，看護師国家試験，または准看護師試験の試験科目，受験手続きそのほか試験に関して必要な事項は，あらかじめ官報で告示される（施行規則18条）．

plus *α*

准看護師の試験・登録事務を行う指定機関

准看護師の試験・登録事務は，これまで複数の都道府県がグループを組んで実施していたが，保助看法の改正によって，各都道府県知事が指定した指定試験機関に試験事務の全部または一部を委託できることとなった．これは2019年4月から施行されている．

不正行為の禁止

　国家試験に関して，保健師国家試験，助産師国家試験，看護師国家試験および准看護師試験の受験者に不正行為があった場合の規定は設けられていなかった．2022年に保健師助産師看護師法施行規則の一部が改正されて，不正行為があった場合の対応について新設された．

　その内容は，不正行為があった場合にはその関係のあるものについて受験を停止させ，またはその試験を無効とすることができるというものである．また，この場合，期間を定めて試験を受験することができなくなることもある（施行規則第28条の2）．

７ 特定行為研修制度

　2025年に向けて，さらなる在宅医療等の推進を図っていくためには，個々の看護師の熟練した能力に頼るだけでは十分ではなく，医師または歯科医師の判断を待たずに，手順書により，一定の診療の補助（例えば，脱水時の点滴〔脱水の程度の判断と輸液による補正〕など）を行う看護師を養成し，確保していく必要がある．「特定行為に係る看護師の研修制度（以下，特定行為研修制度）」は，これを実現するために行為を特定し，手順書によりそれを実施する場合の研修制度を新たに設け，内容を標準化することにより，今後の在宅医療等を支えていく看護師を計画的に養成していくことを目的としている（**図3.1-2**）．

　この制度は，手順書を用いて特定行為を実施するためのものであり，従来通り医師の具体的な指示の下で同じ行為を行うことは研修を受けなくともできる．

|1| 特定行為の実施

　特定行為とは，診療の補助として行われる医行為であって，看護師が手順書により行う場合には，実践的な理解力，思考力，判断力並びに高度かつ専門的な知識，技能が特に必要とされるものとして厚生労働省令で定められており（37条の2第2項1号），38の特定行為が，21の特定行為区分に分類され（**表3.1-4**），特定行為研修は表3.1-4の区分ごとに行われるのが原則である．

> **plus α**
> **2025年問題**
>
> 第一次ベビーブームに誕生した団塊の世代が75歳を迎える（後期高齢者となる）のが2025年であり，4人に1人が後期高齢者になると予測されている．これにより，さまざまな諸問題（社会保障費の増大や介護負担の増大など）が生じると予想されている．

●看護師の特定行為〈アニメーション〉

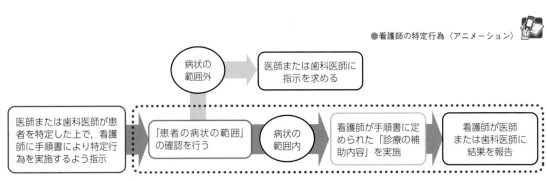

厚生労働省．特定行為に係る看護師の研修制度の概要．

図3.1-2　手順書を用いた特定行為を行う場合の診療の補助行為実施の流れ

表3.1-4　特定行為・特定行為区分（38行為21区分）

特定行為区分	特定行為
呼吸器（気道確保に係るもの）関連	経口用気管チューブまたは経鼻用気管チューブの位置の調整
呼吸器（人工呼吸療法に係るもの）関連	侵襲的陽圧換気の設定の変更 非侵襲的陽圧換気の設定の変更 人工呼吸管理がなされている者に対する鎮静薬の投与量の調整 人工呼吸器からの離脱
呼吸器（長期呼吸療法に係るもの）関連	気管カニューレの交換
循環器関連	一時的ペースメーカの操作および管理 一時的ペースメーカリードの抜去 経皮的心肺補助装置の操作および管理 大動脈内バルーンパンピングからの離脱を行うときの補助の頻度の調整
心嚢ドレーン管理関連	心嚢ドレーンの抜去
胸腔ドレーン管理関連	低圧胸腔内持続吸引器の吸引圧の設定および設定の変更 胸腔ドレーンの抜去
腹腔ドレーン管理関連	腹腔ドレーンの抜去（腹腔内に留置された穿刺針の抜針を含む）
ろう孔管理関連	胃ろうカテーテルもしくは腸ろうカテーテルまたは胃ろうボタンの交換 膀胱ろうカテーテルの交換
栄養に係るカテーテル管理（中心静脈カテーテル管理）関連	中心静脈カテーテルの抜去
栄養に係るカテーテル管理（末梢留置型中心静脈注射用カテーテル管理）関連	末梢留置型中心静脈注射用カテーテルの挿入
創傷管理関連	褥瘡または慢性創傷の治療における血流のない壊死組織の除去 創傷に対する陰圧閉鎖療法
創部ドレーン管理関連	創部ドレーンの抜去
動脈血液ガス分析関連	直接動脈穿刺法による採血 橈骨動脈ラインの確保
透析管理関連	急性血液浄化療法における血液透析器または血液透析濾過器の操作および管理
栄養及び水分管理に係る薬剤投与関連	持続点滴中の高カロリー輸液の投与量の調整 脱水症状に対する輸液による補正
感染に係る薬剤投与関連	感染徴候がある者に対する薬剤の臨時の投与
血糖コントロールに係る薬剤投与関連	インスリンの投与量の調整
術後疼痛管理関連	硬膜外カテーテルによる鎮痛剤の投与および投与量の調整
循環動態に係る薬剤投与関連	持続点滴中のカテコラミンの投与量の調整 持続点滴中のナトリウム，カリウムまたはクロールの投与量の調整 持続点滴中の降圧剤の投与量の調整 持続点滴中の糖質輸液または電解質輸液の投与量の調整 持続点滴中の利尿剤の投与量の調整
精神及び神経症状に係る薬剤投与関連	抗けいれん剤の臨時の投与 抗精神病薬の臨時の投与 抗不安薬の臨時の投与
皮膚損傷に係る薬剤投与関連	抗癌剤その他の薬剤が血管外に漏出したときのステロイド薬の局所注射 および投与量の調整

保健師助産師看護師法第37条の2第2項第1号に規定する特定行為及び同項第4号に規定する特定行為研修に関する省令（平成27年3月3日，厚生労働省令33号）別表第1及び別表第2．https://www.mhlw.go.jp/file/06-Seisakujouhou-10800000-Iseikyoku/0000077983.pdf，（参照2023-11-27）．

特定行為を変更する場合は，あらかじめ医道審議会の意見を聴かなければならない（37条の2第3項）．

　手順書とは，医師または歯科医師が看護師に診療の補助を行わせるためにその指示として作成する文書，または電磁的記録*であって，看護師に診療の補助を行わせる患者の病状の範囲，診療の補助の内容などの所定事項が定められているものをいう（37条の2第2項2号）（表3.1-5）．

| 2 | 特定行為の研修

　特定行為研修は，看護師が手順書により特定行為を行う場合に必要とされる①実践的な理解力・思考力・判断力と，②高度かつ専門的な知識・技能の両方の向上を図るための研修であって，特定行為区分ごとに厚生労働省令で定める基準に適合するものをいう（37条の2第2項4号）．

　研修は，共通科目と区分別科目により構成される．共通科目は，すべての特定行為区分に共通する①と②の向上を図るための研修である．区分別科目は，特定行為区分ごとに異なる①と②の向上を図るための研修である．区分に含まれる行為に共通して学ぶべき事項と行為ごとに学ぶべき事項があり，区分によって5～34時間の学習を行う（図3.1-3）．

　なお，従来，特定行為区分ごとにその区分に配置されたすべての特定行為についての研修を行わなければならなかったが，2019年4月の省令改正により，厚生労働大臣が適当と認める場合には，その一部を免除した研修を行うこ

用語解説*
電磁的記録

電子的方式，磁気的方式そのほか人の知覚によっては認識することができない方式でつくられる記録で，電子計算機による情報処理に用いられるものをいう．

plus α
特定行為研修の目指すところ

特定行為研修制度の趣旨である在宅医療の推進という視点から考えると，今後，訪問看護ステーション，介護施設，診療所の研修修了者が増加し，適時適切に患者の状態に応じた行為を実施し，患者や家族のQOLを向上させていく必要がある．国は2025年までに約10万人以上の養成を目指している．

表3.1-5　手順書で定められる事項

①看護師に診療の補助を行わせる患者の病状の範囲
②診療の補助の内容
③当該手順書に係る特定行為の対象となる患者*
④特定行為を行うときに確認すべき事項
⑤医療の安全を確保するために医師，または歯科医師との連絡が必要となった場合の連絡体制
⑥特定行為を行った後の医師，または歯科医師に対する報告の方法

特定行為研修省令（平成27年3月3日，厚生労働省令33号）3条2項．

※手順書が適用される患者の一般的な状態を指し，実際に手順書を適用する場面では，医師または歯科医師が患者を具体的に特定した上で，看護師に対して手順書により特定行為を行うよう指示をする必要があることとしている．

とができることとなった（**領域別パッケージ研修**）．現在のところ，「在宅・慢性期領域」「外科術後病棟管理領域」「術中麻酔管理領域」「救急領域」「外科系基本領域」「集中治療領域」の６領域のパッケージ研修が認められている（表3.1-6）．例えば「在宅・慢性期領域」の研修は，４区分でパッケージ化されているが，そのうち「〇」を付された四つの特定行為のみの研修を受ければよく，「×」を付された特定行為の研修は免除されている．

　研修の方法は講義と演習と実習があり，指定研修機関で行う．講義および演習は，e-ラーニングも選択できるため，仕事を継続しながら受講できる．

特定行為研修機関および修了者の数

2023年2月現在，指定研修機関は47都道府県360機関である．研修を修了した看護師等は2023年3月において6,875人である．

3

人に関する法律　医療専門職　保健師助産師看護師法

共通科目

すべての特定行為区分に共通して必要とされる能力を身に付けるための研修

| 共通科目の合計時間数：250 時間 |

共通科目の内容	時間数
臨床病態生理学	30
臨床推論	45
フィジカルアセスメント	45
臨床薬理学	45
疾病・臨床病態概論	40
医療安全学 ｝ 特定行為実践	45
合　計	250

＋

区分別科目

特定行為区分ごとに必要とされる能力を身に付けるための研修

| 区分ごとに設定された時間数：5～34 時間 |

(例)

特定行為区分	時間数
呼吸器（気道確保に係るもの）関連	9
呼吸器（長期呼吸療法に係るもの）関連	8
創傷管理関連	34
創部ドレーン管理関連	5
栄養および水分管理に係る薬剤投与関連	16
感染にかかる薬剤投与関連	29

厚生労働省医政局看護課．特定行為に係る看護師の研修制度について．https://www8.cao.go.jp/kisei-kaikaku/kisei/meeting/wg/iryou/20200127/200127iryou01.pdf，（参照 2023-11-27）．

図3.1-3　特定行為研修の内容

表3.1-6　特定行為研修の一部を免除した研修（領域別パッケージ研修）

1. 在宅・慢性期領域

特定行為区分の名称	特定行為	研修を修了した看護師が実施可能な特定行為か否か	研修の免除の可否
呼吸器（長期呼吸療法に係るもの）関連	気管カニューレの交換	〇	－
ろう孔管理関連	胃ろうカテーテルもしくは腸ろうカテーテルまたは胃ろうボタンの交換	〇	－
	膀胱ろうカテーテルの交換	×	免除可
創傷管理関連	褥瘡または慢性創傷の治療における血流のない壊死組織の除去	〇	－
	創傷に対する陰圧閉鎖療法	×	免除可
栄養及び水分管理に係る薬剤投与関連	持続点滴中の高カロリー輸液の投与量の調整	×	免除可
	脱水症状に対する輸液による補正	〇	－

2. 外科術後病棟管理領域

呼吸器（気道確保に係るもの）関連	経口用気管チューブ又は経鼻用気管チューブの位置の調整	〇	－

表3.1-6　特定行為研修の一部を免除した研修（領域別パッケージ研修）（続き）

特定行為区分の名称	特定行為	研修を修了した看護師が実施可能な特定行為か否か	研修の免除の可否
呼吸器（人工呼吸療法に係るもの）関連	侵襲的陽圧換気の設定の変更	○	－
	非侵襲的陽圧換気の設定の変更	○	－
	人工呼吸管理がなされている者に対する鎮静薬の投与量の調整	×	免除可
	人工呼吸器からの離脱	×	免除可
呼吸器（長期呼吸療法に係るもの）関連	気管カニューレの交換	○	－
胸腔ドレーン管理関連	低圧胸腔内持続吸引器の吸引圧の設定及びその変更	○	－
	胸腔ドレーンの抜去	○	－
腹腔ドレーン管理関連	腹腔ドレーンの抜去（腹腔内に留置された穿刺針の抜針を含む）	○	－
栄養に係るカテーテル管理（中心静脈カテーテル管理）関連	中心静脈カテーテルの除去	○	－
栄養に係るカテーテル管理末梢留置型中心静脈注射用カテーテル管理）関連	末梢留置型中心静脈注射用カテーテルの挿入	○	－
創部ドレーン管理関連	創部ドレーンの抜去	○	－
動脈血液ガス分析関連	直接動脈穿刺法による採血	○	－
	橈骨動脈ラインの確保	×	免除可
栄養及び水分管理に係る薬剤投与関連	持続点滴中の高カロリー輸液の投与量の調整	○	－
	脱水症状に対する輸液による補正	×	免除可
術後疼痛管理関連	硬膜外カテーテルによる鎮痛剤の投与及び投与量の調整	○	－
循環動態に係る薬剤投与関連	持続点滴中のカテコラミンの投与量の調整	○	－
	持続点滴中のナトリウム，カリウムまたはクロールの投与量の調整	×	免除可
	持続点滴中の降圧剤の投与量の調整	×	免除可
	持続点滴中の糖質輸液または電解質輸液の投与量の調整	○	－
	持続点滴中の利尿剤の投与量の調整	×	免除可

3. 術中麻酔管理領域

特定行為区分の名称	特定行為	研修を修了した看護師が実施可能な特定行為か否か	研修の免除の可否
呼吸器（気道確保に係るもの）関連	経口用気管チューブ又は経鼻用気管チューブの位置の調整	○	－
呼吸器（人工呼吸療法に係るもの）関連	侵襲的陽圧換気の設定の変更	○	－
	非侵襲的陽圧換気の設定の変更	×	免除可
	人工呼吸管理がなされている者に対する鎮静薬の投与量の調整	×	免除可
	人工呼吸器からの離脱	○	－
動脈血液ガス分析関連	直接動脈穿刺法による採血	○	－
	橈骨動脈ラインの確保	○	－
栄養及び水分管理に係る薬剤投与関連	持続点滴中の高カロリー輸液の投与量の調整	×	免除可
	脱水症状に対する輸液による補正	○	－
術後疼痛管理関連	硬膜外カテーテルによる鎮痛剤の投与及び投与量の調整	○	－
循環動態に係る薬剤投与関連	持続点滴中のカテコラミンの投与量の調整	×	免除可
	持続点滴中のナトリウム，カリウムまたはクロールの投与量の調整	×	免除可
	持続点滴中の降圧剤の投与量の調整	×	免除可
	持続点滴中の糖質輸液又は電解質輸液の投与量の調整	○	－
	持続点滴中の利尿剤の投与量の調整	×	免除可

4．救急領域

特定行為区分の名称	特定行為	研修を修了した看護師が実施可能な特定行為か否か	研修の免除の可否
呼吸器（気道確保に係るもの）関連	経口用気管チューブ又は経鼻用気管チューブの位置の調整	○	−
呼吸器（人工呼吸療法に係るもの）関連	侵襲的陽圧換気の設定の変更	○	−
	非侵襲的陽圧換気の設定の変更	○	−
	人工呼吸管理がなされている者に対する鎮静薬の投与量の調整	○	−
	人工呼吸器からの離脱	○	−
動脈血液ガス分析関連	直接動脈穿刺法による採血	○	−
	橈骨動脈ラインの確保	○	−
栄養及び水分管理に係る薬剤投与関連	持続点滴中の高カロリー輸液の投与量の調整	×	免除可
	脱水症状に対する輸液による補正	○	−
精神及び神経症状に係る薬剤投与関連	抗けいれん剤の臨時の投与	○	−
	抗精神病薬の臨時の投与	×	免除可
	抗不安薬の臨時の投与	×	免除可

5．外科系基本領域

特定行為区分の名称	特定行為	研修を修了した看護師が実施可能な特定行為か否か	研修の免除の可否
栄養に係るカテーテル管理（中心静脈カテーテル管理）関連	中心静脈カテーテルの抜去	○	−
創傷管理関連	褥瘡又は慢性創傷の治療における血流のない壊死組織の除去	○	−
	創傷に対する陰圧閉鎖療法	×	免除可
創部ドレーン管理関連	創部ドレーンの抜去	○	−
動脈血液ガス分析関連	直接動脈穿刺法による採血	○	−
	橈骨動脈ラインの確保	×	免除可
栄養及び水分管理に係る薬剤投与関連	持続点滴中の高カロリー輸液の投与量の調整	×	免除可
	脱水症状に対する輸液による補正	○	−
感染に係る薬剤投与関連	感染徴候がある者に対する薬剤の臨時の投与	○	−
術後疼痛管理関連	硬膜外カテーテルによる鎮痛剤の投与及び投与量の調整	○	−

6．集中治療領域

特定行為区分の名称	特定行為	研修を修了した看護師が実施可能な特定行為か否か	研修の免除の可否
呼吸器（気道確保に係るもの）関連	経口用気管チューブ又は経鼻用気管チューブの位置の調整	○	−
呼吸器（人工呼吸療法に係るもの）関連	侵襲的陽圧換気の設定の変更	○	−
	非侵襲的陽圧換気の設定の変更	×	免除可
	人工呼吸管理がなされている者に対する鎮静薬の投与量の調整	○	−
	人工呼吸器からの離脱	○	−
循環器関連	一時的ペースメーカの操作及び管理	○	−
	一時的ペースメーカリードの抜去	×	免除可
	経皮的心肺補助装置の操作及び管理	×	免除可
	大動脈内バルーンパンピングからの離脱を行うときの補助の頻度の調整	×	免除可
栄養に係るカテーテル管理（中心静脈カテーテル管理）関連	中心静脈カテーテルの抜去	○	−

表3.1-6 特定行為研修の一部を免除した研修（領域別パッケージ研修）（続き）

特定行為区分の名称	特定行為	研修を修了した看護師が実施可能な特定行為か否か	研修の免除の可否
動脈血液ガス分析関連	直接動脈穿刺法による採血	×	免除可
	橈骨動脈ラインの確保	○	−
循環動態に係る薬剤投与関連	持続点滴中のカテコラミンの投与量の調整	○	−
	持続点滴中のナトリウム，カリウム又はクロールの投与量の調整	○	−
	持続点滴中の降圧剤の投与量の調整	○	−
	持続点滴中の糖質輸液又は電解質輸液の投与量の調整	×	免除可
	持続点滴中の利尿剤の投与量の調整	×	免除可

「○」は研修が必要な特定行為.「×」は研修が免除される特定行為.
「保健師助産師看護師法第37条の2第2項第1号に規定する特定行為及び同項第4号に規定する特定行為研修に関する省令の施行等について」の一部改正について（令和2年10月30日，医政発1030第4号）.https://www.mhlw.go.jp/content/10800000/000690269.pdf.（参照2023-11-27）.

　研修の評価の方法としては，すべての区分別科目において筆記試験および構造化された評価表を用いた観察・評価とともに，一部の科目については実技試験（objective structured clinical examination：OSCE）が行われている.

　指定研修機関は研修を修了した受講者に特定行為研修修了証を交付し，交付の日から起算して1カ月以内に，特定行為研修を修了した看護師に関する①氏名，看護師籍の登録番号，生年月日，②修了した特定行為研修に関する区分の名称，③特定行為研修を修了した年月日，④特定行為研修を実施した指定研修機関の名称を記載した報告書を厚生労働大臣に提出しなければならない（37条の4，保健師助産師看護師法第37条の2第2項第1号に規定する特定行為及び同項第4号に規定する特定行為研修に関する省令〔略称：特定行為研修省令〕15条）.

　指定研修機関は，一つまたは二つ以上の特定行為区分の特定行為研修を行う厚生労働大臣が指定する学校，病院その他の者である（37条の2第2項5号）.指定研修機関の基準は，①特定行為研修の内容が適切であること，②特定行為研修の実施に関し必要な施設，設備を利用することができること，③特定行為研修の責任者を適切に配置していること，④適切な指導体制を確保していること，⑤医療に関する安全管理のための体制を確保していること，⑥実習を行うに当たり患者に対する説明の手順を記載した文書を作成していること，⑦特定行為研修管理委員会を設置していることである（特定行為研修省令3条）.

8 罰則

　保助看法に違反した者に対する罰則には表3.1-7のようなものがある.

表3.1-7 保健師助産師看護師法の罰則規定

43条1項	次の各号のいずれかに該当する者は，2年以下の懲役もしくは50万円以下の罰金に処し，またはこれを併科する. 1号：29〜32条の名称独占または業務独占に関する規定に違反した者 2号：虚偽や不正の事実に基づいて免許を受けた者
43条2項	助産師，看護師，准看護師でない者が，助産師，看護師，准看護師またはこれに類似した名称を用いて業を行ったときは，2年以下の懲役もしくは100万円以下の罰金に処し，またはこれを併科*する.

44条	次の各号のいずれかに該当する者は，1年以下の懲役または50万円以下の罰金に処する. 1号：26条の規定に違反して故意もしくは重大な過失により事前に試験問題を漏らし，または故意に不正の採点をした者 2号：27条の6第1項の規定に違反して，試験事務に関して知り得た秘密を漏らした者
44条の2	27条の11第2項の規定による試験事務の停止の命令に違反したときは，その違反行為をした指定試験機関の役員または職員は，1年以下の懲役または50万円以下の罰金に処する.
44条の3	次の各号のいずれかに該当する者は，6カ月以下の懲役もしくは50万円以下の罰金に処し，またはこれを併科する. 1号：14条1項または2項の規定により業務の停止を命じられた者で，停止を命じられた期間中に，業務を行ったもの 2号：35～37条までおよび38条の規定に違反した者
44条の4	1項：42条の2の守秘義務の規定に違反して，業務上知り得た人の秘密を漏らした者は，6カ月以下の懲役又は10万円以下の罰金に処する. 2項：前項の罪は，告訴がなければ公訴を提起することができない（親告罪）.
45条	次の各号のいずれかに該当する者は，50万円以下の罰金に処する. 1号：15条の2第1項または第2項の規定による命令に違反して保健師等再教育研修または准看護師再教育研修を受けなかった者 2号：33条または40～42条までの規定に違反した者
45条の2	次の各号のいずれかに該当する者は，30万円以下の罰金に処する. 1号：42条の3の規定（名称独占）に違反した者 2号：42条の4第1項の規定による特定行為研修の業務の報告をせず，もしくは虚偽の報告をし，または同項の規定による検査を拒み，妨げ，もしくは忌避した者
45条の3	次の各号のいずれかに該当するときは，その違反行為をした指定試験機関の役員または職員は，30万円以下の罰金に処する. 1号：27条の7の規定に違反して帳簿を備えず，帳簿に記載せず，もしくは帳簿に虚偽の記載をし，または帳簿を保存しなかったとき. 2号：27条の9第1項の規定による報告をせず，もしくは虚偽の報告をし，同項の規定による質問に対して答弁をせず，もしくは虚偽の答弁をし，または同項の規定による立入りもしくは検査を拒み，妨げ，もしくは忌避したとき. 3号：27条の10の許可を受けないで試験事務の全部または一部を休止し，または廃止したとき.

* 併科：同時に二つ以上の刑に処すること

引用・参考文献

1) 厚生労働省医政局看護課. 新たな看護のあり方に関する検討会報告書. 平成15年3月24日. 2003.

2) 医道審議会保健師助産師看護師分科会看護倫理部会. 保健師助産師看護師に対する行政処分の考え方. 平成28年12月14日改正. 2016.

保健師

1 保健師制度の歴史

　日本の保健婦活動は，英米の公衆衛生看護活動の流れをくみ，大正期・昭和初期に発展を遂げた．第二次世界大戦前の社会情勢を背景として，国と保健婦の双方から，保健婦を資格化しようとする機運が生じた．1940（昭和15）年に厚生省（当時）が行った保健婦全国調査によると，保健婦の呼びかたは多様で，指導者の間でも「社会保健婦」と呼ぶか「保健婦」と呼ぶかで議論があったが[1]，1941（昭和16）年に資格の名称を「保健婦」とする保健婦規則が制定され，1945（昭和20）年5月には国民医療法の委任命令である保健婦規則となった．戦後の1947（昭和22）年7月に国民医療法の委任に基づく政令として保健婦助産婦看護婦令が制定され，従来の保健婦規則は廃止された．そして，1948（昭和23）年7月の保健婦助産婦看護婦法により，保健婦に関する規定が整備される．

plus α

保健師のルーツ

19世紀，イギリスでは産業革命により労働者の健康問題と貧困と疾病が連鎖する状況が生じた．それに対し，貧困者に手を差し伸べるという慈善的伝統と啓蒙主義の相互作用により，病める貧困者への訪問や保健情報を広げる活動が開始された．F. ナイチンゲールも保健看護の必要性を提言した[2]．

第二次世界大戦前の保健婦規則の時代，保健婦は戦時下国民保健事業の担い手として期待された[3]．戦後は日本国憲法の下，保健事業の位置付けが大きく変わり，資質の向上を図るために免許取得の教育も高められた．これらは，戦後の新たな動きである．一方，保健師の業務が名称独占であること，看護師の業務独占の規定にかかわらず看護師の業務ができること，傷病者の療養上の指導を行う際は主治の医師の指示を受けること，業務に関して就業地を管轄する保健所長の指示を受けたときはそれに従うことなどの概要は，戦前から受け継がれている．

② 保健師助産師看護師法における保健師の位置付け

|1| 保健師の業務と名称独占

保健師の業務は，保助看法により**保健指導**と定められている（2条）．そして，保健師でない者が保健師または類似の名称を用いて保健指導を行うことは禁止されており（29条），違反すれば，2年以下の懲役か50万円以下の罰金ま

plus α

保健指導とは

厚生労働省から，いくつか具体的な保健指導に関する文書が出されている．しかし，保健師法にある保健師の保健指導とは何かを，包括的に明示した法令や通知は見当たらない．医行為のような法的規制が必要なものとは異なる性質であること，保健指導の言葉の意味することや方法が，時代とともに変遷することが関係していると考えられる．

コラム　各国の保健師制度

日本の保健師に相当する資格の有無や，地域で展開される活動は各国の状況により多様である．イギリスには specialist community public health nurse（SCPHN）と specialist community health nurse（SCN）という国家資格がある．前者は地域の公衆衛生を担い，後者は地域で看護を提供している[4]．アメリカには19世紀後半から看護セツルメント等の地域活動の歴史があった[5]．今日では修士課程や博士課程で学んだ上級実践看護師であるナースプラクティショナー（NP）が地域医療を担っている[6]．フランスの場合，日本の保健師に相当する看護職はいない．一方，当初保健師とソーシャルワーカーの性格を持ち，その後，福祉職として発展した assistante de service social という国家資格職がある[7]．

コラム　保健師と看護師業務の関係

看護師業務は看護師の業務独占であるが，保助看法31条2項において保健師が看護師業務を行うことが認められている．

今日と異なり，看護婦資格をもたずとも保健婦になれた戦前の保健婦規則の時代から，保健婦は看護婦の業務を行うことができると規定され，当時の保健婦試験の科目には解剖学や生理学，看護方法等も含まれていた．保健婦になるための学校への入学資格も，高等女学校卒業者を対象とした区分があり，その場合，看護婦資格は不要であった．なおこの区分（第一種）の学校・養成所では「臨床看護の実習」も課していた．戦時体制下で看護婦が不足していたことも背景にあったと考えられる．

保助看法の施行後も，看護師免許と保健師免許の規定は微妙な関係にあった．保健師国家試験の受験資格について，「保健師国家試験受験資格を得る教育と看護師国家試験合格者」だけでなく，「保健師国家試験

受験資格を得る教育と看護師国家試験受験資格を得る教育を受けた者」にも認めていた．そして，保健師免許は保健師国家試験合格者に与えた．結果的に看護師国家試験に不合格でも保健師免許を取得でき，かつ，保助看法31条2項の規定により保健師として看護師業務ができてしまう，という問題を内在させた．

この問題は看護系大学の増加とともに課題となっていたが，2006（平成18）年の保助看法改正により，保健師免許を得るために，「保健師国家試験及び看護師国家試験に合格」することを条件としたことにより解消した．

助産師と看護師業務の関係もこれと同様であり，2006（平成18）年の保助看法改正で，助産師免許を得る条件が「助産師国家試験及び看護師国家試験に合格」することと規定された．なお，第二次世界大戦前，産婆/助産婦は，看護婦資格をもたない限り看護婦業務を行えなかった．

たはその両方が科せられる（43条1項1号）. それでは，保健指導は保健師でなければできない業務，つまり，保健指導は保健師の業務独占なのだろうか. 答えは NO である.

　例えば，医師は医療および保健指導を掌る（医師法1条）とされ，助産師は妊婦・褥婦・新生児の保健指導を行う（保助看法3条）とされている. 保健師または類似の名称を使わなければ，医師や助産師に限らず（ある意味誰もが―もちろん看護師も），保健指導をすることが可能である.

　このように，保健師は「保健師又は類似」の名称を独占（名称独占）して業務を行う職種である. これは保健婦規則の時代から変わらない. 保健師は，保健師の名称を用いて保健指導に従事する職種であるので，保健指導の専門家として研鑽を積むことが求められる. また，保健師でない者が，保健師の名称，もしくはこれに紛らわしい名称を用いると30万円以下の罰金が科せられる（42条の3第1項）.

2 免許と籍

　保健師の免許は，看護師や助産師と同じく厚生労働大臣によって与えられる. 保健師免許を得るためには，保健師国家試験および看護師国家試験に合格し，保健師籍に登録年月日等の所定の事項が登録されることによって免許が付与される（10条）. 厚生労働大臣は免許を与えたときは免許証を交付する（12条5項）. ただし，相対的欠格事由のどれかに当てはまる場合には，免許が与えられないことがある（9条）. 申請者が相対的欠格事由に当てはまる場合の手続きは，看護師と同じである（➡ p.63参照）.

3 行政処分

　相対的欠格事由のいずれかに当てはまるようになった場合や，保健師としての品位を損なう行為があった場合，戒告，3年以内の業務停止，免許の取消のいずれかの処分がなされる（14条1項）. 業務停止の期間中に業務を行った場合，6カ月以下の懲役か50万円以下の罰金，またはこの両方が科せられる（44条の3第1号）. 行政処分の手続きについては，看護師と同じである.

4 教育期間

　1948（昭和23）年の保助看法制定時，保健婦国家試験の受験資格を得るための教育期間は1年以上と規定されていた. しかし，養成期間が長すぎるとして，保健婦教育を看護婦教育の中に含ませ，保健婦の専門教育を6カ月以上に短縮することになった（昭和26年改正）. その後，少子高齢化が進む中，良質な看護の提供が求められ，専門性のより高い保健師の育成が必要であるとして，2009（平成21）年に教育期間を6カ月以上から1年以上に延長する改正が行われた（19条）.

5 学校・養成所

　保助看法19条には保健師国家試験受験資格を得るための学校・養成所が記載されている. これらの学校・養成所は，保健師助産師看護師学校養成所指定

plus α
試験科目

試験科目は，公衆衛生看護学，疫学，保健統計学，保健医療福祉行政論である（施行規則20条）.

➡ 行政処分の手続きについては，看護師と同じ. p.63参照.

規則で定める基準に適合していなければならない．2021（令和3）年度の学校・養成所数と定員数は表3.1-8の通りであり，大学が大部分を占めている．

|6| 主治の医師の指示

保健師が，傷病者の療養上の指導をするときに，主治の医師，または歯科医師があるとき，その指示を受けなければならない（35条）．これによって基本的に主治の医師の治療方針に沿った保健指導が求められている（35条）．これは保健指導を受ける側の利益につながり得る．

|7| 保健所長の指示

保健師は，就業地を管轄する保健所長の指示を受けたときは，これに従わなければならない（36条）．主治の医師と保健所長の指示が同じレベルでなされることは考えにくいが，論理上，両者が矛盾する可能性はある．そこで36条では，ただし書として「前条（35条）の規定の適用を妨げない」ことと定められ，患者個人に責任を負う主治の医師の指示が保健所長の指示に優先することも規定されている[8]．

主治の医師・歯科医師の指示を受けなかったり，保健所長の指示を受けても従わなかった者は，6カ月以下の懲役か50万円以下の罰金，または両方が科される（44条の3第2号）．

3 保健師免許を基礎とした資格類

|1| 衛生管理者

衛生管理者は労働安全衛生法12条に規定された国家資格である．常時50人以上の労働者を使用する事業場では衛生管理者を置くことが義務付けられている．保健師免許をもっていれば，衛生管理者免許試験を受けなくても，住所地を管轄する都道府県労働局に申請することで，第一種衛生管理者となることができる．

表3.1-8　保健師の学校・養成所数（2022年度）

保助看法19条に基づく区分	日本の教育機関名	学校・養成所数	1学年の定員
文部科学大臣の指定した学校	大学院	19	137
	大　学	262	8,143
	大学専攻科	4	53
	大学別科	0	0
	短期大学	4	115
都道府県知事の指定した保健師養成所	保健師養成所（専修学校）	15	565
外国の学校・養成所	－	－	－
合　計		304	9,013

総務省統計局．看護師等学校養成所入学状況及び卒業生就業状況調査．令和4年度．定員 第19表より作成．
https://www.e-stat.go.jp/stat-search/files?page=1&layout=datalist&toukei=00450141&tstat=000001022606&cycle=8&tclass1=000001168648&tclass2=000001168649&tclass3val=0，（参照2023-11-27）．

plus α

主治の医師のいない人には

保健師は，不健康状態の一歩手前の人や，病院を受診しなければならない病状にもかかわらず受診していない人を対象とすることもある．そのような場合，保健師は適切な支援を行い，必要があれば受診を勧めることが求められる．

plus α

36条の原型

36条の内容は1945年の保健婦規則に原型がみられる．当時の戦時体制の下，保健所を中心とした保健指導網の確立[9]を目指す一環でつくられたと考えられる．当時と社会状況は全く異なるが，36条の条文は，現在も災害や感染症等の健康危機管理に際し，保健所長が管内で就業している保健師に対して指示を出す根拠となり得る．

plus α

衛生管理者の職務

労働者の健康障害を防止するための作業環境管理，作業管理および健康管理，労働衛生教育の実施，健康の保持・増進などを行う．

plus α

教員免許と更新制

2009年度から教員免許の更新制が導入されていたが，教育職員免許法改正により更新制は発展的に解消され，授与年月日が2022年7月1日以後の教員免許状は生涯有効となった．それ以前に授与された教員免許状の有効期限の自己確認方法は文部科学省ホームページに掲載されている．失効した免許状の再授与と申請については都道府県教育委員会で扱っている．

保健師国家試験に合格し，看護師国家試験に不合格だったら

　例年，保健師国家試験は看護師国家試験の3日前または2日前の日程で行われている．保健師国家試験と看護師国家試験を続けて受ける人も多い．いずれの国家試験にも合格すれば，看護師と保健師の両方の免許申請ができる．

　では，万が一，保健師国家試験に合格し，看護師国家試験に不合格だったらどうなるのだろうか．

　保健師免許申請書には，看護師国家試験の合格の有無を確認するものとして，看護師籍の登録番号，また

は看護師国家試験合格の年月・受験地・受験番号の記載が必要である．したがって，看護師国家試験に合格しなければ保健師免許の申請はできない．ただし，看護師国家試験が不合格であっても，保健師国家試験の合格が取り消されることはない．この場合，翌年以降，看護師国家試験に合格してから，看護師と保健師の両方の免許申請を行うこととなる．

　看護学生は国家試験受験の当事者．保助看法は，すでにあなたの身近にある．

|2| 養護教諭

　保健師免許があれば，**養護教諭**二種免許状が授与される（教育職員免許法別表第2）．ただし，日本国憲法，体育，外国語コミュニケーション，情報機器の操作の4科目・各2単位を修得していなければ免許状の授与を申請できない（教育職員免許法別表第1備考第4号，教育職員免許法施行規則第66条の6）．以前は，実務上，これらの単位修得の確認は必要なかったが，2010（平成22）年，文部科学省が，教員の資質能力の向上のためとして，単位修得の確認を行うことを各都道府県教育委員会や保健師養成機関に周知した．

COVID-19と保健所における保健師の活動

▌公衆衛生の第一線機関としての保健所

　2020（令和2）年3月11日にWHOがパンデミックを表明した新型コロナウイルス感染症（COVID-19）は感染症法上，指定感染症であったが，指定期限の関係から2021（令和3）年2月13日以降は新型インフルエンザ等感染症に変更された[10]．法的位置付けに変更はあったが，感染症法による感染症対策として取り得る措置に変更はなく，保健所が公衆衛生の第一線として対応していた．

　保健所の保健師は，保健所の職員として，他の専門職とともに発生届に基づく積極的疫学調査，感染者の入院・宿泊療養・自宅療養の調整，自宅療養者の状態把握，濃厚接触者の検査誘導，濃厚接触者の健康観察等，幅広い業務の中心を担っていた．

　例えば，積極的疫学調査は，発生届を受けてから直ちに本人の基本情報・病状を確認し，他者への感染の可能性がある発症2日前から現在までの行動調査，推定される感染源・感染経路・感染のつながりやクラス

ター発生の発見のため，行動について電話により聞き取るものである．聞き取りでは，ときには他人には話したくない，秘密にしておきたいことまで踏み込む場合もあり，限られた時間の中で協力を依頼し関係を築く能力が必要となる．積極的疫学調査に正当な理由なく応じない場合は過料の対象となるため，そのような状況を未然に防ぐことも重要となる．

　他方，COVID-19の感染拡大により大都市圏等の感染拡大地域では，積極的疫学調査開始までに期日を要したり，保健所の入院調整が間に合わず自宅療養中に死亡する事例も出た．また，保健所の疲弊も報じられた．それに対し，厚生労働省は派遣可能な潜在保健師や関係学会・団体等を通じて募集した専門人材の派遣体制であるIHEAT（アイヒート，Infections disease Health Emergency Assistance Team）の整備や，保健所において感染症対応業務に従事する保健師数を2021・2022年度の2年間で1.5倍に増員する計画を打ち出した．

2022（令和4）年当初からのオミクロン株の流行により，全国的に感染者数が急速に拡大した一方，若い世代の軽症者が多くを占めるなど，COVID-19は新たな段階を迎えた．同年9月26日以降，医療機関から保健所へ提出される発生届は，全国一律で高齢者やハイリスク者に限定されることとなった．感染者数については，HER-SYS（新型コロナウイルス感染者等情報把握・管理支援システム）の追加機能による医療機関の患者数および健康フォローアップセンターからの登録者数によって全数把握が継続された．

2023（令和5）年5月8日，COVID-19は感染症法上の5類感染症に位置付けられた[11]（➡p.222参照）．感染症法に基づく入院措置・勧告，外出自粛要請といった私権制限がなくなり[12]，保健所の役割は大幅に縮小した．5類移行後，診療科名に内科・小児科を含む指定届出機関は，COVID-19の発生状況を指定の期間ごとにとりまとめて保健所に届け出ることとなっている．これはインフルエンザと同様である．

COVID-19に限らず，新たなパンデミックが生じる可能性は常に考える必要がある．今回の経験を保健所の保健師活動にどのように生かしていくか，検討が求められている．感染状況を踏まえた新たな対応も議論されているため，最新の動向を確認してもらいたい．

■ 引用・参考文献

1) 論説・社會保健婦或は保健婦事業に就て．社會事業．1941. 25（2），p.1-96.
2) George Rosen. 小栗史朗訳. 公衆衛生の歴史. 第一出版，1974. p.280-281.
3) 赤木朝治. 日本の保健婦. 常盤書房，1943.（近代女性文献資料叢書46・1994復刻）.
4) 岩本里織. 英国における保健師の教育制度と増員計画. 第2報. 保健師ジャーナル. 2014. 70（7），p.588-591.
5) 佐藤公美子ほか. アメリカ近代看護創始期における'訪問看護（Visiting Nursing）'の形成：ニューヨーク州の看護活動を中心にして. 日本看護歴史学会誌. 2013, 26, p.43-50.
6) 高野政子. 米国のナースプラクティショナーの活動と課題. 2011. 看護科学研究9, p.42-45.
7) 菅原京子. アシスタント・ソシアルの歴史からみたフランスの「社会的なるもの」. 2007. 法政理論39（3），p.13-59.
8) 田村やよひ. 私たちの拠りどころ保健師助産師看護師法.

第2版. 日本看護協会出版会，2015. p.86.
9) 厚生省公衆衛生局保健所課監修, 楠本正康編著. 保健所三十年史. 日本公衆衛生協会，1971. p.73-84.
10) 厚生労働省健康局長. "0203第2号. 感染症の予防及び感染症の患者に対する医療に関する法律等の改正について". 厚生労働省. 2021-02-03. https://www.mhlw.go.jp/content/000733827.pdf,（参照2022-12-12）.
11) 厚生労働省. 感染症の予防及び感染症の患者に対する医療に関する法律第12条第1項及び第14条第2項に基づく届出の基準等について（一部改正）. 2023-05-02. https://www.mhlw.go.jp/content/10900000/001093807.pdf,（参照2023-11-27）.
12) 厚生労働省. 新型コロナウイルス感染症（COVID-19）に係る新型インフルエンザ等感染症から5類感染症への移行について. 2023-04-27. https://www.mhlw.go.jp/content/001091810.pdf,（参照2023-11-27）.

助産師

1 歴史・背景

分娩介助は江戸時代から**産婆**という名称で，一つの職業として一般化していた．日本の総合的な衛生制度の起源とされる**医制**（明治7年8月18日発布）に産婆に関する条項が設けられており，①産婆免許は，40歳以上で婦人小児の解剖生理，および病理の大意に通じていて，指導を受けた産科医の実験証書を所持する者に対して試験して与えること，②産婆は産科医，または内科・外科医の指示がなければ，危急のとき以外はみだりに手を下すことができないこと，③産婆は産科機器を用いたり，方薬（調合した薬剤）を与えたりしてはならないこと，などが規定されていた．この規定は産婆の取り扱いに関する基本方針を初めて示したものとして，画期的なものであった．

1899（明治32）年，産婆は産婆規則（明治32年7月19日勅令345号）により，初めて全国的・統一的に規制された．その後，産婆名簿登録規則（明治32年9月6日内務省令48号）が定められ，各地方庁に一定の様式の名簿を備え必要

な事項を産婆に登録させ，産婆試験規則（明治32年9月6日内務省令47号）によって，試験の実施細目が定められた．これらの規則の制定により，助産師制度の基礎が確立された．

1942（昭和17）年に制定された国民医療法では，**助産師**（当時は，助産婦）が行う助産について，主務大臣が必要な指示を行うことができる等の若干の規定を置く以外はすべて命令に委任していた．しかし，この命令が実際に制定されることはなく，従来の産婆規則が効力を有していた．

命令については，p.23参照.

終戦後，日本国憲法の施行に伴い，1947（昭和22）年，国民医療法の助産婦に関する項目が施行され，同年5月2日，産婆規則はほとんど内容が変更されないまま，助産婦規則（昭和22年5月1日勅令188号）に名称が改められ，国民医療法の委任に基づく命令とされた．その後，国民医療法の委任に基づく政令として，同年7月に保健婦助産婦看護婦令（昭和22年7月3日政令124号）が制定され，助産婦規則は廃止された．1948（昭和23）年7月に保健婦助産婦看護婦令の根拠法である国民医療法が廃止され，新たに保健婦助産婦看護婦法（昭和23年7月30日法律203号）が制定され，現在に至っている．

2 定義と免許

|1| 定義

助産師は，医療スタッフの中で唯一**女性にしか認められていない資格**である[1]．

助産師とは，「厚生労働大臣の免許を受けて，助産又は妊婦，じよく婦若しくは新生児の保健指導を行うことを業とする女子をいう」と規定されている（3条）．

|2| 免許と籍

助産師になろうとする者は助産師国家試験および看護師国家試験の両方に合格し，厚生労働大臣の免許を受けなければならない（7条2項）．ただし，相対的欠格事由のどれかに当てはまる場合には，免許が与えられないことがある（9条）．申請者が相対的欠格事由に当てはまる場合の手続きは，看護師と同じである（→ p.63参照）．

助産師国家試験を受けるためには，国が定める助産師教育機関（表3.1-9）のいずれかで1年以上必要な教育を受けて，助産師国家試験の受験資格を取得しなくてはならない．

助産師国家試験は，助産師として必要な知識および技能に関する試験であり（17条），試験は厚生労働大臣が毎年1回以上実施することになっている（18条）．

また，看護師や保健師と同じく，厚生労働省に助産師籍が備えられており，登録年月日等の所定の事項が登録されることによって免許が付与される．厚生

表3.1-9　助産師教育機関の教育形態

①実践型の大学院修士課程の専門職大学院（2年間）
②修士の称号と助産師の受験資格が取得できる大学院修士課程（2年間）
③大学卒の学生が入学できる大学の専攻科（1年間）
④専門学校卒も入学できる大学の別科（1年間）
⑤大学4年間の中で資格の取れる大学の選択課程
⑥短大の専攻科（1年間）
⑦専門学校（1年間）
⑧各種学校（1年間）

plus α
男性助産師
職能団体の見解も賛否両論がある．日本看護協会は賛成，日本助産師会は，妊産婦が選べる状況が整うまでは積極的には進めてほしくないという立場をとっている．

plus α
外国の助産師免許をもつ場合
外国の助産師免許を有する者で，同等以上の知識および技能を有すると厚生労働大臣が認めた場合，助産師国家試験を受験できる（20条3号）．

plus α
試験科目
受験科目は，基礎助産学，助産診断・技術学，地域母子保健，助産管理の4科目である（施行規則21条）．

看護師国家試験と助産師国家試験を同じ年に受験し，助産師国家試験が不合格だった場合は，保健師の国家試験の場合と同様の対応である（p.81「保健師国家試験に合格し，看護師国家試験に不合格だったら」参照）．

人に関する法律　医療専門職　保健師助産師看護師法

労働大臣は免許を与えたときは免許証を交付する（12条5項）.

|3| 行政処分

　相対的欠格事由のいずれかに当てはまるようになった場合や，助産師としての品位を損なう行為があった場合，戒告，3年以内の業務停止，免許の取消のいずれかの処分がなされる．業務停止の期間中に業務を行った場合は，6カ月以下の懲役または50万円以下の罰金，またはこの両方が科せられる（44条の3第1号）.

➡ 行政処分の手続きについては，看護師と同じ（➡ p.63参照）.

❸ 業務と義務

|1| 業務独占

　助産師でない者は，保助看法3条に規定する業務をしてはならない（30条）.医師は例外として，医師法の規定に基づいて助産師の業務を行うことができる．この業務独占に違反した場合，2年以下の懲役または50万円以下の罰金，またはこの両方が科せられる（43条1項1号）.

　助産師でない者が助産師またはこれに類似した名称を用いて，業務独占の規定に違反した場合は，2年以下の懲役または100万円以下の罰金，または両方が科せられる（43条2項）.

|2| 名称独占

　助産師でない者は，助産師，またはこれに紛らわしい名称を使用してはならない（42条の3第2項）.違反した場合，30万円以下の罰金が科せられる（45条の2）.

|3| 助産師の業務と異常妊産婦等の処置禁止

　助産師の業務は，①助産，②妊婦，褥婦，新生児の保健指導に分けられている（3条）.

　助産は，分娩期の産婦への健康診査と保健指導，分娩介助を含む助産ケアの提供を指す．保健指導は，妊婦，褥婦，新生児について行われる.

　助産師は妊婦，産婦，褥婦，胎児または新生児に異常があると認めたときは，医師の診療を求めなければならず，自らこれらの者に対して処置をしてはならない．これは，助産師の業務は対象者が正常である場合に限られており，異常時は医師に処置をバトンタッチする必要があることを意味している．ただし，妊婦・産婦等に異常があっても，生命に関わる事態が生じたときは，臨時応急の手当てとして助産師自身の判断で処置を行うことができる（38条）.違反した者には，6カ月以下の懲役または50万円以下の罰金，またはこの両方が科される（44条2項）.

|4| 守秘義務

　助産師の守秘義務は医師と同様，刑法134条に規定されている．これは刑法が制定された明治時代から，助産師（当時は産婆）は，産婆規則に基づいて活動してきたからだと思われる.

plus α

分娩の場所

明治時代から昭和20年ごろまで，正常分娩に関しては，97％が自宅など医療提供施設以外での分娩で，助産師が取り扱っていた．現在ではほとんどが病院・診療所での分娩となっている.

plus α

刑法の秘密漏示罪

助産師の守秘義務は刑法に規定されている.医師，薬剤師，医薬品販売業者，助産師，弁護士，弁護人，公証人又はこれらの職にあった者が，正当な理由がないのに，その業務上知り得た人の秘密を漏らしたときは，6カ月以下の懲役または10万円以下の罰金に処する（刑法134条）.

plus α

他の看護職の守秘義務

保健師，看護師の守秘義務は2001年の保助看法改定で，42条2項に規正された.

助産師の業務の実際

保助看法の成立後，70年以上が経過しており，時代の変化とともに医学・ケア等が進歩したいま，助産師の業務は保助看法の規定のみでは対応しきれなくなっている．厚生労働省の通達等や日本助産師会，日本看護協会等の職能団体や学会の業務に関する見解，国際助産師連盟（ICM）の助産師の業務基準等[2]が実際の業務に反映されている．具体的には，日本助産師会が発行する「**助産師の声明／コア・コンピテンシー**」[3]「**助産業務ガイドライン2019**」[4] 等が，業務上の指針として活用されている．

●助産師の声明

2006（平成18）年，日本助産師会が日本の助産師の倫理綱領として，社会に向かって，助産師は何をする人かを明らかにしたもの．日本の助産師の業務基準が示されている．

●助産師のコア・コンピテンシー

「助産師の声明」を実際に業務展開するときに助産師に求められる必須の実践能力を意味する．2009（平成21）年に日本助産師会から出された．2019（令和元）年にICMの助産実践に必須のコア・コンピテンシーが改訂され，それに伴い「助産師の声明／コア・コンピテンシー 2021」が日本助産師会出版より出版された．

●助産業務ガイドライン

2004（平成16）年に日本助産師会から出されたもので，当初，開業助産師の分娩時の業務ガイドラインとして策定された．5年ごとに見直されており，2014（平成26）年，勤務助産師の院内助産業務にも活用できるように大幅に改訂され，2019年の改訂では，ハイリスク母子の受け入れを考慮し，産後1カ月未満の母子への対応に範囲が拡大された．

また，保健指導の対象者がパートナーを含む家族や女性に拡大されて，女性の一生涯にわたる**セクシュア** ル・リプロダクティブ・ヘルス／ライツ[*1]に関連する相談・指導・教育を実施している．

助産に関する臨時応急の手当てについて実務上，医療法で助産所の開設者に義務付けられている嘱託医師の産婦人科医と**約束処方**等によって，契約して業務を展開している（日本助産師会「助産業務ガイドライン2019」）．

ニュージーランド等，臨時応急の手当てが助産師の独自の裁量権に委ねられており，医師の指示がなくても実施できる国もある．日本でも保助看法の規定上は異常があると認められる妊婦等に対して臨時応急の手当てをすることが認められている（38条ただし書）．しかし実際は，助産所では事前に「約束処方」で医師に指示をもらって，救急薬剤等を準備しておく必要がある．

*1　「性と生殖に関する健康・権利」と訳される．

セクシュアル・ヘルス　妊娠の希望の有無，産むことの関心の有無，性の関心の有無にかかわらず，心身ともに満たされ健康であること．

セクシュアル・ライツ　自分でセクシュアリティーの性を自分で決められる権利．自分の性のありかた（男か女かそのどちらでもないか）を自分で決められる権利．

リプロダクティブ・ヘルス　すべてのライフステージにおける生殖のプロセス，機能，システムにおいて，単に疾患がない，不妊ではないということばかりではなく，身体的，精神的，社会的に完全に良好な状態にあることを指す．

リプロダクティブ・ライツ　すべてのカップル・個人が，子どもの数，出産間隔，出産時期を，自由に責任をもって決定でき，そのための情報と手段を得られる権利．

> **コラム**　　**助産所への飛び込み出産の対応**

分娩を取り扱う開業助産師の元に，妊婦が分娩開始の状態で，いわゆる飛び込み出産のような形で駆け込んできた場合の実務上の対応はさまざまである．

初産婦で分娩所要時間[*1]に余裕がある場合は，感染症など潜在するリスクの可能性を考慮し，助産所で分娩させるのでなく，医療機関に搬送することになる．経産婦で，排臨・発露[*2]の状態であれば助産所でそのまま分娩させるなど，多様な対応がなされている．

＊1　初産婦の平均分娩所要時間は12〜16時間，経産婦では5〜8時間である．一般に，経産婦は初産婦よりも子宮口が開きやすく，出産時間が短くなる傾向にある．

＊2　出産時に児頭の下降が進むと，陣痛発作時に陰裂が開いて児頭の一部が見え，陣痛間欠時には見えなくなる．この状態を排臨という．さらに陣痛が増強して児頭の下降が進むと，陣痛間欠時にも児頭が陰裂に見えたままとなる．この状態を発露という．

5 届出の義務

助産師業務に従事する者は，2年ごとに就業地の都道府県知事に業務従事者届を提出しなければならない（33条，施行規則33条）．違反すれば，50万円以下の罰金が科せられる（45条）.

4 助産師の固有の義務

1 助産師の開業権

医療法において助産師には，助産師の開業権が認められている（医療法2条）．助産所の管理者は助産師でなければならない（医療法11条）．開業権が認められていることに伴って，次に述べるようなさまざまな業務上の義務が助産師に課せられている.

2 応召の義務

業務に従事する助産師は，妊産婦から求めがあった場合，正当な事由がなければ業務を拒むことができない（39条）.

➡ 応召義務については，p.98参照.

3 証明書類の交付の義務

分娩の介助や死胎の検案をした助産師は，出生証明書，死産証書，死胎検案書の交付の求めがあった場合に，正当な事由がなければこれらを拒むことができない（39条2項）．また，分娩の介助や死胎の検案をしない場合は，これらの証明書を交付してはならず（40条），違反した者には，50万円以下の罰金が科せられる（45条）.

plus α
死胎や死産児の検案
死胎や死産児の死亡原因について外表を検査して医学的に確認することをいう.

4 異常死産児の届出の義務

妊娠4カ月以上の死産児を検案して異常があると認めたときは，24時間以内に所轄警察署にその旨を届け出なければならない（41条）．違反した者には，50万円以下の罰金が科せられる（45条）.

plus α
ICMの助産師教育期間
ICM（国際助産師連盟）の基準では，日本のように看護師の資格が前提の場合は，助産師教育期間は1.5年以上となっている.

5 助産録の記載と保存の義務

分娩介助をしたときは，助産に関する所定の事項（表3.1-10）を遅滞なく助産録に記載して，5年間保存しなければならない（42条）．違反した者には，50万円以下の罰金が科せられる（45条）.

5 助産師の養成制度

助産師になるためには，文部科学省令・厚生労働省令で定める基準に適合する助産師教育機関を卒業することが必要である．入学資格は，表3.1-11に示す要件の者であり，看護師の国家試験受験資格と同様の要件である．助産師教育機関で所定の教科，単位を履修した者に助産師の国家試験受験資格が与えられる.

助産師の国家試験受験資格は表3.1-12の通りである．助産師の教育期間は，1年以上と規定されている（20条）.

表3.1-10 助産録の記載項目

①妊産婦の住所，氏名，年齢および職業
②分娩回数および生死産別
③妊産婦の既往疾患の有無およびその経過
④今回妊娠の経過，所見および保健指導の要領
⑤妊娠中医師による健康診断受診の有無（結核，性病に関する検査を含む）
⑥分娩の場所および年月日
⑦分娩経過および処置
⑧分娩異常の有無，経過および処置
⑨児の数および性別，生死別
⑩児および胎児の附属物の所見
⑪産褥の経過および褥婦，新生児の保健指導の要領
⑫産後の医師による診断の有無

保助看法施行規則34条.

表3.1-11　助産師教育機関の受験資格

1. 文部科学省令・厚生労働省令で定める基準に適合するものとして，文部科学大臣の指定した学校教育法に基づく大学（短期大学を除く）において看護師になるのに必要な学科を修めて卒業した者
2. 文部科学省令・厚生労働省令で定める基準に適合するものとして，文部科学大臣の指定した学校において３年以上看護師になるのに必要な学科を修めたもの
3. 文部科学省令・厚生労働省令で定める基準に適合するものとして，都道府県知事の指定した看護師養成所を卒業した者
4. 免許を得た後３年以上業務に従事している准看護師または，学校教育法に基づく高等学校もしくは中等教育学校を卒業している准看護師で前３号に規定する大学，学校または，養成所において２年以上修業した者
5. 外国の第５条に規定する業務に関する学校もしくは養成所を卒業し，または，外国において看護師免許に相当する免許を受けた者で，厚生労働大臣が第一号から第三号までに掲げる者と同等以上の知識および技能を有すると認めたもの

表3.1-12　助産師国家試験の受験資格

第20条　助産師国家試験は，次の各号のいずれかに該当する者でなければ，これを受けることはできない．
一　文部科学省令・厚生労働省令で定める基準に適合するものとして，文部科学大臣の指定した学校において１年以上助産に関する学科を修めた者
二　文部科学省令・厚生労働省令で定める基準に適合するものとして，都道府県知事の指定した助産師養成所を卒業した者
三　外国の第３条に規定する業務に関する学校もしくは養成所を卒業し，または外国において助産師免許に相当する免許を受けた者で，厚生労働大臣が前号に掲げる者と同等以上の知識および技能を有すると認めたもの

📕 引用・参考文献

1) 福井トシ子編. 助産師業務要覧：基礎編. 新版第２版. 日本看護協会出版会，2012. 320p.
2) 公益社団法人日本看護協会. 国際助産師連盟発行文書：ICM助産師の定義. https://www.nurse.or.jp/nursing/international/icm/basic/definition/pdf/midwife_jp.pdf，(参照2023-11-27).
3) 日本助産師会編. 助産師の声明／コア・コンピテンシー2021. 日本助産師会出版，2021. 32p.
4) 日本助産師会助産業務ガイドライン改定検討特別委員会編

集・監修. 助産業務ガイドライン2019. 日本助産師会，2019.
5) 田村やよひ著. 私たちの拠りどころ：保健師助産師看護師法. 第２版. 日本看護協会出版，2015. 216p.
6) "セクシュアル・リプロダクティブ・ヘルス／ライツ（SRHR：性と生殖に関する健康と権利）とは". 国際協力NGOジョイセフ（JOICFP）. https://www.joicfp.or.jp/jpn/know/advocacy/rh/，(参照2023-11-27).

◆ 学習参考文献

❶ 勝又浜子ほか. 看護法令要覧 令和５年版. 日本看護協会出版会，2023.

看護職が業務において必要とする重要な法令や通知を，看護，保健，予防，医事，保険，社会福祉，労働，学校教育等，幅広い観点から収録している. 毎年発行されている.

❷ 大国美智子. 保健婦の歴史. 医学書院，1973.

日本の保健婦事業の芽生えから昭和16年の保健婦規則制定に至る歴史が丹念にまとめられており，第二次世界大戦前の保健婦を取り巻く状況や法制度を学ぶことができる.

❸ 文部科学省. 大学における看護系人材養成の在り方に関する検討会第一次報告.

看護系大学における「保健師・助産師・看護師に共通する看護学の基礎」という考え方や，保健師教育が選択制となった理由を学ぶことができる. https://www.mext.go.jp/content/20200616-mxt_igaku-000003663_1.pdf，(参照2023-11-27).

❹ 田村やよひ. 私たちの拠りどころ：保健師助産師看護師法. 第２版. 日本看護協会出版会，2015.

保健師助産師看護師法について，各条文が意味することや改正の理由を含めて非常にわかりやすく解説している. 「保健師の業務をめぐって」の項もある.

❺ 保助看法60年史編纂委員会編. 保健師助産師看護師法60年史：看護行政のあゆみと看護の発展. 日本看護協会出版会，2009.

戦後GHQから平成20年代まで60年間の保助看法の歩んできた道筋とその歴史を概観している. 保助看法の改正経緯とともに保健師60年の歩みも収録している.

2 看護師等の人材確保の促進に関する法律

（平成4年6月26日法律86号）

1 法律の概要

看護師等の人材確保の促進に関する法律（以下，人確法）は，病院等*，看護を受ける者の居宅等，看護が提供される場所に，高度な専門知識と技能を有する看護師等*を確保することによって，国民の保健医療の向上を図ることを目的としている．この法律に基づく「看護婦等の確保を促進するための措置に関する基本的な指針」（平成4年文部省・厚生省・労働省告示1号）等により，看護師等養成所の運営に対する支援を通じた養成数の確保，新人看護職員研修の充実等による離職防止，離職者の復職支援等を図っている．

人確法は，これまでに数回の改正を経ているが，近年の最も大きな改正は，2014（平成26）年6月18日に成立した地域における医療及び介護の総合的な確保を推進するための関係法律の整備等に関する法律（略称：医療介護総合確保推進法*（➡ p.321参照）に伴う改正である．

改正の主要な目的は，看護師等の資格をもちながら結婚や出産などで退職した看護師等の復職支援を推進することにある．その目的を達成するために，①ナースセンターの業務拡充，②ナースセンターの情報把握の強化，③利用者に対する支援体制の強化に関わる規定が置かれた．現在，これらの規定に基づきナースセンターはさまざまな取り組みを行っている．

2 法律の構成・内容

｜1｜ 目的

急速な高齢化の進展と保健医療を取り巻く環境の変化等に伴い，看護師等の確保の重要性が著しく増大していることを考慮して，看護に対する国民の関心と理解を深めることに配慮しつつ，①看護師等の確保を促進するための措置に関する基本指針を定めるとともに，②看護師等の養成，処遇の改善，資質の向上，就業の促進等を図るための措置を講ずることにより，病院等，看護を受ける者の居宅等の看護が提供される場所に，高度な専門知識と技能を有する看護師等を確保し，国民の保健医療の向上に資することを目的とする（1条）．

｜2｜ 看護師等の人材確保の促進

厚生労働大臣・文部科学大臣は，看護師等の確保を促進するための措置に関して，以下に定める基本的な指針を策定しなければならない（3条）．

- 看護師等の就業の動向に関する事項
- 看護師等の養成に関する事項
- 病院等に勤務する看護師等の処遇の改善に関する事項（ただし，国家公務員・地方公務員の看護師等に関するものを除く）
- 研修等による看護師等の資質の向上に関する事項
- 看護師等の就業の促進に関する事項

用語解説*

病院等

病院，診療所，助産所，介護老人保健施設，指定訪問看護事業を行う事業所をいう（人確法2条2項）．

用語解説*

看護師等

保健師，助産師，看護師及び准看護師をいう（人確法2条1項）．

用語解説*

医療介護総合確保推進法

社会の高齢化に伴い，将来にわたって存続しうる社会保障制度を確立するために，地域での効率的かつ質の高い医療や介護の提供を総合的に確保する地域包括ケアシステムの構築と，それに向けた税制や法律の整備を目的とする法律であり，これに基づき，人確法を含め，医療法や介護保険法等，19の法律が改正された．

- その他看護師等の確保の促進に関する重要事項

　国は，①この法律の目的を達成するために必要な財政上および金融上の措置その他の措置を講じ，②看護師等の処遇の改善に努める病院等の健全な経営が確保されるよう必要な配慮をなし，③広報活動，啓発活動等を通じて，看護の重要性に対する国民の関心と理解を深め，看護業務に対する社会的評価の向上と，④看護に親しむ活動への国民の参加を促進する努力義務を有する（4条1～3項）．

　地方公共団体は，①看護に対する住民の関心と理解を深め，②看護師等の確保を促進するために必要な措置を講ずる努力義務を有する（4条4項）．

　病院等の開設者等は，病院等に勤務する看護師等の処遇の改善，新たに業務に従事する看護師等に対する臨床研修その他の研修の実施，看護に親しむ活動への国民の参加を促進するために必要な協力を行う努力義務を有する（5条）．

　看護師等は，保健医療の重要な担い手としての自覚の下に，高度化し，かつ，多様化する国民の保健医療サービスへの需要に対応し，研修を受ける等自ら進んでその能力の開発および向上を図るとともに，自信と誇りをもってこれを看護業務に発揮する努力義務を有する（6条）．

　公共職業安定所は，就業を希望する看護師等の速やかな就職を促進するため，雇用情報の提供，職業指導・就職のあっせんを行う等，必要な措置を講ずる（10条）．

|3| ナースセンター

　ナースセンターは47カ所の都道府県ナースセンターと中央ナースセンターによって構成される．

ⓐ 都道府県ナースセンター

　都道府県ナースセンターは，看護職員確保対策の拠点として①病院等における看護師等の確保の動向と就業を希望する看護師等の状況に関する調査，②高齢化社会の到来に対応するための訪問看護支援事業（訪問看護師養成講習等），③看護についての知識・技能に関する情報の提供，相談その他の援助，④病院等の開設者，管理者，看護師等確保推進者等に対し，看護師等の確保に関する情報の提供，相談その他の援助，⑤看護師等について，無料の職業紹介事業，⑥看護師等に対し，就業の促進に関する情報の提供，相談その他の援助の実施，⑦看護に関する啓発活動，⑧その他，看護師等の確保を図るための必要な業務を行う（15条）．

　都道府県ナースセンターは，看護師等の就業の促進その他の看護師等の確保を図るための活動を行うことにより保健医療の向上に資することを目的とする一般社団法人，または一般財団法人であり，かつ①～⑧の業務を適正かつ確実に行うことができると認められるものが，その申請により，都道府県ごとに一個に限り，都道府県知事によって指定される（14条）．

　都道府県ナースセンターは，地方公共団体，公共職業安定所その他の関係機

plus α

ナースセンターの運営団体

中央ナースセンターは，厚生労働大臣の指定を受け，公益社団法人日本看護協会が運営している．都道府県ナースセンターは，各都道府県知事の指定により，47都道府県にある各看護協会が運営している．

関との密接な連携の下に前述（15条）⑤⑥の業務を行わなければならない（16条）．また，同ナースセンターは都道府県その他の官公署に対し⑥の業務に関する情報の提供を求めることができる（16条の2）．

b 看護師の届出

①看護師等は，病院等を離職した場合等に，住所，氏名その他の厚生労働省令で定める事項を都道府県ナースセンターに届け出る努力義務を有する（16条の3）．届け出た事項に変更が生じた場合も同様とする．

②病院等の開設者等は届出を支援する努力義務を有する（16条の3）．

c 守秘義務

都道府県ナースセンターの役員や職員等は，正当な理由なく，15条に掲げる業務に関して知り得た秘密を漏らしてはならない（16条の4）．

d 中央ナースセンター

中央ナースセンターは，都道府県ナースセンターの中央の拠点として①都道府県センターの業務に関する啓発活動，②都道府県センターの業務についての連絡調整，指導その他の援助，③都道府県センターの業務に関する情報・資料の収集，これについての情報提供，④二つ以上の都道府県の区域におけ

2015年の法改正の背景とポイント

▶ 背　景

厚生労働省によれば，2012（平成24）年における看護職員は約154万人であり，10年前と比べると約30万人増加している．しかし，団塊の世代が75歳になる2025年には，看護職員の必要数は約196万〜206万人と見込まれており，約3万〜13万人の看護師不足が生じることが予想されている．少子化が進展する中で，さらに看護職員の確保を推進していくためには，2018年時点で約71万人いると推計される，いわゆる「潜在看護職員」を活用することが重要である．そのためには，看護師等の免許保持者について一定の情報の届出制度を創設し，離職者を徹底的に把握することや，ナースセンターが看護師等の離職後も，一定のつながりを確保し，ライフサイクルを通じて適切なタイミングで復職研修等の必要な支援を実施することが効果的と考えられた．

このようにして，2015（平成27）年の法改正では，離職した看護師等の潜在化の予防と効果的な**復職支援**を行うことを目的として，ナースセンターの機能が強化された．

▶ 法改正のポイント

法改正の柱は，①ナースセンターの業務拡充，②ナースセンターの情報把握強化，③支援体制の強化の三つである．

①ナースセンターの業務拡充

離職後，復職するか否か迷っている看護師等に対して，適切なタイミングで効果的な支援が行えるように，ナースセンターの業務に，看護師等に対し，就業の促進に関する情報の提供，相談その他の援助の実施についての項目が新たに加えられた．

②ナースセンターの情報把握強化

ナースセンターが離職している看護師等の情報を効果的に把握することが，離職看護師等の潜在化の予防，効果的な復職支援につながることから，(a) 看護師等に対して，離職した場合等にナースセンターへ住所，氏名，連絡先その他の情報等を届け出る努力義務が，(b) 病院等に対して，離職する看護師の届出を支援する努力義務が明記された．また，(c) ナースセンターが官公署に対し，就業に関する情報提供を求めることができるようになり，併せて，(d) ナースセンターの役職員等の守秘義務が明記された．

③支援体制の強化

離職者がより身近な地域でナースセンターの支援が受けられるように，(a) 都道府県ナースセンターの業務を地域の医療機関等に委託することができる規定と，(b) 関係機関との連携規定が整備された．

る看護に関する啓発活動を行う（21条）．

　中央ナースセンターは，都道府県ナースセンターの健全な発展と，看護師等の確保を図ることで保健医療の向上に資することを目的とする一般社団法人または一般財団法人であり，かつ①～④の業務を適正かつ確実に行うことができると認められるものが，その申請により，全国に一つ厚生労働大臣によって指定される（20条）．

3 医師法 （昭和23年7月30日法律201号）

1 歴史と背景

　現行の医師法は，戦後のGHQ（連合国軍総司令部），とりわけPHW（公衆衛生福祉局）のもとで進められた一連の改革の中で1948（昭和23）年に制定された．戦前戦中の不衛生状態からの疾病や結核のまん延，医師の要員不足ゆえの医師の急増とそれに伴う教育内容の低下，医療施設の荒廃もあって，医療水準は低下し，医療供給が圧倒的に不足していた．このような状況を踏まえ，何よりもまず，医師の資質の向上が急がれる中で，現行の医師法が制定されたのである．

人法において，離職する看護師等に届出をする努力義務があること，また病院等にも看護師等の届出を支援する努力義務があることが明記されている．支援の一つとして，就業先の病院等が，最寄りのナースセンターへ届出対象者を取りまとめて届け出る代行届出がある．対象者本人が直接ナースセンターへ届け出る場合には，届出支援システム「とどけるん」から登録することも可能である．

医師法1条

医師は，医療及び保健指導を掌ることによつて公衆衛生の向上及び増進に寄与し，もつて国民の健康な生活を確保するものとする．

3

人に関する法律　医療専門職　医師法

コラム **医師法の沿革と理念**

　1874（明治7）年の医制（文部省達）発布によって，民間療法や鍼灸，湯液（漢方薬を使う医術）などの東洋医学から，西洋医学を中心とした近代的な医学教育・医療供給体制の整備が図られた．医制は，文部省（当時）から東京・京都・大阪の三府に達せられた訓令にとどまり全国的な規制ではなかったが，医療スタッフの資格法制と医療機関法制を定めており（その他にも衛生行政機構や薬事関連の規定もあった），医療制度の枠組みを行政法規が定め，医療の内容については事前に規制せず民法や刑法などによる事後的な評価に委ねるという，現在に至る規範構造の原型がすでにみられている．

　医制では，医師の資格について，医学教育の課程を修め，さらに臨床経験を有することを条件として，開業免許制を取り入れていた．その後，医療機関の整備と並行して中央集権的な規制の一元化が図られ，医師の試験制度の整備と免許制度の確立が図られていく（明治12年医師試験規則，同16年医師免許規則，医師開業試験規則等）．開業免許制を廃止して，身分としての免許制を採用したのが，旧醫師法（明治39年法律47号）である．現在の医師法につながる規定も少なくないが，例えば，応召義務（医師法19条）の規定は旧醫師法にはなく，当時の旧刑法（明治15年

施行）およびそれを引き継ぐ警察犯処罰令（明治41年）で規定されていた．

　このように，医師の身分，業務および義務への規律のありかたは，その時々の時代背景や政治状況の影響を強く受けてきた．その最たる例は，戦時体制において戦況が悪化する中，政府が「國民體力ノ向上ヲ図ル」ために国民の体力を管理（1条）しようとした国民体力法（昭和15年）であり，同じく，医師会・歯科医師会を強制設立・強制加入とし，医師・歯科医師の身分及び業務を定めながら，医師・歯科医師について「醫療及保健指導ヲ掌リ國民體力ノ向上ニ寄與スルヲ以テ其ノ本分トス」（3条）と定めた国民医療法（昭和17年）であろう．

　なお，現行の医師法を，単に国民医療法に吸収・統合されていた旧醫師法が再分離したものと把握するのでは不十分である．当時すでに教育水準が著しく向上していた欧米先進国の状況も参考に，戦後いち早く強行的にいわゆるインターン制度を導入するなど，医師の資質向上のために必要な措置を取り込んだ法律として成立している．医師法の諸規定の解釈運用にあたっては，常に，日本国憲法の理念を反映することが期待されている．

91

2 　目的

　医師法1条は，医師が「医療及び保健指導を掌る」ことによって，直接の
目的としては「公衆衛生の向上及び増進」（国がこれに努めなければならない
ことは，日本国憲法25条2項で規定されている）に寄与することを掲げ，究
極的な目的として「国民の健康な生活を確保する」ことを定めている．旧醫師
法にはこのような規定はなかった．医療を担当する立場にある者を，一定の教
育・訓練を受け，試験に合格した医師に限り，これに業務を独占させること
で，知識・技能の不十分な者による医療を排除し，それによって「国民の健康
な生活を確保する」趣旨である．

　また，目的規定に続いて，国，都道府県，病院・診療所の管理者，大学や医
学医術に関する学術団体等の関係者らに対して，「公衆衛生の向上及び増進を
図り，国民の健康な生活を確保するため，医師がその資質の向上を図ることが
できるよう，適切な役割分担を行うとともに，相互に連携を図りながら協力す
るよう努めなければならない」ことが定められている（2018年法改正が新設した
法1条の2）．

3 　定義・免許

　医師になろうとする者は，医師国家試験に合格し，厚生労働大臣の免許を受
けなければならない（2条）．免許は，医師国家試験に合格した者の申請によ
り，医籍に登録することによって行う（6条1項）．厚生労働省に備えられる医
籍には，登録年月日，処分歴等が登録される（5条）．厚生労働大臣は，免許を
与えたときは，医師免許証を交付する（6条2項）．

　医師免許には更新制度はなく，一度取得すれば生涯有効である．医師は2
年ごとに，氏名や住所（診療に従事する者はその場所）等を，都道府県知事を
経由して厚生労働大臣に届け出なければならず（6条3項），これらの情報は，
「医療を受ける者その他国民による医師の資格の確認及び医療に関する適切な
選択に資する」よう，厚生労働大臣が公表することとされている（30条の2）．

plus α
許可制

行政法では，ある種の国
民の活動を一般的に禁止
し，国民からの申請に基
づいて一定の審査を行
い，要件に合致した者に
ついて禁止を個別に解除
する法的しくみを許可制
というが，医師免許制度
もその一つである．

plus α
届出のオンライン化

令和元年の地方からの提
案等に関する対応方針
（令和元年12月23日閣
議決定）を経て改正され
た医師法6条3項ただし
書（歯科医師法6条3項，
薬剤法9条も同様）で
は，紙媒体による氏名等
の届出のオンライン方式
を可能として，オンライ
ンによる届出の場合には
都道府県知事を経由しな
いで済むこととされた．
自治体の事務負担軽減を
図る分権改革の一環であ
り，国としても，医師偏
在対策・働き方改革・医
師確保計画策定を一体的
に検討するために必要な
タイムリーな実態把握に
有用である．インター
ネット環境が整っていな
い地域や離島の診療所等
で働く医療従事者を想定
し，紙媒体での届出も存
続している．

| 1 | 要件

a 医師国家試験

　医師免許を得るには，医師国家試験に合格しなければならない（2条）．医師国家試験を受験するには，大学で医学の正規の課程を修めて卒業するか，医師国家試験予備試験に合格するなど，一定の資格が必要である（11条）．一定の教育課程において医学を修め，かつ国家試験に合格することによって，医師としての能力を担保しようとする趣旨である．医師国家試験は，毎年少なくとも1回，厚生労働大臣が行う（10条）．2021（令和3）年の医師法改正で，共用試験合格が医師国家試験の受験資格要件とされた（11条1項1号，2025年4月1日施行）．

b 臨床研修

　医師法が施行された1948（昭和23）年当時は，大学医学部卒業後，医師国家試験受験資格を得るための義務として，「卒業後1年以上の診療及び公衆に関する実地修練」を行うこととされていた（インターン制度）．しかし，インターン生の身分や処遇が明確でないなどの問題が指摘され，1968（昭和43）年に実地修練制度は廃止され，医師免許を取得したのちに行われる臨床研修制度が創設された．

　その後，2000（平成12）年に新医師臨床研修制度が発足し，診療に従事しようとする医師は，2年以上，臨床研修指定病院での**臨床研修**を受けなければならないこととされた（16条の2，平成16年4月施行）．地域医療との接点の少なさ，特定の専門診療科への偏り，研修内容・成果の評価が不十分であったことなどが背景にある．プライマリケアの基本的な診療能力を修得するとともに，アルバイトをせずに研修に専念できる環境を整備し，医師としての人格を豊かに養い育てることが求められている．さらに，2018（平成30）年の法改正では，国に代わって都道府県知事が，臨床研修病院を指定するほか，臨床研修病院ごとの研修医の定員を定めることとされた．地域の実態を把握し，地域医療に責任を有する都道府県が深く関与することで，都道府県の目指す医療提供体制の構築と，都道府県地域医療対策協議会の審議の下，地域の実情に応じたきめ細かな医師偏在対策を可能とするためである．

> **コラム**　**臨床実習における学生の医業**

　2021（令和3）年の医師法改正で，共用試験に合格した医学生が，臨床実習として医業を行うことができることとされた．医師法第17条の規定にかかわらず，大学が行う臨床実習においては，医師の指導監督の下，医師として具有すべき知識および技能を修得するために医業（処方箋の交付を除く）を行うことができ（17条の2），守秘義務も課されている（17条の3，33条の2）．

ⓒ 欠格事由

医師免許を得るためには，医師国家試験の合格に加え（積極的要件），欠格事由の存在しないこと（消極的要件）が必要である．欠格事由は，**表3.1-13**の通りである．

| 2 | 医師免許に対する行政処分

医師が，相対的欠格事由に該当した場合または「医師としての品位を損するような行為のあったとき」には，厚生労働大臣は，裁量により，戒告，3年以内の医業の停止または免許の取消の処分をすることができる（7条1項）．

これらの不利益処分を行うに当たって，厚生労働大臣は次の二つの手続をとる必要がある．第1は，医道審議会の意見を聴くことである（7条3項），処分の客観的妥当性を担保する趣旨に加え，医道審議会の構成員として，医療従事者を代表するメンバー（日本医師会長等）が含まれており，プロフェッションの自律的な色彩が若干みられる．第2は，当該処分の種別に応じて，被処分者の意見の聴取（免許の取消処分の場合，同4項）または弁明の聴取（医業の停止の命令の場合，同10項）を行うことである．行政手続法に定める不利益処分手続の特別法の定めであって，処分の相手方に対して処分の内容と理由をあらかじめ知らしめ，相手方に権利を主張する機会を与えた上で最終決定をすることとされている．医師法の定める諸手続のほかにも，しかるべき処分基準を定め，定めた場合には公にするよう努めること（行政手続法12条）および処分理由の提示（同14条）が必要である（7条17項）．こうした一連の手続には，処分の適法性を担保するため，正確な事実の確認や情報の収集を可能にする，被処分者に対して早期の権利保護の機会を与えるなどの意義がある．

| 3 | 再免許

行政処分によって免許を取り消された者であっても，取消の理由となった事項に当たらなくなったときや，その後の事情により再び免許を与えるのが適当であると認められるときは，再免許を与えることができる．罰金以上の刑に処せられた者，医事に関し犯罪または不正の行為のあった者および「医師としての品位を損するような行為のあったとき」に該当するとしてなされた取消処分

<table>
<tr><td>plus α
専門研修</td></tr>
</table>

2018（平成30）年の法改正は，医師養成課程を通じた医師確保対策の充実を図るものであった．医学部教育，臨床研修に加え，専門研修については，国から日本専門医機構等に対し，必要な研修機会を確保するよう要請する権限や，都道府県の意見を聴いた上で，地域医療の観点から必要な措置の実施を意見するしくみが創設されている．

表3.1-13　医師の欠格事由

法3条：絶対的欠格事由 （免許を与えない場合）	未成年者
法4条：相対的欠格事由 （免許を与えないことがある場合）	①心身の障害により医師の業務を適正に行うことができない者として厚生労働省令で定めるもの（1号） ②麻薬，大麻またはあへんの中毒者（2号） ③罰金以上の刑に処せられた者（3号） ④医事に関し犯罪または不正の行為のあった者（4号）

相対的欠格事由の①は「視覚，聴覚，音声機能もしくは言語機能または精神の機能の障害により医師の業務を適正に行うに当たって必要な認知，判断および意思疎通を適切に行うことができない者」である．これに該当するかの判断に際し，当該医師免許の申請者が「現に利用している障害を補う手段または当該者が現に受けている治療等により障害が補われ，または障害の程度が軽減している状況を考慮しなければならない」とされている（施行規則1条，1条の2）．

については，再免許の要件として，処分の日から起算して5年を経過することも必要である（以上，7条2項）．

4 業務と義務

|1| 業務独占（医業独占）と名称独占

医師法17条は，「医師でなければ，医業をなしてはならない」と定める（医師の業務独占，医業独占ともいう）．同条違反，すなわち無資格者が医業を行えば，3年以下の懲役もしくは100万円以下の罰金またはその両方が科される（31条1項1号）．「医業」とは何かについて，法は何ら規定を置いていないが，学説は一般に，「医行為」を「業として」なすことと理解している．

また，医師法18条は，医師以外の者が，医師またはこれに紛らわしい名称を用いることを禁止している（名称独占）．同条に違反すると50万円以下の罰金に処せられる（33条の2第1号）．

a 「医行為」の定義

「医行為」の定義については，「医師が行うのでなければ保健衛生上危害を生ずるおそれのある行為」と理解するのが一般的である．厚生労働省の通知では，同じ趣旨で，「医師の医学的判断および技術をもってするのでなければ，人体に危険を及ぼし，または及ぼすおそれのある行為」と表現するものもあるが，両者はほぼ同じ意味であり，実務でもこうした理解が一般的である（表3.1-14）．

個々の具体的行為が医行為に当たるか否かは，その時の医学水準，あるいは

plus α
裁判例・行政解釈にみる医行為の解釈

過去の裁判例では，薬剤の注射やレントゲン照射，コンタクトレンズの処方のために行われる検眼およびテスト用コンタクトレンズの着脱などが医行為に当たるとされ，行政解釈では，例えば血液・糞便検査等の結果に基づく病名の判断，検眼，一定の手法によるニキビ・そばかす等の除去，植毛，麻酔，耳に穴を開けてイヤリングを装着させる行為などが医行為に当たるとされた．

> **コラム**　　医師に対する行政処分の課題

医師に対する行政処分は，おおむね年間50件程度であり，執行の不十分が指摘されている．運用実態としては，処分対象が「罰金以上の刑に処せられた者」（4条3号該当）が圧倒的に多いこと，違法行為の事実認定や処分内容の決定について先行する判決を参考にすること，したがって，行政庁が独自に調査を行い，処分の要否・内容を決定する必要はないかのような運用であることなど，過度に刑事手続に依存した運用であると指摘されていた．

多発する医療事故を受け，2002年ごろから，刑事事件とならなかった医療過誤等に係る医師法等上の処分の強化を図るとともに，処分を受けた医師・歯科医師に対する再教育制度について検討する動きがあり，2006年の医師法改正につながった．これによって，必要な行政処分を迅速かつ適切に行う観点から，行政処分の根拠となる事実関係に係る調査権限を厚生労働大臣に付与する（7条の3．調査拒否等に対する罰則は33条の3第3号）ほか，処分対象医師に対する再教育を実施する等の改革が行われた（なお，保助看法

には，医師法7条の3に相当する規定はない）．

監督処分を行う行政庁に，罰則により担保された行政調査の権限を付与することは一般的であるが，前に見たように，医師の資質をできるだけ高い水準に置く（不適格な医師は適宜医業から排する）責任は，実定法上は，免許権者である厚生労働大臣にあるのであって，少なくとも従来のように，罰金以上の刑に処せられた等の「非違行為」のみを処分理由とすることに合理的な理由はないであろう．

例えば技術面（技術的に著しく未熟で医療事故・過誤を繰り返す「リピーター医師」の場合），能力面（身体・精神の健康上の理由で安全な診療を行えなくなる場合），倫理面（応召義務違反を繰り返す，人体実験的にでたらめで危険な行為を行う等）なども含め，より総合的な観点から，医師の資質をチェックして対応するしくみや，処分類型を多様にするなど事案に応じて柔軟な対応を可能にするしくみ（業務の緊急停止，一部停止等）が必要である．

国民の生活様式の推移や衛生思想の普及，さらにいえば，現在のような（医療機器の発達を含めた）医療へのアクセス容易化，医療スタッフの多様化，在宅医療の推進，介護事業者との連携の必要などをも考慮して，総合的に判断せざるを得ないといえよう．

表3.1-14　医行為の定義

医業	＝　医行為　＋　業として
医行為	＝「医師が行うのでなければ保健衛生上危害を生ずるおそれのある行為」あるいは「医師の医学的判断及び技術をもってするのでなければ，人体に危険を及ぼし，又は及ぼすおそれのある行為」
業として	＝「反復継続の意思をもって」

> **コラム　タトゥーは医行為ではない**
>
> 　医師免許なく客にタトゥーを入れたとして，タトゥー彫り師が医師法違反の罪に問われた事件で，最高裁判所令和2年9月16日決定（最高裁判所刑事判例集74巻6号581頁）は，「医行為とは，医療及び保健指導に属する行為のうち，医師が行うのでなければ保健衛生上危害を生ずるおそれのある行為をいう」，「ある行為が医行為に当たるか否かについては，当該行為の方法や作用のみならず，その目的，行為者と相手方との関係，当該行為が行われる際の具体的な状況，実情や社会における受け止め方等をも考慮した上で，社会通念に照らして判断するのが相当である」と述べながら，結論的にはタトゥーの身体装飾性や彫り師業の歴史性を考慮して，その医療関連性を否定し，タトゥー施術行為は医行為には当たらないと判示し，被告人を無罪とした．

ｂ 「業として」

「業（ぎょう）」の解釈について，戦前の裁判では一定の変遷がみられたが（常業意思説，営業目的説，生活資料獲得行為反覆説など），現在では，「反復継続の意思をもって」医行為に従事することであると考えられている．実際に医行為が反復継続される必要はなく，1回の医行為のみであっても，反復継続の意思があったと立証されれば医業となる可能性がある．近時は反復継続意思に加え，「不特定または多数人」を対象とすることを要件に加えるべきだとする見解も有力に説かれている．

|2| 医行為概念の再検討

ａ 問題の所在

日本の医行為概念の特徴は，規制対象が極めて広範かつ不明瞭で，危害の程度との連動性が希薄な点である．例えば，平成17年の厚生労働省の通知（医政発0726005号）では，高齢者介護や障害者介護の現場等において，医師，看護師等の免許を有さない者が業として行うことを禁止されている医行為の範囲が不必要に拡大解釈されていることを背景に，「原則として医行為ではない」と考えられるものとして，体温計測（水銀体温計・電子体温計等），血圧測定（自動血圧測定器によるもの），軽微な切り傷・擦り傷・やけどの処置などが掲げられていた．そうした通知を必要とするほど，現場では，医行為概念が過剰に拡大解釈されていたということである．

plus α
令和4年通知

2022（令和4）年に「医師法第17条，歯科医師法第17条及び保健師助産師看護師法第31条の解釈について（その2）」（令和4年12月1日医政発1201第4号）が発出されている．介護現場で実施されることが多いと考えられる行為を中心に，医行為ではないと考えられる行為を整理し周知したもので，在宅介護等の介護現場におけるインスリンの投与の準備・片付け，血糖測定，経管栄養，喀痰吸引，在宅酸素療法，膀胱留置カテーテル，服薬介助，血圧等測定，食事介助などが扱われている．

医業独占の適用が除外されるケースを行政解釈（通知）で示す手法は，早くから患者本人または家族による医行為についてみられていた．糖尿病患者に対し本人または家族が自宅で行うインスリン注射について，一定の教育，適切な指導と管理のもとであれば医師法17条に違反しないとしたものである（疑義照会回答「インシュリンの自己注射について」〔昭和56年5月21日，医事38号〕）．その後，ALS患者に対する介護従事者による痰の吸引行為を「当面のやむを得ない措置」として許容した例などもあった（医政局長通知「ALS（筋萎縮性側索硬化症）患者の在宅療養支援について」〔平成15年7月17日医政発0717001〕）が，いずれも法的根拠は不明確であり，場当たり的な対応であった印象は否めない．

2021（令和3）年には，COVID-19対応として，本来の医師法の解釈からは医師や看護師でなければ実施できないワクチン接種のための筋肉内注射を，歯科医師，臨床検査技師および救急救命士が行うことが，公衆衛生上の観点からやむを得ないものとして，違法性が阻却され得るとされた．通知では，医師・看護師等が確保できない場合で，必要な研修を受けること，実施場所の制約（医師が適切に関与できる集団接種のための特設会場），被接種者の同意を得ること等，国民の安全確保のためにさまざまな条件を設けていたが，国民の生命健康を保護するために必要不可欠な事項を，法律の委任がないまま通知で認める方法に対しては，法治主義の観点から厳しい批判が向けられていた．そこで，このような批判に答える形で，2022（令和4）年に機動的なワクチン接種に関する体制の整備等が図られ（予防接種法，新型インフルエンザ等対策特別措置法等の改正），感染症発生・まん延時に，厚生労働大臣および都道府県知事が，医師・看護師等以外の一部の者，具体的には，歯科医師に対して検体採取または注射行為を行うこと，診療放射線技師・臨床検査技師・臨床工学技士・救急救命士に対して注射行為を行うことを要請できる枠組みが整備された（令和6年4月施行予定の特措法31条の2及び31条の3参照）．

b 医行為と看護行為

医師法17条の文言を厳格に解釈すれば，医行為は医師だけが行える・行うべきであるが，業務を独占している医師自らがすべての医業を行うことは現実的に困難である．在宅医療が推進され，介護サービスの重要性も増している現在，実質的なリスクに応じて看護師その他の者による分担のしくみを活用すべきことが，法の趣旨としても，ますます求められているといえる．

もちろん医行為のうち，真に医師に独占されるべき危険性の大きい行為（絶対的医行為*）については，医師以外の者の実施は完全に禁止されるべきである．しかし，それ以外の危険性のより小さい行為（相対的医行為）については，医師以外の医療スタッフであっても医師の指示の下で行えるのであり，適切に分担できる方法を考察する必要がある（例えば，保助看法37条）．もっとも，両者の区分は医療技術の進歩や社会状況の変化によって変わりうる．行政通知によってかつて絶対的医行為とされてきた静脈注射が，多くの医療機関

用語解説 *
絶対的医行為

診断，処方，治療方針の決定など医学的な判断に関する行為，手術等の執刀行為に代表される高度な危険性を伴い，それを行うには高度の知識・技術を要する行為，その他，診断書の交付など医師でなければ行うことのできない行為等をいう．

で実際には看護師が実施していた現実や，看護教育の向上，医療器材の改善等を踏まえ解禁されたのはその一例である．

　近時は，チーム医療促進のため，特定行為研修を受けた看護師が，一定の特定行為*につき，医師・歯科医師の作成する手順書に従って実施することができることとされた（保助看法37条の2）．しかるべき研修受講を前提に，より広範かつ高度な業務を担える人材を養成することで，業務範囲の明確化と安全を確保しつつ，最終的には，必要な人に必要な医療サービスを提供するという方向性を示す改革であり，重要な意義を有している．

c 看護行為と介護行為

　同じように，相対的医行為のうち，真に看護師にしかできない行為は看護師が独占すべきであるが，それ以外の行為については，看護師以外の者も行えると考えられ，適切に分担できる方法を検討する必要がある．2011（平成23）年の社会福祉士及び介護福祉士法の改正により，介護福祉士の本来業務に「喀痰吸引その他のその者が日常生活を営むのに必要な行為であって，医師の指示の下に行われるもの」（社会福祉士及び介護福祉士法2条2項）が追加され，診療の補助として喀痰吸引等を行うことを業とすることができるようになった（同48条の2第1項）．その結果，一定の教育・訓練と事業所の認定を前提に，介護福祉士による喀痰吸引・胃瘻等からの栄養剤注入が実施可能になった．

|3| 医師の義務

　医師法は「業務」に関する一章を設け（4章），次の義務等を規定する．

- 応召義務（19条1項）
- 証明書交付義務（19条2項）
- 無診察治療・無診察証明の禁止（20条）
- 異状死体等の届出義務（21条）
- 処方箋交付義務（22条）
- 療養方法等保健指導義務（23条）
- 診療録の記載および保存義務（24条）
- 厚生労働大臣の医師に対する医療保健指導医療等に関する指示（24条の2）

a 応召義務（19条1項）

　「診療に従事する医師は，診察治療の求があつた場合には，正当な事由がなければ，これを拒んではならない」（応召義務，19条1項）．応召を拒否する正当事由の具体的内容としては，これまで厚生労働省の通知によって，**表3.1-15**のような場合が例示されてきた．そして近時，「応招義務をはじめとした診察治療の求めに対する適切な対応の在り方等について」（令和元年12月25日厚生労働省医政局長通知）によって，さらなる整理が進んでいる．

b 証明文書交付義務（19条2項）

　医師は，診断書等の証明文書の交付を求められた場合には，正当な事由がなければこれを拒んではならない（19条2項）．医師が発行するこれらの証明文

用語解説*
特定行為

診療の補助であり，看護師が手順書により行う場合には，実践的な理解力，思考力および判断力並びに高度かつ専門的な知識および技能が特に必要とされる行為である．カニューレ・カテーテル・ドレーン等の位置調整・交換・抜去，人工呼吸器からの離脱，一時的ペースメーカーの操作・管理・抜去，薬剤の臨時の投与，薬剤の投与量の調整，陽圧換気の設定の変更など，21区分38行為が指定されている．

➡ 特定行為については，p.70参照．

➡ 社会福祉士及び介護福祉士法については，p.166参照．

plus α
令和元年通知

令和元年通知は，診療の求めに応じないことが正当化される場合の考え方について，最も重要な考慮要素を「患者について緊急対応が必要であるか否か（病状の深刻度）である」とし，そのほかにも，医療機関相互の機能分化・連携や医療の高度化・専門化等による医療提供体制の変化や勤務医の勤務環境への配慮の観点から，診療を求められたのが診療時間・勤務時間の内か外か，患者と医療機関・医師・歯科医師の信頼関係なども重要な考慮要素であるとしている．その上で，患者を診療しないことが正当化される例として，①患者の迷惑行為，②医療費不払い，③入院患者の退院や他の医療機関の紹介・転院等，④差別的な取扱い，⑤訪日外国人観光客をはじめとした外国人患者への対応など，個別事例の整理をしている点が特徴的である．

➡ 電子処方箋については，p.112参照．

表3.1-15　応召拒否の正当事由

正当事由が認められる場合	正当事由が認められない場合
①医師の不在または病気などにより診療が不可能な場合 ②専門外の診療を求められたのに対して，時間的・距離的に利用可能な他の専門医がいることを告げてこれを拒否した場合 ③夜間・休日の診療体制が整備されている地域で，夜間・休日に診療を求められたのに対して，担当の医療機関で受診するように告げて，これを拒否した場合で，かつ，応急措置が必要とはされない場合 ④勤務医が自宅で診療を求められたときに，これを断った場合で，かつ，応急措置が必要とはされない場合	①軽度の疲労を理由に診療を拒否する場合 ②診療費未払いを理由に診療を拒否する場合 ③家事の手不足または往来不便を理由に，往診を拒絶する場合 ④会社の診療所の医師のように，特定機関に所属する患者のみを診療する立場にある医師が，他に利用可能な医療機関のない，緊急状態にある患者の診療を拒否する場合

書は，医師の医学的判断を証明する文書であるが，官公署に対する申請の添付書類として，あるいは保険金請求等の証明書類として，多方面に使用されており，社会的にその必要性が高いので，医師法は診療等をした医師にその交付を義務付けたものである．

　診断書とは，通常の診断書（人の健康状態に対しての医学的判断を証明する文書）と死亡診断書（医師が診療した傷病により死亡した人の死因などに対してのもの）をいう．検案書は，死体検案書（医師が診療しなかった傷病により死亡した人の死因などに対してのもの）と死胎検案書（医師が出産に立ち会わなかった胎児の死産に対してのもの）とをいう．そのほか，出生証明書（医師が出産に立ち会った生産児に対してのもの）や死産証明書（医師が出産に立ち会った死産児に対してのもの）もある．

　医師が，公務所（官公署）に提出すべき診断書，検案書または死亡証書に虚偽の記載をしたときは，虚偽診断書等作成の罪により処罰される（刑法160条）．国公立病院で行われた場合には，虚偽公文書作成等の罪に当たり，より重い刑罰を科せられる（同156条，155条1項）．

◖c◗ 無診察治療等の禁止（20条）

　医師は，自ら診察しないで治療をしてはならないし，診断書や処方箋を交付してはならない．また，自ら出産に立ち会わないで出生証明書や死産証書を交付してはならない．さらにまた，自ら検案をしないで検案書の交付をしてはならない．これらの原則に対し，診療中の患者が受診後24時間以内に死亡した場合に交付する死亡診断書については，例外的に，死後診察をせず死亡診断書を交付できる（20条）．

　本条の適用場面としては，一度も診察をしたことのない患者の場合と，過去に診察をしたことがある患者であるが，その後に空白期間がある場合があろう．いずれにしても，医師が自ら診察を行って疾病の確認をすることなく，漫然と依頼に応じて治療をし，あるいは処方箋を交付しては，患者の生命・身体・健康に不測の危害を与えるおそれがある．また，診察せずに交付する診断

応召義務

▶ 応召義務の意義

医師法19条の「診療治療の求があつた場合」には，医師が初めて診療の依頼を受ける場面と，すでに医師＝患者間に診療契約が成立している場合の2種類がありうる．応召義務は，医師資格に伴い医師個人が負うべき義務であり，傷病者が医療を受けられず放置される事態を防止する点に本来の趣旨がある．したがって，医師法上の応召義務は，初期の診療の場面に関するものである．なお，助産師にも応召義務が課されている（保助看法39条）．

▶ 応召義務と診療の継続

診療の継続については，すでに診療を開始し継続中の患者と医師の間の問題であるので，通常は契約等により私法上の治療義務が発生しており，なんらかのトラブルがあった場合も，診療契約上の債務の問題として，あるいは医師患者関係から生ずる不法行為法上の注意義務の問題として検討すればよく，応召義務には含まれないと解しておく．

なお，医療契約は通常，医療機関開設者が契約当事者となることもあり，判決例の中には，病院についても，そこにおいて医師が医業に従事し，傷病者が科学的でかつ適正な診療を受けることができる便宜のために組織・運営されていること（医療法1条の5第1項）に鑑み，医師と同様の診療義務を負うものと解するものがある．

▶ 応召義務の性質

応召義務の規定は，明治7年の医制に始まり，旧刑法，警察犯処罰令，医師法施行規則，国民医療法へと引き継がれて，現行の医師法・歯科医師法19条1項につながっている．

応召義務の性質については，古くから，医師が免許と引き替えに国家に対して負う「公法上の義務」であって，個別の患者に対して負う義務ではないと解する立場が一般的であった．そもそも当初の応召義務（警察犯処罰令など）は，財的弱者の保護や公衆衛生の維持を通じて「社会公衆の生命身体の危険を防止または除去する」という目的から，「警察上の義務」としての側面が強調されて理解されていた．このため，戦前までは，応召義務に違反した場合の処罰規定（罰金または科料＊）が存在していた．

戦後の医師法制定過程では，応召義務のような規定は法規をもって強制すべきものでなく，医師の自覚によるべきものであるとの意見もあった．しかし，医師の職務の公共性を考え，法律上の義務として規定されたが，従来あった応召義務違反に対する罰則は削除され，応召義務を果たすか果たさないかは一応医師の良心に任せられた．ただし，はなはだしく悪質の者に対しては行政処分をもって臨むことになったと解説されている．医師が応召義務に繰り返し違反した場合には，医師法7条の「医師としての品位を損するような行為のあったとき」に当たるとして，医師免許の取消または停止を命ずることもありうると解釈されている（昭和30年8月12日医収755号）．

もっとも，応召義務が世界にあまねく一般的な義務かといえば，若干の注意が必要である．日本では原則として診療を引き受ける義務のあることが強調されるのに対し，欧米諸国では，緊急の場合を除いて，医師は患者を自由に選ぶことができる面を重視しており，日本とは原則と例外が逆になっている．いずれにしても，医師の職業倫理上の義務のうちでも特に重要なものであることは疑いがない．

＊ 刑法に定められる刑の一種．主刑のうちでは最も軽く，現在では，千円以上1万円未満とされる（刑法17条）．

書，出産に立ち会わずに交付する出生証明書や死産証書，検案せずに交付する検案書については，その証明文書の正確性に対する信頼を失わせるおそれがあるので，そのような行為を禁じているのである．違反すると50万円以下の罰金に処せられるが（33条の2），法で規定する以前の，医療のありかたそのものに関わるものである．

医師法20条の背景には，医師の行う疾病の治療行為は本来個性が強いもの

応召義務をめぐる裁判事例

中国で腎移植を受けた患者のフォローアップ治療の拒否

　中国で腎移植手術を受けた患者が，帰国後フォローアップ治療のために浜松医大病院を受診，同病院が治療を継続できないとしたのは医師法19条の応召義務違反に当たるとして，損害賠償を求めた事件がある．第一審の静岡地方裁判所平成30年12月14日判決は請求棄却．第二審の東京高等裁判所令和元年5月16日判決LEX/DB25563247は，患者に対して緊急の診療の必要性があったとはいえないこと，紹介元での

診療が確実に見込まれていたこと，同病院の対応が「イスタンブール宣言」（国際移植学会において臓器取引と移植ツーリズムを禁止すべきとしたもの）に則ったものとして相応の合理性があるなどとして，医師法19条1項の規定の趣旨（患者に医療へのアクセスを保障して，患者の生命・身体の保護を図ること）を十分考慮しても，係る場合の診療拒否は社会通念上正当として是認できると判断している（請求棄却）．
➡「イスタンブール宣言」については，p.195参照．

であり，原則として同一の医師が対面での診察，治療，投薬の一連の行為を行わなければ，一貫した治療は期待できないとの立法当時の認識がある．

　しかし現在では，遠隔医療システムの開発も進み，へき地医療や在宅医療への活用が議論されており，厚生労働省も，「直接の対面治療に代替し得る程度に，患者の心身の状況に関する有用な情報が得られる場合」には，遠隔診療を行うことは直ちに医師法20条等に抵触するものではないとした通知を発している（平成9年12月24日医政発1075号）．2018（平成30）年3月には，厚生労働省によってオンライン診療の適切な実施に関する指針が策定され，安全性，必要性，有効性の視点から，医師・患者および関係者が安心できる適切なオンライン診療の導入が図られている．およそ一律に，直接の診察以外を禁止する本条の必要性や妥当性には疑問も呈されている．

　2020（令和2）年4月には，新型コロナウイルス感染症の拡大に際しての電話や情報通信機器を用いた診療等の時限的・特例的な取扱いについて（令和2年4月10日事務連絡）によって，初診からのオンライン診療による診断や処方が許容され，その後，時限的な解禁から恒久化される方針となった．初診からの実施は原則かかりつけ医によることとし，患者の医学的情報を把握できる場合等にはかかりつけ医以外の医師にも実施が認められている（令和4年1月指針改正から．最終改正令和5年3月）．

d 異状死体等の届出義務（21条）

　医師は，死体または妊娠4カ月以上の死産児を検案して異状があると認めたときは，24時間以内に所轄警察署に届け出なければならない（21条）．違反すると50万円以下の罰金に処せられる（33条の2）．死体または死産児には，場合によって殺人，傷害致死，死体損壊，堕胎等の刑法上の犯罪を示唆する痕跡が残されている可能性があることから，所轄警察署に届出をさせ，捜査官をして犯罪の発見，捜査，証拠保全などを容易にさせる趣旨であり，死因解明に関する医師の公共的責務に由来するものと解されている．ここで「異状」とは，

病理学的の異状ではなくて，法医学的の異状＊を意味するものと解されている．

　医療過誤によって患者を死亡させ，業務上過失致死傷罪（刑法211条）の適用がありうるケースで，刑事責任を追及されるおそれのある医師にもこの規定に基づく届出義務が生じるかが，憲法38条1項（黙秘権，自己負罪拒否特権）との関係で問題となる．犯罪事実の届出があれば，それを手掛かりとして，警

コラム 都立広尾病院事件

事件の概要

術後に血液凝固阻止剤と取り違えて消毒液を点滴された女性が死亡した事案．点滴のミスを起こした看護師2名のほか，異状死体の届出義務を怠ったなどとして，院長および主治医らが医師法違反などで起訴された（詳しくは➡p.406 事例②）．

医師の異状死体等の届出義務違反

最高裁判所平成16年4月13日判決（最高裁判所刑事判例集58巻4号247頁）は，「届出人と死体とのかかわり等，犯罪事実を構成する事項の供述までも強制されるものではない」と述べ，このような場合にも例外なく届出を義務付ける制度を合憲と解した．同条と刑事手続の結びつきの強さを考えれば，業務上の過失によって患者を死亡させた医師にまで適用されるのは違憲の疑いが強いとする学説も有力である．

察はその医師の犯した犯罪の捜査を開始することになるからである．

e 処方箋交付義務（22条）

医師は薬剤を投与する必要があると認めた場合には，患者またはその看護に当たっている者に対し，処方箋を交付する義務がある（22条）．この条文と薬剤師法19条とが，医薬分業の法律上の根拠となっている．もっとも患者等が処方箋不要の旨を申し出た場合や，暗示的治療や病名告知の問題がからむ場合などの，治療上やむを得ないと解される場合等には，医師は例外的に自己の処方箋により自ら調剤することができる（22条ただし書，薬剤師法19条1項ただし書）．

なお，医薬分業には，一般に，二つのチェック機能が期待されている．第1は，医師の誤解や不注意によって危険な処方が出された場合に，薬剤の専門家の目でこれをチェックできるという機能である（技術的チェック，薬剤師法24条参照）．第2は，専門家たる医師と素人たる患者との間の密室的関係の中において起こりかねない過剰投与，不適正投与などが，第三者の介入によりチェックされ得るという機能である（倫理的・経済的チェック）．

f 療養方法等保健指導義務（23条）

「公衆衛生の向上及び増進に寄与し，もって国民の健康な生活を確保する」（1条）ことを任務とする医師は，患者の診療に当たる場合に，単に疾病に対する診療を行うだけでなく，日常の療養方法・生活態度その他の必要な指導を行うことは当然の責務といえる．同条違反に対しては罰則がない．具体的な指導内容の適否は，医療内容ないし治療義務そのものの問題として，主として損害賠償責任が問題となる場面で問われている．

g 医療等に関する厚生労働大臣の指示（24条の2）

厚生労働大臣は，医師に対して，医療または保健指導に関し必要な指示をすることができる．もっともそれは，「公衆衛生上重大な危害を生ずるおそれ」があり，その危害防止のため「特に必要があると認めるとき」に限られている

用語解説 *
法医学的な異状
医師法21条に定められる「異状」死について，日本法医学会は，平成6年5月に異状死ガイドラインを作成し，「確実に診断された内因性疾患で死亡したことが明らかである死体以外のすべての死体」と定義した．

plus α
電子処方箋の導入
令和4年の法改正により，「地域における医療及び介護の総合的な確保の促進に関する法律」による電子処方箋の仕組み（「電子処方箋管理サービス」）が構築され，同法12条の2では，医師は，患者または現にその看護に当たっている者の求めに応じて，医師法22条1項の規定による処方箋の交付に代えて，電子処方箋を交付することができることとされた（これを受けて医師法22条2項が新設されている）．あわせて，電子処方箋の記録，管理業務等を社会保険診療報酬支払基金等の業務に加える等の規定が整備された．

薬剤師法19条
薬剤師でない者は，販売又は授与の目的で調剤してはならない．
➡p.112 参照

plus α
医師の療養指導義務のありかた
医師の療養指導義務のありかたが問われる場面としては，例えば在宅で点滴注射を行う場合の方法や監視体制に関する指導，一時外泊許可に当たっての説明等が考えられる．在宅医療の場面では，本人のみならず家族への指導も重要である．

（24条の2第1項）．この規定に基づく告示としては，かつて輸血に関し医師又は歯科医師の準拠すべき基準（昭和27年6月厚生省告示138号）があったが，今日では廃止されている（平成元年厚生省告示163号）．

4 | 診療録等の意義

診療情報の多くは，一般にカルテといわれる診療録に記載されるのが一般的である．医師が診療をしたときは，遅滞なく診療に関する事項を診療録に記載しなければならず（24条1項），病院または診療所の管理者（いずれかに勤務する医師によって診療が行われた場合），医師（病院・診療所以外で診療を行った場合）は，その診療録を5年間保存しなければならない（同2項）．

5 | 守秘義務

a 守秘義務の意義

診療に当たって，医師は，患者の極めて個人的な情報を必要とする．適切な診療を行うためには，どうしても個人の精神的，肉体的な秘密を知らなければならず，時には家系その他，患者の家族的な内容にまで立ち入って聞き出す必要も生ずるからである．患者がよりよい医療を受けるために，ほかの人には知られたくないような情報まで医師に打ち明けるとき，それには医師は秘密を守るものだという信頼が前提となっていよう．刑法134条は，個人の秘密を知りうる業種を列挙してその漏示行為を罰するが，医師がそこに加えられているのは，患者の医師に対する信頼を確保し適切な医療を受けられるように法的に保障する趣旨にほかならない．

こうした理由から，医師の守秘義務は，何よりもまず医師の職業倫理上の義務として位置付けられるが，刑法はこれを法的な義務として医師に課し，たとえ退職後であっても，秘密を漏示することは許されないとする．違反した場合，6カ月以下の懲役または10万円以下の罰金に処せられる．なお，本罪は親告罪である（刑法135条）．

守秘義務の規定では，業務上知り得た秘密に限って，これを正当な理由なくほかに漏らした場合に罰せられることとなっている．ここでいう「秘密」とは，少数の人にしか知られていない，すなわち一般に知られていない事実であって，他人に知られることが本人の不利益になるものと解されている．病状に関する事項に限定はされない．医師が診療の過程において知り得たものに限られるが，本人により告げられたものか，医師が自己の知識経験により知り得たものかは問われない．また，秘密であるかどうかは，本人がその事項を知っているかどうかとは関係ないが，処罰に値する程度の内容に関する秘密であることが要求され，業務外で偶然知り得た秘密は保護の対象ではない．

「漏示」とは，秘密をまだ知らない人に伝えることをいう．口頭でも，文書でも漏示に当たる．カルテを他人が読める状態で放置するような，自らが積極的に秘密を伝えたのではない場合も含まれる．感染症法73条・74条1項，母体保護法27条・33条などでは，秘密漏示に関する特別規定が設けられ，

> **コラム**　　看護記録の記載と保存

　保助看法上，助産師には助産録の記載および保存義務が課せられている（保助看法42条）が，看護記録についての規定はない．医療法においては，病院等で「診療に関する諸記録」を備えることとされており（医療法21条1項9号），看護記録は，その一つである（➡p.215 診療記録参照）．

　看護記録は，医師による診療録よりも時間を追って詳細に診療の経過を知ることができる資料として，医療過誤訴訟や医療監視も含めさまざまな場面で重要な機能を果たしている．看護記録の記載義務を法制化し標準化を図るべきという議論もあるが，専門家内部での規律と取り組みによって，質量ともによりよい看護記録を追求する方向が望ましいという指摘もある．

> **コラム**　　診療録等の用途と保存の問題

✂ 用途

　診療録は，医師の行動の記録（備忘録）である．そうした診療の場においてのほかに，医療機関の運営・管理，医療保険，医療従事者の研究・教育，医事衛生・保健行政の場面など，医療機関の内外において活用される．患者にとっても，同一病院内での連絡・覚え・検討資料として，再来時に前病歴を知り得る資料や，転院（医）先への申し送り資料として，あるいは各種証明書の原資料としてなどの利用価値が認められる．さらに，訴訟上の証拠としても用いられることがある．

✂ 保存の問題点

　診療録をはじめとする診療情報は，何よりも患者本人の診療過程，健康の維持増進に役立てられるべきものであるはずである．しかし，例えばC型肝炎薬害訴訟などでは，数十年前の出産等の際の記録が残っておらず，血液製剤を投与された事実を証明できない例が多くあり，問題となった．法律上，診療録の保存期間は5年間（そのほか診療に関する諸記録は2年間）などとされており，違法な処理がなされたということではないとしても，医薬品の使用記録等の保管を徹底する必要があるほか，将来の健康被害に備えて診療録をより長期間保存すべきとの意見も根強い．診療録の電子媒体による保存が認められている現在では物理的スペースの制約という支障がないことなどから，今後，保存期間の長期化が検討されるべきであろう（➡p.215 診療記録も参照のこと）．

より重い刑罰が科せられている（これらは特別法であるから刑法より優先的に適用され，かつ非親告罪とされている）．他方で，これらの特別法では，以下に見るように「正当な理由」のある秘密の開示が規定されている．医師の守秘義務は，患者個人の利益のために規定されていると同時に，医師にはその情報を，公衆の健康維持・増進等のために利用する積極的な責務もある．

ⓑ 正当な理由

　「正当な理由」のない漏示行為のみが処罰の対象となる．「正当な理由」がある秘密の開示と認められ得るケースとしては，例えば次のようなものが挙げられよう．

①本人の同意がある場合

②医療チーム内または後医への情報提供（患者の治療を行うのに必要な限りで）

③法令上の義務に基づく場合

④訴訟手続において証人として証言する場合（医師には，権利の濫用でない限りで，秘密についての証言の拒否が認められている）（刑事訴訟法149条，民事訴訟法197条，議院証言法4条2項）．

⑤守秘義務を解除するのでなければ第三者に重大な危害が生ずるおそれがあるような場合

　③の法令上の届出義務の例として，医師法21条，感染症法12条，麻薬及び向精神薬取締法58条の2などがある．また，例えば暴行や虐待等を発見した者には広く通報の義務が課せられている立法例があるが，特にそうした疑いのある者を発見しやすい立場にある医師等に対しては，積極的な情報提供を求める趣旨で，守秘義務があるからといってそのような通報等は妨げられないという内容の規定をおく例もある（児童虐待防止法6条3項，高齢者虐待防止法7条3項，DV防止法6条3項）．

　他方で，例えばDV防止法は，通報に際し当事者の意思を尊重するよう努めることとされ（同法6条2項），感染症法でも，感染力や罹患した場合の重篤性等に基づく危険性が高くない感染症（五類感染症）については氏名までは届け出なくてよいとしている（同法12条1項1号・2号）．各法の規定は，それぞれの法律が達成しようとしている目的と，守秘義務を守らなくてもよいとした場面に生ずる弊害等を比較し，そのバランスを図ろうとしていると理解することができる．

コラム　守秘義務違反に対する法的責任

　2007年，少年事件の精神鑑定を担当した鑑定医から供述調書などの鑑定資料や鑑定結果の提供を受けたジャーナリストが，それらを多く引用したノンフィクション作品を出版したことで，鑑定医が秘密漏示罪で逮捕・起訴されるという事件が発生した．奈良地方裁判所平成21年4月15日判決（判例時報2048号135頁）は鑑定医を有罪としたが，患者ではなく被鑑定人に対する関係で守秘義務を課すことの妥当性や，「正当な理由」該当性の判断等，同判決に対しては批判もある．

　正当な理由なく患者の情報を漏らした場合には，刑事上の責任に加えて，民事上の責任や，行政法上の責任を問われることもあり得る．

　民事上の責任を問われた例として，警察学校での身体検査で採取された血液を用いて警察病院が本人に無断でHIV抗体検査を行い，検査結果（陽性）を本人の同意なく警察学校へ通知したことについて，プライバシー侵害として慰謝料を認容した裁判例（東京地方裁判所平成15年5月28日判決〔判例タイムズ1136号114頁〕）がある．また，HIV感染症の診断を受け，国立大学歯学部附属病院を受診中の同大学の学生が，歯学部教授の問い合わせに対して病院医師が本人の承諾なく病状を回答したため大学を退学せざるを得なくなったなどとして損害賠償を求めた裁判例（東京地方裁判所平成11年2月17日判決〔判例時報1697号73頁〕，請求棄却）もある．

■ 引用・参考文献

1) 美濃部達吉．行政上より見たる醫師不応召問題（一〜四）．法律新聞．1047〜1050号．1915.
2) 鈴村信吾ほか．簡明醫療法・醫師法解．醫學通信社，1949，202p.
3) 野田寛．医事法：上巻．青林書院，1984，232p.
4) 厚生省五十年史編集委員会編．厚生省五十年史．中央法規出版，1988，36p.
5) 宇都木伸ほか編．フォーラム医事法学．尚学社，1994，317p.
6) 厚生省健康政策局総務課編．医療法・医師法（歯科医師法）解．第16版，医学通信社，1994，989p.
7) 磯部哲．"医師の行為に対する行政法的規制"．現代医療のスペクトル．フォーラム医事法学Ⅰ．宇都木伸ほか編．尚学社，2001，418p.
8) 磯部哲．"医療情報"．レクチャー生命倫理と法．甲斐克則編．法律文化社，2010，255p.
9) 米村滋人．医事法講義．第2版，日本評論社，2023，p.38.

4 歯科医師法 （昭和23年7月30日法律202号）

　歯科医師法は，歯科医療を包括的に独占する歯科医師の資格（身分）や権利義務について定めている．主な内容は，任務・免許・試験・臨床研修・業務についての規定であり，中でも業務については医療の現場において重要となってくる．

1 任務

　歯科医師の任務は，「歯科医療及び保健指導を掌る」ことで公衆衛生の向上および増進に寄与し，それにより国民の健康な生活を確保することである（1条）．

2 免許

　歯科医師になるには，歯科医師国家試験に合格し，厚生労働大臣の免許を受けなければならない（2条）．歯科医師国家試験合格者の申請により，歯科医籍に登録されることによって免許が与えられ，歯科医業を行うことができるようになる（6条1項）．なお，絶対的欠格事由に当てはまる者には免許が与えられず，また，相対的欠格事由のどれかに当てはまる場合には免許が与えられないことがある（3条，4条）．厚生労働大臣は，歯科医師の免許を与えたときは，歯科医師免許証を交付する（6条2項）．行政処分としては，医師と同じである（⮕ p.94 参照）．

3 試験

　歯科医師国家試験では，臨床上必要な歯科医学および口腔衛生に関して，歯科医師として備えるべき知識および技能が問われる（9条）．歯科医師国家試験は，毎年少なくとも1回，厚生労働大臣により行われる（10条）．

4 臨床研修

　診療に従事しようとする歯科医師は，1年以上，歯学もしくは医学を履修する課程を置く大学に附属する病院（歯科医業を行わないものを除く），または厚生労働大臣の指定する病院もしくは診療所において，臨床研修を受けなければならない（16条の2第1項）．臨床研修は2006（平成18）年に必修化された．なお，臨床研修を修了しないと，歯科医師は歯科診療所の管理者にはなれない（医療法10条1項）．

コラム　臨床実習における学生の歯科医業

　良質かつ適切な医療を効率的に提供する体制の確保を推進するための医療法等の一部を改正する法律（令和3年5月28日法律49号）による歯科医師法の改正（2024［令和6］年4月1日施行）により，大学において歯学を専攻する学生であって，この学生が臨床実習を開始する前に修得すべき知識および技能を備えているかどうかを評価するために大学が共用する試験として厚生労働省令で定めるもの（共用試験）に合格したものは，歯科医師法17条の規定にかかわらず，この大学が行う臨床実習において，歯科医師の指導監督の下に，歯科医師として備えておくべき知識および技能の修得のために歯科医業をすることができる（17条の2第1項）．

臨床研修中の歯科医師は，臨床研修に専念し，その資質の向上を図るように努めなければならない（16条の3）．臨床研修を修了した者の申請に基づき，厚生労働省は臨床研修を修了した旨を歯科医籍に登録し（16条の4第1項），臨床研修修了登録証を交付する（16条の4第2項）．

5 業務

|1| 業務独占

歯科医師でなければ，歯科医業を行ってはならない（17条）．歯科医師が歯科医業を包括的に業務独占することが規定されており，違反者には，3年以下の懲役か100万円以下の罰金，またはその両方が科される（29条1号）．

歯科医行為は，抜歯や腫瘍等病変部の切除といった手術等の執刀行為や，歯を削る等の不可逆的な処置に代表されるように，多くは人間の身体に対する侵襲を伴う行為である．つまり，歯科医行為は本質的に危険な行為であるといえる．このような行為を，歯科医学の知識・技術をもち合わせない者が制限なく行えば，国民の生命・身体が危険にさらされてしまう．そのため，歯科医師以外の者が歯科医行為を行うことを原則禁止することにより，安全性を確保するようにしたのである．

|2| 名称独占

歯科医師でなければ歯科医師という名称またはこれに紛らわしい名称を用いてはならない（18条）．違反者には50万円以下の罰金が科される（31条の2第1号）．紛らわしい名称とは，例えば「義歯製作医師」や「歯牙修復師」などといった，歯科医師として歯科に関する疾患の診断・治療等を行う者ではないかと，人々が考えてしまうようなものを指す．

6 義務

|1| 応召義務と診断書の交付義務

診療に従事する歯科医師は，診察治療の求めがあった場合には，正当な事由がなければこれを拒んではならない（19条1項）．「正当な事由」とは，一般的に，歯科医師自らが重症な病気やけがの状態で動けないといった，物理的に診察・治療を行うことができない場合に限定される．「自身が疲労している」や，「診療を行う医療機関の診療時間外である」などは，正当な事由にならない．診断書についても，歯科医師はその交付の求めがあった場合には，正当な事由がなければこれを拒んではならない（19条2項）．

|2| 無診療治療等の禁止

歯科医師は自らが診察をしないで治療をし，または診断書や処方箋を交付してはならない（20条）．違反者には50万円以下の罰金が科される（31条の2第1号）．

|3| 処方箋の交付義務

歯科医師は患者に対し治療のための薬剤を調剤して投与する必要があると認めた場合には，患者または現に看護に当たっている者に処方箋を交付しなけれ

plus α

「歯科医業」の範囲

一般に歯や口腔に関する医療行為と理解される．具体的には，①保存（う歯になった部分を削り充填する［詰物をする］，歯周病を治療するための歯石除去等），②補綴（入れ歯や銀歯で歯のなくなった箇所を補う等），③矯正（きょうせい）（歯並びをよくするための装置の装着や調整等），④口腔外科（抜歯，口腔癌の手術等）がある．充填・補綴・矯正は歯科医業に固有の行為と考えられ，口腔外科に関わるものは医業との境界領域の行為と考えられる．

➡ 応召義務については，p.98参照．

plus α

「正当な事由」のとらえかた

応召義務が規定する「正当な事由」は医療従事者にとって厳しい規定ともとれるが，歯科医師が担う役割の公共性・重要性や業務独占が認められていることから，少々の事由では診察治療を拒むべきではないという考えかたといえる．

ばならない（21条1項）．違反者には50万円以下の罰金が科される（31条の2第1号）．ただし，患者や現に看護に当たっている者が必要ないと申し出た場合，暗示的効果を期待する場合や予後について患者に不安を与え，その治療を困難にするおそれがある場合のように，処方箋の交付が治療の妨げになる場合，病状の短時間の変化に即応したり応急処置として薬剤を投与する場合，診断や治療法が決定していない場合などは，処方箋を交付しないで，自分で調剤して薬剤を投与することができる（21条1項ただし書）．

|4| 診療録の記載・保存義務

歯科医師は，診療したときは，遅滞なく診療に関する事項を診療録（カルテ）に記載しなければならない（23条1項）．記載内容は，①診療を受けた者の住所，氏名，性別および年齢，②病名および主要症状，③治療方法，④診療の年月日，である（施行規則22条）．また，診療録は歯科医療機関では歯科医療機関の管理者が保存しなければならず，保存義務期間は5年間である（23条2項）．違反者には50万円以下の罰金が科される（31条の2第1号）．

5 薬剤師法 （昭和35年8月10日法律146号）

1 薬剤師・薬剤師法誕生の背景

「薬剤師」という名称が初めて法律に登場したのは，薬剤師法・薬事法（現在の薬機法）のもととなる薬品営業並薬品取扱規則（明治22年3月16日法律10号），通称，薬律という法律が1889（明治22）年に制定されたときである．それまでにも薬剤師のような職種がなかったわけではない．薬剤師の前身は薬舗主と呼ばれており，薬舗とは医薬品の一般小売店のことである．薬舗主は現在の薬剤師とは違い，医薬品の小売業や卸売業のような職業であった[1, 2]．1874（明治7）年，明治政府が近代的な医療を目指し欧米の医事制度を参考にして制定した医制により，初めて薬舗主に調剤権が与えられた．しかし薬舗主の絶対数が少なく，その後もあまり増加しなかったため，医師から薬舗主に完全に調剤業務が移ることはなかった[3]．

医制制定後には薬事に関わる制度も次々に整備され，薬律が制定された．そこで従来の薬舗主は，薬剤師と称して薬局を開設し調剤を行うようになった．これによって，処方箋による調剤を行う薬剤師と，一般用医薬品の販売のみを行う薬種商（現在は登録販売者新設に伴い廃止）との区別がなされた．しかし薬剤師が調剤を生業とするにはまだまだ長い道のりがあった．

薬剤師については，薬律の中に規定されていたが，その後，1925（大正14）年に薬剤師法（大正14年4月14日法律44号）として独立した．しかし戦時下の1943（昭和18）年に国の統制下において，薬事に関しても統一した管理を行う目的で，元の薬律，薬剤師法，売薬法など，医薬品や薬局に関すること，化粧品や医療器具に関することをすべてひとくくりにした旧旧薬事法（昭和18年3月12日法律48号）が制定された．

plus α
歯科医師の守秘義務規定

歯科医師の守秘義務は，刑法134条1項に定められている（同条同項の条文は「医師」となっているが，ここに歯科医師も含むと考える）．一方，良質かつ適切な医療を効率的に提供する体制の確保を推進するための医療法等の一部を改正する法律（令和3年5月28日法律49号）による歯科医師法の改正（2024［令和6］年4月1日施行）により，歯科医師法17条の2第1項の規定に基づき歯科医業を行う者に対する守秘義務は，同法17条の3に規定されている．なお，違反者には刑法134条1項に違反した場合と同様，6カ月以下の懲役または10万円以下の罰金が科される（31条の2）．

plus α
薬剤師と医制

明治政府が西洋医学を取り入れた，近代的な医事，薬事，衛生に関する基盤を築くために，1874（明治7）年8月，東京，京都，大阪の三府に「医制」が発布された．「医制」では，医師が自ら薬を調剤することを禁止し，調剤は薬舗主がすることとされたが，当時の実情ではすぐには実現できなかった．

戦争が終わるとGHQの命令により，官僚や軍に統制されていた戦時下の薬事法が全面改定され，1948（昭和23）年，旧薬事法（昭和23年7月29日法律197号）が制定された．そして1960（昭和35）年，再び薬剤師法は旧薬事法から独立し，薬事法（現在は薬機法）と薬剤師法という現在の形で制定された．薬剤師法は全5章からなっており，1章「総則」，2章「免許」，3章「試験」と続く．4章に処方箋の応需（おうじゅ）や調剤などの「業務」が規定されており，ここに医師法や保助看法の規定と同様に，専門職としてすべきことが規定されている．遵守しない場合は5章の規定に従って罰則が科される．

② 薬剤師の任務

薬剤師法において薬剤師は，調剤，医薬品の供給その他薬事衛生をつかさどることによって，公衆衛生の向上および増進に寄与し，もって国民の健康な生活を確保することが任務とされる（1条）．条文中の「医薬品の供給」は薬剤師であるがゆえの行為である．それは，企業などを主体として営利目的で行うのではなく，国民への医薬品の供給を技術的な面から支えるのが主旨である．そのため利益目的の医薬品の製造でも医薬品の販売でもなく，「供給」という言葉が使われている．そして，「その他薬事衛生」の中には，調剤や医薬品の患者への交付が含まれることはもちろん，医薬品に関する研究や鑑定，保存に至るまでが薬剤師の任務であるとされている[4]．

③ 試験

薬剤師の免許は，学校教育法に基づく大学において，薬学の正規の課程（学校教育法87条2項に規定されるものに限る）を修めて卒業し，薬剤師国家試験に合格すると与えられる．現在，薬学部は学校教育法において修業年限が6年と定められており，薬学部を卒業すると薬剤師国家試験受験資格が与えられる．

④ 免許

国家試験に合格した者の申請により，厚生労働省の薬剤師名簿に氏名が登録されることによって，免許が与えられる．厚生労働大臣は，免許を与えたとき，薬剤師免許証を交付する（6条，7条）．これらのことは医師，看護師と大差なく，病院や保険薬局といった資格の必要な業務を行う施設に就職する際には免許の提出を求められる．

|1| 絶対的欠格事由と相対的欠格事由

絶対的欠格事由に当てはまれば免許は与えられない．絶対的欠格事由は，未成年者である（4条）．また，相対的欠格事由（①心身の障害により薬剤師の業務ができない者として厚生労働省令で定めるもの，②麻薬，大麻またはあへんの中毒者，③罰金以上の刑に処せられたもの，④薬事に関し犯罪または不正行為のあったもの）のいずれかに当たる者には，免許が与えられないことがある（5条）．申請をした者が，相対的欠格事由①に当たる場合，その者が現に利用している障害を補う手段や現に受けている治療等により障害が補われた

plus α
GHQによる医療体制の改革

GHQは，連合国軍総司令部の略．第二次世界大戦後に連合国軍が日本の占領政策を行った．その際に日本の医療体制も欧米流に改革するため，医薬分業を強制的に行おうとしたが，結局うまくいかなかった．

plus α
薬剤師法の改正

薬剤師法は，薬事法等の改正に伴い改正されることが多々あり，これまで何度も改正されている．2019年12月には，薬機法の改正に伴って改正が行われた．

plus α
試験科目

①物理・化学・生物，②衛生，③薬理，④薬剤，⑤病態・薬物治療，⑥法規・制度・倫理，⑦実務である．これらの科目が，必須問題試験と一般問題試験とに分けて行われ，一般問題試験はさらに薬学理論問題試験と薬学実践問題試験とに分けて行われる．ただし，⑦は，薬学理論問題試験には含まれない．

plus α
薬学部の修業年限

「薬学を履修する課程のうち臨床に係る実践的な能力を培うことを主たる目的とするもの」すなわち，薬剤師になろうとする者の修業年限は6年であるが，製薬会社や大学で研究・開発に携わろうとする者の修業年限は4年である（学校教育法55条）．

> **コラム**　医療の担い手としての薬剤師
>
> 　医療法1条の2に，「医療は，生命の尊重と個人の尊厳の保持を旨とし，医師，歯科医師，薬剤師，看護師その他の医療の担い手と医療を受ける者との信頼関係に基づき，及び医療を受ける者の心身の状況に応じて行われるとともに，その内容は，単に治療のみならず，疾病の予防のための措置及びリハビリテーションを含む良質かつ適切なものでなければならない」と定められている．
>
> 　この中に定められた「医療の担い手」として，薬剤師と看護師が登場したのは，平成4年のことである．医療法自体は昭和23年からあるが，当初は医療を中心的に担うのは医師，歯科医師のみとされていたのである．しかし平成に入って，医薬分業やインフォーム
>
> ドコンセント，チーム医療といった考えが叫ばれるようになり，患者も含めて治療の方向性を話し合って決め，一緒に病気やけがを治していこうという時代になってきた．
>
> 　この流れを受けて，医療法は，医療チームの一員として薬剤師や看護師を明記し，これらが患者との信頼関係を築き，患者がよりよい医療を安全に受けられるよう多職種が協力していく方向性を定めたのである．チームの中で薬剤師は，薬剤師法1条が示すように，医薬品の管理と薬物治療における「調剤」を行うことにより，患者の健康を取り戻すため，苦しみを取り除くために責任をもって医療に貢献することが求められる．

　り，障害の程度が軽減している状況を考慮して，免許を与えるかどうかが決定される（施行規則1条の3）．

　また，申請者が相対的欠格事由①に当たるとして免許を与えないと判断した場合，厚生労働大臣は，あらかじめそのことを申請者に通知し，申請者からの求めがあれば，厚生労働大臣の指定する職員にその意見を聴取させなければならない（7条の2）．

　登録後，氏名，本籍地などの籍の登録に変更があった場合は，30日以内に厚生労働大臣に届け出る．また，登録された薬剤師が，死亡または失踪の宣告を受けた場合は届出義務者が30日以内に厚生労働大臣に届け出ることとなっている．

｜2｜行政処分と再免許

　行政処分には戒告，3年以内の業務停止，免許取消があり，いずれの場合も厚生労働大臣は，医道審議会の意見を聴かねばならない（8条4項）．

　相対的欠格事由のいずれかに該当した場合または薬剤師としての品位を損する行為をした場合は，①戒告，②3年以内の業務停止，③免許取消のいずれかの処分がなされる（8条1項）．業務停止の期間中に業務を行った場合，1年以下の懲役か50万円以下の罰金またはその両方が科せられる（30条1号）．なお，厚生労働大臣が免許の取消処分をしようとするときは，処分を受ける者に対して聴聞を行わなければならない．業務の停止を命令しようとするときには，弁明の機会を付与しなければならない（8条5項，11項）．

　免許取消の事由に該当しなくなったなどの理由によって，再び免許を与えるのが適当であると認められれば，再免許が与えられる（8条3項）．その際，再度，国家試験を受験する必要はない．

　厚生労働大臣は，戒告または業務停止を受けた薬剤師または再免許を受けよ

うとする者に対し，再教育研修を受けるよう命じることができる．研修を修了した者は申請により薬剤師名簿に登録される（8条の2）．また，この命令に違反して再教育研修を受けなかった者には，50万円以下の罰金が科せられる（32条1号）．

|3| 届出

薬剤師は，2年ごとにその年の12月31日現在の氏名・住所等を，翌年の1月15日までに都道府県知事を経由して厚生労働大臣に届け出なければならない．ただし2022（令和4）年の改正により，規定の電子申請を行う場合は，知事を経由しなくてもよいことになっている（9条）．

5 薬剤師の独占業務（調剤）

薬剤師でない者は，販売または授与の目的で調剤してはならない（19条）として，薬剤師の**調剤**業務の独占が定められている．ただし，医師・歯科医師は，次の①②の場合，例外的に自己の処方箋により自ら調剤することができる．また，獣医師が自己の処方箋により自ら調剤するときも同様である．

①患者または現にその看護に当たっている者が，特にその医師または歯科医師から薬剤の交付を受けることを希望した場合

②医師法22条1項各号の場合，または歯科医師法21条1項各号の場合

つまり医師・歯科医師が発行した処方箋によって別の医師・歯科医師が調剤することはできないが，処方医自身が調剤することは可能なのである．

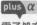

plus α

電子処方箋

2022（令和4）年の薬機法改正に基づき，2023（令和5）年1月から電子処方箋対応が本格的に開始された．今後対応可能な医療機関，保険薬局は徐々に増え，より利便性と安全性を備えた医療体制となることが期待される．

コラム　医薬分業の法的根拠と例外

治療上，薬剤を調剤して投与する必要があると認めた医師は，患者（または看護に当たっている者）に対して処方箋を交付する（医師法22条）．薬を処方するのは「医行為」であり，この業務は，医師が独占している（医師法17条）．

処方箋をもらった患者（または看護に当たっている者）は，それを持って薬局に行き，薬を調剤してもらう．販売・授与の目的で，処方箋に基づいて調剤する業務は，薬剤師が独占している（薬剤師法19条，23条）．

このように，医師が処方し，薬剤師が調剤するシステムを「医薬分業」というが，これらの規定がその法的根拠である．

もっとも医師法と薬剤師法は，医師等が自らの処方箋に基づいて調剤できる場合の例外を，以下のように数多く挙げている（医師法22条1項ただし書・薬剤師法19条ただし書）．

1. 患者（またはその看護に当たっている者）が処方

箋の交付を必要としないと申し出た場合

2. 次の①から⑧のどれかに該当する場合

①暗示的効果を期待する場合において，処方箋を交付することがその目的の達成を妨げるおそれがある場合

②処方箋を交付することが診療または疾病の予後について患者に不安を与え，その疾病の治療を困難にするおそれがある場合

③病状の短時間ごとの変化に即応して薬剤を投与する場合

④診断または治療方法が決定していない場合

⑤治療上必要な応急の措置として薬剤を投与する場合

⑥安静を要する患者以外に薬剤の交付を受けることができる者がいない場合

⑦覚醒剤を投与する場合

⑧薬剤師が乗り組んでいない船舶内において薬剤を投与する場合

（平林勝政）

　　　医薬分業の目的とメリットとデメリット

医薬分業の目的と最大のメリットは，院外にいる薬剤師に，第三者として処方がチェックされる機会があるということである．患者も，自宅近くの薬局など1カ所の薬局を決めておけば，複数の病院の処方薬を一つの薬局で管理してもらうことができ，飲み合わせなどもチェックしてもらえて安全性が増す．また院外処方箋を発行する病院は，処方箋発行料を受け取ること

ができ，病院内の採用薬の種類を気にせず，医師が患者に必要な薬剤を自由に選択できるというメリットがある．

しかし病院と薬局の2カ所へ行くため二度手間になることと，算定のしかたが違うので，同じ医薬品の場合，院内で薬剤交付を受けるより割高になってしまう場合が多いことがマイナス面といえる．

6 「調剤」の範囲

薬剤師の行う「調剤」とはどの範囲を指すのだろうか．「調剤」という漢字をそのまま読み解くと，薬剤を調製することである．つまり薬局の中で処方箋に従って錠剤を必要数取りそろえたり，散剤を量り取って分包したり，水剤を秤量（ひょうりょう）して飲みやすいよう水で賦形（ふけい）することを指すと思われる．これが狭義の「調剤」であり，少なくとも薬剤師が最低限なすべきことであろう．「調剤」の範囲について，薬剤師法や薬剤師法施行規則等には特に記載がない．しかし図3.1-4 に示すように，処方箋を患者もしくは処方医から受け取ったところから，薬剤を患者に渡すところ（薬剤交付）までのすべてが，調剤の一環として認められるといえるだろう．もっと広い範囲，例えば薬剤師が患者のバイタ

plus α

調剤の範囲

昭和59年6月28日社会労働委員会議録第19号より，当時の厚生省薬務局長が，処方箋の監査，疑問点の照会，その回答の処置，薬剤の確認，秤量（はかりで重さを量ること），混合，分割，薬袋・薬札のチェック，薬剤の監査，服薬指導という行為が調剤の本質である，と答弁している．

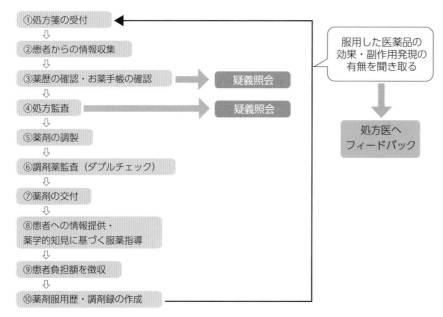

この図は保険薬局の主な調剤の流れを表している．病院薬剤部で行われる院内調剤でも，流れはほぼ同じだが，薬剤師は負担額の徴収は行わない．

図3.1-4　「調剤」の流れ

ルサインをチェックすることまで調剤の一環だという考えかたも存在するが，ほとんどの薬剤師からコンセンサスが得られていると思われる範囲は，**図3.1-4** のチャートでとらえたものである．

7 調剤業務の流れ

ここでは主に，病院と保険薬局における薬剤師の業務について説明する．製薬会社や治験を行う施設や企業，卸売業社など勤務先はほかにもあるが，調剤権を行使する意味で病院と保険薬局は共通するので，これに絞って説明する．**図3.1-4** に従い，順を追って業務と関係する薬剤師法の条文を見ていこう．

|1| 処方箋による調剤

処方箋の受付は，調剤の必要条件となる．先にも述べたように，薬剤師は，医師・歯科医師の処方箋によらなければ，販売・授与の目的で調剤してはならないため，処方箋が手元に来ないと調剤ができない（23条）．医療用医薬品の処方権は医師にあるため，処方箋は医師が発行する．入院患者や一部の外来患者の場合，処方箋は病院内の薬剤部へ直接発行されるが，ほとんどの外来患者は病院で処方箋（電子化されたものの場合は引換番号）を受け取り，それを持って保険薬局（院外薬局）へ行く．薬剤師は病院内外を問わず，原則，処方箋の受け取りを拒否することはできない．

|2| 処方箋の応需義務（表3.1-16）

医師には，応召義務（➡ p.98 参照）が存在するが，薬剤師には，調剤に従事する薬剤師は，調剤の求めがあった場合には，正当な理由がなければ，これを拒んではならないという処方箋**応需義務**の規定がある（21条）．では「調剤」を断ることができる「正当な理由」には何があるのだろうか．薬局業務運営ガイドラインには次のような場合が挙げられている．

①冠婚葬祭，急病等で薬剤師が不在の場合

これはそもそも調剤・監査を行う薬剤師がいないのだから，薬局に行っても薬を交付してもらうことはできず，ほかの薬局へ行くしかない．

②災害，事故等で調剤が不可能な場合

③早急に調剤薬を交付する必要があるが，医薬品の調達に時間を要する場合

ただしこの場合は，調剤可能な薬局を紹介しなければならない．

④処方箋の内容に疑義があるが処方医師（または医療機関）に連絡がつかず，疑義照会できない場合

疑義照会については後述する．

|3| 調剤の場所

薬剤師は，「薬局以外の場所で，販売又は授与の目的で調剤してはならない」．例外は，患者の居宅や乳児院などで行う疑義照会と，事情のある場合の

表3.1-16　**薬剤師の業務に付随する義務**

調剤（19条）
名称の使用制限（20条）
調剤の求めに応じる義務（21条）
調剤の場所（22条）
処方箋による調剤（23条）
処方箋中の疑義（24条）
調剤された薬剤の表示（25条）
情報の提供及び指導（25条の2）
処方箋の保存（27条）
調剤録（28条）
薬剤師の氏名等の公表（28条の2）＊

＊　厚生労働大臣の義務である．

plus α
処方権

処方箋を交付することができるのは，医師以外には，歯科医師と獣医師のみである（歯科医師法21条，獣医師法18条）．

➡ 薬局については，p.186 参照．

処方薬の減量のみである（22条，施行規則13条，13条の2）．また，病院内の調剤所は厳密には「薬局」ではないが（薬剤部・薬局などと呼ばれている），ここでその病院・診療所の医師・歯科医師の処方箋によって調剤することが認められる．災害その他特殊事由により薬剤師が薬局で調剤できない場合なども，薬局以外の場所での医師の処方箋による調剤が認められている（22条ただし書，施行規則13条の3）．

| 4 | 処方箋監査と疑義照会

薬剤師が処方箋を受け取ったら，まず内容を確認する．処方箋が決まった様式通りに書かれているか，という形式的な確認と，薬の用法用量や組み合わせが禁忌でないかなどを確認することを，**処方箋監査**（処方監査）という．

さらに初めて来局した患者であれば，アレルギー歴やほかの病院で処方されている薬がないか，などを聞き取る．来局が二度目以降の患者であれば，薬剤服用歴（薬歴）を確認して前回の処方との相違，増量減量の有無，ほかに服用している薬との相互作用などを考慮しながら確認する．入院患者であれば入院時に聞き取りをすることが多い．

この先に，疑義照会業務がある．薬剤師は，処方箋中に間違いや疑問点を見つけた場合にはその処方箋を交付した医師，歯科医師または獣医師に問い合わせて，疑わしい点を確かめた後でなければ調剤してはならない（**疑義照会**）（24条）．疑義照会は義務規定であり，処方箋内の疑問点は処方医に確かめ解消しなければならない．この義務に違反すると50万円以下の罰金が科せられる（32条）．もっとも，処方医が同意しなければ，薬剤師は処方内容を変更することはできない（23条2項）．

厳しく定められているのは疑義照会が患者の安全を担保する上で欠かせない業務だからである．現在は医薬分業が進み，違う職種が違う目で処方を確認することで間違いを正したり，ほかの薬との相互作用をチェックすることができる．当然病院内の薬剤師にも疑義照会義務は課せられており，院外，院内を問わず薬剤師による処方箋の確認と疑問点の疑義照会は行われている．

| 5 | 調剤（薬剤の調製）

処方箋を受け取り，患者への聞き取りや処方監査が終わると，あるいは疑義照会によって疑問や間違いが解消されると，薬剤師はいわゆる狭義の「調剤」を行う．「調剤」は薬を取りそろえる行為を指すが，現在の医薬品は成分，商品名ともに膨大な数に上り，さらに医療費を削減するという方針で国が**ジェネリック医薬品***（**後発医薬品**）の使用を推進していることから，名称のよく似た有効成分が同じ医薬品が著増しており，大変煩雑になっている．

2016（平成24）年以降，院外処方箋は，医薬品の商品名ではなく薬剤の一般名（成分の名称）で記載すると，病院において一般名処方加算を算定できるようになった．保険薬局の薬剤師は，一般名で書かれた処方箋やジェネリック医薬品への変更ができる処方箋の場合，患者に説明し，同意を得れば，同じ成

用語解説＊
ジェネリック医薬品

先発医薬品の特許満了後に開発された，先発品と同じ有効成分の医薬品．複数の製薬会社が一つの医薬品につき剤形，大きさ，味，におい，保存性などを改良したさまざまなものを開発するため，中には同一成分にもかかわらず30種類以上存在するものもある．先発医薬品と比較して開発期間や費用が大幅に削減できることから，低価格に抑えられ，医療費の削減が可能である．

医薬品の特許についても，特許法によって特許期間が切れるまで他のメーカーが同じ成分の医薬品（ジェネリック医薬品）を作ることはできない．なぜなら，新薬の開発には，通常十数年の歳月と，何百億円という研究開発費がかかっているからである．医薬品の特許期間は20～25年であり，特許期間が切れてようやくジェネリック医薬品が販売されるのである．ジェネリック医薬品は完全に先発医薬品と同じものというわけではない．配合されている添加物が違ったり，適応疾患の種類が先発医薬品より少ない場合もある．添加物が違うと，まれに先発医薬品では発症しなかったアレルギーなどが出現することがある．

一方で飲みやすいよう剤形が工夫されていたり，なんといっても安価なことがメリットといえる．慢性疾患で長年同じ薬を飲み続けなければいけない場合，自分に合うジェネリック医薬品を見つけると，有効かつ安全で，経済的負担が軽くなるということがいえる．

分の薬の中から薬剤師が医薬品を選択することができる．保険薬局及び保険薬剤師療養担当規則8条3項において「後発医薬品を調剤するよう努めなければならない」という努力義務が課せられている．

|6| 調剤薬の監査

調剤された医薬品が処方箋の内容と合っているか，規格や数量，分包された薬の1包ごとの重さに偏りがないかなどを，調剤した薬剤師とは別の薬剤師が確認することを**調剤薬監査**という．調剤薬監査については，薬剤師法で方法が規定されているわけではないが，調剤薬監査をし，調剤済印を押した薬剤師がその処方箋処理の最終責任者となる．なお，調剤済みとなった処方箋には次の事項を記載しなければならない（26条，施行規則15条）．

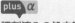

plus α

調剤済みの処方箋

調剤済み処方箋への記載事項も電磁的方法により提供できるようになった（薬機法12条の2第3項）．

- 調剤済みの旨（その調剤によって，その処方箋が調剤済みとならなかったときは，調剤量）
- 変更調剤時の変更内容
- 疑義照会回答内容
- 調剤年月日
- 調剤した薬剤師の記名押印または署名
- 調剤した薬局・病院等の名称・所在地

また薬局開設者は，調剤済みとなった処方箋を3年間保管すること（27条），薬局に調剤録を備えること（28条），調剤録を最終記入日から3年間保存すること（28条3項）が定められている．

|7| 医薬品の交付

ところで，処方箋通りに薬をそろえる，そろえた医薬品を間違いなく患者に渡す，という狭義の「調剤」の範疇ならば薬剤師でなくてもできるように思わないだろうか．それでは，薬剤師の存在価値とは何だろうか．疑義照会義務もその一つであるが，最もそれを表しているのが，薬剤師法25条の2（平成25年法律103号・一部改正）に記された「薬剤師は，調剤した医薬品の適正な使用のため，販売又は授与の目的で調剤したときは，患者又は現にその看護に当た

つている者に対し，必要な情報を提供し，及び必要な薬学的知見に基づく指導を行わなければならない」（25条の2第1項）という内容であろう．

皆さんも処方箋を持って薬局に行き薬をもらうとき，薬の説明を受けたことがあるだろう．それが「必要な情報の提供」である．この情報には，薬の飲みかたや効果はもちろん，起こりうる副作用やその初期症状なども含まれる．

もともと1996（平成8）年法改正当時の25条の2は，「必要な情報を提供しなければならない」という文言で終わっていた．2013（平成25）年，そこに「必要な薬学的知見に基づく指導を行わなければならない」との義務規定が追加された．これまで薬物治療を含む治療や療養について処方権のある医師に療養方法の指導義務があり責任があると解されてきたが（医師法23条），2013（平成25）年の薬剤師法の改正により，薬物治療について，薬剤師も医師とともに責任を負う立場となったといえる[5]．

| 8 | 薬学的知見に基づく服薬指導

薬学的知見とは，薬剤師であるがゆえの専門的な知識ととらえられる．つまり薬学的知見に基づく服薬指導とは，薬理作用や薬の血中濃度と有効性の関係などから，患者に必要な効果がきちんと現れているか経過観察をすることに加え，2回目以降に患者に薬が渡されるときには，患者への聞き取りを行い，用法通り服用できているかを確認し，できていなければその理由を考えるとともに，できるよう指導する，などを含めた指導である．もちろん，服薬指導の際に副作用を発見したり，検査値の異常を発見したりした場合には，主治医（処方医）に知らせることも必要である．

a 服薬指導の業務範囲

2013（平成25）年の薬剤師法改正時に，医療用医薬品の適正な使用を通じて国民の生命および健康を確保するため，調剤された薬剤を患者または看護者に販売・授与する際に，その場所で薬剤師が患者等に対面して必要な情報提供，薬学的知見に基づく指導等を義務付けるしくみを講じるべきとされた[6]（25条の2）．ただ「薬学的知見に基づく指導」の具体的な業務範囲について法令で明記されたものはなく，法改正後は，日本病院薬剤師会などが「必要な薬学的知見に基づく指導の進め方」といったガイドライン[7]を発表するなどして，薬の専門家としてより適切な薬物治療が安全に行われるよう，各病院で業務手順書を作成することなどを求めた．

2019（令和元）年，薬機法の改正に伴って，薬剤師法も一部改正されることになった．本改正では，25条の2に，薬剤師が薬剤の適正使用のために必要と認めるときに，薬剤を購入，交付した者に対して，使用状況を継続的に把握し，必要な情報を提供し，薬学的知見に基づく指導を行わなければならないという規定が加えられた（25条の2第2項）．これまでも病院，薬局等では処方箋を持って繰り返し訪れる患者に対して，継続的に副作用の聞き取りや服薬指導を行ってきたのであるが，これが「必要と認めるときは」というただし書き

があるにせよ，適正使用できているか，効果が出ているか，副作用が出ていないか，などの継続的なモニタリングが強く求められることになったといえるだろう．その他薬局の薬剤師については，2019年の薬機法改正で新しく定められたことがたくさんあり，地域における医療従事者との連携や協働，そして医療サービスの充実がさらに求められることとなった（➡ p.186 参照）．

|9| 薬剤服用歴（薬歴）の記入

調剤録は，記入と保存が薬剤師法で義務付けられている（28条）（➡ p.116参照）．これに対して薬剤服用歴（薬歴）とは，処方された薬剤の名称，用法用量，服薬指導の内容や副作用の情報などが記載されたもので，明細票のような形式の調剤録とは違い，患者個々の情報と服薬指導の内容などの詳細が記録されている．保険調剤上の薬剤服用歴管理指導料算定のための要件の一つである．次回，患者が何か薬を処方された場合に，過去の副作用経験や飲み合わせ（相互作用）などを確認する上で最も役立つ記録である．通常，薬剤交付後に記入する．

8 「調剤」以外の業務

これまで薬剤師の調剤業務をみてきた．一口に調剤といっても，処方箋を受け取ってから患者に薬が渡るまでの間にたくさんの業務を経ていることがわかっていただけただろう．

最後に，調剤の流れの中にはないが，薬剤師の薬学的知見を生かした業務をいくつか挙げておく．

まずは，クリーンベンチ*や安全キャビネット*を用いた注射薬の**混合調製**（**ミキシング**）である．医薬品の溶解や混合は，調剤された医薬品を再度確認し，また混合による沈殿の発生や，力価（医薬品が一定の生物学的作用を示す量）の低下などが起きる配合禁忌の有無を最終確認しなければならないため，薬剤師の専門性が求められる業務である．

また病院薬剤師の重要な業務として，患者の持参薬の確認がある．入院してきた患者の持参薬を鑑別し，入院中のスムーズな処方継続や同効薬への変更，新規処方を行うことができ，安全性が増す．また残数の確認により無駄な処方も抑えることができる．ほかにも退院後の患者が，地域の生活にスムーズに戻れるよう病院と薬局が薬について情報共有するなど，「調剤」以外の業務を行う機会が増えてきている．

9 チーム医療の中の薬剤師と業務の拡大

近年，薬剤師に必要とされる業務が拡大しつつある．これは薬剤師法において規定される「調剤」の一環というべきかもしれないし，調剤以外の専門的な業務というべきかもしれない．表3.1-17 を見れば一目瞭然だが，チーム医療の中で薬剤師が新しく専門性を発揮する業務について，少し挙げてみよう．

2010（平成22）年，厚生労働省は「チーム医療の推進に関する検討会」報告書の内容を踏まえ，厚生労働省医政局長通知を発出した[8]．この中には，看

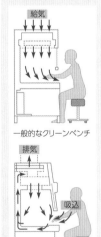

用語解説 *
クリーンベンチ/安全キャビネット

どちらも無菌，清浄操作が可能．
クリーンベンチ
外部から浄化した空気を送り込み，内部の空気を外へ送り出すことによって，ほこりや雑菌などが，手元の培養物，医薬品などに混入するのを防ぐ．
安全キャビネット
庫内を陰圧にして，外に空気が漏れないようにして作業する．作業者の曝露を防ぐ目的で使用される．抗がん薬の調製などは，特に外に漏れると作業者が危険なので，安全キャビネット内で行うことが求められる．

給気

一般的なクリーンベンチ

排気

吸込

安全キャビネット

表3.1-17　薬剤師の業務の広がり

	1960年ごろ	現　在	
薬局薬剤師業務の変遷	・調剤 ・用法指示	・患者インタビュー ・カウンセリング ・処方内容の確認 ・処方意図の解析 ・調剤 ・在宅調剤 ・服薬指導 ・薬剤情報提供	・薬歴管理／活用 ・モニタリング ・リスクマネジメント ・患者服薬情報提供 ・医薬連携 ・薬薬連携 ・多職種連携 ・コンサルテーション
	1960年ごろ （外来患者中心）	現　在 （入院患者中心へ）	
病院薬剤師業務の変遷	・調剤 ・製剤 ・薬品管理 ・医療従事者への情報提供	・新しい調剤の定着 ・注射薬調剤 ・医療事故・過誤防止 ・医薬品情報管理 ・新薬開発における業務（治験業務） ・夜間休日体制の充実 ・薬物療法の個別化 ・チーム医療への参画 ・薬学教育 ・病棟業務（入院患者対象）	

公益社団法人日本薬剤師会．薬剤師の将来ビジョン．2013．p.4．北田光一．チーム医療における病院薬剤師の役割：病院薬剤師に求められる役割．病院．2014．73（10），p.752．などを参考に作成．

表3.1-18　チーム医療において薬剤師を活用する業務例

・薬剤の種類，投与量，投与方法，投与期間等の変更や検査のオーダーについて，医師・薬剤師等により事前に作成・合意されたプロトコールに基づき，専門的知見の活用を通じて，医師等と協働して実施すること
・薬剤選択，投与量，投与方法，投与期間等について，医師に対し，積極的に処方を提案すること
・薬物の血中濃度や副作用のモニタリング等に基づき，副作用の発現状況や有効性の確認を行うとともに，医師に対し，必要に応じて薬剤の変更等を提案すること

護師以外の各医療スタッフが実施できる業務の具体例を（1）薬剤師，（2）助産師，（3）リハビリテーション関連職種，（4）管理栄養士，（5）臨床工学技士，（6）診療放射線技師に分けて挙げており，おのおのの職種に関する法律の改正などを行わなくても可能な業務という解釈がなされている．

　薬剤師を積極的に活用する業務として，表3.1-18 に示したものは現行法下で実施できるとされている．

　チーム医療の推進が主旨であるので，当然，薬剤師がこれらの業務を自由に行ってよい，ということではない．プロトコールに基づいて検査オーダーや処方提案を行うとしても，医師や看護師との連携，薬剤師自身の知識，経験がなければ行えない．主治医と話し合い，薬の効果，副作用に関する検査やその結果を判断した上での処方変更の提案などが任せられる薬剤師が増加していくことへの期待とともに，それに向けて免許取得後も日々努力することが求められるのである．

　また，厚生労働省は「患者のための薬局ビジョン」[9] を作成し，団塊の世代が後期高齢者となる 2025 年に向けて，地域包括ケアシステムの構築という大

きな目標の下，薬局の目指す方向性を示している．具体的には，目の前の病院の処方箋を主に受け付ける門前薬局（点分業*）から，患者が暮らす地域で面分業*を行い，**かかりつけ薬局***としてその一翼（いちよく）を担うものとされている．点分業（門前）薬局と面分業薬局にはそれぞれメリット・デメリットがあり，面分業でないとかかりつけ薬局になれないわけではないが，地域に密着した薬局が，かかりつけ薬局として患者の市販薬も含めたすべての薬の一元管理を行い，副作用の早期発見や相互作用の防止などの薬学的管理を通して，安全かつ適切な薬物治療へのさらなる貢献が期待されている．

2019（平成 31）年 4 月 2 日，厚生労働省医薬・生活衛生局総務課長名による「調剤業務のあり方について」の通知により，「調剤に最終的な責任を有する薬剤師の指示に基づき，以下のいずれも満たす業務を薬剤師以外の者が実施することは，差し支えない」とされた（薬生総発 0402 第 1 号）．この通知は，あくまで最終責任者は薬剤師としながらも，非薬剤師が一部の調剤行為と，納品された医薬品を棚に入れる行為，監査済みの医薬品を「お薬カレンダー」にセットする行為などを実施できるとして，これらの行為を機械や有資格者である薬剤師以外にシフトすることを可能にした．薬剤師は，服薬指導をはじめ，副作用の把握などの患者と直接関わる業務，さらに地域の介護ステーションや在宅医療チーム内の連携などの，いわゆる対人業務に重きを置いた業務形態へ変わっていくことが求められている．

特に薬局には，処方箋を持参するいわゆる患者だけではなく，慢性疾患をもちつつも地域で暮らす生活者や，普段は健康で薬を服用していない人の一時的な体調不良に関する健康相談を受け，適切な OTC 医薬品（➡ p.182 表4.1-1）を推薦したり，OTC 医薬品で改善しない場合の受診勧奨の判断なども行うことが求められており，それが実施可能な薬剤師の養成のための講習会なども整備されてきている．

ａ 災害時の薬剤師の役割

2011（平成 23）年の東日本大震災を機に，薬剤師の災害時の活動は大きく変換を遂げた．1995（平成 7）年の阪神・淡路大震災でも薬剤師は活動を行ったが，有志ボランティアによる活動であり，医薬分業が進んでいなかったこともあって，組織的な活動は遅れ，指示系統なども整っていなかったようである．その教訓を踏まえて，東日本大震災の時には，震災当日に日本薬剤師会が災害対策本部を立ち上げ，日本医師会や都道府県と協力し，情報収集や，現地に派遣する薬剤師の募集，業務の指示を迅速に行った．また日本製薬工業協会や日本 OTC 協会などへの医薬品供給の要請を行ったり[10]，現地で「お薬手帳」を活用し，薬剤師ならではの支援を行うことができたのである[9]．これは**医薬分業**や**チーム医療**といった体制が整ってきたことの功績であろう．

病院，薬局ともに，薬剤師に求められる業務は確実に多く，また深くなって

用語解説*

点分業と面分業

医薬分業体制における，病院と薬局の分業形態の一つ．点分業が一つの医院から処方箋を受けることを指すのに対し，面分業は特定の医院ではなく，広い地域から処方箋を受け付けることを指す．

用語解説*

かかりつけ薬局

患者がさまざまな病院から処方されている薬を一元管理する薬剤師がいる薬局のことである．夜間休日を含めた24時間対応と在宅対応，疑義照会や処方提案，副作用，服薬状況のフィードバックなどがスムーズに実施できるよう，ほかの医療機関と連携をとることが求められる．

コラム　薬剤師の業務独占の範囲と看護師等の業務

薬剤師の実務における調剤業務の範囲は，今日，大きく拡大されている．これらの調剤業務のすべてが，薬剤師法19条によって薬剤師に独占されているということになるのだろうか．このことは，看護師等の業務との関係で問題となる．

保助看法37条が，主治の医師または歯科医師の指示があれば，看護師等が医行為を行うことを認めている．したがって，看護師等は，同条で挙げられている医薬品の授与や医薬品についての指示という医行為も，主治の医師の指示があれば行えるということになる（➡p.67「保助看法37条の読みかた」参照）．病院でも在宅でも，患者に直接医薬品を授与することの多い看護師にとって，医薬品についての指示は重要な業務の一つであるといえる．しかし，これらの行為はまた，薬剤師が行う薬剤の交付や服薬指導に当たるということもできる．

もし，実務における調剤業務が，すべて，薬剤師に業務独占されるということになると，看護師等が医薬品の授与や医薬品についての指示を行えば，薬剤師法に違反するということになってしまう．また，看護師等が，処方箋の内容に疑問を抱くこともあるであろう．このような場合に，その疑問を医師に問いただすと，薬剤師の独占する処方監査に当たるから，薬剤師法に違反するということになる．

このような保助看法に基づく看護師等の行為が薬剤師法に違反するというような結論は，妥当とは思われない．では，この問題は，どのように考えればよいのだろうか．

かつて「調剤」は，薬剤を「量り，分かち，混ぜる」といった，「薬剤の調製」がほとんどであった（狭義の「調剤」）が，今日の調剤業務は，処方箋の受付から薬剤服用歴・調剤録の作成まで，幅広く認められている（広義の「調剤」）．これらの広義の「調剤」が「薬剤師の業務」に含まれることに異論はない．

しかし，先に述べたような二つの法律（保助看法と薬剤師法）の抵触を避けるためには，広義の「調剤」が薬剤師の業務に含まれるからといって，そのすべてが，薬剤師によって業務独占されている「調剤」であるとはいえないと考えるより外はない．現行法の枠組みの中で，薬剤師が業務独占している「調剤」は，広義の「調剤」のどの範囲であるかが，改めて考えられなければならない．

（平林勝政）

いる．「調剤」とその他の薬学的知見を必要とする業務について，法的な面でさらに明確化することは必要かもしれない．一方で薬剤師は薬の専門家として，医師や看護師とは違う立場で，患者の安全で適切な治療のためにどのような業務を行っていくのがよいかを考えなければならないだろう（➡ p.113 図3.1-4）．

■ 引用・参考文献

1) 藤田道男．薬局業界の動向とカラクリがよ〜くわかる本：業界人，就職，転職に役立つ情報満載．秀和システム，2014，p.18-19.
2) 厚生省医務局．医制百年史・記述編．ぎょうせい．1967. p.7.
3) 秋葉保治ほか．医薬分業の歴史：証言で綴る日本の医薬分業史．薬事日報社，2012，p.206-209.
4) 昭和35年4月27日第34回国会参議院社会労働委員会会議録第28号．https://kokkai.ndl.go.jp/simple/dispPDF?minId=103414410X02819600427，（参照2023-11-27）．
5) 中川直人．調剤とは何か：法的な定義必要，新しい薬学をめざして．45巻，2016，p217-220.
6) 平成25年11月〜12月第185回国会議録．
7) 日本病院薬剤師会．必要な薬学的知見に基づく指導の進め方．2014．https://www.jshp.or.jp/content/2014/0526-1.pdf，（参照2023-11-27）．
8) 厚生労働省医政局長「医療スタッフの協働・連携によるチーム医療の推進について」．医政発0430第1号，p.2.
9) 厚生労働省．患者のための薬局ビジョン：「門前」から「かかりつけ」，そして「地域」へ．2015．https://www.mhlw.go.jp/file/04-Houdouhappyou-11121000-Iyakushokuhinkyoku-Soumuka/vision_1.pdf，（参照2023-11-27）．
10) 社団法人日本薬剤師会．東日本大震災における活動報告書．平成24年3月．https://www.nichiyaku.or.jp/assets/uploads/activities/katsudo_hokoku.pdf，（参照2023-11-27）．

6 診療放射線技師法 （昭和26年6月11日法律226号）

　MRI，CT，X線撮影など，今日の医療の現場では，検査等のために放射線や磁波を利用した診療機器が使われる場合がある．これらの診療機器を扱う医療専門職が診療放射線技師である．

1 背景と目的

|1| 背景

　ドイツの物理学者レントゲンが1895年にX線を発見してほどなく，明治時代後期の日本にX線装置とX線医学が輸入された．輸入後，機械は主に大学・軍病院・野戦病院で用いられ，次第にX線装置を専門に取り扱う技術者が生まれてきた．大正期に入ると，装置が国内で生産されるようになり，X線を扱う技術者が増え始めてきたため，X線技術者の資格制度の法制化の運動が行われたが，戦前は資格制度の確立には至らなかった．

　戦後，1947（昭和22）年に業務の法制化の活動を行うための団体として日本放射線技術学会*が設立され，その活動もあって，1951（昭和26）年に議員立法により診療エックス線技師法が成立した．その後，がん対策等を通じて医療における放射線の利用が増大したが，診療エックス線技師が人体に照射できるのはX線のみに限られており，X線以外のα線*，β線*等の放射線を人体に対して照射できるのは医師または歯科医師のみであったことから，放射線医療の遂行に支障を来す状態だった．このため，1968（昭和43）年に診療エックス線技師法の改正が行われて，α線やβ線などの幅広い放射線を取り扱う専門技術者として，新たに診療放射線技師の制度が設けられ，法律の題名も診療放射線技師及び診療エックス線技師法と改められた．この改正によって，放射線の照射を診療放射線技師と診療エックス線技師とが担うことになった．

　しかし，医療技術が高度化する中で，「医師又は歯科医師の指示の下に百万電子ボルト未満のエックス線を人体に照射することを業とする者」と定義されていた診療エックス線技師の必要性が次第に薄れてきたために，行政事務の簡素合理化及び整理に関する法律（昭和58年法律83号）によって，一定の経過措置を設けて診療エックス線技師制度は廃止され，法律の題名も現在の診療放射線技師法に改められた．

|2| 目的

　この法律の目的は，診療放射線技師の資格を定めるとともに，その業務が適正に運用されるように規律することによって医療・公衆衛生の普及・向上に寄与することである（1条）．

2 定義

|1| 診療放射線技師とは

　診療放射線技師とは，厚生労働大臣の免許を受けて，医師または歯科医師の指示の下に，放射線の人体に対する照射をすることを業とする者のことであ

用語解説*

日本放射線技術学会

戦前の1942年に結成され，X線技術者の資格制度の法制化運動の中心的存在だった．

用語解説*

α線，β線

いずれも放射線の一種である．
α線（アルファ線）
原子核から放出される粒子（陽子2個・中性子2個からなるヘリウムの原子核）
β線（ベータ線）
原子核から放出される電子

る．なお，診療放射線技師が業とする放射線の人体に対する照射をする行為には，撮影が含まれるが，照射機器を人体内に挿入して行うものは含まない，と規定されている（2条2項）．

|2| 放射線とは

この法律でいう放射線とは，次の電磁波や粒子線のことである．

①アルファ線およびベータ線，②ガンマ線，③百万電子ボルト以上のエネルギーを有する電子線，④エックス線，⑤陽子線および重イオン線，⑥中性子線（2条1項，施行令1条）

3 免許

診療放射線技師として必要な知識と技能について行われる診療放射線技師国家試験に合格し，相対的欠格事由に当たらない者に対して，厚生労働大臣が免許を与える．試験に合格した者が住所地の都道府県知事を経由して厚生労働大臣に申請をし，診療放射線技師籍に所定の事項が登録されると免許が与えられる．免許が与えられた者には，診療放射線技師免許証が交付される（3条～5条，7条，8条，17条，施行令1条の2）．

4 行政処分と再免許

|1| 行政処分

診療放射線技師が相対的欠格事由のいずれかに当てはまるようになったときは，厚生労働大臣は，免許を取り消したり，期間を定めて業務停止を命じることができる（9条1項）．業務停止の期間中に業務を行ったものは，6カ月以下の懲役か30万円以下の罰金，またはその両方が科せられる（33条）．

|2| 再免許

行政処分によって免許の取消処分を受けた者が，取消の理由となった事項に当たらなくなったなど，その後の事情によって再び免許を与えるのが適当であると認められるときには，再免許が与えられることがある（9条3項）．

5 業務

|1| 放射線を人体に照射する行為（業務独占）

医師，歯科医師または診療放射線技師だけが，放射線の人体に対する照射をする行為を業とすることができる（24条）．違反者には，1年以下の懲役か50万円以下の罰金，または懲役と罰金の両方が科せられる（31条）．

診療放射線技師は，医師または歯科医師の具体的な指示を受けなければ，放射線の人体に対する照射をしてはならず，所定の場合を除いては，病院または診療所以外の場所で放射線の人体に対する照射をする業務を行ってはならない（26条，施行規則15条の3，15条の4）．診療放射線技師が病院・診療所以外で放射線の人体に対する照射をすることができる所定の場合とは，①医師または歯科医師が診察した患者について，その医師または歯科医師の指示を受け，出張して百万電子ボルト未満のエネルギーを有するX線を照射するとき，②多数の者の健康診断を一時に行う場合に，コンピュータ断層撮影装置を用いた検

plus α
試験科目

①基礎医学大要，②放射線衛生学を含む放射線生物学，③放射線物理学，④放射化学，⑤医用工学，⑥診療画像機器学，⑦エックス線撮影技術学，⑧診療画像検査学，⑨画像工学，⑩医用画像情報学，⑪放射線計測学，⑫核医学検査技術学，⑬放射線治療技術学，⑭放射線安全管理学（18条，施行規則10条）

➡ 相対的欠格事由については，p.36参照．

plus α
看護師が行えない業務

放射線の人体に対する照射をする行為は，医師，歯科医師または診療放射線技師が業務独占する行為であるので，看護師は行うことができない．これに対して，診療放射線技師の放射線の人体に対する照射をする行為以外の業務内容である画像診断装置を用いた検査等の所定の行為は，診療の補助行為の一部であるため，看護師はこれらの行為を行うことができる．

査以外の胸部 X 線検査，コンピュータ断層撮影装置を用いるもの以外の胸部 X 線検査やマンモグラフィー検査のため百万電子ボルト未満のエネルギーを有する X 線を照射するとき，③多数の者の健康診断を一時に行う場合に，医師または歯科医師の立ち会いの下に，②以外で，百万電子ボルト未満のエネルギーを有する X 線を照射するとき，④医師または歯科医師が診察した患者について，診察した医師・歯科医師の指示を受けて出張して超音波診断装置を用いた検査を行うとき，である．違反した者は，6 カ月以下の懲役か 30 万円以下の罰金，またはその両方が科せられる（34 条）．

|2| 保健師助産師看護師法との関係

　診療放射線技師は，業務独占している放射線の人体に対する照射をする行為以外に，保助看法 31 条 1 項および 32 条の規定にかかわらず，診療の補助として，次のような画像診断装置を用いた検査等の行為を行うことを業とすることができる（24 条の 2，施行令 17 条，施行規則 15 条の 2）．

①医師または歯科医師の指示の下に行う，磁気共鳴画像診断装置，超音波装置その他の画像による診断を行うための装置のうち所定の画像診断装置*を用いた検査

②医師または歯科医師の具体的な指示を受けて行う，放射線の人体に対する照射をする業務や①の検査に関連する行為として行う所定の行為

業務や検査に関連する所定の行為

①静脈路に造影剤注入装置を接続する行為や造影剤を投与するためにその造影剤注入装置を操作する行為とその造影剤の投与が終了した後に抜針と止血を行う行為

②動脈路確保のため以外で動脈路に造影剤注入装置を接続する行為や造影剤を投与するためにその造影剤注入装置を操作する行為

③核医学検査のために静脈路に放射性医薬品を投与するための装置を接続する行為，その放射性医薬品を投与するために投与装置を操作する行為やその放射性医薬品の投与が終了した後に抜針と止血を行う行為

④下部消化管検査のために肛門にカテーテルを挿入する行為，そのカテーテルから造影剤や空気を注入・吸引する行為

⑤画像誘導放射線治療のために肛門にカテーテルを挿入する行為とそのカテーテルから空気を吸引する行為

⑥上部消化管検査のために鼻腔に挿入されたカテーテルから造影剤を注入する行為とその造影剤の注入が終了した後にカテーテルを抜去する行為

　画像診断装置を用いた検査等の①②は診療の補助行為であるため，看護師と准看護師が業務独占している行為である．しかし，この法律によって例外的に，診療放射線技師も，①の所定の画像診断装置を用いた検査については医師や歯科医師の指示の下に，また，②の業務や検査に関連する所定の行為については医師や歯科医師の具体的指示の下に，これらの行為を行うことができ

ると規定されているのである.

|3| 名称独占

診療放射線技師でない者は，診療放射線技師や紛らわしい名称を使用してはならない（25条）．違反者には，30万円以下の罰金が科せられる（36条）．

6 義務

|1| 他の医療スタッフとの連携

診療放射線技師は，業務を行う際に，医師やその他の医療関係者との緊密な連携を図って適正な医療の確保に努めなければならない（27条）．

|2| 照射録の作成

診療放射線技師は，放射線の人体に対する照射をしたときは，遅滞なく所定の事項を記載した照射録を作成して，照射について指示をした医師または歯科医師の署名を受けなければならない（28条1項）．違反した者には，20万円以下の過料が科される（37条2号）．

厚生労働大臣または都道府県知事は，必要性が認められる場合，照射録を提出させたり，厚生労働省や都道府県の職員に照射録を検査させることができる．職員が検査に当たる際には，身分を証明する証票を携帯し，かつ，関係人の請求があれば，携帯している身分証を呈示しなければならない（28条2項，3項）．

|3| 守秘義務

診療放射線技師は，正当な理由がないのに，業務上知り得た人の秘密を漏らしてはならない．診療放射線技師でなくなった後も同じ義務を負う（29条）．違反者には，50万円以下の罰金が科される．ただし，この罪については，検察官は被害者本人その他の関係者による告訴がなければ起訴できない親告罪である（35条）．

plus α
照射録の記載事項
①照射を受けた者の氏名，性別および年齢，②照射の年月日，③具体的にかつ精細に記載された照射の方法，④指示を受けた医師または歯科医師の氏名およびその指示の内容（施行規則16条）

過料（かりょう）と科料（かりょう）

「過料」とは，行政上の義務の履行を強制する手段として，あるいは法令の違反に対する制裁ないしは懲戒として科せられる金銭罰である．行政上の責任として罰金の支払いが科されるものであり，刑法・刑事訴訟法による刑事上の責任として刑罰が科されるものではない．

これに対して，「科料」は，罰金と並んで財産刑の一種であり，1,000円以上1万円未満の刑罰を科するときに用いられる．

「過料」も「科料」も正しい読み方は「かりょう」だが，この二つを区別するために，過料を「あやまちりょう」，科料を「とがりょう」と読むこともある．

「医療スタッフの協働・連携によるチーム医療の推進について」（平成22年4月30日医政局長通知）において，①画像診断における読影の補助を行うこと，②放射線検査等に関する説明・相談を行うことが，診療放射線技師のさらなる役割として明記された．2014（平成26）年と2021（令和3）年には，診療放射線技師法の一部が改正されて，診療放射線技師は新たに放射線の人体に対する照射をする行為に関連する行為の実施ができるようになった（➡p.124「業務や検査に関連する所定の行為」）（地域における医療及び介護の総合的な確保を推進するための関係法律の整備に関する法律〔平成26年法律83号〕，良質かつ適切な医療を効率的に提供する体制の確保を推進するための医療法等の一部を改正する法律〔令和3年法律49号〕）．また，病院または診療所以外の場所で健康診断を目的として胸部X線検査とマンモグラフィー検査を行う場合には，医師・歯科医師の立ち会いがなくても放射線の人体に対する照射をする行為の実施ができる，診察した医師・歯科医師の指示を受けて出張による患者に対する超音波診断装置を用いた検査の実施ができるなど，法改正によって，業務を実施できる場所も広がってきている．

　現在，放射線検査や放射線治療は医療になくてはならない存在であり，疾病の早期発見，がん治療などで重要な役割を果たしている．また，2011年3月の東日本大震災に伴う福島第一原子力発電所事故などをきっかけとした，国民の放射線に対する不安に応えるための放射線被ばく相談や医療の質を考えつつ，医療被ばくの低減に努めて，安全・安心な放射線診療の提供を行うことが必要とされている．医療安全の視点から，画像診断における読影の補助や医師・歯科医師への報告，医療スタッフとの連携，また，放射線検査等に関する説明・相談についての十分なインフォームドコンセントの実施などが診療放射線技師には求められている．

> **plus α**
>
> **放射線取扱主任者**
>
> 許可届出使用者などは，放射性同位元素や放射線発生装置を診療のために用いるときには，放射線障害の防止について監督を行わせるために，医師または歯科医師の中から，放射線取扱主任者を選任しなければならない．放射線取扱主任者は，原子力規制委員会の登録を受けた「登録定期講習機関」である公益社団法人日本診療放射線技師会（文部科学大臣が登録）が行う放射線取扱主任者の講習を受けることになっている（放射性同位元素等による放射線障害の防止に関する法律34条，36条の2第1項）．

> 📖 **引用・参考文献**
> 1) 公益社団法人日本診療放射線技師会．https://www.jart.jp/，（参照2023-11-27）．

7 臨床検査技師等に関する法律 （昭和33年4月23日法律76号）

1 歴史・背景

　臨床検査技師に関する制度は，1958（昭和33）年に衛生検査技師*制度としてスタートしたが，1970（昭和45）年に臨床検査技師制度が創設された．ところが，2005（平成17）年，衛生検査技師制度が廃止されるのに伴い，法律の題名も臨床検査技師等に関する法律に変更され，今日に至っている．

1 衛生検査技師法の制定

　医療において，細菌，血液，寄生虫等の検査は必要不可欠のものであるが，戦前は，医師，歯科医師等が自ら行うか，あるいは看護婦（当時）その他の者に行わせるなど，検査を行う者，施設についての法規制はなされていなかった．

　しかし，戦後，衛生検査に関する技術が急速に高度化し，検査の重要性がますます高まると，法的規制を加えるべきであるとの強い要請がなされた．厚生

> **用語解説*****
>
> **衛生検査技師**
>
> 衛生検査技師法は，衛生検査技師を，医師の指導監督の下に細菌学的検査，血清学的検査，血液学的検査，病理組織学的検査，原虫・寄生虫学的検査等の検体検査を行うことを業とする者と定義し，その免許は，高等学校卒業者を入学資格とする衛生検査技師学校または養成所（修業年限は2年以上）を卒業した後に，厚生大臣（当時）の行う試験に合格した者，医学，薬学等の大学を卒業した者等に対して都道府県知事によって与えられた．また，無資格者に対しては，名称の使用のみを禁じ，業務については制限されていなかった．

省（当時）は，1952（昭和27）年以降，立法に向けて幾度となく法案を提示したが，日本衛生検査技術者会，日本薬剤師会等の関係団体間の調整がつかなかった．1958（昭和33）年4月になってようやく，議員提案による衛生検査技師法が成立した（昭和33年法律76号）．

2 臨床検査技師，衛生検査技師等に関する法律の制定

その後，疾病の診断または治療のための検査について，脳波検査，心電図検査等の生理学的検査が重要視されるようになったが，衛生検査技師が生理学的検査を行うことは法的に認められていなかったので，この業務に従事する専門的技術者の資格制度が強く要請されるようになった．

厚生省（当時）は，衛生検査技術者制度検討打合会の意見書に基づき，1970（昭和45）年に衛生検査技師法を改正し，臨床検査技師の制度を設けるとともに，法律の題名も臨床検査技師，衛生検査技師等に関する法律*と改めた（昭和45年法律83号）．

3 臨床検査技師等に関する法律の制定

検査の現場における医療の高度化，とりわけ，検査の機械化，情報化等が進み，より高度の資質が検査技師に求められるようになった．これらの検査技師を取り巻く環境の変化に対応するため，2002（平成14）年10月，厚生労働省に「臨床検査技師，衛生検査技師に関する在り方等検討会」が設置され，現行制度の枠組み自体を見直す検討が行われた．この検討会の「中間とりまとめ」を踏まえ，2005（平成17）年，議員提案による法改正が行われた（平成17年法律39号）．

改正された法律では，業として検査を行う者の質を担保し，検査の正確性を確保する等のため，従来，医科大学，薬科大学等において所定の課程を修了して卒業した者の申請により（試験なしで）免許が与えられていた「衛生検査技師」の資格が廃止された．法律の題名も臨床検査技師等に関する法律と改められ，臨床検査技師の資格等を定めることによって，医療および公衆衛生の向上に寄与することが目的とされた（1条）．

2 定義

臨床検査技師とは，厚生労働大臣の免許を受けて，臨床検査技師の名称を用いて，医師または歯科医師の指示の下に，人体から排出または採取された検体の検査として厚生労働省令で定めるもの（「検体検査」という）および厚生労働省令で定める「生理学的検査」を行うことを業とする者をいう（2条）．

3 免許

検査に必要な知識と技能について行われる国家試験に合格し，相対的欠格事由に当たらない者に，厚生労働大臣より免許が与えられる（3条，4条，11条）．免許は，試験に合格した者の申請により，臨床検査技師名簿に登録することによって行われ，免許を与えられた者には，臨床検査技師免許証が交付される（6条）．

用語解説 *

臨床検査技師，衛生検査技師等に関する法律

臨床検査技師の業務内容を，従来，衛生検査技師が行ってきた検体検査に加え，生理学的検査と検査のための採血を行うこととした．また，免許は，高等学校卒業者を入学資格とする臨床検査技師学校または養成所（修業年限は3年以上）を卒業した後に，厚生大臣（当時）の行う試験に合格した者に対して厚生大臣によって与えられた．なお，衛生検査技師については，従来通りの業務を行うこととし，医科大学，薬科大学等を卒業した者に対して，その申請によって厚生大臣が免許を与えることとし，従来からの試験制度は廃止された．

plus α

国家試験で問われる検査

国家試験において知識と技術が問われる検査には，検体検査および生理学検査のみならず，検査のための採血と検体採取が含まれる（11条）．

∴ 行政処分と再免許

臨床検査技師が相対的欠格事由のどれか一つに該当するようになった場合，免許の取消か期間を定めての臨床検査技師の名称の使用停止という行政処分をされることがある（8条1項）．名称の使用停止期間中に，臨床検査技師の名称を使用した場合，30万円以下の罰金に処せられる（24条1号）．

免許の取消処分を受けた者であっても，その取消の理由となった事項に該当しなくなったときや，その後の事情によって再び免許を与えるのが適当であると認められるときには，再免許が与えられることがある（8条3項）．

➡ 相対的欠格事由については，p.36 参照．

4 業務

臨床検査技師は，医師または歯科医師の指示の下に，検体検査と生理学的検査を行い（2条），患者のデータを作成し，診断・治療に役立てる．臨床検査技師の本来の業務である．

|1| 名称独占

臨床検査技師でない者は，臨床検査技師という名称またはこれに紛らわしい名称を使用してはならない（20条）．これに違反すると，30万円以下の罰金に処せられる（24条2号）．

|2| 検体検査

検体検査は，①微生物学的検査，②免疫学的検査，③血液学的検査，④病理学的検査，⑤生化学的検査，⑥尿・糞便等一般検査，⑦遺伝子関連・染色体検査の7種類である（施行規則1条）．これらは，直接人体に手を触れて行う検査ではないので人体に対して危害を及ぼすおそれがなく，医行為とは認められない．名称独占の規定はあるが業務独占の規定はないので，臨床検査技師という名称またはこれに紛らわしい名称を用いない限り，無資格者であっても，検体検査を行うことはできる．

|3| 生理学的検査

臨床検査技師が行える生理学的検査は，①心電図検査（体表誘導によるものに限る），②心音図検査，③脳波検査（頭皮誘導によるものに限る），④筋電図検査（針電極による場合の穿刺を除く），⑤運動誘発電位検査，⑥体性感覚誘発電位検査，⑦基礎代謝検査，⑧呼吸機能検査（マウスピースおよびノーズクリップ以外の装着器具によるものを除く），⑨脈波検査，⑩熱画像検査，⑪眼振電図検査（冷水もしくは温水，電気または圧迫による刺激を加えて行うものを除く），⑫重心動揺計検査，⑬持続皮下グルコース検査，⑭超音波検査，⑮磁気共鳴画像検査，⑯眼底写真検査（散瞳薬を投与して行うものを除く），⑰毛細血管抵抗検査，⑱経皮的血液ガス分圧検査，⑲聴力検査（気導により行われる定性的な検査であって所定の周波数および聴力レベルによるものを除いたものに限る），⑳基準嗅覚検査および静脈性嗅覚検査（静脈に注射する行為を除く），㉑電気味覚検査およびろ紙ディスク法による味覚定量検査，㉒直腸肛門機能検査の22種類である（施行規則1条の2）．

plus α

試験科目

①医用工学概論（情報科学概論および検査機器総論を含む），②公衆衛生学（関係法規を含む），③臨床検査医学総論（臨床医学総論および医学概論を含む），④臨床検査総論（検査管理総論および医動物学を含む），⑤病理組織細胞学，⑥臨床生理学，⑦臨床化学（放射性同位元素検査技術学を含む），⑧臨床血液学，⑨臨床微生物学，⑩臨床免疫学（施行規則5条）．

plus α

臨床検査技師が行えない聴力検査

①周波数1,000ヘルツおよび聴力レベル30デシベルのもの
②周波数4,000ヘルツおよび聴力レベル25デシベルのもの
③周波数4,000ヘルツおよび聴力レベル30デシベルのもの
④周波数4,000ヘルツおよび聴力レベル40デシベルのもの

医師または歯科医師の指示

　「医師または歯科医師の指示の下に」は，立法当時，「医師の指導監督の下に」であった．しかしながら，実際の診療現場においては，患者の診療を行う臨床医の多くが，検査技師に対して「指示書」によってオーダーを出していることや，他の医療スタッフが「医師の指示の下」で業務を行っていること等から，臨床検査技師についても「医師の指示」とすべきであるとの「臨床検査技師，衛生検査技師に関する在り方等検討会」の中間とりまとめを参考にして，平成17年の法律改正で表現が改められた．

　また，その際，医師と並んで「歯科医師の指示」が追加された．臨床検査技師の資格等が法制化された昭和45年当時は，歯科医療の分野では臨床検査は少なかったが，今日では，口腔内の大手術例も多く，臨床検査や検査用採血の必要性が出てきたためである．

検体検査の実際

　検体検査とは，人の身体から排出された排泄物や採取された組織の一部や血液などの検体を，試薬などを使って化学的に，あるいは顕微鏡を使って形態的に観察し，その特徴を分析することである．

①微生物学的検査　採取した便，尿，膿，喀痰などの検体を培養し，感染症の原因となる微生物を特定するとともに，薬に対する感受性（効き具合）を検査する．

②免疫学的検査　血液中の抗原や抗体反応を利用して感染など免疫に関係する病気を診断する検査である．肝炎ウイルス，梅毒，関節リウマチ，膠原病などの診断には欠かせない．また，腫瘍マーカーの検査では，がんの存在や治療効果を見ることができる．

③血液学的検査　血液中の血球成分（白血球，赤血球，血小板）の数や形態，機能を検査する．貧血の種類や白血病をはじめとするさまざまな血液の病気を見つけることができる．

④病理学的検査　身体の臓器や，その組織の一部あるいは細胞を採取し，顕微鏡によって観察して悪性細胞の有無などを調べる．

⑤生化学的検査　血清を分析して，血液中の酵素，脂質，糖質，無機質，ホルモンなどを測定し，体調の変化や臓器の異常を把握する．肝機能検査，腎機能検査，脂質検査，糖尿病検査，甲状腺検査などの分析項目がある．

⑥尿・便などの一般検査　尿，便，体腔液（胸水，腹水等）などを調べる．尿の検査では腎臓や泌尿器系臓器の状態，膀胱や尿道にできた腫瘍などを明らかにする．便の検査は「便潜血検査」と「寄生虫検査」が主なものである．体腔液の検査は，感染症や腫瘍鑑別などの診断に役立つ．

⑦遺伝子・染色体検査　遺伝子や染色体を調べることによって，生まれつきの体質や，生まれた後に生じたDNAの変化を明らかにして病気の診断に役立てる．また，最近では，がんの治療薬などが体質的に効きやすいかなど，治療効果の予測などにも応用されている．

　その他，実務では，「⑧輸血・造血幹細胞移植関連検査」として，輸血を行うために必要な血液型検査や交差適合試験，不規則抗体検査（輸血や妊娠によって産生することがあるABO式血液型以外の赤血球抗原に対する抗体を検出する検査）や，輸血用血液の保管管理・供給，自己血，末梢血幹細胞移植に関わる業務なども行われている．

｜4｜採血

　臨床検査技師は，医師の具体的指示を受けて，採血を行うことができる（20条の2）．もっとも，臨床検査技師の行う採血は，検査のための採血に限定される（11条）．したがって，輸血用の採血や，医療用，瀉血などはできない．また，採血の部位は，耳朶・指頭・足蹠の毛細血管や肘静脈・手背・足背の表在静脈などの四肢の表在静脈に限定される（施行令8条）．

plus α

採血量

臨床検査技師が行う採血量について，特に法令上の制限はないが，原則として20mL以内が一応の目安とされている．もっとも，患者の体調が良好で，かつ検査上必要であれば，20mL以上の採血も可能であるとされている（昭和45年12月3日医発1416号，平成20年1月17日医政医発第0117001号）．

|5| 検体採取

臨床検査技師は，医師の具体的指示を受けて，検体を採取することができる（11条，20条の2）．2014（平成26）年の法改正によって追加された業務である．臨床検査技師の行う検体採取は，①鼻腔拭い液，鼻腔吸引液，咽頭拭い液，その他これらに類するものを採取する行為，②表皮ならびに体表および口腔の粘膜を採取する行為（生検のためにこれらを採取する行為を除く），③皮膚ならびに体表および口腔の粘膜の病変部位の膿を採取する行為，④鱗屑，痂皮その他の体表の付着物を採取する行為，⑤綿棒を用いて肛門から糞便を採取する行為である（施行令8条の2）．

|6| 生理学的検査，採血，検体採取に関連する行為

臨床検査技師は，医師の具体的指示を受けて，次の行為をすることができる（20条の2，施行規則10条の2）．これらは2021（令和3）年の法改正によって追加された業務である．

● 検査のための「採血」を行う際に静脈路を確保し，①静脈路に接続されたチューブにヘパリン加生理食塩水を充塡する行為，②静脈路へ点滴装置を接続する行為（電解質輸液の点滴を実施するためのものに限る）および③静脈路に血液成分採血装置を接続，操作し，操作終了後に抜針・止血する行為．

● 超音波検査のために④静脈路に造影剤注入装置を接続，操作し，造影剤の投与終了後に抜針・止血する行為．

|7| 保健師助産師看護師法との関係

生理学的検査，採血，検体採取およびこれらに関連する行為は，いずれも医行為であるので，本来，医師または歯科医師と，その指示を受けた看護師等が診療の補助として行えるのみである．したがって，無資格者が行えないのはもちろん，臨床検査技師がこれらの行為を行えるようにするためには，看護師等が独占している診療の補助業務を臨床検査技師に解除することが必要となる．この点について，20条の2第1項は，臨床検査技師は，保助看法31条1項および32条の規定にかかわらず，診療の補助として，①採血，②検体採取，③生理学的検査および④これらの行為に関連する行為を行うことを業とすることができる（①②④については医師または歯科医師の具体的な指示を受けて行うことも必要）と定めている．なお，名称使用停止中の臨床検査技師は，これらの業務を行ってはならない（20条の2第2項）．

5 義務

|1| 信用失墜行為の禁止

臨床検査技師は，臨床検査技師の信用を傷つけるような行為をしてはならない（18条）．この違反に対する罰則規定はない．これは，単にやってはいけないという，いわゆる「訓示規定」にとどまる．

|2| 守秘義務

臨床検査技師は，正当な理由がなく，業務上取り扱ったことについて知り得

plus α

採血・検体採取

採血・検体採取を診療の補助として行うことが認められているのは，これらの検体採取と検査を一貫して行う場合等に備えたものである．これらは検査そのものではないので，2条の定義規定において業務として定められていない．臨床検査技師の本来業務ではなく，特例業務といわれることがある．

活動の場

　臨床検査技師の主な活動の場は，検査設備の整った病院や診療所であるが，日常の病院業務においてさまざまな種類の検査を大量にこなすことが困難になってきている．そのため，臨床検査を専門に請け負う検査センター（衛生検査所）での検査の比重が増しており，ここで活動する臨床検査技師も多い．

　人間ドックや定期健康診断，生活習慣病健診などでも大きな役割を果たし，国や地方自治体の衛生研究所や公害研究所，医療機器メーカーなどの企業でも活動している．また近時，治験のサポートをする治験コーディネーターとして活動する者も出てきている．

業務の拡大

　実際の業務内容は，法律に規定されている検体検査，生理学的検査，採血・検体採取のほかに，検体検査で使用される試薬の在庫管理や，通常の検査では調べきれない検査内容が生じた場合や特別な病気が疑われた場合には，備え付けではない試薬を作製している．また，糖負荷機能検査やさまざまな内分泌機能検査なども行っている．個人のゲノム情報に基づき，個々人の体質や病状に適した，より効果的・効率的な疾患の診断，治療，予防を可能にする「ゲノム医療」の実用化に向け，遺伝子検査の重要性が高まっている．2017（平成29）年の法改正と翌年の施行規則の改正により，「遺伝子関連・染色体検査」が「検体検査」に追加された．

た秘密を他に漏らしてはならない（19条）．ただし，医師，看護師，他の臨床検査技師等の医療スタッフに対して患者の秘密を知らせることは，それがチームとして，あるいは組織として医療を行うのに必要な情報である限り「正当な理由」があるので，守秘義務違反にはならない．

　守秘義務に違反した場合，50万円以下の罰金に処せられるが，本条の罪は，被害者または法定代理人などによる告訴がなければ，検察官は起訴することができない親告罪である（23条）．なお，臨床検査技師でなくなった後においても，同様の守秘義務が課せられる（19条）．

⑥ 衛生検査所

　衛生検査所とは，検体検査を業として行う場所をいう．衛生検査所を開設しようとする者は，その所在地の都道府県知事（あるいは保健所を設置する市・特別区の市長・区長）の登録を受けなければならない．申請された衛生検査所の構造設備・管理組織，検体検査の精度の確保の方法などが検体検査業務を適正に行うのに必要な基準に適合しないとき，都道府県知事は登録をしてはならない（20条の3）．

　都道府県知事は，必要に応じて登録を受けた衛生検査所の開設者に対して報告を命じ，あるいは衛生検査所への立入検査をすることができる（20条の5）．また，登録衛生検査所の検査業務が適正に行われていない場合には，開設者に対して構造設備や管理組織あるいは検体検査の精度の確保の方法の変更などを指示できる（20条の6）．登録衛生検査所の構造設備・管理組織，検体検査の精度の確保の方法などが基準に適合しなくなった場合，都道府県知事は，登録を取り消すか期間を定めて業務の全部または一部の停止を命ずることができる（20条の7）．

引用・参考文献

1) 佐藤乙一. 関係法規. 医師薬出版, 2016, 135p, （最新臨床検査学講座関係法規）.
2) 横田俊弘. 臨床検査技師・診療放射線技師・臨床工学技士になるには. ぺりかん社, 2002, 164p, （なるにはBOOKS, 112）.
3) WILL こども知育研究所編著. 臨床検査技師の一日. 保育社, 2016, 79p, （医療・福祉の仕事見る知るシリーズ, 10代の君の「知りたい」に答えます）.
4) 一般社団法人日本臨床衛生検査技師会. 臨床検査技師の仕事. https://www.jamt.or.jp/kenken/pdf/book2017.pdf, （参照2023-11-27）.

8 理学療法士及び作業療法士法 （昭和40年6月29日法律137号）

1 目的

理学療法士（physical therapist：PT）・作業療法士（occupational therapist：OT）（二つを総称して療法士）は，1965（昭和40）年に国家資格の医療専門職として誕生した．昭和30年代当時，身体または精神に障害のある者を社会生活に復帰させるために行われる医学的リハビリテーションのニーズが高まっていた．そのため，日本における医学的リハビリテーションの本格的な普及・発展のために，その担い手となる理学療法士・作業療法士の資格を定め，その資質の向上，業務の適正化を図り，国民の福祉に資するためにこの法律が制定された．理学療法士および作業療法士の資格を定めるとともに，その業務が，適正に運用されるように規律し，もって医療の普及および向上に寄与することがこの法律の目的である（1条）．

理学療法士と作業療法士の違い

理学療法士は，身体機能の低下に対し，主に治療体操（運動療法）により筋力増強や神経麻痺にアプローチして，起きる，歩くなど基本的動作・活動の向上を目指す．

作業療法士は，動作や活動の障害に対して，作業療法（作業課題）により，身体機能の獲得とともに精神・心理機能，認知機能も重視したアプローチにより，応用的な身体活動の獲得を目指す．また，精神疾患・障害者のリハビリテーションにおいては，作業療法士が，集団および個別に対応し，精神障害の軽減，生活機能の改善に取り組んでいる．

最近では，精神科病院や地域在宅においても精神障害と身体障害を併存した身体合併症者が顕在化しており，看護師等と連携した理学療法士，作業療法士の役割が高まっている．

---

plus α
理学療法の対象

・脳血管疾患（脳梗塞，脳出血など）
・呼吸器疾患（COPDなど）
・心疾患（心不全，狭心症など）
・運動器疾患（骨折，変形性関節症など）
・脊髄損傷（完全麻痺・不全麻痺）
・地域住民・虚弱高齢者など

運動器疾患や脳血管疾患が主な対象だが，呼吸器疾患，心疾患，糖尿病，メタボリックシンドローム，廃用症候群，フレイルなどにも積極的に関与している．さらに少数ながら，スポーツ，産業保健，特別支援学校，学校保健の領域にも関わっている．

2 定義と業務

1 理学療法士 （図3.1-5）

理学療法は，身体に障害のある者に対し，主としてその基本的動作能力の回復を図るため，治療体操その他の運動を行わせ，および電気刺激，マッサージ，温熱その他の物理的手段を加えることである（2条1項）．理学療法士は厚生労働大臣の免許を受けて，理学療法士の名称を用いて，医師の指示の下に，

理学療法を行うことを業とする者である（2条3項）.
理学療法が必要なさまざまな対象者に対し，ベッドから起き上がる，バランスよく立つ，歩く，移動するなど，人間が生活し活動するための根本的な動作，すなわち基本的動作能力の回復をもたらすために，①治療体操その他の運動（運動療法）と②物理療法を実施する.

理学療法の主となる運動療法の目的は表3.1-19の通りである[1]. 対象者の障害，場所と時期によって，理学療法士の関わりかたは多彩である（➡ p.134「障害，時期と活動の場所からみた理学療法士の関わり」参照）.

（➡ p.134「障害，時期と活動の場所からみた理学療法士の関わり」参照）

|2| 作業療法士

作業療法は，身体または精神に障害のある者に対し，主としてその応用的動作能力または社会的適応能力の回復を図るため，手芸，工作その他の作業を行わせることである（2条2項）. 作業療法士は厚生労働大臣の免許を受けて，作業療法士の名称を用いて，医師の指示の下に，作業療法を行うことを業とする者である（2条4項）.

作業を，人の生活に関わるセルフケア，食事，家事，仕事，余暇，地域活動など，すべての諸活動としており，社会，地域と結ぶ接点としている. 具体的な「作業」としては，生活活動（掃除や調理など生活の中での作業），創作・表現活動（陶芸や編み物など，手芸や工芸での作業），感覚・運動活動

表3.1-19　運動療法の目的

- ■ 機能障害の回復と予防，身体機能の改善と強化
  - ・関節可動域
  - ・リラクセーション
  - ・筋力・筋持久力
  - ・筋の協調性
  - ・神経
  - ・バランス能力
  - ・呼吸・循環機能
  - ・代謝機能
- ■ 全身状態の向上
- ■ 廃用症候群からの回復と予防
- ■ 基本動作の獲得

plus α

作業療法の対象となる人

[こころとからだ]
こころ
- ・統合失調症，うつ病，双極性障害，依存症，神経症性障害
- ・高次脳機能障害，認知症，発達障害，摂食障害

からだ
- ・脳血管障害（脳梗塞，脳出血，くも膜下出血など），脳腫瘍
- ・脊髄損傷，パーキンソン病，がん
- ・呼吸器疾患，心疾患
- ・末梢神経障害，関節リウマチ，ALSなど

[人生のあらゆるステージで]
発達期
- ・脳性麻痺，自閉スペクトラム症
- ・注意・欠如多動症，学習障害
- ・重症心身障害

高齢期
- ・認知症，骨折，骨関節疾患
- ・廃用症候群，フレイル

標準的な根拠（エビデンス）に個別性を加味した理学療法の実践

Plan
評価に基づく課題抽出目標設定・計画立案
- ●関節可動域訓練
- ●リスク管理
- ●予後予測
- ●筋力・動作能力の評価

Do
治療
- ●運動療法（強度，頻度，方法，時間）
- ●物理療法
- ●運動指導

Check
再評価計画再考
- ●疼痛の評価
- ●カンファレンス
- ●筋力・動作能力の評価

Act
改善
- ●効果判定
- ●機能・動作改善

活動・参加を支える移動・歩行能力の維持・向上

可能な限り自立した生活の維持と再構築：健康寿命の延伸

公益社団法人日本理学療法士協会. https://www.japanpt.or.jp/. （参照2023-11-27）.

図3.1-5　理学療法士の業務

障害，時期と活動の場所からみた理学療法士の関わり

　理学療法士の活動の場面は医療機関が7割を占め，運動器疾患（骨折，変形性関節症など），脳血管障害（脳梗塞，脳出血など），呼吸循環器疾患（COPD，心不全など）が主な対象となっている．医療施設における治療的な運動・精神機能回復にとどまらず，社会福祉施設，地域在宅，企業，スポーツ領域における健康増進，障害予防に役割が広がり，特に，糖尿病，メタボリックシンドローム，フレイル（加齢とともに心身の脆弱性が出現した状態）へのニーズが拡大している．今後は，アスリート，産業保健，特別支援学校，学校保健領域にも関わっていくことになる．

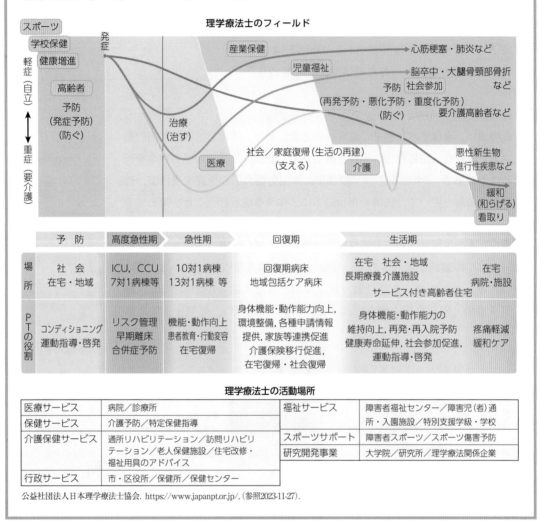

理学療法士のフィールド

	予　防	高度急性期	急性期	回復期	生活期	
場所	社　会 在宅・地域	ICU, CCU 7対1病棟等	10対1病棟 13対1病棟　等	回復期病床 地域包括ケア病床	在宅　社会・地域 長期療養介護施設 サービス付き高齢者住宅	在宅 病院・施設
PTの役割	コンディショニング 運動指導・啓発	リスク管理 早期離床 合併症予防	機能・動作向上 患者教育・行動変容 在宅復帰	身体機能・動作能力向上， 環境整備，各種申請情報 提供，家族等連携促進 介護保険移行促進， 在宅復帰・社会復帰	身体機能・動作能力の 維持向上，再発・再入院予防 健康寿命延伸，社会参加促進， 運動指導・啓発	疼痛軽減 緩和ケア

理学療法士の活動場所

医療サービス	病院／診療所	福祉サービス	障害者福祉センター／障害児(者)通所・入園施設／特別支援学級・学校
保健サービス	介護予防／特定保健指導		
介護保健サービス	通所リハビリテーション／訪問リハビリテーション／老人保健施設／住宅改修・福祉用具のアドバイス	スポーツサポート	障害者スポーツ／スポーツ傷害予防
		研究開発事業	大学院／研究所／理学療法関係企業
行政サービス	市・区役所／保健所／保健センター		

公益社団法人日本理学療法士協会. https://www.japanpt.or.jp/, (参照2023-11-27).

（風船バレーボールなど運動での作業），仕事・学習活動（農作業や勉強など社会での作業）の四つを挙げている．そして日本作業療法士協会による作業療法の定義は，人々の健康と幸福を促進するために，医療，保健，福祉，教育，職業などの領域で行われる，作業に焦点を当てた治療，指導，援助となっている．作業とは，対象となる人々にとって目的や価値をもつ生活行為を指す．

　作業療法士はあらゆる場所で活動し，その内容も表3.1-20 に示す通り多岐

にわたるが，特に認知・精神機能を高める活動，巧緻動作などの応用動作能力，社会適応能力を向上させる点に重心が置かれ，対象者の活動・参加を向上させることに注力される．

|3| 保健師助産師看護師法との関係

理学療法士・作業療法士は，保助看法31条1項および32条の規定にかかわらず，診療の補助として理学療法・作業療法を行うことを業とすることができる（15条）．診療の補助は看護師等が業務独占しているが，この規定により，医師の指示を要件に，例外的に理学療法を理学療法士が，作業療法を作業療法士が診療の補助として実施できることを意味している．

理学療法士・作業療法士が業務に関して法規違反をした場合には，保助看法31条1項および32条違反となり，その罰則規定である保助看法43条1項により，2年以下の懲役もしくは50万円以下の罰金またはその両方が科される．

3 免許と名簿

理学療法士・作業療法士になるには，理学療法士国家試験・作業療法士国家試験に合格し，厚生労働大臣の免許を受けなければならない（3条）．

免許は，各国家試験合格者が申請し，相対的欠格事由に当たらない場合に理学療法士名簿，作業療法士名簿に登録されることによって与えられる（6条1項）．厚生労働大臣が免許を与えたときは，それぞれに理学療法士免許証，作業療法士免許証が交付される（6条2項）．

他職種と類似する業務のとらえどころ

理学療法士によるマッサージの実施

療法士法15条2項で「理学療法士が，病院若しくは診療所において，又は医師の具体的な指示を受けて，理学療法として行なうマッサージについては，あん摩マツサージ指圧師，はり師，きゆう師等に関する法律（昭和22年法律第217号）第1条の規定は，適用しない」とされている．これは医師の具体的な指示を受けて「理学療法として行うマッサージ」，すなわち診療の補助行為としてのマッサージ手技を意味し，あん摩マツサージ指圧師，はり師，きゆう師等に関する法律に規定する医業類似行為としてのマッサージではない．

理学療法士・作業療法士による喀痰等の吸引

理学療法士が体位排痰法を実施する際の，あるいは，作業療法士が食事訓練を実施する際の喀痰等の吸引は，それぞれの業務を安全かつ適切に実施する上で当然に必要となる行為であるので，「理学療法」「作業療法」に含まれるとの通知が出されている

厚生労働省医政局長．医療スタッフの協働・連携によるチーム医療の推進について．2010. https://www.mhlw.go.jp/shingi/2010/05/dl/s0512-6h.pdf，（参照2023-11-27）．

表3.1-20　作業療法に含まれる内容

- 喀痰等の吸引
- 移動，食事，排泄，入浴等の日常生活活動に関するADL訓練
- 家事，外出等のIADL訓練
- 作業耐久性の向上，作業手順の習得，就労環境への適応等の職業関連活動の訓練
- 福祉用具の使用等に関する訓練
- 退院後の住環境への適応訓練
- 発達障害や高次脳機能障害等に対するリハビリテーション

厚生労働省．医療スタッフの協働・連携によるチーム医療の推進について（通知）．医政発0430第2号及び第1号．平成22年4月30日より作成．https://www.mhlw.go.jp/topics/2013/02/dl/tp0215-01-09d.pdf，（参照2023-11-27）．

plus α

作業療法士の活動場所

医療や福祉・介護の現場だけでなく社会活動の現場でも活躍している．
医療…病院，クリニックなど
福祉…障害者施設，児童福祉施設など
介護…老人保健施設，デイケアなど
保健…保健所，地域包括支援センターなど
職業関連…就労支援事業施設，ハローワークなど
教育…特別支援学校
司法…矯正施設など

plus α

試験科目

理学療法士
①解剖学，②生理学，③運動学，④病理学概論，⑤臨床心理学，⑥リハビリテーション医学（リハビリテーション概論を含む），⑦臨床医学大要（人間発達学を含む），⑧理学療法（施行規則8条）．
作業療法士
①解剖学，②生理学，③運動学，④病理学概論，⑤臨床心理学，⑥リハビリテーション医学（リハビリテーション概論を含む），⑦臨床医学大要（人間発達学を含む），⑧作業療法（施行規則8条）．

　医療スタッフの業務分担に関する現行法の構造は看護師に概括的に独占させている「診療の補助」行為を，理学療法士・作業療法士が個別限定列挙された診療の補助行為としての「理学療法」「作業療法」を例外的に実施することができる構造となっている．したがって看護師も実施が可能である．リハビリテーション看護の領域において，行為の内容が競合・重複する領域が存在するが，共に切磋琢磨して質の向上に取り組むことが期待される．実際には診療報酬や医療法における人的要件などを病院経営の視点から優先せざるを得ず，その領域を得意とする専門的知識技能を有する職種がサービスの提供をするのが望ましい．

1│行政処分・再免許

　相対的欠格事由のどれか一つに当たるようになった場合，免許取消か期間を定めての理学療法士・作業療法士の名称の使用停止という行政処分をされることがある（7条1項）．業務停止の期間中に業務を行った場合，30万円以下の罰金が科せられる（22条）．免許取消の処分を受けた者であっても，その取消の理由となった事項に当たらなくなったときなど，その後の事情によって再び免許を与えるのが適当であると認められるに至ったときには，再免許が与えられることがある（7条3項）．

　なお，厚生労働大臣は，行政処分または再免許の交付に際しては，あらかじめ，医道審議会の意見を聴かなければならない（7条4項）．

➡ 相対的欠格事由については，p.36 参照．

➡ 医道審議会については，p.39 参照．

4 名称独占

　理学療法士でない者は，理学療法士という名称または機能療法士その他理学療法士に紛らわしい名称を使用してはならない．また，作業療法士でない者は，作業療法士という名称または職能療法士その他作業療法士に紛らわしい名称を使用してはならない（17条）．この規定に違反した者には，30万円以下の罰金が科せられる（22条）．

5 守秘義務

　理学療法士・作業療法士は，正当な理由がなく業務上知り得た人の秘密を漏らしてはならない．これは，理学療法士・作業療法士でなくなっても同様である（16条）．違反した者には，50万円以下の罰金が科せられるが，検察官は告訴がなければ起訴できない（親告罪）（22条）．

📙 引用・参考文献
1) 厚生労働省医政局長. 医療スタッフの協働・連携によるチーム医療の推進について（通知）. 医政発 0430 第 2 号及び 1 号. 2010. https://www.mhlw.go.jp/topics/2013/02/dl/tp0215-01-09d.pdf.（参照2023-11-27）.
2) 一般社団法人日本作業療法士協会. 作業療法ってなんですか？. https://www.jaot.or.jp/files/page/kankobutsu/pdf/21_pamphlet.pdf.（参照2023-11-30）.

> **コラム**　医療スタッフの協働・連携によるチーム医療の推進

近年，質が高く，安心で安全な医療を求める患者・家族の声が高まる一方で，医療の高度化や複雑化に伴う業務の増大により医療現場の疲弊が指摘されるなど，医療のありかたが根本的に問われている．そのためチーム医療の推進が重要となっている．

質の高いサービスの提供には，個別性・多様性を重視したエビデンスに基づく効率的な実践が求められる．リハビリテーションチームは，医師（主治医，リハビリテーション医），看護師，理学療法士，作業療法士，言語聴覚士，臨床心理士，社会福祉士，精神保健福祉士など多職種からなり，それぞれの得意とするサービス内容を，適切なタイミングで十分なサービス量をチーム一丸となって提供する．対象者一人ひとりの日常生活状況に着目し，世界保健機関（WHO）の国際生活機能分類（ICF）を取り入れた障害の評価とリハビリテーションマネジメントシステム（Survey Plan Do Check Act：SPDCA）手法が，対象者の

自立した生活の維持と再構築，生活の質の向上を目標に実践されている．

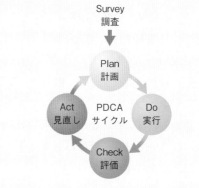

Survey Plan Do Check Act（SPDCA）

「事業活動などにおいて，活動を着実に実行し，品質の向上を円滑にマネジメントするための手法．PDCAサイクルの前段階にSurvey（調査）を置く．特に，質の高いリハビリテーションを目指すマネジメントにおいて重要とされる．

---

9 視能訓練士法 （昭和46年5月20日法律64号）

1 背景

1970（昭和45）年当時，斜視，弱視等の両眼視機能障害者は，約40万人と推計され，毎年約2〜3万人の新規発生者があると推定されていた．かつて，これらの機能障害には治療法がないとされていたこともあったが，医学，医療技術の進歩により，幼少時の段階で矯正訓練を行えば，視機能を回復させることができることが明らかになった．このような状況を背景にして，矯正訓練および検査の業務に従事する専門技術者の養成が強く望まれ，1971（昭和46）年，視能訓練士（orthoptist：ORT）の資格を定め，その業務が適正に運用されるように規律することによって，医療の普及と向上に寄与することを目的とする視能訓練士法が成立した（1条）．

2 定義

視能訓練士とは，厚生労働大臣の免許を受けて，視能訓練士の名称を用いて，医師の指示の下に，両眼視機能に障害のある者に対するその両眼視機能の回復のための矯正訓練とこれに必要な検査を行うことを業とする者をいう（2条）．

3 免許

視能訓練士として必要な知識と技能について行われる国家試験に合格し，相対的欠格事由に当たらない者に，厚生労働大臣より免許が与えられる（3条，4

---

plus α

視覚障害者数

2009年の日本眼科医会の調査によると，2007年の視覚障害者は164万人であるが，人口の高齢化により，2030年には200万人に達すると推計されている．

plus α

眼科コメディカル

1979年より，日本眼科医会による眼科コメディカル（いわゆるOMA：ophthalmic medical assistant）の養成教育と認定試験が行われ，多くの診療所で検査業務を補佐する眼科コメディカルが雇用されてきた．しかし，眼科検査が視能訓練士または看護師によって行われるべきであることを踏まえ，2011年，眼科コメディカル全国統一試験は廃止された．

➡ 相対的欠格事由については，p.36参照．

条, 10条). 免許は, 試験に合格した者の申請により, 視能訓練士名簿に登録することによって行われ, 免許を与えられた者には, 視能訓練士免許証が交付される (6条).

相対的欠格事由のどれか一つに該当するようになった場合, 免許取消か期間を定めての視能訓練士の名称の使用停止という行政処分をされることがある. 名称の使用停止期間中に, 視能訓練士の名称を使用した場合, 30万円以下の罰金が科せられる (24条1号).

また, 免許取消の処分を受けた者であっても, その取消の理由となった事項に当たらなくなったときや, その後の事情によって再び免許を与えるのが適当であると認められるようになったときには, 再免許が与えられることがある. この場合, もう一度試験を受ける必要はなく, その者の申請によって手続きが行われることになる (8条).

4 業務

|1| 名称独占

視能訓練士でない者が, 視能訓練士という名称またはこれに紛らわしい名称を使用した場合, 30万円以下の罰金に処せられる (20条, 24条2号).

|2| 視能矯正訓練と検査

視能訓練士は, 医師の指示の下に, 斜視, 弱視など両眼視機能に障害のある者に対し, その両眼視機能を回復させるための斜視訓練や弱視訓練などの矯正訓練と, この訓練に必要な両眼視機能検査, 眼筋機能検査, 精密屈折検査などの検査を行う (2条). これらは, この法律が制定された当初から認められている業務である.

|3| 眼科一般の諸検査

医学・医療技術の進歩により, 医療の現場では比較的安全に取り扱える医療機器を用いた業務などの新しい業務が生ずるようになってきた. これらの業務のうち, 一般的な眼科検査については, 視能訓練士の専門性を生かしつつ, 効率的かつ適正に業務の役割分担をしていくことが求められた. このような観点から, 1993 (平成5) 年の法改正により, 視能訓練士の業務が拡大され, 医師の指示の下に, 臨床で一般的に行われている眼科検査を行うことを業とすることができるようになった (17条).

これは, 遠視, 近視, 乱視などの屈折異常に関する検査, 白内障, 緑内障などの眼疾患に関する検査, 眼鏡やコンタクトレンズの処方に関する検査等の眼科診療にかかる視機能検査全般である. 具体的には, 視力検査, 屈折検査, 眼圧検査, 視野検査, 眼底・前眼部の写真撮影および解析, 角膜形状検査, 電気生理検査, 超音波検査などである.

|4| 保健師助産師看護師法との関係

視能訓練士は, 保助看法31条1項および32条の規定にかかわらず, 診療の補助として両眼視機能の回復のための矯正訓練・矯正訓練に必要な検査と臨

床で一般的に行われている眼科検査を行うことを業とすることができる（17条2項）. 看護師と准看護師に業務独占されている診療の補助であるが，17条2項の規定によって，主治の医師の指示があれば，視能矯正訓練・訓練に必要な検査と眼科一般の諸検査に限り，いわば例外的に，視能訓練士が診療の補助として行うことが認められることになる.

　なお，視能訓練士の名称の使用停止を命ぜられている者は，診療の補助として両眼視機能の回復のための矯正訓練等を行うことはできない（17条3項）.

5　義務

│1│ 他の医療関係者との連携

　視能訓練士は，その業務を行うに当たり，医師その他の医療関係者との緊密な連携を図り，適正な医療の確保に努めなければならない（18条の2）. 近年，特にチーム医療の考えかたが重要になってきていることを踏まえ，1993（平成5）年の法改正によって追加された努力義務である.

│2│ 守秘義務

　視能訓練士は，正当な理由なく，業務上知り得た人の秘密を他に漏らしてはならない. 視能訓練士でなくなった後においても，同様である（19条）. 違反した者は，50万円以下の罰金が科せられるが，検察官は，被害者本人その他関係者による告訴がなければ起訴できない（親告罪）（23条2項）.

10 臨床工学技士法 (昭和62年6月2日法律60号)

1 背景と目的

　近年，医療機器は目覚ましい進歩を遂げており，医療の重要な一翼を担うようになってきている．特に，血液洗浄装置，人工心肺装置，人工呼吸器等の呼吸，循環または代謝の機能を代替・補助するために使用される生命維持管理装置*は，医療の分野に新たな可能性を開くものとして大きな役割を果たしているが，生命維持管理装置の操作・保守点検には，単に医学的な知識ばかりではなく，工学的な知識も必要である．また，装置そのものも時代とともに，ますます高度かつ複雑なものになってきている．このため，生命維持管理装置の操作および保守点検を行う専門技術者として，臨床工学技士の資格を定め，その業務が適正に運用されるよう規律することによって，医療の普及・向上に寄与することを目的として制定されたのが，臨床工学技士法である（1条）．

2 定義

　臨床工学技士とは，厚生労働大臣の免許を受けて，臨床工学技士の名称を用いて，医師の指示の下に，生命維持管理装置の操作および保守点検を行うことを業とする者である（2条2項）．生命維持管理装置とは，「人の呼吸，循環又は代謝の機能の一部を代替し，又は補助することが目的とされている装置」のことである（2条1項）．なお，生命維持管理装置の操作には，政令で定められた生命維持管理装置の先端部の身体への接続または身体からの除去が含まれる（➡ p.142「生命維持管理装置の操作」参照）．

3 免許と試験

| 1 | 免許

　臨床工学技士の免許は，臨床工学技士国家試験に合格した者の申請により，臨床工学技士名簿に所定の事項が登録されると，厚生労働大臣によって付与される．厚生労働大臣は，免許を付与すると，臨床工学技士免許証を交付する（3条，6条）．なお，免許申請を行った者のうち，相対的欠格事由のどれかに当てはまる者については，免許が与えられない場合がある（4条）．

| 2 | 試験

　試験は，臨床工学技士として必要な知識および技能について，毎年1回以上，厚生労働大臣が行う（10条，11条）．

| 3 | 行政処分と再免許

　相対的欠格事由のいずれかに当てはまるようになった場合，厚生労働大臣は，免許の取消や期限を付けて臨床工学技士の名称の使用停止を命じることができる．名称の使用停止を命じられている期間中に臨床工学技士の名称を使用した者は，30万円以下の罰金が科せられる（8条1項，48条1号）．

　免許を取り消された者が，免許が取り消される理由になった事項に当てはまらなくなったときや，その後の事情によって再び免許を与えるのが適当である

用語解説*
生命維持管理装置
生命維持管理装置には，人工心肺装置，人工呼吸器，血液透析装置，心臓ペースメーカーなどがある．

➡ 相対的欠格事由については，p.36参照．

plus α
試験科目
①公衆衛生学，人の構造および機能，病理学概論および関係法規を含む医学概論，②臨床生理学，臨床生化学，臨床免疫学および臨床薬理学を含む臨床医学総論，③情報処理工学を含む医用電気電子工学，④医用機械工学，⑤生体物性材料工学，⑥生体機能代行装置学，⑦医用治療機器学，⑧生体計測装置学，⑨医用機器安全管理学（施行規則10条）．

plus α
指定試験機関
試験の実施に関する事務は，厚生労働大臣が指定する指定試験機関である公益財団法人医療機器センターが行っている（17条，臨床工学技士法第十七条第一項に規定する指定試験機関を指定する省令〔平成13年3月30日厚労省令91号〕）．

と認められるようになったときには，再免許を与えられることがある（8条2項）.

4 業務

臨床工学技士の業務は，「生命維持管理装置の操作および保守点検」である．これらの行為は，医師の指示の下に行われる必要がある（2条2項）.

|1| 保健師助産師看護師法との関係

臨床工学技士は，保助看法31条1項および第32条の規定にかかわらず，診療の補助として①生命維持管理装置の操作や②医師の具体的な指示を受けて行う，生命維持管理装置を用いた治療に関連する生命維持管理装置以外の医療用の装置の操作（医療用の装置の先端部の身体への接続や身体からの除去も含まれる）のうち所定の操作を行うことを業とすることができる（37条1項）.診療の補助業務は看護師に独占されているが，この規定によって，医師の指示・具体的な指示があれば，生命維持管理装置の操作や生命維持管理装置を用いた治療において所定の医療用装置の操作に限り，例外的に，臨床工学技士が診療の補助として行うことが認められている．なお，行政処分によって，臨床工学技士の名称の使用の停止を命じられている者は，生命維持管理装置の操作を業として行うことは認められない（37条2項）.

|2| 医師の具体的な指示が必要な行為

臨床工学技士が診療の補助として行うことのできる生命維持管理装置の操作のうち，①身体への血液，気体または薬剤の注入，②採血を含む身体からの血液または気体の抜き取り，③身体への電気的刺激の負荷の三つについては，医師の具体的な指示を受けて行う必要がある（38条, 施行規則32条）．また，医師の具体的な指示を受けて行う生命維持管理装置以外の医療用の装置の操作は，①手術室または集中治療室で生命維持管理装置を用いて行う治療における静脈路への輸液ポンプまたはシリンジポンプの接続，薬剤を投与するための輸液ポンプまたはシリンジポンプの操作やその薬剤の投与が終了した後の抜針・止血，②生命維持管理装置を用いて行う心臓または血管にかかるカテーテル治療における身体に電気的刺激を負荷するための操作，③手術室で生命維持管理装置を用いて行う鏡視下手術における体内に挿入されている内視鏡用ビデオカメラの保持および手術野に対する視野を確保するための内視鏡用ビデオカメラの操作，である（37条1項, 施行規則31条の2）.

医師の具体的な指示を受けずにこれらの行為を行った場合，違反者には，6カ月以下の懲役か30万円以下の罰金，またはその両方が科される（46条）.

|3| 名称独占

臨床工学技士でない者は，臨床工学技士という名称や紛らわしい名称を使用してはならない（41条）．違反者には，30万円以下の罰金が科せられる（48条2号）.

plus α
臨床工学技士による喀痰吸引等

人工呼吸器を操作中に必要となる「喀痰等の吸引」と「動脈留置カテーテルからの採血」について，「人工呼吸器の操作を安全かつ適切に実施する上で当然に必要となる行為である」という理由で，これらの行為が「生命維持管理装置の操作」に含まれるという行政解釈が示されている（医政局長通知「医療スタッフの協働・連携によるチーム医療の推進について」平成22年4月30日 医政発0430第1号）.

生命維持管理装置の操作

　生命維持管理装置の操作には，所定の生命維持管理装置の先端部の身体への接続または身体からの除去が含まれており，これには，次の三つがある（施行令1条）．

①人工呼吸装置のマウスピース，鼻カニューレその他の先端部の身体への接続または身体からの除去（気管への接続または気管からの除去については，あらかじめ接続用に形成された気管の部分への接続またはその部分からの除去に限られる）

②血液浄化装置の穿刺針その他の先端部のシャントや表在化された動脈・表在静脈への接続，またはシャントや表在化された動脈・表在静脈からの除去

③生命維持管理装置の導出電極の皮膚への接続または皮膚からの除去

実務における業務の分類

　実務においては，臨床工学技士の業務は，次のように分類されている．

①呼吸治療業務：人工呼吸器の保守・点検・操作

②人工心肺業務：人工心肺装置の保守・点検・操作

③血液浄化業務：人工透析装置の保守・点検・操作

④手術領域業務：手術に使用する生命維持管理装置や手術関連機器の保守・点検・操作

⑤集中治療業務：集中治療室で使用する生命維持管理装置の保守・点検・操作

⑥心・血管カテーテル治療業務：使用する生命維持管理装置やカテーテル関連機器の保守・点検・操作

⑦高気圧酸素治療業務：高気圧酸素治療装置や治療に必要な生命維持管理装置の保守・点検・操作

⑧その他の治療業務：除細動器，ペースメーカー，植込み型除細動器の保守・点検・操作

⑨医療機器管理業務：医療施設で使用されるさまざまな医療機器の保守・点検・管理

（臨床工学技士基本業務指針2010*）

＊この「基本業務指針2010」を受け，すべての業務を安全かつ適切に行うために，より詳細な「業務別業務指針」が策定された（2012年）．

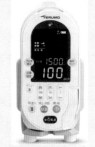

plus α

臨床工学技士が扱う医療機器

輸液ポンプ・シリンジポンプ，生体情報モニター，除細動器，補助循環装置，パルスオキシメーターなど．

輸液ポンプ28型

写真提供：
テルモ株式会社

plus α

臨床工学技士の活動の場

医療機器を扱う医療スタッフなので，その活動の場の中心は，病院・診療所等の医療施設であり，ほぼ100％を占めている．

5　業務上の義務

|1| 他の医療関係者との連携

　臨床工学技士は，業務を行うに当たって，医師やその他の医療スタッフとの緊密な連携を図り，適正な医療の確保に努めなければならない（39条）．

|2| 守秘義務

　正当な理由がないのに，業務上知り得た人の秘密を漏らしてはならないし，臨床工学技士でなくなった後も，同様にその秘密を人に漏らしてはならない（40条）．違反者には，50万円以下の罰金が科せられる．ただし，この違反に対する処罰は，告訴がなければ起訴することができない親告罪である（47条）．

plus α

医工連携

医工連携とは，医療現場で働く医療スタッフと，ものづくりに携わる企業との連携である．安全かつ質の高い医療を提供するため，よりよい医療機器の開発が必要とされるが，そのための医工連携が，重要視されている．

▐ 引用・参考文献

1）横田俊弘．臨床検査技師・診療放射線技師・臨床工学技士になるには．ぺりかん社，2002，164p，（なるにはBooks，112）．

11 義肢装具士法 (昭和62年6月2日法律61号)

1 背景と目的

リハビリテーション医療の分野では，患者に手術直後の段階から義手やギプスなどの**義肢装具**を装着して早期訓練を行うことによって，円滑な社会復帰の促進を可能とする，いわゆる超早期リハビリテーションが普及，定着しつつある．これに伴って，義肢装具を製作し，身体に適合させる等の業務に携わる者が臨床の場において重要な役割を果たすようになってきている．また，高度かつ複雑化する義肢装具を必要とする者に対して，その者の状況に合わせて製作適合等を行うためには，高度の専門的技術が必要とされる．義肢装具士法は，義肢装具の製作適合等の業務に従事する専門技術者として，義肢装具士（prosthetist and orthotist：PO）の資格について定めるとともに，その業務が適正に運用されるように規律することによって医療の普及および向上に寄与することを目的として制定された（1条）.

2 定義

義肢装具士は，厚生労働大臣の免許を受けて，義肢装具士の名称を用いて，医師の指示の下に，義肢および装具の装着部位の採型ならびに義肢および装具の製作および身体への適合という義肢装具の製作適合等を行うことを業とする者である（2条3項）.

義肢とは，「上肢又は下肢の全部又は一部に欠損のある者に装着して，その欠損を補てんし，又はその欠損により失われた機能を代替するための器具器械」のことである（2条1項）（**図3.1-6a**）.

装具とは，「上肢若しくは下肢の全部若しくは一部又は体幹の機能に障害のある者に装着して，当該機能を回復させ，若しくはその低下を抑制し，又は当

> **コラム**　　**義肢，装具の種類**
>
> **義肢（prosthesis）**
> 病気やけがなどによって腕や手，足を失った者が，元の手や足の機能と形を復元するために装着，使用する人工の手足．腕や手の代わりになるものを義手，足の代わりになるものを義足と呼ぶ．さらに，それぞれ切断部位別に分けることができる．
>
> **装具（orthosis）**
> 病気やけがなどにより手や足，腰や首など体の部位に，痛み，損傷，麻痺などが生じたときに，治療や症状の軽減を目的として装着する器具．手や腕に装着するものを上肢装具，脚に装着するものを下肢装具，腰，胸，首に装着するものを体幹装具と呼ぶ．治療，リハビリテーション，予防や矯正など医学的な治療の手段として使用する治療用装具と，治療終了後に機能障害等の症状が固定した場合に，日常生活活動等の向上のために使用される更生用装具がある．

該機能を補完するための器具器械」のことである（2条2項）（図3.1-6b）.

3 免許

義肢装具士の免許は，厚生労働大臣によって付与される．義肢装具士国家試験に合格した者の申請により，義肢装具士名簿に所定の事項を登録することによって免許が付与され，免許が付与されると厚生労働大臣によって義肢装具士免許証が交付される（3条，6条）.

なお，相対的欠格事由のどれかに当てはまる場合には，免許が与えられない場合がある（4条）.

|1| 行政処分と再免許

相対的欠格事由のいずれかに当てはまるようになった場合，厚生労働大臣は，免許の取消や期限を付けて義肢装具士の名称の使用停止を命じることができる．名称の使用停止を命じられている期間中に義肢装具士の名称を使用した者は，30万円以下の罰金が科せられる（8条1項，48条1号）.

免許を取り消された者が，免許取消となった事項に当てはまらなくなった場合やその後の事情によって再び免許を与えることが適当であると認められるようになった場合には，再免許が与えられることがある（8条2項）.

4 試験

試験は，義肢装具士として必要な知識および技能について，毎年1回以上，厚生労働大臣が行う（10条，11条）.

5 業務

義肢装具士の業務は，「義肢及び装具の装着部位の採型並びに義肢及び装具の製作及び身体への適合」という義肢装具の製作適合等である．これらの行為は，医師の指示の下に行われる必要がある（2条3項）.

|1| 保健師助産師看護師法との関係

義肢装具等の製作適合等のうち，「義肢及び装具の装着部位の採型並びに義肢及び装具の身体への適合」については，保助看法31条1項および32条の規定にかかわらず，診療の補助として行うことを業とすることができる（37条1項）．これは，診療の補助は看護師等が業務独占している行為であるが，この法律の規定によって，診療の補助の一部である，義肢・装具の装着部位の採型と義肢・装具の身体への適合については，例外的に，義肢装具士も医師の指示の下に行うことができるということを意味している.

なお，行政処分によって，義肢装具士の名称の使用の停止を命ぜられている者は，診療の補助の一部である，義肢・装具の装着部位の採型と義肢・装具の身体への適合を業として行ってはならない（37条2項）.

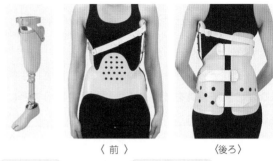

〈前〉　〈後ろ〉

a. 下腿義足　b. 側弯矯正装具

KAWAMURAグループ提供.

図3.1-6　義肢・装具の例

plus α

資格による「心身の障害による欠格事由」の違い

義肢装具士の相対的欠格事由の一つである，心身の障害により業務を適正に行うことのできない者として厚生労働省令で定められているのは，「視覚および精神の機能の障害」のみである（この二つだけが心身の障害に当たるとされているのは，義肢装具士の他は歯科技工士だけである）．他の医療スタッフの心身の障害として定められている事由は，「視覚，聴覚，音声機能もしくは言語機能または精神機能の障害」である.

➡ 相対的欠格事由については，p.36参照.

plus α

試験科目

①臨床医学大要（臨床神経学，整形外科学，リハビリテーション医学，理学療法・作業療法，臨床心理学および関係法規を含む）
②義肢装具工学（図学・製図学，機構学，制御工学，システム工学，リハビリテーション工学）
③義肢装具材料科学（義肢装具材料力学を含む）
④義肢装具生体力学
⑤義肢装具採型・採寸学
⑥義肢装具適合学
（施行規則10条）

コラム　モノづくりにとどまらない義肢装具士の業務

義肢装具士は，医師の処方に従って，義肢装具を必要としている患者や機能障害等のある者の採型や採寸を行い，義肢装具を製作して，病院などで，できあがった義肢装具の身体への適合を行う．つまり，義肢や装具を単に製作するだけでなく，身体の採寸や型とり，できあがった義肢や装具を身体に適合させることも義肢装具士の業務内容となっている．

義肢や装具を製作するモノづくりの専門職種として，金属，プラスチック，皮革，繊維材料など多種多様な材料を，大型の工作機械や手工具で加工する技術が要求される．そして，義肢装具を必要とする者が快適に過ごせるように，不具合があれば原因を突き止め，調整を繰り返し，最終的にその人に適合した義肢装具の提供を行う．

医師から義肢装具が処方されて1人の患者や機能障害等のある者に適合されるまでには，例えば義足であれば，一般的には，採寸・採型→組立→試歩行（仮合わせ）→仕上げ→最終適合といった工程で作業が進められる．この中で義肢装具士は少なくとも採寸・採型，試歩行，最終適合の部分を担っており，組立，仕上げについては製作専門の技術者が行うことも多い．このため義肢装具士と製作技術者の業務分担が進む傾向にある．

義肢装具士は，医療スタッフの中では特殊な業務形態をとる職種である．大半は医療機関に属さずに，主に民間の事業所に所属している．そして事業所と提携している病院や更生相談所等に出向いて業務を行うのが一般的である．このため，提携先の病院等で業務を提供している医師，理学療法士，作業療法士等の医療スタッフとコミュニケーションをとりながら情報を交換・収集する必要がある．また，一人ひとりに適した義肢装具を作成するためにも，義肢装具を必要とする患者や機能障害等のある者の要望を聞きながら義肢装具の製作，適合を行う必要がある．

このように，義肢装具士は，モノづくりだけではなく，一人ひとりに適した義肢装具を作成するため，義肢装具を必要とする人はもちろん，他の医療スタッフなどとのコミュニケーションを通じた情報収集を行って業務を行うことが要求されている．

義肢装具士は，義肢装具を必要とする者のQOL（quality of life）をサポートする職種であり，その活躍の場は，障害をもつ人のスポーツやレクリエーションのサポート，発展途上国における国際支援活動など，多岐にわたっている．

|2| 医師の具体的な指示が必要な行為

義肢装具士が診療の補助として行うことのできる義肢・装具の装着部位の採型と義肢・装具の身体への適合のうち，①手術直後の患部の採型とその患部への適合と，②ギプスで固定されている患部の採型とその患部への適合の二つについては，医師の具体的な指示を受けて行う必要がある（38条，施行規則32条）．医師の具体的な指示を受けずに①②を行った者は，6カ月以下の懲役か30万円以下の罰金が科され，またはその両方が科される（46条）．

|3| 名称独占

義肢装具士でない者は，義肢装具士という名称や紛らわしい名称を使用してはならない（41条）．違反者には，30万円以下の罰金が科せられる（48条2号）．

⑥　業務上の義務

|1| 他の医療関係者との連携

義肢装具士は，業務を行うに当たって，医師やその他の医療スタッフとの緊密な連携を図り，適正な医療の確保に努めなければならない（39条）．

|2| 守秘義務

正当な理由がないのに，業務上知り得た人の秘密を漏らしてはならないし，

plus α

指定試験機関

試験の実施に関する事務は，厚生労働大臣が指定する指定試験機関である公益財団法人テクノエイド協会が行っている（17条．義肢装具士法第17条第1項に規定する指定試験機関を指定する省令〔平成13年3月30日 厚生労働省令92号〕）．

義肢装具士でなくなった後も，同様にその秘密を人に漏らしてはならない（40条）．違反をした者は，50万円以下の罰金が科せられる．ただし，この違反に対する処罰は，告訴がなければ起訴することができない親告罪である（47条）．

■ 引用・参考文献
1）公益財団法人テクノエイド協会. https://www.techno-aids.or.jp/, （参照2023-11-27）.
2）公益社団法人日本義肢装具士協会. https://www.japo.jp/, （参照2023-11-27）.

12 救急救命士法 （平成3年4月23日法律36号）

1 背景

1985（昭和60）年前後から，救急医療の現場では，病院到着時にすでに死亡している来院時死亡（death on arrival：DOA）の患者に対する救命医療のありかたが課題となっていた．DOAに至る前に一刻も早く救命処置（強心薬の投与，効果的な換気など）を施すことが救命の第一歩である．しかし，病院の前段階である救急自動車（救急車）による搬送において，救急隊員が応急処置を行うことは許されていたが，当時の応急処置には，除細動，輸液，薬剤投与，高度な器具を用いた気道確保などの行為は含まれておらず，救命するための環境は十分といえる状況ではなかった．なぜなら救急に関する医行為（除細動，輸液，薬剤投与，高度な器具を用いた気道確保など）は，医師法や保助看法によって，医師・看護師に業務独占されていたからである．

この状況を改善するための方策として，①従来運用されてきた医師が同乗する救急車（いわゆるドクターカー）のさらなる拡大，②ドイツなどで導入されていた医師が同乗するヘリコプター（いわゆるドクターヘリ）の新規導入，③救命処置の業務に特化した新たな医療スタッフの創設（救急隊員がこの資格を取得して救急車に乗務することを想定）が検討された．この中の③を制度化したのが，救急救命士法である．

2 救急救命士とは

救急救命士は，厚生労働大臣によって免許を与えられた医療スタッフであり，業務*を行う場合は，救急救命士の名称の使用が許されている必要がある．また，この免許によって許される行為は業として行う救急救命処置であり，この行為を行うためには医師の指示が必要とされる（2条2項）．

3 救急救命処置

救急救命処置は，重度傷病者*が病院または診療所に搬送されるまでの間，あるいは，病院または診療所に到着して入院するまでの間（入院しない場合は，病院または診療所に滞在している間）に，重度傷病者に対して行われる気道の確保，心拍の回復その他の処置であって，重度傷病者の症状の著しい悪化を防止し，またはその生命の危険を回避するために緊急に必要なものをいう．これを平たく言うと，重度傷病者が医療機関に搬送されるまでの間に，「重度

plus α
救急隊員による応急処置
消防の救急自動車（救急車）は，原則として，3人の救急隊員で編成される．救急隊員は，消防法に基づき，救急に関する課程を修了し，応急処置を行うことが許されている．

用語解説 *
業務
医療スタッフの各資格法によって許された行為を業として行うことを，「業務」ということがある（➡p.41参照）．

plus α
医師の指示を受ける方法
救急救命士は医療機関の外で業務を行うことから，通常は，その場に医師はいない．そのため，医師の指示を受ける方法には，携帯電話や無線を利用したり，プロトコール（対応手順）を用いたりすることもある．

用語解説 *
重度傷病者
その症状が著しく悪化するおそれがあり，またはその生命が危険な状態にある傷病者．

傷病者の症状の著しい悪化の防止」または「重度傷病者の生命の危険の回避」を目的とした緊急に必要な処置（例えば，気道の確保，心拍の回復）である．

厚生労働省は，救急救命処置の範囲として，表3.1-21に示す33項目を定めている．

救急救命処置は，その行為の性質から，看護師と准看護師の業務である診療の補助に該当し，看護師と准看護師以外の者が業としてこれを行うことは，看護師・准看護師の業務独占規定に抵触する．そこで，救急救命士法は，看護師・准看護師の業務独占に対する例外（業務独占の解除）として，救急救命士が救急救命処置を行えることとした（43条1項）．

また，救急救命処置は，重度傷病者が病院または診療所に搬送されるまでの間に行われる行為であることを踏まえ，原則として，**救急用自動車等***以外の場所で行うことは許されていない．例外として，病院または診療所に搬送する際，重度傷病者を救急用自動車等に乗せるまでの間や病院または診療所に到着して入院するまでの間に必要と認められる場合は，救急救命処置を行うことが許されている（44条2項）．違反者には，6カ月以下の懲役または30万円以下の罰金，あるいはその両方が科せられる（53条2号）．

なお，病院または診療所に勤務する救急救命士は，重度傷病者が病院または診療所に到着してから入院するまでの間（入院しない場合は，病院または診療所に滞在している間）において救急救命処置を行おうとするときは，あらかじ

表3.1-21 救急救命処置の範囲

①自動体外式除細動器による除細動
　対象患者…心臓機能停止の状態
②乳酸リンゲル液を用いた静脈路確保のための輸液
③食道閉鎖式エアウェイ，ラリンゲアルマスク，気管内チューブによる気道確保
　気管内チューブによる気道確保の対象患者…心臓機能停止の状態および呼吸機能停止の状態
④エピネフリンの投与（⑩の場合を除く）
　対象患者…心臓機能停止の状態
⑤乳酸リンゲル液を用いた静脈路確保および輸液
⑥ブドウ糖溶液の投与
　対象患者…血糖測定により低血糖状態であると確認された状態
⑦精神科領域の処置
　精神障害者で身体的疾患を伴う者および身体的疾患に伴い精神的不穏状態に陥っている者に対しては，必要な救急救命処置を実施するとともに，適切な対応をする必要がある．
⑧小児科領域の処置
　・基本的には成人に準ずる．
　・新生児については，専門医の同乗を原則とする．
⑨産婦人科領域の処置
　・墜落産時の処置…臍帯処置（臍帯結紮・切断），胎盤処理，新生児の蘇生（口腔内吸引，酸素投与，保温）
　・子宮復古不全（弛緩出血時）…子宮輪状マッサージ
⑩自己注射が可能なエピネフリン製剤によるエピネフリンの投与
　処置の対象となる重度傷病者があらかじめ自己注射が可能なエピネフリン製剤を交付されていること

⑪血糖測定器（自己検査用グルコース測定器）を用いた血糖測定
⑫聴診器の使用による心音・呼吸音の聴取
⑬血圧計の使用による血圧の測定
⑭心電計の使用による心拍動の観察および心電図伝送
⑮鉗子・吸引器による咽頭・声門上部の異物の除去
⑯経鼻エアウェイによる気道確保
⑰パルスオキシメーターによる血中酸素飽和度の測定
⑱ショックパンツの使用による血圧の保持および下肢の固定
⑲自動式心マッサージ器の使用による体外式胸骨圧迫心マッサージ
⑳特定在宅療法継続中の傷病者の処置の維持
㉑口腔内の吸引
㉒経口エアウェイによる気道確保
㉓バッグマスクによる人工呼吸
㉔酸素吸入器による酸素投与
㉕気管内チューブを通じた気管吸引
㉖用手法による気道確保
㉗胸骨圧迫
㉘呼気吹込み法による人工呼吸
㉙圧迫止血
㉚骨折の固定
㉛ハイムリック法および背部叩打法による異物の除去
㉜体温・脈拍・呼吸数・意識状態・顔色の観察
㉝必要な体位の維持，安静の維持，保温

厚生労働省．救急救命処置の範囲等について．平成4年3月13日指発17号，最終改正平成26年1月31日医政指発0131第1号を一部改編．

め病院または診療所の管理者が実施する所定の研修を受けなければならない（44条3項）.

4　免許・相対的欠格事由

免許は，救急救命士国家試験に合格した者の申請により，救急救命士名簿に登録することによって行われる．免許を与えられた場合は，厚生労働大臣から，救急救命士免許証が交付される（5条, 6条）．相対的欠格事由のいずれかに当たる場合，免許が与えられないことがある（4条）.

5　行政処分・再免許

厚生労働大臣は，救急救命士が相対的欠格事由のいずれかに該当するという結論に至ったときは，その者の免許を取り消し，または救急救命士の名称の使用の停止を命じることができる．名称の使用を停止されるということは，「救急救命士の名称を用いて」救急救命処置を行うという要件を満たしていないことになるため，業務を行えなくなり，実質的に，業務の停止と同じことになる．免許を取り消された者であっても，取消の理由となった事項に当てはまらなくなった場合と，取消後の事情により再び免許を与えることが適当であると認められるようになった場合は，本人の申請により，再免許が与えられることがある（9条）.

6　特定行為

救急救命処置のうち，厚生労働省令で定めるものは，医師の「具体的な指示」を受けなければならない．一口に救急救命処置といっても，救急救命士にとって難易度の高低や重度傷病者に対する侵襲度の大小があるため，危険性が高いものについては重度傷病者の安全を確保する必要がある．これを担保するために，医師の「指示」ではなく，「具体的な指示」を定めている．「具体的な指示」は，指示の内容が重要なのであって，指示の方法（携帯電話・無線などの口頭で伝えるか，文書で伝えるかといったこと）の問題ではない．医師の具体的な指示を要する救急救命処置のことを，一般的に**特定行為**と呼んでいる.

:・・**特定行為**（医師の具体的な指示が必要な救急救命処置）に該当するもの

①厚生労働大臣の指定する薬剤（乳酸リンゲル液）を用いた輸液
②厚生労働大臣の指定する器具（食道閉鎖式エアウェイ，ラリンゲアルマスク，気管内チューブ）による気道確保
③厚生労働大臣の指定する薬剤（エピネフリン，ブドウ糖溶液）の投与

さらに，重度傷病者の状態によって，次のように処置が制限される（表3.1-22）.

• 心肺機能停止状態の患者には①（静脈路確保が目的のものに限る），②，③（エピネフリンに限る）
• 心肺機能停止状態でない患者には①，③（ブドウ糖溶液に限る）

医師の具体的な指示を受けずに救急救命処置を行った救急救命士は，6カ月以下の懲役または30万円以下の罰金，あるいはその両方が科せられる（53条1号）.

plus α
救急救命処置の例外
救急医療に携わる医師の業務負担の軽減を一つの理由として，2021年に法改正がされて，救急救命処置を行うことが許される場合の例外として，病院または診療所に到着してから入院するまでの間（入院しない場合は，病院または診療所に滞在している間）が追加され，病院・診療所に勤務する救急救命士の研修に関する規定が新たに設けられた（令和3年10月1日施行）.

plus α
試験科目
① 基礎医学（社会保障・社会福祉，患者搬送を含む）
② 臨床救急医学総論
③ 臨床救急医学各論（一）（臓器官別臨床医学をいう）
④ 臨床救急医学各論（二）（病態別臨床医学をいう）
⑤ 臨床救急医学各論（三）（特殊病態別臨床医学をいう）
（施行規則10条）

➡ 相対的欠格事由については，p.36参照.

plus α
救急救命士名簿の登録に関する事務
救急救命士名簿の登録の実施に関する事務（登録事務）は，指定登録機関に行わせることができる（12条1項）．この場合，指定登録機関に救急救命士名簿が備えられ，救急救命士免許証に代えて，指定登録機関から救急救命士免許証明書が交付される（16条1項）．この法律の施行当初から，一般財団法人日本救急医療財団が指定登録機関とされている.

7 救急救命処置録

　救急救命士は救急救命処置を行った場合，遅滞なく所定の事項（表3.1-23）を救急救命処置録に記載しなければならない．また，救急救命処置録は，記載した日から5年間保存しなければならない．病院，診療所，消防機関に勤務する救急救命士が記載した場合は，その機関の厚生労働大臣が指定した者（病院，診療所ではその管理者，消防機関ではその長）が保存し，その他の救急救命士が記載した場合は，自らが保存しなければならない（46条）．

　救急救命処置録の不記載または虚偽記載をした者には，30万円以下の罰金が科せられる（55条2号）．救急救命処置録の保存義務の違反者には，30万円以下の罰金が科せられる（55条3号）．

8 守秘義務

　救急救命士は，正当な理由がなく，その業務上知り得た人の秘密を漏らしてはならない．また，救急救命士でなくなった後においても，同様とされている（47条）．違反者には50万円以下の罰金が科せられる（54条1項）．救急救命士でなくなったとは，厚生労働大臣によって免許を取り消された場合や自ら救急救命士名簿から登録の消除を申請して認められた場合である．

　なお，救急救命士として勤務する者の多くは消防機関に所属しているが，この場合，救急救命士であると同時に地方公務員でもあるため，救急救命士法上の守秘義務と地方公務員法上の守秘義務の両方が課せられることになる．

9 名称独占

　救急救命士でない者は，救急救命士，またはこれに紛らわしい名称を使用してはならない（48条）．言い換えると，救急救命士のみが，救急救命士という

表3.1-22　特定行為と重度傷病者の状態

	心肺機能停止状態[1]	心肺機能停止状態[1]でない
薬剤[2]を用いた輸液	○ （静脈路確保の目的に限る）	○
器具[3]による気道確保	○[4]	×
薬剤の投与[5]	○ （エピネフリンに限る）	○ （ブドウ糖溶液に限る）

[1] 心臓機能または呼吸機能が停止している状態と解されている．
[2] 乳酸リンゲル液のみ
[3] 食道閉鎖式エアウェイ，ラリンゲアルマスク，気管内チューブ
[4] 気管内チューブは，運用上，心臓機能と呼吸機能の両方が停止している状態の患者に用いることとされている．
[5] 自己注射用エピネフリン製剤は，医師の指示を受けて行う救急救命処置に位置付けられている．

表3.1-23　救急救命処置録の記載事項

①救急救命処置を受けた者の住所，氏名，性別，年齢
②救急救命処置を行った者の氏名
③救急救命処置を行った年月日
④救急救命処置を受けた者の状況
⑤救急救命処置の内容
⑥指示を受けた医師の氏名，その指示内容

plus α

「特定行為」という用語の扱い

救急救命士法の条文の見出しとして「特定行為等」という用語が用いられているが，法文中には用いられていない．救急救命士法の他に見出しのみに「特定行為」を用いているものは，視能訓練士法，臨床工学技士法，義肢装具士法がある．一方，保助看法では，「特定行為」が，見出しではなく法文中で用いられ，定義付けされている．

plus α

ビデオ硬性挿管用喉頭鏡を用いた気管挿管

頸椎損傷が疑われる場合などでは，従来の硬性喉頭鏡を用いた気管内チューブによる気道確保は困難であった．消防庁の検討会において，ビデオ硬性挿管用喉頭鏡を使用した場合，気道確保の安全性や確実性等が高まることが示された．そこで，この喉頭鏡の使用に関する一定の講習と実習を修了した救急救命士は，ビデオ硬性挿管用喉頭鏡を用いた気管内チューブによる気道確保が許されることとなった．

plus α

エピネフリン

蜂毒や食品アレルギーによるアナフィラキシーショックに備えて，事前に自己注射用エピネフリン製剤を交付されている者がいる．この者がアナフィラキシーショックで生命が危険な状態にあって自分で注射することができない場合，救急救命士は，原則として，傷病者本人に交付されている自己注射用エピネフリン製剤を本人に注射することができる．平成18年4月から，日本薬局方の改正により，エピネフリンはアドレナリンに名称が変更されたが，救急救命士法の関連法規では，引き続きエピネフリンの名称が使われている．

名称（類似名称を含む）を使用することができる．違反者（救急救命士の名称の使用の停止を命じられている者が名称を使用した場合を含む）には30万円以下の罰金が科せられる（55条1・4号）．

🔟 その他

│1│ 他の医療関係者との連携

今日の医療は，一人の患者に対して，医療職・福祉職・事務職・行政職などの多職種を構成員（メンバー）とするチームを形成し，その構成員が相互に連携することによって患者の療養に必要な情報を共有し，その情報をもとに個々の専門性を発揮する**チーム医療**によって，その質を担保しようとしている．

救急救命士は，業務を行うに当たり，医師や看護師などの医療関係者との緊密な連携を図ることが求められている（45条）．これは，チーム医療の一員としての行動に関する倫理規範の一つを法定化したものといえる．

救急救命士は，その業務を行うに当たって，特に医師との緊密な連携を図る必要がある．なぜなら，救急救命士の活動場所は，原則として救急用自動車等であり，通常，そこには医師は不在である．しかし，救急救命士が救急救命処置を行うためには医師の指示が必要である．そこで，遠隔地にいる医師から指示を受けることになるが，その医師に対して，傷病者の状態等の情報を適切に伝えることによって，医師は適切な判断を行うことが可能となり，その結果，救急救命士は医師から適切な指示を受けることが可能となる．

また，医師・看護師などは，自分が勤務する医療機関における他の医療関係者と連携を図るのが通常だが，救急救命士は，災害現場等において面識のない医師・看護師と共働する機会も少なからずある．そのため，面識のない他の医療関係者と緊密な連携を図ることは，救急救命士が業務を遂行する上で必要不可欠な事柄でもある．

さらに，救急救命士法には，メディカルコントロール体制を直接的に義務付ける規定はないが，メディカルコントロール体制の意義や具体的な内容等を考えると，この体制は，救急救命士法45条の「他の医療関係者との連携」に基づく具体的な施策であると解することができる．

---

plus α

心肺機能停止状態でない患者への処置

心肺機能停止状態でない患者への輸液は，出血性ショックなどの循環不全を起こしている場合や，ブドウ糖溶液を投与（原則として50％ブドウ糖溶液40mL）する際の静脈路を確保する場合に行うことを想定している．また，ブドウ糖溶液の投与は，低血糖による意識障害を改善する目的で行われる．低血糖かどうかを判断するために，簡易血糖測定器による血糖測定が，特定行為外の救急救命処置として通達において認められている．簡易血糖測定器による血糖測定を救急救命処置として，診療の補助の枠組みとしているのは，診療の補助に位置付けられていない行為（生化学検査）と診療の補助に位置付けられる行為（耳朶や指頭などからの採血）が一体となった行為であるからと考えられる．

plus α

「他の医療関係者との連携」規定が置かれる職種

「他の医療関係者との連携」の規定は，救急救命士法のほかに，診療放射線技師法・視能訓練士法・臨床工学技士法・義肢装具士法・言語聴覚士法・歯科衛生士法にも置かれている．

plus α

救急救命士の所属

業務に従事している救急救命士のうち，その多くは市町村が行う救急業務に従事しているが（消防機関に所属），海難救助を担っている海上保安庁の特殊救難隊員・機動救難士の中に，救急救命士として業務に従事している者もいる．このほか，自衛隊・教育機関・医療機関（実習病院を含む）に勤務する者もいる．

業務拡大に伴う質保障のためのメディカルコントロール体制

メディカルコントロール体制の創設経緯

メディカルコントロールとは，一般的に，「医学的観点から救急救命士を含む救急隊員が行う応急処置等の質を保障すること」と解されており，その具体的なしくみを総称してメディカルコントロール体制という．

救急救命士の特定行為（医師の具体的な指示を要する救急救命処置）は，救急救命士法が制定された当初から今日に至るまで，何度も改正が行われてきた（➡p.152「特定行為の変遷」参照）．最初の法改正では，半自動式除細動器の特定行為からの削除（平成15年施行），気管内チューブによる気道確保（平成16年施行），エピネフリンの投与（平成18年施行）が定められたが，これらの改正を検討した厚生労働省医政局の「救急救命士の業務のあり方等に関する検討会」において，「メディカルコントロール体制の確立が，救急救命士の業務拡大を行っていく上での前提」であると示された．

そこで，厚生労働省と総務省消防庁は，都道府県・市町村に対して，これらの改正に伴う行政における運用上の対策という位置付けで，メディカルコントロール体制の構築を促す通知を発した（メディカルコントロール協議会の設置促進について〔平成14年7月23日消防救159号，医政発0723009号〕，メディカルコントロール体制の充実強化について〔平成15年3月26日消防救73号，医政指発0326002号〕）．

メディカルコントロール体制の構造と機能

ところで，この体制には，①組織に関する事項と②方法に関する事項が定められている．具体的に，①に関しては，都道府県メディカルコントロール協議会と地域メディカルコントロール協議会の設置，②に関しては，主に，a. 指示体制，b. 教育体制，c. 事後検証体制である．

aの指示体制では，救急救命処置を行う際に必須となる指示（具体的な指示を含む）に関する事項を取り扱い，指示のありかた・指示の方法・指示の態様などについて検討する．

bの教育体制では，救急救命士免許をすでに取得した者に対する拡大業務に関する講義・実習の実施，免許取得後の生涯教育などについて検討する．

cの事後検証体制では，救急救命士が行った救急救命処置が適切であったか否かについて検証する．検証の主な目的は，①不適切な救急救命処置が行われた原因を明らかにし，再発防止の取り組みを当事者・関係機関等につなげること，②不適切な救急救命処置を行った救急救命士へのペナルティについて検討することである．

メディカルコントロール体制の確立が救急救命士の業務拡大を行っていく上での前提であるとの考えに基づき，最初の法改正だけでなく，その後の業務拡大の改正においても，メディカルコントロール体制の充実強化が図られている．

コラム **AEDの一般市民による使用**

厚生労働省は，心室細動および無脈性心室頻拍による心停止者に対するAEDの使用は，医行為に該当し，医師でない者が反復継続する意思をもって行えば基本的には医師法17条違反となるが，救命の現場に居合わせた一般市民がAEDを用いることには，一般的に反復継続性が認められないので同条違反にはならないとしている．また，「業務の内容や活動領域の性格から一定の頻度で心停止者に対し応急の対応をすることが期待・想定されている者」（例えば，客室乗務員など）

については，①医師等による速やかな対応を得ることが困難であること，②対象者の意識，呼吸がないことを確認していること，③AEDの使用に必要な講習を受けていること，④使用されるAEDが医療用具として薬機法上の承認を得ていることの4条件を満たせば，医師法違反にならないとしている．（医政局長通知「非医療従事者による自動体外式除細動器（AED）の使用について」平成16年7月1日医政発0701001号，最終改正平成25年医政発0927第10号）．

✎ **コラム** 　　特定行為の変遷

　医師の具体的な指示が必要な救急救命処置（特定行為）について，救急救命士法施行規則21条は，当初，①半自動式除細動器による除細動，②厚生労働大臣の指定する薬剤を用いた静脈路確保のための輸液，③厚生労働大臣の指定する器具による気道確保の3種類を挙げていた．②の薬剤については，乳酸リンゲル液が指定された．

　①の半自動式除細動器による除細動については，自動体外式除細動器（automated external defibrillators：AED）の普及に伴い，平成15年4月1日より，特定行為から医師の指示で足りる救急救命処置に位置付けられた．

　また，③の器具については，当初，気管の中に挿入しない「食道閉鎖式エアウェイ及びラリンゲアルマスク」のみが指定されていた．ところが，平成13年11月に秋田県で，翌12月には山形県，青森県で救急救命士による「気管挿管」が行われていたことが報道されたことを契機にして，厚生労働省は，平成14年4月に「救急救命士の業務のあり方等に関する検討会」を設け，救急救命士による気管挿管の是非について検討した．その結果を踏まえ，平成16年7月1日より，60時間以上の講習（座学）と30症例以上の病院実習を修了した救急救命士に「気管内チューブ」による気道確保（気管挿管）が認められるようになった．

　さらに，平成18年4月1日より，特定行為に「厚生労働大臣の指定する薬剤の投与」が追加され，その薬剤としてエピネフリンが指定された．

　また，平成23年8月1日より，気道確保に用いる喉頭鏡として，一定の講習と実習の修了を条件として，従来の硬性喉頭鏡に加えてビデオ硬性挿管用喉頭鏡が認められた．

　その後，平成26年4月1日より，病院前救護を強化し，低血糖による意識障害とプレショック状態の改善を図るため，特定行為を行う対象に「重度傷病者のうち心肺機能停止状態でない患者」が新たに追加された．また，静脈路確保だけを目的とした輸液から，高濃度ブドウ糖溶液の静脈内注射と循環不全の改善を視野に入れて，「厚生労働大臣の指定する薬剤を用いた輸液」に変更された（この輸液に用いる薬剤は，従来と同様，乳酸リンゲル液である）．さらに，「厚生労働大臣の指定する薬剤の投与」において，投与が可能な薬剤に「ブドウ糖溶液」が追加された．この結果，心肺機能停止状態でない患者に対する特定行為として，「乳酸リンゲル液を用いた輸液」と，「血糖測定によって低血糖と判定された者に対するブドウ糖溶液の投与」が可能になった．

　医療従事者の資格法の制定からわずか約25年間で，このように業務の内容が頻回に改正された例はなく，救急救命士に求める社会の期待は大きいものと考えられる．

---

13 言語聴覚士法 （平成9年12月19日法律132号）

1 背景と目的

　近年の人口の高齢化，疾病構造の変化に伴って，脳卒中等による言語機能障害や先天的難聴等の聴覚障害がある者などに対するリハビリテーションの必要性や重要性が高まっている．これらのリハビリテーションの推進を図るためには，言語機能障害や聴覚障害のある者に対するリハビリテーションを行う医療スタッフの確保や資質の向上が差し迫った課題となっていた．このような現状を踏まえて，音声機能，言語機能，聴覚に関するリハビリテーションを行う専門職の資格などを定めるために制定されたのが言語聴覚士法である．

　この法律の目的は，言語聴覚士の資格を定めるとともに，言語聴覚士の業務が適正に運用されるように規律することによって，医療の普及・向上に寄与することである（1条）．

plus α

言語聴覚士の養成

1960年代半ばから言語聴覚士の国家資格の必要性が叫ばれ，1971年には国立聴力言語障害センター（現国立身体障害者リハビリテーションセンター）に専門職員養成所が設置され，言語聴覚士の養成が始まった．1997年に言語聴覚士法が制定された後，1999年3月に第1回国家試験が実施されて国家資格としての言語聴覚士が初めて誕生した．比較的新しい国家資格である．資格をもつ者は，2018年3月に3万人を超え，2023年3月には，4万人近くとなっている．

② 定義

言語聴覚士（speech therapist：ST）は，厚生労働大臣の免許を受けて，言語聴覚士の名称を用いて，音声機能，言語機能，聴覚に障害のある者について，その機能の維持向上を図るために，言語訓練その他の訓練，これらの訓練のために必要な検査，助言，指導などの援助を行うことを業とする者である（2条）．

③ 免許

言語聴覚士として必要な知識と技能について行われる言語聴覚士国家試験に合格し，相対的欠格事由に当たらない者に対して，厚生労働大臣が免許を与える．免許は，試験に合格した者が申請をして，言語聴覚士名簿に所定の事項が登録されると与えられる．免許を与えられた者には，言語聴覚士免許証が交付される（5条，6条，29条）．

④ 行政処分と再免許

相対的欠格事由のいずれかに当てはまるようになった場合には，厚生労働大臣によって，免許が取り消されたり，期間を定めて言語聴覚士の名称の使用を停止することを命じられることがある．名称の使用停止中に，言語聴覚士の名称を使用した場合，30万円以下の罰金が科せられる（51条1号）．

また，免許を取り消された者が，免許を取り消された理由になった事項に当てはまらなくなるなど，再び免許を与えることが適当であると認められるようになった場合には，再免許が与えられることがある．この場合には，もう一度試験を受ける必要はなく，再免許を与えられた者の申請によって手続きが行われる（9条）．

⑤ 業務

|1| 本来的業務

言語聴覚士の業務は，音声機能，言語機能，聴覚に障害のある者について，その機能の維持向上を図るために，言語訓練その他の訓練，これらの訓練のために必要な検査，助言，指導などの援助を行うことである（2条）．なお，言語聴覚士の本来的業務には，他の医療スタッフの規定にある「医師又は歯科医師の指示の下」という文言はない．

|2| 保健師助産師看護師法との関係

言語聴覚士は，保助看法31条1項および32条の規定にかかわらず，診療の補助として，医師または歯科医師の指示の下に，嚥下訓練，人工内耳*の調整や厚生労働省令で定められた所定の行為（**表3.1-24**）を行うことを業とすることができる（42条1項）．嚥下訓練や人工内耳の調整，そして厚生労働省令所定の行為は，診療の補助であり，看護師と准看護師が業務独占している行為だが，この法律によって例外的に，医師または歯科医師の指示の下に，言語聴覚士もこれらの行為を行うことが認められている．

言語聴覚士の名称の使用の停止の行政処分を受けている期間中は，これらの

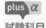

plus α
試験科目

①基礎医学，②臨床医学，③臨床歯科医学，④音声・言語・聴覚医学，⑤心理学，⑥音声・言語学，⑦社会福祉・教育，⑧言語聴覚障害学総論，⑨失語・高次脳機能障害学，⑩言語発達障害学，⑪発声発語・嚥下障害学，⑫聴覚障害学（施行規則10条）．

➡ 相対的欠格事由については，p.36 参照．

plus α
試験・登録に関する事務

言語聴覚士の試験・登録の実施などに関する事務は，厚生労働大臣が指定した公益財団法人医療研修推進財団が行っている（12条，36条，言語聴覚士法第十二条第一項及び第三十六条第一項に規定する指定登録機関及び指定試験機関を指定する省令〔平成13年3月30日厚生労働省令93号〕）．

用語解説*
人工内耳

手術で内耳へ電極を埋め込み，外界からの音を電気刺激に変換して脳へ届け，聴き取るシステム．

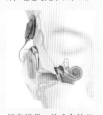

写真提供：株式会社日本コクレア

コラム 　　**言語聴覚士の活動の場**

　脳卒中後の言語障害（失語症，構音障害）や聴覚障害，言葉の発達の遅れ，声や発音の障害など，言葉によるコミュニケーションの問題は多岐にわたり，年齢層も小児から高齢者まで幅広い．言語聴覚士はこうした問題の本質や発現メカニズムを明らかにし，対処法を見いだすために検査・評価を実施し，必要に応じて訓練，指導，助言，その他の援助を行っている．言語聴覚士によるリハビリテーション医療は，医師・歯科医師・看護師・理学療法士・作業療法士など医療スタッフや，ケースワーカー・介護福祉士・介護支援専門員などの保健・福祉専門職，教師，心理専門職などと連携して行われている．

　言語聴覚士は，7割が病院や診療所などの医療提供施設（リハビリテーション科，耳鼻咽喉科，小児科，形成外科，口腔外科など）に勤務しているが，介護老人保健施設などの介護施設や，障害者福祉センター，小児の療育センターなどの福祉施設，また，特別支援学校，進級支援教室など学校教育機関，保健所などの幅広い領域で活躍している．これらの場所では，言語聴覚士は，認知症によるコミュニケーション障害や加齢による摂食障害などの介護分野での高齢者に対する支援を行ったり，子どもの言語発達の支援や音声・発語のトレーニングを行うなどしている．

　さらに訪問看護ステーションにおけるスタッフとして，保健師，看護師，助産師，准看護師，理学療法士，作業療法士と並んで言語聴覚士が位置付けられていることからもわかるように，言語聴覚士にも訪問リハビリテーションでの活躍が期待されている．

表3.1-24　厚生労働省令で定める行為

① 機器を用いる聴力検査（気導により行われる定性的な検査で，次の i ～iv を除く．
　 i ）周波数1,000ヘルツおよび聴力レベル30デシベルのもの
　 ii ）周波数4,000ヘルツおよび聴力レベル25デシベルのもの
　 iii ）周波数4,000ヘルツおよび聴力レベル30デシベルのもの
　 iv ）周波数4,000ヘルツおよび聴力レベル40デシベルのもの
② 聴性脳幹反応検査
③ 眼振電図検査（冷水・温水，電気，圧迫による刺激を加えて行うものは除く）
④ 重心動揺計検査
⑤ 音声機能に係る検査および訓練（他動運動もしくは抵抗運動を伴うもの，または薬剤もしくは器具を使用するものに限る）
⑥ 言語機能に係る検査および訓練（他動運動もしくは抵抗運動を伴うもの，または薬剤もしくは器具を使用するものに限る）
⑦ 耳型の採型
⑧ 補聴器装用訓練

施行規則22条

行為をしてはならない（42条2項）．

3 名称独占

　言語聴覚士でない者は，言語聴覚士や紛らわしい名称を使用してはならない（45条）．違反者には，30万円以下の罰金が科せられる（51条2号）．

6 義務

1 連携等

　業務を行う際には，①医師，歯科医師やその他の医療関係者と緊密な連携を図って適正な医療を確保するように努めなければならない，②音声機能，

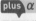

plus α

言語聴覚士による喀痰等の吸引

言語聴覚士が嚥下訓練等を実施する際の喀痰等の吸引は，その訓練等を安全かつ適切に実施する上で当然に必要となる行為であるので，言語聴覚士の行う「言語訓練その他の訓練」（2条）に含まれるとされている（医政局長通知「医療スタッフの協働・連携によるチーム医療の推進について」（平成22年4月30日））．

言語機能または聴覚に障害のある者に主治の医師や歯科医師がいるときには、その医師・歯科医師の指導を受けなければならない。また、③音声機能、言語機能または聴覚に障害のある者の福祉に関する業務を行う者など、関係者との連携を保たなければならない、ということが求められている（43条）。

| 2 | 守秘義務

　言語聴覚士は、正当な理由がないのに、業務上知り得た人の秘密を漏らしてはならない。言語聴覚士でなくなった後も同じ義務を負う（44条）。違反者には50万円以下の罰金が科せられる。ただしこの罪について、検察官は、被害者本人その他関係者による告訴がなければ起訴できない親告罪である（50条）。

■ 引用・参考文献

1）一般社団法人日本言語聴覚士協会. https://www.japanslht.or.jp/,（参照2023-11-27）.

14 歯科衛生士法（昭和23年7月30日法律204号）

1 歯科衛生士養成の社会的背景

　第二次世界大戦後、GHQ（連合国軍総司令部）によるさまざまな制度改革が行われた。その改革の一つに、保健所法の大幅改正（昭和22年）がある。これを機に、保健所の新しい業務に歯科衛生が導入され、その中に予防処置が含まれることとなった[1]。予防処置は保健所の保健婦（現在は保健師）が担う予定であったが、保健婦の業務の負担を考慮し、この予防処置を担う新しい職種として歯科衛生士制度がアメリカから導入された[1]。

2 歯科衛生士法の目的

　歯科衛生士法は歯科衛生士の資格について定め、それにより歯科疾患の予防と口腔衛生の向上を図ることを目的としている（1条）。

3 免許

　歯科衛生士になるには、歯科衛生士国家試験に合格し、厚生労働大臣の免許を受けなければならない（3条）。歯科衛生士国家試験合格者は申請を行うことにより、歯科医衛生士名簿に登録され、歯科衛生士の業務を行うことができる（6条1項）。なお、相対的欠格事由のどれかに当てはまる場合には、免許が与えられないことがある（4条）。厚生労働大臣が免許を与えたときは、歯科衛生士免許証が交付される（6条2項）。

4 試験

　歯科衛生士国家試験では、歯科衛生士として必要な知識および技能が問われる（10条）。歯科衛生士国家試験は、毎年少なくとも1回、厚生労働大臣により行われる（11条）。

plus α

デンタルハイジーニスト

アメリカでは、1913年以来、歯科衛生士（dental hygienist）が養成され、病院、診療所、学校等において歯科疾患の予防業務に従事していた。

plus α

保健所法の大幅改正

1947年の改正により、これまで警察が担当していた急性感染症の予防活動や食品衛生等の業務を新たに保健所が担うこととなり、保健所は地方における公衆衛生上の行政業務を一体的に実施する機関となった[1]。

plus α

試験科目

①人体（歯・口腔を除く）の構造と機能、②歯・口腔の構造と機能、③疾病の成り立ちおよび回復過程の促進、④歯・口腔の健康と予防に関わる人間と社会のしくみ、⑤歯科衛生士概論、⑥臨床歯科医学、⑦歯科予防処置論、⑧歯科保健指導論、⑨歯科診療補助論（施行規則11条）。現在、歯科衛生士国家試験は1年に1回の実施である。

➡ 相対的欠格事由については p.36、行政処分については、p.38参照。

5 業務

歯科衛生士には次のような業務がある.

|1| 予防処置

歯科衛生士は，歯科医師の指導の下に，歯牙及び口腔の疾患の予防処置として，①歯牙露出面および正常な歯茎の遊離縁下の付着物および沈着物を機械的操作によって除去すること（2条1項1号），②歯牙および口腔に対して薬物を塗布すること（同2号）を業としている．これらの予防処置は，歯科医師が自ら行う場合を除くと，歯科衛生士しか行ってはならない業務である（13条）．違反者には，1年以下の懲役もしくは50万円以下の罰金が科せられ，もしくはその両方が科される（14条1号）．

|2| 歯科診療の補助

歯科衛生士は歯科診療の補助ができる．つまり，予防処置以外に歯科診療の補助も歯科衛生士の業務の一つであるといえる．歯科衛生士は，保助看法31条1項および32条の規定にかかわらず，歯科診療の補助をなすことを業とすることができると定められている（2条2項）．これは，本来，看護師が業務独占している「診療の補助」の一部である「歯科診療の補助」を歯科衛生士も行うことができるということを意味している（➡ p.45参照）．

看護師は，法律上，歯科医師の指示の下，歯科衛生士が行える歯科診療の補助すべてを行うことができる．しかし，現在の看護師と歯科衛生士では基礎教育等に違いがあるため，歯科診療の補助を行う技術的な部分において，看護師が看護師免許を取得した直後から歯科衛生士のように歯科診療の補助を行うのはほぼ不可能という現状がある．

歯科衛生士が歯科診療の補助をするに当たっては，主治の歯科医師の指示があった場合以外で，診療機械を使用し，医薬品を授与し，または医薬品について指示し，その他歯科医師が行う以外で衛生上危害を生じるおそれのある行為をしてはならない．ただし，臨時応急の手当てをする場合は，歯科医師の指示がなくても歯科医行為を行うことができる（13条の2）．

違反者には，6カ月以下の懲役もしくは30万円以下の罰金，またはその両方が科される（18条2号）．

|3| 歯科保健指導

歯科衛生士はその名称を用いて歯科保健指導を行うことを業とすることができる（2条3項）．歯科保健指導も保健指導の一つであり，歯科衛生士の名称を用いなければ誰でも歯科保健指導を行える．また，歯科衛生士が歯科保健指導を行う際，主治の歯科医師または医師がいるときはその指示を受けなければならず（13条の3），就業地を管轄する保健所の長の指示を受けたときはその指示に従わなければならない．ただし，歯科医師または医師の指示と就業地を管轄する保健所長の指示とが異なっていた場合，主治の歯科医師または医師の指示が優先される（13条の4）．違反者には，6カ月以下の懲役か30万円以下の罰

金またはその両方が科される（18条2号）．

6 名称独占

歯科衛生士でない者は，歯科衛生士またはこれに紛らわしい名称を用いてはならない（13条の7）．違反者には30万円以下の罰金が科される（20条2号）．紛らわしい名称とは，例えば「口腔衛生士」や「歯科衛生師」などといった，人々が歯科衛生士として歯科疾患の予防や口腔衛生の向上に寄与する者と考えてしまうようなものを指す．

7 業務上の義務

|1| 連携義務

歯科衛生士が業務を行う際には，歯科医師その他の歯科医療関係者との緊密な連携を図り，適正な歯科医療の確保に努めなければならない（13条の5）．

plus α

「臨時応急の手当て」の留意点

緊急時の行為であっても，その範囲は平時の歯科診療の補助と同様の，主治の歯科医師の指示により行える範囲内のものである．

➡ 保健指導については，p.78（保健師）参照．

歯科衛生士法の条文を読んでみよう

▌2条

● 1項　「歯科衛生士」とは，厚生労働大臣の免許を受けて，歯科医師（歯科医業をなすことのできる医師を含む．以下同じ．）の指導の下に，歯牙及び口腔の疾患の予防処置として次に掲げる行為を行うことを業とする者をいう．

　1号　歯牙露出面及び正常な歯茎の遊離縁下の付着物及び沈着物を機械的操作によつて除去すること．

　2号　歯牙及び口腔に対して薬物を塗布すること．

● 2項　歯科衛生士は，保健師助産師看護師法31条1項及び32項の規定にかかわらず，歯科診療の補助をなすことを業とすることができる．

● 3項　歯科衛生士は，前2項に規定する業務のほか，歯科衛生士の名称を用いて，歯科保健指導をなすことを業とすることができる．

歯科衛生士が行える歯科診療の補助の例

　鳥取県厚生部長からの疑義照会に対する，当時の厚生省医務局歯科衛生課長からの回答（昭和41年8月15日歯23号）によれば，貼薬や仮封・仮封材の除去・裏装剤の貼付・マトリクス装着や除去・充填材填塞・充填物の研磨・矯正装置の除去は，歯科診療の補助の範囲とされている．一方，主訴を聞きとりカルテに記入することと，インレー（主に金属で作られ，歯科用セメントで装着される詰めもの）や冠（主に金属で作られ，歯科用セメントで装着される被せもの）の装着は歯科診療の補助の範囲外とされた．

● 歯科診療の補助でできること〈画像〉

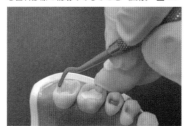

歯科衛生士の扱う「薬物」とは何を指すか？

歯科衛生士の業務として2条1項2号「歯牙および口腔に対して薬物を塗布すること」に記載されている「薬物」はどのようなものと考えたらよいだろうか．

う歯の予防処置として用いられるものに，フッ化物がある．これはほとんどの場合，歯科衛生士が塗布している．歯科医師の確保が困難な地域の保健所や保健センターなどではフッ化物の塗布が困難になっている現状があるため，歯科衛生士法2条1項を「歯科医師の直接の指導の下に」から「歯科医師の指導の下に」として，歯科医師の常時の立ち会いまでは要しないと述べられている．このことからも，歯科衛生士が薬物塗布の際に使用する薬物には，フッ化物が想定されていることがうかがわれる．

また，鳥取県厚生部長からの疑義照会に対する当時の厚生省医務局歯科衛生課長からの回答（昭和41年8月15日付歯23号）は，貼薬（仮封）・裏装剤の貼付等が歯科衛生士による歯科診療の補助の範囲であるとしている．これらに用いられる薬物には，根管貼薬剤（アルデヒドやヨードなどを含む）・水酸化カルシウム製剤等がある．したがって歯科衛生士は，このように多種の薬物を歯科診療の補助の際に使用できることになる．そのため，予防処置に用いる薬物は多種にわたると広く解釈することもできよう．しかし，これ

らは病的な歯の治療に用いられるもので，予防処置の対象となりうる歯に用いるのは現実的ではない．このため，実質的に歯科衛生士が予防処置で用いる薬物はフッ化物であると考えられる．

なお，「予防」の定義・分類の方法として，一次予防・二次予防・三次予防の三段階に分けて考えるものがある．このうち三次予防は「予防」とはいえ治療も含んだ意味で用いられる（なお，一次予防とは疾病の発生を未然に防ぐ予防接種などの行為のことをいい，二次予防とは重症化すると治療が技術的・コスト的に困難になる疾患を早期発見する健康診断などの行為のことをいう）．2条の「予防処置」を三次予防まで広げて考えると治療も含まれることになってしまうため，歯科衛生士が予防処置で用いる薬物は，フッ化物にとどまらず，多種にわたることになろう．しかし，2条1項1号は「正常な歯茎の遊離縁下の付着物及び沈着物を機械的操作によって除去すること」と規定しており，正常な歯茎の環境を整えて病気にならないようにするのが歯科衛生士法が想定する予防のスタンスであると感じられる．

このことからも歯科診療の補助の際に用いる多種の薬物は，歯科衛生士が予防処置の際に用いる薬物としては想定できないであろう．

| 2 | 守秘義務

歯科衛生士は，正当な理由がなく業務上知り得た人の秘密を漏らしてはならない．これは，歯科衛生士でなくなっても同様である（13条の6）．違反者には，50万円以下の罰金が科されるが，これは告訴がなければ起訴することのできない親告罪である（19条）．

■ 引用・参考文献

1)「歯科衛生士のあゆみ」編纂委員会．歯科衛生士のあゆみ：日本歯科衛生士会60年史．日本歯科衛生士会，2012，p.20．

15 歯科技工士法 (昭和30年8月16日法律168号)

歯科技工士法は，歯科技工士の資格を定めるとともに，歯科技工の業務が適正に運用されるように規律し，これにより歯科医療の普及および向上に寄与することを目的としている（1条）．

歯科技工とは，患者ごとの歯科医療に用いる補綴物[ほてつ]*・充塡物*・矯正装置*を作成・修理・加工することである（2条1項）．また歯科技工士とは，歯科技

工を厚生労働大臣の免許を受けて業とする者をいう（2条2項）.

　歯科技工士の免許は，歯科技工士国家試験に合格した者が申請を行うことにより歯科技工士名簿に登録されることによって与えられる（6条1項）.これによって歯科技工を業として行うことができる.なお相対的欠格事由のどれかに当てはまる場合には，免許が与えられないことがある（4条）.厚生労働大臣は，歯科技工士の免許を与えたときは，歯科技工士免許証を交付する（6条2項）.

　歯科技工を業として行うことができるのは，歯科医師または歯科技工士のみである（17条1項）.違反者は，1年以下の懲役か50万円以下の罰金，またはその両方が科される（28条1号）.また，業としての歯科技工は，歯科医療機関内で患者の治療を担当する歯科医師の直接の指示に基づく場合以外は，定められた事項を記載した歯科医師の指示書（歯科技工指示書）に従って歯科技工を行わなければならない（18条）.違反者は，30万円以下の罰金が科される（32条2号）.なお，歯科技工指示書は，歯科技工が終了した日から2年間保存しなければならず，違反すると30万円以下の罰金が科される（19条，32条3号）.また，歯科技工士は歯科技工を行うに当たり，印象採得（歯などの型を取ること）・咬合採得（噛み合わせの状態を記録すること）・試適（作製中の義歯等の装置を患者の口腔内に入れること）・その他の歯科医師が行うのでなければ衛生上危害を生ずるおそれのある行為をしてはならない（20条）.

　歯科技工士は，正当な理由なく，業務上知り得た人の秘密を漏らしてはならな

用語解説 *

補綴物・充塡物・矯正装置

補綴物：歯を失った箇所に入れるための入れ歯や銀歯等の人工の歯.
充塡物：歯自体の欠けてしまった部分を補うための金属や樹脂でできた詰め物.
矯正装置：歯科治療により歯並びをよくするために用いる装置.

plus α

心身の障害による欠格事由

歯科技工士の相対的欠格事由の一つである，心身の障害により業務を適正に行うことのできない者として厚生労働省令で定められているのは，「視覚および精神の機能の障害」のみである（施行規則1条）（この二つだけが心身の障害に当たるとされているのは，歯科技工士のほかは義肢装具士だけである）.他の医療スタッフの心身の障害として定められている事由は，「視覚，聴覚，音声機能もしくは言語機能または精神機能の障害」である.

➡ 相対的欠格事由については p.36, 行政処分については p.38 参照.

歯科技工指示書

　歯科技工指示書の記載事項は，以下の通りである（施行規則12条）.

①患者の氏名
②設計
③作成の方法
④使用材料
⑤発行の年月日
⑥発行した歯科医師の氏名および歯科医師の勤務する病院または診療所の所在地
⑦指示書による歯科技工が行われる場所が歯科技工所*であるときは，その名称および所在地

　なお，歯科技工指示書は，その中に記載された歯科技工が終了した日から起算して2年間の保存が義務付けられている（19条）.

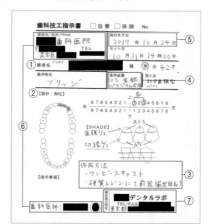

歯科技工指示書の一例

＊　歯科技工士または歯科医師が業として歯科技工を行う場所をいう（2条3項）.ただし，歯科医療機関内において，診療中の患者のためだけに歯科技工を行う場所は歯科技工所に含まれない（2条3項ただし書）.

い（守秘義務）（20条の2）．守秘義務に違反した者は，50万円以下の罰金が科されるが，この罪は告訴がなければ起訴することができない親告罪である（31条）．

16 あん摩マツサージ指圧師，はり師，きゆう師等に関する法律
（昭和22年12月20日法律217号）
柔道整復師法（昭和45年4月14日法律19号）

1 総説

1 医業類似行為の範囲

あん摩マツサージ指圧師，はり師，きゆう師等に関する法律（以下，あはき法）および柔道整復師法（以下，柔整師法）は，それぞれ国家資格であるあん摩マツサージ指圧師，はり師，きゅう師および柔道整復師の免許や業務について，ほぼ同じような内容で規制をしている（これらを総称して法定4業務などという）．彼らが行う医業類似行為は，医師などの医療スタッフが担う医療の周辺・隣接する領域にあり，医師法17条の医行為には該当しないが，なお一定の危険性を有する行為として規制対象とされるものである．あはき法12条は法定4業務以外の医業類似行為を禁止し（狭義の医業類似行為），これには，種々の民間療法，カイロプラクティック等の整体術，電気療法，温熱療法等が含まれるとされるが，規制対象外とされている行為の範囲とあはき法12条で規定されている狭義の医業類似行為の範囲の違いは明確でなく，同条違反の取り締まりはほとんどなされていないのが実情である．例えば，カイロプラクティックについては，その有効性や危険性が明らかでないとしつつ，頸椎に対する急激な回転伸展操作を加えるスラスト法などの「一部の危険な手技」のみを明確に禁止すべきとする「医療類似行為に対する取扱いについて」医事課長通知（平成3年6月28日医事58号）があるのみであり，医業類似行為の規制は有効に機能していない．

2 医業類似行為の規制根拠

あはき法12条は，法定4業務以外の医業類似行為はすべて禁止すると読めるが，実際は，どのような医業類似行為が禁止の対象となるかが問題となる．この問題について，無資格者がHS式高周波器と称する器具を使用した無熱高周波療法（電気療法）が，あはき法12条によって禁止・処罰される対象となるかが問われた．最高裁判所昭和35年1月27日大法廷判決（最高裁判所刑事判例集14巻1号33頁）は，12条の禁止処罰の対象となる医業類似行為は，「人の健康に害を及ぼすおそれのある業務に限局」されると述べている．すなわち，直接的に人体に有害となる「積極的弊害」があるということが医業類似行為の禁止規制の根拠となりうるという立場をとったのである．最終的にこの事件では，HS式高周波器を使用した電気療法は，人の健康に害を及ぼすおそれのあるものと認められ，12条による禁止の対象となる医業類似行為であるとされた（仙台高等裁判所昭和38年7月22日判決〔判例時報345号12頁〕）．

あはき法1条，12条

1条：医師以外の者で，あん摩，マツサージ若しくは指圧，はり又はきゆうを業としようとする者は，それぞれ，あん摩マツサージ指圧師免許，はり師免許又はきゆう師免許（以下，免許）を受けなければならない．

12条：何人（なんびと）も，第1条に掲げるものを除く外，医業類似行為を業としてはならない．ただし，柔道整復を業とする場合については，柔道整復師法の定めるところによる．

plus α

広義の医業類似行為

法定4業務と狭義の医業類似行為を合わせて広義の医業類似行為という．

plus α

積極的弊害と消極的弊害

最高裁判所は，「積極的弊害」を医業類似行為を規制する根拠としたが，これに対して，「民間療法等に頼る患者が適切な医療を受ける機会を失するおそれがある」という「消極的弊害」をも規制根拠とすべきであるという見解も有力に主張されている．

> **医業類似行為**
>
> ▶ **定義**
>
> 　医業類似行為について法律上の定義はないが，「医業ではないがその外辺にあってこれに類似する行為」（最高裁判所昭和35年1月27日大法廷判決〔最高裁判所刑事判例集14巻1号33頁〕の調査官解説〔田原義衛〕）と定義されることがある．また，昭和35年の厚生省（当時）研究班の調査では，民間療法の種類は320にも及ぶと報告されている．医業類似行為が多種多様にわたること，現代の西洋医学の立場からは医学的効果を科学的に解明するのが困難であるという実態などから，医業類似行為の有効性，安全性については，いまだ医学的に明らかになっていない状況である．
>
> ▶ **届出医業類似行為者**
>
> 　あはき法12条により，狭義の医業類似行為はすべて禁止されることになったが，昭和22年，改正前のあはき法が公布された時に引き続き3カ月以上狭義の医業類似行為を業としていた者は，所定の届出をすれば，その業務を続けることが認められている．届出によって業務の継続が認められた者を届出医業類似行為者という（届出医業類似行為者）（12条の2）．

② 免許

|1| 免許

　あん摩マッサージ指圧師国家試験，はり師国家試験，きゅう師国家試験，柔道整復師国家試験に合格した者に対し，厚生労働大臣が免許を与える（あはき法2条1項，柔整師法3条）．免許は，厚生労働省に備えた名簿に登録することによって行われ，免許が与えられたときは，免許証が交付される（あはき法3条の3，柔整師法6条）．免許申請を行った者のうち，相対的欠格事由のどれかに当てはまる者については，免許が与えられない場合がある（あはき法3条，柔整師法4条）．

|2| 試験

　試験は，厚生労働大臣が行う．大学入学資格（高等学校卒業者等）のある者が，3年以上，文部科学大臣認定の学校か，厚生労働大臣か都道府県知事（柔整師法については都道府県知事のみ）認定・指定の養成施設で修業すると受験資格が得られる（2条1項）．ただし，著しい視覚障害を有する者に対しては特例措置が設けられており，当分の間，高等学校入学資格（中学校卒業者等）のある者が，文部科学大臣認定の学校または厚生労働大臣認定の養成施設で，あん摩マッサージ指圧師のみの場合は3年以上，あん摩マッサージ指圧師・はり師およびきゅう師の3職種の場合は5年以上修業すれば，国家試験を受けることができる（あはき法18条の2）．

|3| 行政処分・再免許

　免許を受けた者が，相対的欠格事由に該当するに至ったときは，厚生労働大臣は期間を定めての業務停止処分または免許取消処分をすることができる（あはき法9条1項，柔整師法8条1項）．

　免許を取り消された者が，免許が取り消される理由になった事項に当てはま

plus α

相対的欠格事由

相対的欠格事由は，①心身の障害により業務を適正に行うことができない者として厚生労働省令で定めるもの（精神の機能の障害によりあん摩マッサージ指圧師，はり師，きゅう師の業務，届出医業類似行為の業務，柔道整復師の業務を適正に行うに当たって必要な認知，判断，意思疎通を適切に行うことができない者（あはき法施行規則1条，柔整師法施行規則1条）），②麻薬，大麻又はあへんの中毒者，③罰金以上の刑に処せられた者，④その他業務に関し犯罪または不正の行為があった者である（あはき法3条，柔整師法4条）．

らなくなったときやその後の事情によって再び免許を与えるのが適当であると認められるようになったときには，再免許を与えることがある（あはき法9条2項，柔整師法8条2項）。

plus α

あん摩マッサージ指圧師，はり師，きゅう師に共通する試験科目

①東洋医学臨床論，②医療概論（医学史を除く），③衛生学・公衆衛生学，④関係法規，⑤解剖学，⑥生理学，⑦病理学概論，⑧臨床医学総論，⑨臨床医学各論，⑩リハビリテーション医学，⑪東洋医学概論，⑫経絡経穴概論．

あん摩マッサージ指圧師の試験科目

①～⑫に「あん摩マッサージ指圧理論」が加わる．

はり師の試験科目

①～⑫に「はり理論」が加わる．

きゅう師の試験科目

①～⑫に「きゅう理論」が加わる．
（あはき法施行規則11～13条）

柔道整復師の試験科目

①解剖学，②生理学，③運動学，④病理学概論，⑤衛生学・公衆衛生学，⑥一般臨床医学（総論），⑦外科学概論，⑧整形外科学，⑨リハビリテーション医学，⑩柔道整復理論，⑪関係法規
（柔整師法施行規則10条）

コラム　あはき法，柔整師法の沿革

あん摩術，鍼術，灸術は，平安時代以前に唐代の中国から朝鮮半島を経て日本に取り入れられ，柔道整復術は，江戸中期以降から独立して施術されていた。これらは明治時代に入ってなお国民に広く親しまれていたが，西洋医学を積極的に採用する方針から，医制（明治7年）では「鍼治灸治ヲ業トスル者ハ内外科医ノ差図ヲ受ルニ非サレハ施術スヘカラズ」（53条）として，鍼と灸の施術を医師の監督の下に行わせることとしていた。もっとも，同規定は現実には施行されず，あん摩術と柔道整復術については何も触れられていなかった。

明治44年に按摩術営業取締規則（明治44年8月1日内務省令10号）が制定され，医業類似行為について国家による規制が実現した。しかし，規制の対象範囲はなお不明瞭で，規制態様も府県ごとにさまざまであった。その後も，人体に関することである以上，本来すべて医学上の知識が十分な医師に取り扱わせるべきという立場と，現に民間療法等の営業を行っている者の既得権・生活権に配慮する，あるいは，明治42年第25回議会にあん摩業を視覚障害者の専業とすることを求める請願が出されたように，当時の社会情勢下で，生活の不安な者への救済策という側面を重視する立場との間で，医業類似行為の規制をめぐる議論は激しく対立していた。医業類似行為の数が著しく増加していた大正4年には，あん摩術において「マッサージ」術を名乗ることと並んで，柔道整復術を医師以外の者にも認める等の改正がなされ，この法制度が終戦まで続いた。

日本国憲法の施行に伴い，明治44年の内務省令が効力を失い，あん摩，はり，きゅう，柔道整復等営業法（昭和22年法律217号）が制定された（この法律の名称は，その後，数次にわたって変更されている）。あん摩師の業務内容に指圧を含むことが認められたのは昭和30年であり，あん摩師の名称があん摩マッサージ指圧師に改められたのは昭和39年である。昭和45年には，柔道整復師に関する部分が分離・独立し，柔道整復師法となった。また，昭和63年には，受験資格の変更，免許権者と試験の実施者を厚生大臣（当時）とすること，指定登録機関・指定試験機関制度の導入等を内容とする法改正が行われた。

3　業務・施術所ほか

|1|業務独占

あん摩マッサージ指圧，はり，きゅうを業としようとする者は，それぞれ免許を受けなければならない（あはき法1条）。また，柔道整復師でなければ，業として柔道整復を行ってはならない（柔整師法15条）。つまり各資格者の業務独占が認められている。これらの規定に違反した場合，50万円以下の罰金が科せられる（あはき法13条の7第1項1号，柔整師法29条）。

医師は，あん摩マッサージ指圧，はり，きゅう，柔道整復のいずれをも業として行うことができる（あはき法1条，柔整師法15条）。

2 業務の制限

いずれの施術者も，外科手術を行うこと，薬品を投与しまたはその指示をすること等の行為をしてはならない（あはき法4条，柔整師法16条）．これらの規定に違反した場合，当然，医師法に違反することになる．したがって，あはき法にも柔整師法にもこれらの規定に違反した場合の罰則規定はない．

また，あん摩マッサージ指圧師および柔道整復師が脱臼や骨折に施術する場合には，医師の同意が必要である．ただし，柔道整復師が応急手当をする場合は，医師の同意がなくとも施術ができる（あはき法5条，柔整師法17条）．

> **コラム　柔道整復師によるX線の照射**
>
> 柔道整復師が施術の一環として患部にレントゲン撮影を行って診断または治療をすることは，医師法または診療放射線技師法の違反になるとする「医業類似行為を行う施術者に対する指導について」（健康政策局長通知〔昭和61年10月16日健政発655号〕）がある．また，柔道整復師がX線を照射するなどした事案において，照射の業は（旧）診療放射線技師及び診療エックス線技師法違反となる一方，被告人はX線写真を読影し骨折有無等の疾患状態の診断をも業としており，その行為については医師法違反が成立しうるとした最高裁判所の決定がある（最高裁判所平成3年2月15日決定〔最高裁判所刑事判例集45巻2号32頁〕）．

3 都道府県知事の指示

都道府県知事または保健所設置市区長は，衛生上害を生ずるおそれがあると認めるときは，施術者に対して，その業務に関して必要な指示をすることができる（あはき法8条1項，柔整師法18条1項）．この指示に関して医師の団体は，知事等に意見を述べることができる（同条2項）．その指示に違反した者には30万円以下の罰金が科せられる（あはき法13条の8第3号，柔整師法30条3号）．

4 義務

1 消毒義務

はり師がはりを施す場合，はり・手指・施術局部の消毒義務が課されている（あはき法6条）．

2 守秘義務

いずれの施術者も，正当な理由がないのに，業務上知り得た人の秘密を漏らしてはならないし，施術者でなくなった後も同様にその秘密を漏らしてはならない（あはき法7条の2，柔整師法17条の2）．違反者には，50万円以下の罰金が科せられる（あはき法13条の7第1項3号，柔整師法29条）．

5 施術所

あん摩マッサージ指圧師，はり師，きゅう師，柔道整復師の施術所を開設した者は，開設者の資格の有無を問わず，10日以内に，施術者の氏名等の一定

指定登録機関・指定試験機関

厚生労働大臣は，指定機関に登録事務と試験事務を行わせることができる（あはき法3条の4第1項，3条の23第1項，柔整師法8条の2第1項，13条の3第1項）．あん摩マッサージ指圧師，はり師，きゅう師については公益財団法人東洋療法研修試験財団が，柔道整復師については公益財団法人柔道整復研修試験財団が，指定登録機関・指定試験機関として指定されている（あはき法3条の4第1項及び3条の23第1項に規定する指定試験機関及び指定登録機関を指定する省令〔平成13年3月30日厚生労働省令88号〕，柔整師法8条の2第1項及び13条の3第1項に規定する指定登録機関及び指定試験機関を指定する省令〔平成13年3月30日厚生労働省令90号〕）．

柔道整復師の業務

接骨院や整骨院では，柔道整復師によって，骨・関節・筋・腱・靱帯などに加わる急性，亜急性の原因によって発生する骨折・脱臼・打撲・捻挫・挫傷などの損傷に対し，手術をしない非観血的療法によって，整復・固定などを行っている．（公益社団法人日本柔道整復師会ホームページ）

事項を施術所の所在地の都道府県知事に届け出なければならない．届出事項の変更，施術所の休止，廃止，再開の場合にも，それぞれ届出義務がある（あはき法9条の2，柔整師法19条）．あん摩マッサージ指圧師，はり師，きゅう師でもっぱら出張のみによって業務に従事する場合は，その旨を住所地の都道府県知事に届け出なければならない（あはき法9条の3）．

6 広告

施術や施術所に関して，施術者の氏名，業務の種類，施術所の名称等，広告できる事項が法律と厚労省告示で定められており，そこに掲げられている事項のみを広告することができる（あはき法7条・あはき法7条1項5号の規定に基づく広告し得る事項〔平成11年厚生労働省告示69号〕，柔整師法24条・柔整師法24条2項4号の規定に基づく広告し得る事項〔平成11年厚生労働省告示70号〕）．違反した者には，30万円以下の罰金が科せられる（あはき法13条の8第1号，柔整師法30条5号）．

➡ 医療法の広告に関する規定については，p.214参照．

コラム　　医業類似行為と広告

使用可能／不可能な広告事項

あん摩マッサージ指圧師，はり師，きゅう師，柔道整復師の施術や施術所に関して，広告に使用できるものを○，使用できないものを×で示した．

1. 施術所に関する広告
○あはき：業務の種類（あん摩，マッサージ，指圧，はり，きゅう）
○もみりょうじ，やいと，えつ，小児鍼（はり），ほねつぎ（または接骨）
○施術所の名称，電話番号，所在の場所を示す事項
○法律に基づく届出をした旨
○予約に基づく施術の実施
○休日または夜間における施術の実施
○出張による施術の実施
○駐車設備に関する事項
2. 施術者等に関する広告
○あはき：施術者である旨並びに施術者の氏名および住所
○柔道整復師：柔道整復師である旨並びにその氏名および住所
×施術者の技能，施術方法または経歴
3. 施術日，施術時間に関する広告
○施術日または施術時間
4. 保険の取扱い等に関する広告
○医療保険療養費支給申請ができる旨

※あはき：申請については医師の同意が必要な旨を明示する場合に限る．
※柔道整復師：脱臼または骨折の患部の施術に関する申請については医師の同意が必要な旨を明示する場合に限る．
5. その他
×適応症，効果・効能等に関する広告
×料金に関する広告

広告をめぐる近時の動向

法令上，あん摩マッサージ指圧師，はり師，きゅう師，柔道整復師以外の施術所の広告に関して規制しているものはないが，近時，未規制領域とされるカイロプラクティックやリラクセーションマッサージなどの位置付けが議論の対象となっている．その背景の一つに，平成29年の医療法改正による広告規制の見直し等の動きがある．この改正は，美容医療サービスに関する消費者トラブルの相談件数の増加等を踏まえ，医療機関のウェブサイト等を適正化するため，新たなガイドラインを作成し，虚偽または誇大等の不適切な内容を禁止したものである．カイロプラクティック等についても，施術をめぐるトラブル予防という視点だけではなく，被施術者への必要な情報提供のありかたを見直すという観点も加え，適切な広告可能事項に関する議論を進める必要がある．

2　福祉専門職

1　精神保健福祉士法 (平成9年12月19日法律131号)

1　意義と役割

　近時，精神保健医療および福祉政策の見直しに伴い，長期入院精神障害者の地域移行が促されている．これによって医療職と福祉職との連携は，従来の精神科医療機関にとどまらず，地域精神保健福祉に関わる機関および施設にも広がっている．

　精神科医療では，患者の治療に加えて，再発予防，社会復帰，自立などに向けた福祉的要素を含んだケアが必要となる．精神科病院における精神保健福祉士は，医師・看護師と協力して，患者の生活，受診・入院に至る経緯，生育歴などを把握し，入院あるいは通院の医療費などの経済的な相談や日常的な相談に応じ，生活環境を調整する．

2　定義と義務

|1|　定義

　精神保健福祉士は，精神保健福祉士国家試験に合格し，精神保健福祉士登録簿に登録された上で，精神障害者の保健および福祉に関する専門的知識および技術をもって，精神科病院その他の医療施設において精神障害の医療を受け，もしくは精神障害者の社会復帰の促進を図ることを目的とする施設を利用している者の地域相談支援の利用に関する相談その他の社会復帰に関する相談または精神障害者および精神保健に関する課題を抱える者の精神保健に関する相談に応じ，助言，指導，日常生活への適応のために必要な訓練その他の援助を行うことを業とする者である（2条）．

|2|　義務

　精神保健福祉士には，業務に対する誠実義務（38条の2），信用失墜行為の禁止義務（39条），秘密保持義務（40条）が課されている．秘密保持義務に違反した場合，1年以下の懲役か30万円以下の罰金が科せられる（44条）．また，他領域を担う専門職との連携の観点から，担当患者・利用者に対し，保健医療サービス，障害福祉サービス，地域相談支援サービスなどが他職種との密接な連携の下で総合的かつ適切に提供されるように関係者との連携を保つこと，精神障害者に主治の医師がいる場合には，主治の医師の指導を受けることが定められている（41条）．

　精神保健福祉士は，業務独占は認められていないが，名称独占は認められているので，精神保健福祉士でない者が精神保健福祉士の名称を使用することはできない（42条）．違反した者は，30万円以下の罰金が科せられる（47条）．

　なお，精神保健福祉士は，精神保健および精神障害者の福祉を取り巻く環境の変化による業務の内容の変化に適応するため，相談援助に関する知識および

plus α

精神保健福祉士の主な職場

医療機関：精神科病院，精神科デイケア施設
福祉行政機関：精神保健福祉センター，保健所，福祉事務所
福祉サービス：地域生活支援センター，グループホーム，福祉ホーム，自立支援給付対象事業を行う福祉施設
司法施設：保護観察所，矯正施設

plus α

精神保健福祉士の国家資格化

精神保健領域における福祉分野の担い手は，1950年代から精神科医療機関などを中心に「精神科ソーシャルワーカー」などの名称で専門職として導入されていた．1997年に精神保健福祉士法が制定されたことにより，「精神保健福祉士」として国家資格に位置付けられた．2023年8月末日現在の登録者数は，10万3,842人である．精神科領域のソーシャルワーカー（psychiatric social worker）としてPSWと呼ばれてきたが，世界的動向としては，精神保健領域のソーシャルワーカー（mental health social worker）としてMHSWと略称されることが多い．2000年から公益社団法人日本精神保健福祉士協会も団体名の英語表記に後者を用いている．

技能の向上に努めなければならない（41条の2）.

3 精神科病院以外での職務

　精神保健福祉センターでは，精神疾患や障害に関する精神保健相談，精神障害者の地域移行に関するアウトリーチ＊支援，デイケアに携わっている．保健所では，**精神保健福祉相談員**という職名で受診や社会復帰に関する相談援助，訪問活動，社会復帰援助活動，患者会・家族会などの組織育成活動などを行っている．保護観察所＊では，心神喪失等の状態で重大な他害行為を行った者の医療及び観察等に関する法律（➡ p.281 参照）に基づき，社会復帰調整官として，対象者の生活環境の調査・調整，関係機関の連携などを行っている．ハローワーク（公共職業安定所）では精神障害者の就労支援を担当する相談員として，障害者職業センターでは精神障害者の職業カウンセラーとして，職務に携わっている．

2 社会福祉士及び介護福祉士法 （昭和62年5月26日法律30号）

1 背景

　1970（昭和45）年，日本は高齢化社会＊（高齢化率7％）を迎え，次の高齢社会対策へ向けた整備の必要性が高まった．1987（昭和62）年，福祉関係三審議会合同企画分科会は，高齢者のみならず障害者，児童等の福祉へのニーズも多様化していること，在宅介護のサービスと福祉ニーズへの専門的な対応が求められること，民間シルバー産業の拡大による質の確保が必要であることから資格制度の法制化を強調した（福祉関係者の資格制度について〈意見具申〉）.

　これを踏まえ，同年，社会福祉士及び介護福祉士法が制定された．この法律の目的は，社会福祉士および介護福祉士の資格を定め，その業務の適正を図ることによって**社会福祉**の増進に寄与することにある（1条）.

2 定義

| 1 | 社会福祉士

　社会福祉士とは，社会福祉士の名称を用いて，専門的知識と技術をもって，身体上または精神上の障害や環境上の理由により日常生活を営むのに支障がある者の福祉に関する相談に応じ，助言，指導，福祉サービスを提供する者または医師その他の保健医療サービスを提供する者その他の関係者との連絡・調整その他の援助を行うこと（相談援助）を業とする者をいう（2条1項）.

| 2 | 介護福祉士

　介護福祉士とは，介護福祉士の名称を用いて，専門的知識と技術をもって，身体上または精神上の障害により日常生活を営むのに支障がある者に対して心身の状況に応じた介護（喀痰吸引その他の日常生活を営むのに必要な行為であって，医師の指示の下に行われる所定のものを含む）を行い，ならびにその者およびその介護者に対して介護に関する指導を行うことを業とする者をいう（2条2項）.

➡ 介護福祉士による喀痰吸引については, p.171 参照.

用語解説 ＊
アウトリーチ

ここでは，対象者（精神障害者）のいる場所（居宅など）に積極的に出向いて医療サポート等の支援をする意味で用いられている.

用語解説 ＊
保護観察所

犯罪や非行をした人が更生するように，保護観察官および保護司による指導と支援を行うことを保護観察といい，保護観察を行う機関を保護観察所という.

用語解説 ＊
高齢化社会

一般定義では65歳以上人口の割合が7％超で「高齢化社会」，14％超で「高齢社会」，21％を超えると「超高齢社会」とされる.

介護福祉士の定義での業務拡大

平成19年の法改正において，介護保険制度の改正や障害者自立支援法の制定等により，従来の身体介護にとどまらない，認知症の人の介護など，被介護者の心理的・社会的背景をも考慮に入れた，新たな介護サービスへの対応が求められている実態を踏まえて，介護福祉士の行う「介護」が，従来の「入浴，排せつ，食事その他の介護」から「心身の状況に応じた介護」に改められた.

また，平成23年には，「心身の状況に応じた介護」に（　）付きで「喀痰吸引その他のその者が日常生活を営むのに必要な行為であって，医師の指示の下に行われるもの（厚生労働省令で定めるものに限る.）を含む.」が追加された. この改正によって介護福祉士は，喀痰の吸引と経管栄養という医行為を，業務として行うことができるようになった.（➡介護福祉士の業務については，p.169参照）.

3 登録

|1| 社会福祉士

必要な知識と技能について行われる社会福祉士試験に合格した者は，社会福祉士となる資格を得る（4条，5条）. 資格を有する者が社会福祉士となるには，所定の申請書を厚生労働大臣に提出して，社会福祉士登録簿に，氏名・生年月日等の，所定の事項の登録を受けなければならない. 厚生労働大臣が登録をすると，申請者に社会福祉士登録証が交付される（28条，施行規則10条，11条）.

なお，絶対的欠格事由（➡ p.168 参照）のいずれかに該当する者は，社会福祉士となることができない（3条）.

社会福祉士の資格取得

▶ **社会福祉士試験の受験資格取得方法**

社会福祉士試験の受験資格を取得するためには，次の三つのルートがある（7条）.
①福祉系大学等で社会福祉に関する指定科目（18科目）を修めて卒業する
②福祉系大学等で社会福祉の基礎科目（12科目）を修めて卒業等した後，短期養成施設で6カ月以上修学する
③一般大学等を卒業または4年以上相談援助業務に従事等した後，一般養成施設で1年以上修学する

▶ **養成施設の状況**

2021年4月1日時点の社会福祉士の養成施設等の状況は，施設数が福祉系大学等242校（298課程）・定員20,640人，社会福祉士指定養成施設68校90課程・定員13,643人となっている. また，1988（昭和63）年の制度施行から2022年10月末時点に至るまで，27万1,140人が資格を取得している.

plus α

2024年2月の社会福祉士試験科目

①人体の構造と機能および疾病②心理学理論と心理的支援③社会理論と社会システム④現代社会と福祉⑤社会調査の基礎⑥相談援助の基盤と専門職⑦相談援助の理論と方法⑧地域福祉の理論と方法⑨福祉行財政と福祉計画⑩福祉サービスの組織と経営⑪社会保障⑫高齢者に対する支援と介護保険制度⑬障害者に対する支援と障害者自立支援制度⑭児童や家庭に対する支援と児童・家庭福祉制度⑮低所得者に対する支援と生活保護制度⑯保健医療サービス⑰就労支援サービス⑱権利擁護と成年後見制度⑲更生保護制度（施行規則5条）

|2| 介護福祉士

必要な知識と技能について行われる介護福祉士試験に合格した者は，介護福祉士となる資格を得る（39条，40条）. 資格を有する者が介護福祉士となるには，所定の申請書を厚生労働大臣に提出して，介護福祉士登録簿に，氏名・生年月日等の，所定の事項の登録を受けなければならない. 厚生労働大臣が登録

介護福祉士の資格取得

▶ 介護福祉士試験の受験資格取得方法

　介護福祉士試験の受験資格は，四つのいずれかのルートによって取得しなければならない（40条2項）．具体的には，①養成施設等ルート：介護福祉士養成施設（1・2年以上）を2017年4月以降に卒業（修了）した者，②実務経験ルート：3年以上介護等の業務に従事した者で，かつ実務者研修を修了，もしくは介護職員基礎研修と喀痰吸引等研修（第1号研修または第2号研修）を修了した者，③福祉系高校ルート：福祉系高校に2009年度以降に入学し，新カリキュラムを履修して卒業した者，④経済連携協定（EPA）ルート：EPAで介護福祉士候補者として入国後，3年以上介護等の業務に従事した者，である．

　なお，①養成施設等ルートでは，2017年4月より介護福祉士養成施設卒業者への介護福祉士試験合格が義務付けられている．ただし，2022年4月まで5年間の経過措置として，2021年度末までの卒業生は，卒業後5年の間に国家試験に合格するか，卒業後5年間続けて介護等業務に従事することで介護福祉士の登録を継続できた．さらに2020年の法改正により，この経過措置は5年間延長されたため，2027年3月31日までに介護福祉士養成施設を卒業した者が対象となる．

▶ 介護福祉士の試験

　介護福祉士の試験は，筆記および実技の方法によって行われる（plusα「介護福祉士の試験科目」参照）．実技試験は，筆記試験に合格した者だけが受けられる（施行規則22条1項，2項）．しかし，試験制度が改定され2017年（第29回）試験から，受験者の多くが介護技術講習等を修了することで実技試験免除となっている．

▶ 養成施設の状況

　2021年4月1日時点の介護福祉士の養成施設等の状況は，施設数が介護福祉士養成施設363校（378課程）・定員15,569人，福祉系高等学校113校（113課程）・定員3,899人となっている．また，1988（昭和63）年制度施行から2022年3月末時点に至るまで，181万9,097人が資格を取得している．

---

plusα

2025年2月実施以降の社会福祉士試験科目

医学概論，心理学と心理的支援，社会学と社会システム，社会福祉の原理と政策，社会保障，権利擁護を支える法制度，地域福祉と包括的支援体制，高齢者福祉，障害者福祉，児童・家庭福祉，貧困に対する支援，保健医療と福祉，刑事司法と福祉，ソーシャルワークの基盤と専門職，ソーシャルワークの基盤と専門職（専門），ソーシャルワークの理論と方法，ソーシャルワークの理論と方法（専門），社会福祉調査の基礎，社会福祉サービスの組織と経営（全19科目）．

plusα

介護福祉士の試験科目

筆記試験の試験科目
①人間と社会の領域（人間の尊厳と自立，人間関係とコミュニケーション，社会の理解）②介護の領域（介護の基本，コミュニケーション技術，生活支援技術，介護過程）③こころとからだのしくみの領域（発達と老化の理解，認知症の理解，障害の理解，こころとからだのしくみ）④医療的ケアの領域（医療的ケア）⑤総合問題（4領域の知識・技術について横断的に問う問題を，事例形式で出題）
実技試験…介護等に関する専門的技能（施行規則23条）

をすると，申請者に介護福祉士登録証が交付される（42条，施行規則26条）．

　絶対的欠格事由のいずれかに当たる者が介護福祉士になれないのは，社会福祉士の場合と同じである．

|3| 絶対的欠格事由

　社会福祉士・介護福祉士の欠格事由は，①心身の故障により業務を適正に行うことができない者として厚生労働省令で定めるもの，②禁錮以上の刑に処せられ，その執行を終わり，または執行を受けることがなくなった日から起算して2年を経過しない者，③この法律の規定のほか，児童福祉法，身体障害者福祉法等，施行令で定められている社会福祉または保健医療に関する法律の規定により，罰金の刑に処せられ，その執行を終わり，または執行を受けることがなくなった日から起算して2年を経過しない者，④虚偽または不正の事実に基づいて登録を受けたことを理由に，あるいは，信用失墜行為の禁止および秘密保持義務の違反を理由に登録を取り消され，その取消の日から起算して2年を経過しない者（3条）である．

plusα

養成施設卒業者

従来，養成施設卒業者は，申請すれば無試験で介護福祉士の資格を取得することができた．平成19年の改正により，国家試験の合格が義務付けられたことから，平成29年度の試験から，養成施設ルートの卒業は，介護福祉士試験の受験資格の一つになった．もっとも，経過措置によって，介護福祉士になるすべての者の国家試験合格が必要になるのは，2028年度以降である．

|4|行政処分

社会福祉士・介護福祉士が，ⅰ）欠格事由の①，②，③のどれかに当てはまるようになった場合や，ⅱ）虚偽または不正の事実に基づいて登録を受けた場合に当たるとき，厚生労働大臣は，登録を取り消さなければならない（32条1項，42条2項）．

また，社会福祉士・介護福祉士が信用失墜行為の禁止（45条）および秘密保持義務（46条）に違反したとき，厚生労働大臣は，登録を取り消すか，期間を定めて社会福祉士・介護福祉士の名称の使用の停止を命ずることができる（32条2項，42条2項）．

> **医療スタッフの資格法との違い**
>
> 　医療スタッフの各資格法には，行政処分を受ける場合には，聴聞または弁明の機会を与えるという不利益処分＊を行う際の手続きについての規定があるが，社会福祉士及び介護福祉士法には，社会福祉士・介護福祉士が登録の取消，名称の使用停止などの不利益処分を受ける場合の聴聞または弁明の機会の付与について何も規定されていない．しかし，行政手続法に基づき，これらの手続きが確保されなければならない．
>
> 　なお，医療スタッフの各資格法には再免許についての規定があるが，社会福祉士及び介護福祉士法には再登録についての規定はない．しかし，実務上は，登録を取り消された社会福祉士または介護福祉士が，登録取消の事由に当たらなくなった時点で申請すれば，試験を受け直さなくても，再び登録を受けることができる，と運用されている．
>
> ＊ 「聴聞または弁明の機会／不利益処分」については，➡p.38参照．

4 社会福祉士の業務

|1|名称独占

社会福祉士でない者は，社会福祉士という名称を使用してはならない（48条1項）．違反すると，30万円以下の罰金が科される（53条3号）．社会福祉士は，「社会福祉士」という名称を独占している．

|2|相談援助

社会福祉士の業務は，専門的な知識と技術をもって，身体上・精神上の障害や環境上の理由によって日常生活を営むのに支障がある者に対して，その「福祉に関する相談」に応じ，助言・指導・福祉サービスを提供する者または医師その他の保健医療サービスを提供する者その他の関係者との連絡・調整などの「援助」を行うことである．

5 介護福祉士の業務

|1|名称独占

介護福祉士でない者は，介護福祉士という名称を使用してはならない（48条2項）．違反すると，30万円以下の罰金が科される（53条3号）．介護福祉士は，「介護福祉士」という名称を独占している．

外国人介護福祉士候補者の受け入れ

EPAに基づく外国人介護福祉士候補者の受け入れは，日本と協定を締結した相手国（インドネシア，フィリピン，ベトナム）との経済上の連携を強化する観点から，公的な枠組みで特例として行うものであり，労働力不足に対応することが目的ではない．外国人候補者は，受け入れ施設で就労・研修しながら国家試験の合格を目指す．国家資格を取得した者は引き続き日本国内で就労することが認められる．

「援助」内容の拡充

2007（平成19）年の法改正では，「援助」の例として，従来からあった助言，指導に加えて「福祉サービスを提供する者又は医師その他の保健医療サービスを提供する者その他の関係者との連絡及び調整」が追加された．これは，医師その他の保健医療サービスを提供する者との連携や，利用者のサービス選択の利用支援，成年後見，権利擁護等，社会福祉士の相談援助の業務が拡大していることを反映した改正である．

|2| 心身の状況に応じた介護と療養上の世話

　介護福祉士は，専門的な知識と技術をもって，身体上・精神上の障害により日常生活を営むのに支障がある者に対して「心身の状況に応じた介護」を行うことを業としている．「心身の状況に応じた介護」とは，日常生活を営む中での心身の状況をアセスメントし，自立した生活となるように支援することである．介護福祉士の業務と看護師の「療養上の世話」を完全に区分することは不可能であり，両者の業務には重なる部分がある．しかし，重なっている部分があるからこそ看護師と介護福祉士との連携・協働が重要であるといえる．

➡ 介護福祉士養成課程については，p.173 参照.

　看護と介護の役割分担を明確にする基準となるのは，看護師や介護福祉士は，専門的な知識と技術をもって患者の医学的管理を担えるかどうかという点にある．看護師は，医学的知識に基づき身体機能・構造や病態生理についてフィジカルアセスメントを行うことによって，患者の身体内で起こっている変化を判断し，さらに経過の予測をした上で，適切な看護を行う．これに対し，介護福祉士は，養成教育の中で「こころとからだのしくみ領域」を学ぶが，これは，対象者の生活を支援するという観点から，身体的・心理的・社会的側面を統合的にとらえるための知識を修得するものである．したがって，対象者の心身の機能や疾病による病態生理により，生活にどのような影響があるかを判断した上でケアを提供することができる看護師，言い換えれば，医学的管理を踏まえてケアの提供ができる看護師に，介護福祉士との連携をコントロールする責任があるといえる．

|3| 介護福祉士による喀痰吸引と診療の補助

　従来，当面のやむを得ない必要な措置（実質的違法性阻却）として，在宅・特別養護老人ホーム・特別支援学校において，介護職員等が痰の吸引・経管栄養のうち一定の行為を実施することが厚生労働省の通知による運用によって認められてきた．

　しかしながら，こうした運用による対応については，そもそも法律によってきちんと規定するべきではないか，グループホーム・有料老人ホームや障害者施設等では配置されている看護職員だけでは十分なケアができないのではないか，在宅でも実施できるようにホームヘルパーの業務の一つに加えるべきなのではないかなどの課題が指摘され，「介護職員等によるたんの吸引等の実施のための制度の在り方に関する検討会」で，痰の吸引等が必要な者に対して，必要なケアをより安全に提供するため，介護職員等による痰の吸引等を実施するための法制度のありかた等について，検討が行われた．

　検討会の「中間まとめ」を踏まえ，2011（平成23）年，社会福祉士及び介護福祉士法が改正され，介護福祉士の業務である「心身の状況に応じた介護」の一部として，喀痰吸引等のいわゆる医療的ケアと称される医行為を行えるようになった．

　介護福祉士が行うことを認められる医行為は，「医師の指示の下に行われるもの」であり，かつ，「その者が日常生活を営むのに必要な行為」であると判断さ

れたものである（2条）．なお，「日常生活を営むのに必要な行為」であるか否かの判断は，医師が行う．介護福祉士が実施できる行為は，①口腔内の喀痰吸引，②鼻腔内の喀痰吸引，③気管カニューレ内部の喀痰吸引，④胃ろうまたは腸ろうによる経管栄養，⑤経鼻経管栄養の5項目に限定される（施行規則1条）．

介護職員等による痰の吸引

介護福祉士が，喀痰吸引等の業務を行おうとする場合は，所在地の都道府県知事の登録を受けなければならない（48条の3）．登録を受けるには，介護福祉士が喀痰吸引等を療養者に実施するときの安全性を確保するために，医師，看護師その他の医療関係者との連携の確保と安全かつ適正に実施するために必要な措置が講じられていなければならない．介護福祉士が喀痰吸引を行う必要性の低い病院や診療所等の医療提供施設における登録は認められていない（48条の5）．登録を受けずに喀痰吸引等を行った場合には，30万円以下の罰金が科される（53条4号）．

コラム　介護福祉士による喀痰吸引と看護師による喀痰吸引

医療的ケアの教育・研修を受けた介護福祉士（介護職員等）は痰の吸引ができるようになったが，介護職に認められているのは，①口腔内，②鼻腔内の痰の吸引と，③気管カニューレ内部の痰の吸引のみである．しかし，すべての患者の痰の吸引がこれらに当てはまるわけではない．介護職が痰の吸引ができるようになったからといって，看護師が痰の吸引をする必要がなくなったというわけでは決してない．患者がどのような痰の吸引を必要としているかについて看護師がアセスメントし，療養者の状態が安定しているかなどの判断ができる看護師が介護福祉士との業務分担をコントロールしていくことが必要である．

介護福祉士が行う喀痰吸引等の医行為は，保助看法上，看護師と准看護師が業務独占している「診療の補助」に当たる（保助看法5条，31条1項1，32条）が，社会福祉士及び介護福祉士法で，介護福祉士が保助看法の規定にかかわらず，診療の補助として喀痰吸引等を行うことができると規定されることによって，喀痰の吸引等の医行為を合法的に行えるようにしている（48条の2第1項）．

喀痰吸引を行うためには，介護福祉士養成課程等で50時間の講義教育と演習を受けなければならないが，介護福祉士の資格を取得後，さらに，登録実施機関において実地研修を修了する必要がある．実地研修を受けていない行為については行うことができない．

6　福祉専門職としての責務

資格制度を創設した目的でもある福祉専門職の倫理の確保や社会的責務の認識を保持するため，社会福祉士と介護福祉士にはほぼ共通の義務が課されている．

1　誠実義務

社会福祉士および介護福祉士は，担当する者が個人の尊厳を保持し，自立した日常生活を営むことができるよう，常にその者の立場に立って，誠実に業務

を行わなければならない（44条の2）.

2007（平成19）年の改正によって追加された規定であるが，介護保険法1条等で個人の尊厳を保持することが明示されていることや，また福祉専門職として利用者主体の視点から業務を誠実に行うという主旨から，この誠実義務が定められている.

2 信用失墜行為の禁止

社会福祉士または介護福祉士は，社会福祉士または介護福祉士の信用を傷付けるような行為をしてはならない（45条）. 違反した場合，厚生労働大臣によって，社会福祉士または介護福祉士の登録が取り消されるか，あるいは，期間を定めて社会福祉士または介護福祉士の名称の使用の停止が命じられることがある（32条2項，42条2項）.

3 守秘義務

社会福祉士または介護福祉士は，正当な理由がないのに業務に関して知り得た人の秘密を漏らしてはならない. これは社会福祉士または介護福祉士でなくなった後も，同じである（46条）. 違反した者は，1年以下の懲役または30万円以下の罰金が科される（50条1項）. ただし，この罪は，告訴されることがなければ起訴することができない親告罪である（50条2項）.

また，違反した場合，厚生労働大臣によって，社会福祉士または介護福祉士の登録が取り消されるか，あるいは，期間を定めて社会福祉士または介護福祉士の名称の使用の停止が命じられることがある（32条2項，42条2項）.

4 連携の義務

社会福祉士は，業務を行うに当たっては，担当する者に，福祉サービスおよびこれに関連する保健医療サービスその他のサービス（福祉サービス等）が総合的かつ適切に提供されるように，地域に即した創意と工夫を行いつつ，福祉サービス関係者等との連携を保たなければならない（47条1項）.

また，介護福祉士は，業務を行うに当たっては，担当する者に，認知症であること等の心身の状況その他の状況に応じて，福祉サービス等が総合的かつ適切に提供されるよう，福祉サービス関係者等との連携を保たなければならない（47条2項）.

これらの規定は多様な福祉サービスと保健医療サービスが総合的に提供されるように，社会福祉士は地域の環境や制度の実情に応じて，介護福祉士は心身や生活の状況に応じて，それぞれ連携を保つよう努めるという趣旨から，2007（平成19）年の改正によって全面的に改定されたものである.

5 資質向上の責務

社会福祉士または介護福祉士は，社会福祉および介護を取り巻く環境の変化による業務の内容の変化に適応するために，相談援助または介護等に関する知識および技能の向上に努めなければならない（47条の2）.

7　養成教育とカリキュラム改正

　地域共生社会の実現のための社会福祉法等の一部を改正する法律（令和2年法律52号）によって，社会福祉法，社会福祉士及び介護福祉士法が一部改正された．地域共生社会へ向けて地域福祉の推進を支援する役割を担う社会福祉士の養成課程，教育内容の見直しが行われた．また，介護福祉士養成施設卒業者への国家試験義務付けに係る経過措置を，人材確保の観点から5年間延長することとなった．

✎ コラム　社会福祉士／介護福祉士の役割と養成課程の見直し

🔸 社会福祉士

● 社会福祉士の役割

　地域共生社会の実現のための社会福祉法等の一部を改正する法律により，社会福祉法が改正され地域住民が主体となり福祉関係者の相互の協力による地域福祉の推進が明示された．また地域生活課題の解決へ向けた包括的な支援体制では，地域住民等と福祉分野だけでなく保健医療，労働，教育，住まい，地域再生等の関連施策との連携への配慮，さらに「世代や属性を超えた包括的な相談支援」，「地域住民と協働する参加支援」，「地域づくりに向けた支援」などの重層的支援体制の整備事業を市町村において実施することができる旨が示された．このような地域共生社会の実現を推進し，新たな福祉ニーズや地域福祉の推進に対応できる実践能力を備えた社会福祉士を養成するため，教育内容等の見直しが行われた．

● 養成課程の見直し

　地域共生社会の実現を推進し，新たな福祉ニーズに対応するためにソーシャルワーク機能を発揮し，実践能力を習得するために必要な養成カリキュラムの内容を充実するとしている．

①地域共生社会に関する科目の創設　地域福祉と包括的支援体制（60時間）：地域共生社会の実現に向けて多機関の協働による包括的な相談支援体制のしくみ等の知識を習得するための科目を創設する．

②司法領域に関する教育内容の見直しおよび時間数の拡充：刑事司法と福祉（30時間）　司法と福祉のさらなる連携を促進し，現行の「更生保護」を基礎として教育内容の見直しと時間数を拡充する．社会福祉士と精神保健福祉士の共通科目として「刑事司法と福祉」を創設する．

③ソーシャルワーク機能を学ぶ科目の再構築　ソーシャルワーク機能の実践能力の養成のため，「講義－演習－実習」の学習循環をつくり科目を再構築する．「ソーシャルワークの基盤および理論と方法の理解」の講義で学んだ知識と技術を統合，さらに「ソーシャルワーク演習」「ソーシャルワーク実習指導・実習」と実習体験をもとにした総合的な能力の習得を目指し実習時間を180時間（1施設以上）から240時間（2施設以上）と拡充した．

　今回の教育内容の見直しの特徴は，子ども・高齢者・障害者などすべての人々が地域で共に暮らす「地域共生社会」の実現の中核的な福祉人材としての社会福祉士の役割を担える教育内容を目指している点である．そのためには，地域住民等との協働だけでなく，多職種・多機関との連携を図りながら地域課題解決に取り組む看護師をはじめ多様な保健医療専門職や介護福祉士等との連携協働を図る包括的な支援体制の構築への共通認識が重要である．また，同じソーシャルワーク専門職としての精神保健福祉士養成課程の教育内容との共通科目の拡充を図っている．

　通知等で示された科目名，教育内容等での社会福祉士試験科目は，2025年社会福祉士国家試験（第37回）から新カリキュラム対応で実施される．

🔸 介護福祉士

● 介護福祉士の役割

　「介護人材に求められる機能の明確化とキャリアパスの実現に向けて」（平成29年10月4日社会保障審議福祉部会福祉人材確保専門委員会報告書）によって，①介護人材の量的確保のため，裾野を広くして，未経験者も含めた人材育成を図るとともに，キャリアパスを明確にしていくこと，②介護福祉士とそれ以外の介護職とで明確に業務分担がなされていないという実態を踏まえて，介護人材の類型化や，介護福祉士を介護職の中で中核的な役割を担う存在として明確化すること，という二つの方向性が示された．

● 養成課程の見直し

　介護人材の類型化の中で介護福祉士は，介護福祉の専門職として中核的な役割が期待されている．さらに介護ニーズの複雑化・多様化・高度化等に対応するという観点から，「社会福祉士養成施設及び介護福祉士養成施設の設置及び運営に係る指針について」の一部改正で，次のような養成教育内容の見直しが示された．
①チームマネジメント能力を養うための教育内容の拡充　介護職グループでの中核的な役割のためのチーム運営，チームマネジメントを追加．
②対象者の生活を地域で支えるための実践力の向上　地域共生社会の考え方と地域包括ケアシステムのしくみの制度，政策の追加．
③介護過程の実践力の向上　介護ニーズの複雑化・多様化・高度化に対応しアセスメント能力を高め実践力を向上する教育の充実．
④認知症ケアの実践力の向上　本人主体の理念や地域とのつながりに着目した認知症ケアの教育の充実．
⑤介護と医療の連携を踏まえた実践力の向上　多職種との協働の中で介護職種としての役割，サービス担当者会議等を通じて，多職種連携やチームケアを体験的に学ぶ内容を「介護実習」教育に追加．

　今回の教育内容の見直しの特徴として，地域共生社会へ向けて対象者を高齢者のみならず広く「ライフサイクルの各期の基本的な理解」と追記したこと．包括的支援体制での多職種協働を視野に「こころとからだのしくみ」領域での教育に含むべき事項を，Ⅰ 人体の構造や機能を理解するための基礎知識と，Ⅱ 生活支援の場面に応じた心身への影響に大別したことである．

　なお，改正カリキュラム（教育内容）対応の国家試験は2022年度卒業生（2023年1月29日実施）から開始された．合格率84.3%（受験者数79,151人，合格者数66,711人）であった．

8 地域包括ケアシステムにおける看護師と多職種との連携

　看護師は，地域包括ケアシステムにおける多職種連携・協働の 要(かなめ) となる医療の専門職である．**地域包括ケアシステム**とは，すべての人が住み慣れた地域（生活圏域）で自立した日常生活を継続できるよう，医療，介護，介護予防，生活支援，住まいが包括的に確保されるしくみとして推進されている政策である．そのような中，医療と介護の連携強化や地域づくりなどにおいて，看護師と社会福祉士，介護福祉士の連携・協働の重要性は今後ますます増してくる．地域包括ケアシステムにおける看護師と社会福祉士・介護福祉士の連携・協働について，段階を三つに分けて考えてみよう．

　一つ目は，医療提供施設等と地域とをつなぐ段階において，医療と介護・福祉，住まいをつなぐための，看護師と社会福祉士・介護福祉士の連携である．ここでは，患者の退院支援や退院後の療養生活への移行を支援するために，病院内における福祉相談室や地域連携室といった医療ソーシャルワーカー（社会福祉士・精神保健福祉士）との連携がある．また，地域で生活するために地域包括支援センターの社会福祉士，患者を担当していた介護支援専門員（介護福祉士等）との連携，生活保護等の社会保障や福祉制度活用のための連携が必要となる．

　二つ目は，看護小規模多機能型居宅介護（複合型サービス）や定期巡回・随時対応型訪問介護看護などの介護サービス提供事業における看護師と介護職員との連携・協働である．看護師には組織内においてチームケアのリーダーとしての役割がある．さらに，訪問看護と訪問介護での事業所は別であっても，同じ利用者への介護保険サービス提供におけるサービス担当者としての連携・協

働もある.

　三つ目としては，地域での医療，介護，介護予防などの多職種間における要としての連携・協働である．例えば，地域支援事業・包括支援事業を担う**地域包括支援センター**が推進する在宅医療・介護連携推進事業（在宅医療を支援する関係機関，例えば地域医師会・薬剤師会等と訪問看護・介護事業関係機関との連携体制で包括的・継続的支援体制を構築するもの），地域ケア会議（市町村・地域包括支援センター主催により医療，介護等の多職種が協働して個別課題への支援の充実と，地域課題解決を支える社会基盤の整備のために多職種と地域住民等が協働するための会議）といった地域包括ケアシステムの事業推進における看護師の役割が考えられる．そのほか，認知症初期集中支援チーム（認知症の早期から医療系と介護系職員の両方が家庭訪問を行い，認知症の人と家族の支援を行うチーム）では，チームの構成メンバーとなる医療専門職（認知症サポーター医，理学療法士，作業療法士など）と介護系専門職（介護福祉士，社会福祉士，精神保健福祉士など）のコーディネーターとしての役割を果たすことが看護師には期待される．さらに，チームと地域包括支援センター，地域の認知症疾患医療センター等の関連機関，施設と市町村（例えば，保健福祉センターの保健師など）と連携して行う支援（アウトリーチ，チーム員会議，医療・介護サービスへの橋渡し，意思決定支援など）の体制づくりの役割も同時に担っていくことが看護師には求められている.

✎ コラム　　地域包括ケアシステムへの経緯

　地域包括ケアシステムとは，「地域の実情に応じて，高齢者が，可能な限り，住み慣れた地域でその有する能力に応じ自立した日常生活を営むことができるよう，医療，介護，介護予防（要介護状態もしくは要支援状態となることの予防または要介護状態もしくは要支援状態の軽減もしくは悪化の防止をいう），住まいおよび自立した日常生活の支援が包括的に確保される体制」をいうとされている（医療介護総合確保法2条）.

　これは，①「地域を基盤に」という地域における生活の重視，②保健医療福祉の統合という二つの方向性を示したものとして，2003（平成15）年の高齢者介護研究会（厚生労働省）の報告「2015年の高齢者介護」でも示されており，それを反映して地域での身近な総合相談としての地域包括支援センターや地域密着型サービスの創設，介護予防重視としての介護予防サービスが新たに設けられた．その意味で，介護保険制度の中では，すでに高齢者介護については地域を基盤にした包括的なサービスへの流れがつくられてきていたといえる．2011（平成23）年の介護保険法の改正で，国・地方公共団体の責務として地域包括ケアシステムの推進が追加されている（介護保険法5条3項）.

　②の保健医療福祉の統合は，介護保険制度自体の課題として誕生したものである．医療・保健と福祉・介護との連携・協働は十分に成熟してきたとは言い難いが，看護と介護の協働サービス提供事業として，地域密着型サービスに定期巡回・随時対応型訪問介護看護や看護小規模多機能型居宅介護といった，看護師と介護福祉士によるチームケア体制が進んできている.

地域包括ケアシステムの実現に向けた法改正

平成23年の社会福祉士及び介護福祉士法の改正は，介護サービスの基盤強化のための介護保険法等の一部を改正する法律（平成23年法律72号）5条に基づいて行われた．この法律は，高齢者が地域で自立した生活を営めるよう，医療，介護，予防，住まい，生活支援サービスが切れ目なく提供される「地域包括ケアシステム」の実現に向けた取り組みを進めるためのものである．

具体的な内容として，①医療と介護の連携の強化等，②介護人材の確保とサービスの質の向上，③高齢者の住まいの整備等，④認知症対策の推進，⑤保険者による主体的な取り組みの推進，⑥保険料の上昇の緩和という六つの柱が掲げられている．これにより介護保険サービス（地域密着型サービスの追加）に在宅療養生活を支える24時間対応できる定期巡回・随時対応型訪問介護看護，看護小規模多機能型居宅介護（複合型サービス）などが創設された．つまり，より医療・看護と介護のチームケアを実践することの必要性が盛り込まれていた．介護人材の確保とサービスの質の向上の一環として，介護福祉士や一定の教育を受けた介護職員等による痰の吸引等の実施が可能になったのである．

地域密着型サービスにおける看護と福祉の連携

地域包括支援センター

地域包括支援センターは，市町村が設置主体となり，住民の健康保持，生活の安定のために地域における保健医療の向上と福祉の増進を包括的に支援することを目的とする施設である（介護保険法115条の46第1項）．そのため，保健医療福祉の専門職である保健師，地域ケアや地域保健等の経験のある看護師，社会福祉士，主任介護支援専門員等という3職種のチームアプローチで，地域の総合相談支援を行う（介護保険法施行規則140条の66，設置運営6）．

主な業務は，介護予防支援，包括的支援事業（総合相談支援業務，権利擁護業務，包括的・継続的ケアマネジメント支援業務，介護予防ケアマネジメント業務）である．平成26年の介護保険法改正によって，新たな地域支援事業（地域ケア会議の充実，在宅医療・介護連携推進事業，認知症総合支援事業，生活支援体制整備事業）が追加された．さらに制度横断的な連携ネットワークを構築して実施することになっている．

定期巡回・随時対応型訪問介護看護

定期巡回・随時対応型訪問介護看護（定期巡回・随時対応型サービス）は，医療ニーズが高い要介護者の在宅生活を24時間支えるしくみとして，①日中・夜間を通じて，②訪問介護と訪問看護を一体的に提供し，③定期巡回と随時の対応を行う．介護福祉士等は入浴，排泄，食事等の介護その他の日常生活上の世話を行い，看護師等により療養上の世話または必要な診療の補助（主治の医師の指示の下に限る）を行うとなっている（介護保険法8条15項）．

定期巡回・随時対応サービス計画は，すべての利用者に対し，看護師等の訪問による定期的なアセスメントに基づいて作成され（指定地域密着型サービスの事業の人員，設備及び運営に関する基準3条の24第3号），介護支援専門員（ケアマネジャー）が作成する居宅サービス計画（ケアプラン）と緊密な連携を確保しつつ実施される．

看護小規模多機能型居宅介護

看護小規模多機能型居宅介護事業は，地域密着型サービスの「通い」，「泊まり」，「訪問介護」サービスを一元的に提供する小規模多機能型居宅介護に，医療ニーズのある要介護者に対する訪問看護サービスを加えた複合型サービスである（介護保険法8条23項）．

主治医と看護小規模多機能型居宅介護事業所との密接な連携の下，医療行為も含めた多様なサービスを24時間365日利用することができる．病院等から在宅生活への退院直後に看護と介護の連携による支援，がん末期等の看取り期，病状不安定期における在宅生活の継続に家族に対するレスパイトケア*，相談対応による負担軽減などの機能が期待されている．事業所数は908カ所（2023年5月時点）である．

＊要介護者を在宅でケアしている家族（介護者）の身体的・精神的疲労を軽減するため，一時的にケアの代替えを行うサービス．

「地域共生社会」の実現への取り組みと看護師

　地域包括ケアの理念の対象を高齢者だけでなく普遍化し，地域で生活上の困難を抱える全世代に対して支援する「地域共生社会」の実現という方向性が推進されている（地域共生社会の実現のための社会福祉法等の一部を改正する法律（令和2年法律52号）・地域包括ケアシステムの強化のための介護保険法等の一部を改正する法律（平成29年法律52号）．地域共生社会へ向けた社会福祉法（昭和26年法律45号）の改正は，生活圏域で制度横断的な包括的支援体制を構築するため，行政，多種機関ネットワークと地域住民等が協働できる地域づくりを目指している．地域包括支援センターはその要として地域の福祉に関する総合相談窓口としての機能をもつことになる．センターで業務に当たる保健師・看護師には，高齢者，障害者，子ども・子育て，生活困窮者等の支援の際には，制度横断的な視点で福祉・介護との協働で看護の専門性を発揮することが求められる．

　また，在宅療養者の訪問看護においても，本人・家族の生活の場である地域や地域活動資源との関係性などのアセスメントも重要性が増すであろう．例えば，地域で生活をする難病・精神障害等の療養者や医療的ケアが必要な障害児などに対するケアの提供や，生活困窮の要因となった健康問題や精神疾患などに対する看護というような，看護師のもつ医療的な専門性に加えて療養生活を継続するための地域支援ネットワークに視野を広げる必要性がある．そのような場面では，社会福祉士がもっている地域生活に関する福祉制度や地域住民による支援ネットワークの情報，新たな社会的資源の開発などのソーシャルワーク機能，また，介護福祉士による日常生活支援等の福祉専門職との有機的な連携，協働が重要となる．

　「地域共生社会」の実現へ向けて看護師は，地域で療養生活をする人々がより豊かな生活ができるように，地域での多様な場面で，多職種や地域資源とも協働し，包括的・継続的な支援での専門性を生かしつつ，その役割を果たすことが期待されている．

3 非医療・非福祉専門職

1 栄養士法 （昭和22年12月29日法律245号）

1 栄養士の歴史

　1925（大正14）年に，佐伯 矩 *が栄養学校を開設し，翌年に日本で最初の栄養士として「栄養手」が誕生した．その後，第二次世界大戦に参戦し，国民は苦しい生活を強いられることになった．特に，戦時中の厳しい食料事情から，栄養士の養成とその業務の必要性が高まり，1945（昭和20）年に，栄養士規則（厚生省令14号）の公布により栄養士が法的根拠を得て，大日本栄養士会（終戦によって日本栄養士会に改組）が設立された．しかし，終戦直後，食料事情が悪化し，国民は栄養不足の状況に陥った．諸外国に食料支援を求めるに当たり，1946（昭和21）年から全国的に国民栄養調査*（現在の国民健康・栄養調査）が実施された．そして翌1947（昭和22）年に，これまでの栄養士規則に代わるものとして栄養士法が制定された．

2 栄養士

　栄養士とは，都道府県知事の免許を受けて，栄養士の名称を用いて栄養の指導に従事することを業とする者である（1条1項）．免許は，厚生労働大臣の指定した栄養士の養成施設において2年以上栄養士として必要な知識および技能を修得した者に対して，都道府県知事が栄養士名簿に登録することによって

用語解説 *
佐伯 矩

旧制第三高等学校医学部（現岡山大学医学部）を卒業後，京都帝国大学（現京都大学）で医化学を学び，その後，内務省伝染病研究所の北里柴三郎のもとで細菌学を学んだ．自ら「栄養研究所」を設立し，わが国の「栄養学の父」といわれている．

行う（2条1項，4条1項）．相対的欠格事由として，罰金以上の刑に処せられた者，および1条の業務に関し，犯罪または不正の行為があった者には免許が付与されないことがある（3条）．また，栄養士は名称独占の資格であり，栄養士でなければ，栄養士またはこれに類似する名称を用いて栄養の指導を行ってはならない（6条）．違反した者に対して，30万円以下の罰金が科せられる（8条3号）．

3 管理栄養士

栄養士は，都道府県知事の免許を受け，主に健康な人を対象に栄養指導を行う者である．他方，**管理栄養士**は，「厚生労働大臣の免許を受けて，管理栄養士の名称を用いて，傷病者に対する療養のため必要な栄養の指導，個人の身体の状況，栄養状態等に応じた高度の専門的知識及び技術を要する健康の保持増進のための栄養の指導並びに特定多数人に対して継続的に食事を供給する施設における利用者の身体の状況，栄養状態，利用の状況等に応じた特別の配慮を必要とする給食管理及びこれらの施設に対する栄養改善上必要な指導等を行うことを業とする者」（1条2項）である．

管理栄養士の免許は，管理栄養士国家試験に合格した者に対して厚生労働大臣が管理栄養士名簿に登録することによって与えられる（2条3項，4条3項）．つまり，栄養士の場合は養成課程のある教育機関を卒業すると同時に資格を取得できるが，管理栄養士は国家試験に合格することが必須条件となっている．なお，栄養士と同様，相対的欠格事由（3条）と名称独占（6条）が規定されている．ただし，栄養士と異なり，管理栄養士は傷病者が対象であるために，療養のための栄養指導を行うに当たっては，主治の医師の指導を受けなければならない（5条の5）．

■ 引用・参考文献
1) 公益社団法人日本栄養士会. https://www.dietitian.or.jp/, （参照2023-11-27）.
2) 国立研究開発法人医薬基盤・健康・栄養研究所 国立健康・栄養研究所. https://www.nibiohn.go.jp/eiken/, （参照2023-11-27）.
3) 杉春夫. 栄養学を拓いた巨人たち. 講談社, 2013年. 262p, ブルーバックス.

2 公認心理師法 （平成27年9月16日法律68号）

心理職初の国家資格が公認心理師であり，その資格を定めた法律が公認心理師法である．

1 資格・登録

公認心理師として必要な知識および技能について問う公認心理師試験に合格した者は，公認心理師となる資格を有する（4条，5条）．公認心理師として業をなすには，資格を有するだけではなく公認心理師登録簿への登録を受けなければならない（28条，29条）．文部科学大臣および厚生労働大臣は，公認心理師の登録をしたときは申請者に公認心理師登録証を交付する（30条）．なお，

用語解説 *
国民栄養調査

国民栄養調査（現在の国民健康・栄養調査）は，昭和20年に，GHQの命令で初めて行われた栄養調査．その指令には「最高司令官ハ日本ニオケル身体的栄養状況，栄養摂取量ノ実際，並ニ食料ノ要求ニ関スル事実ニ基ク報告ヲ要求ス」とあった．同年12月に，初回の調査が東京都民に対して行われ，その後全国規模で行われるようになった．昭和27年に制定された栄養改善法の下では，国民の健康状態と栄養摂取の実態調査として行われていた．栄養改善法が廃止された現在では，国民の健康の増進の総合的な推進を図るための基礎資料として，国民の身体の状況，栄養摂取量及び生活習慣の状況を明らかにするために行われている（健康増進法10条1項➡p.230参照）．

---

plus α
臨床心理士との違い

公認心理師が登場する前から臨床心理士という資格が存在しているが，これは学会が認定する民間系の資格である．資格取得のための課程にも違いがあり，臨床心理士は大学院の専門課程を修了すればよいが，公認心理師は学部と大学院において幅広く専門科目を修学する必要がある．なお，公認心理師の業務は業務独占ではないため，臨床心理士やその他の心理職と業務が重複する．

公認心理師になることができない絶対的欠格事由がある（3条）．公認心理師以外の者は，公認心理師という名称を使用することも，名称中に心理師という文字を用いることも禁じられている（44条．49条に罰則）．

2 業務

公認心理師の業務は，保健医療，福祉，教育その他の分野において，心理学に関する専門的知識および技術をもって，以下①～④を行うこととされている（2条）．

①心理に関する支援を要する者の心理状態の観察，その結果の分析

②心理に関する支援を要する者に対する，その心理に関する相談および助言，指導その他の援助

③心理に関する支援を要する者の関係者に対する相談および助言，指導その他の援助

④心の健康に関する知識の普及を図るための教育および情報の提供

3 義務

|1| 信用失墜行為の禁止

公認心理師は，法律違反や職場の規律違反，それだけでなく不品行，不道徳な行い，すなわち，信用を失うような行いをなしてはならない（40条）．

|2| 守秘義務

公認心理師および過去に公認心理師であった者は，正当な理由がなく，その業務上知り得た人の秘密を漏らしてはならない（41条）．この義務に反した者は，1年以下の懲役または30万円以下の罰金に処される．この違反に対する処罰は，告訴がなければ起訴することができない親告罪である（46条）．

|3| 関係者との連携

例えば，医療提供施設や学校において公認心理師が業務を行う場合，他職種との連携，協力体制を保たなければならない．また，要心理支援者にその支援に関わる主治の医師があるときは，その指示を受けなければならない（42条2項）．

|4| 資質向上の責務

公認心理師となった以降も，知識および技能を深め研鑽_{けんさん}することが求められる（43条）．

plus α

絶対的欠格事由

次の各号のいずれかに当てはまる者は，公認心理師となることができない．
①心身の故障により公認心理師の業務を適正に行うことができない者として文部科学省令・厚生労働省令で定めるもの，②禁錮以上の刑に処せられ，その執行を終わり，または執行を受けることがなくなった日から2年を経過しない者，③この法律の規定その他保健医療，福祉または教育に関する法律の規定のうち所定のものにより，罰金の刑に処せられ，執行が終わり，または執行を受けることがなくなった日から2年を経過しない者，④行政処分により登録を取り消され，その取消の日から2年を経過しない者（3条）

◆ 学習参考文献

❶ **WILLこども知育研究所．医療・福祉の仕事見る知るシリーズ：10代の君の「知りたい」に答えます．保育社**

医療・福祉職について，10代を対象とし，豊富な写真と平易な文章で紹介している．資格取得までの情報や業務について網羅されており，各職業の実際をイメージしやすい．看護師，助産師，保健師，医師，救急救命士，介護福祉士，管理栄養士，薬剤師，理学療法士，保育士，歯科医師，社会福祉士，臨床検査技師，作業療法士，獣医師，臨床工学技士，診療放射線技師，歯科衛生士，柔道整復師，精神保健福祉士，言語聴覚士，視能訓練士，義肢装具士，「在宅医療」で働く人，公認心理師のテーマで各1冊ずつ刊行されている．

4章 物・場所等に関する法律

1 物に関する法律

1 医薬品，医療機器等の品質，有効性及び安全性の確保等に関する法律 (昭和35年8月10日法律145号)

1 医薬品等に関する法律の制定と背景

日本の医薬品に関する規制は，検査に合格した薬品以外の販売を禁じた，徳川吉宗による享保の改革から始まったとされる．西洋医学に基づく衛生行政に力を入れた明治政府は，1870（明治3）年に，広く普及していた売薬を取り締まるため，売薬の販売を免許制にすること等を定めた売薬取締規則（明治3年太布達977）を布告して有害な売薬の発売を禁止するとともに害を及ぼすものでなければ，仮に薬効がなくても積極的には規制しない「無効無害主義」の立場をとった．1874（明治7）年に発布され日本の医薬制度の根幹を確立したとされる医制には，薬品検査・薬舗売買等を東京府に設けた司薬場で管理し，有害品・不当品の発売を禁止する等の定めが置かれている．その後，贋敗薬（不良薬品）と毒劇薬の取り締まりのため，1880（明治13）年に薬品取扱規則（明治13年1月17日太布告1号）が発布され，1889（明治22）年には薬品営業並薬品取扱規則（明治22年3月16日法律10号，通称：薬律）が制定されて薬剤師や薬局等の制度が確立した．

売薬は1914（大正3）年の売薬法（大正3年3月31日法律14号）の制定によって無効無害主義から，害を及ぼさずかつ薬効が確認できる医薬品を売る「有効無害主義」がとられることになった．1943（昭和18）年に制定した「旧旧薬事法」（昭和18年3月12日法律48号）は，不良医薬品の取り締まりや一層の適正等を図ったが，医薬品だけを規制の対象としていたため，1948（昭和23）年には医療機器や化粧品なども規制の対象とし，粗悪な医薬品の流通阻止とともに政府の許可項目を削減した「旧薬事法」が成立していた．しかし，その後医薬品の著しい進歩などにより実情に合わない点が出てきたことから1960（昭和35）年に，健康保険制度を実現するため新しい薬事法（昭和35年8月10日法律145号）が制定された．この薬事法は，その後に起こった薬害を教訓として何度も改正され，安全性の強化を図ってきた．そして，2013（平成25）年に大幅改正され，法律の名称も医薬品，医療機器等の品質，有効性及び安全性の確保等に関する法律（略称：医薬品医療機器等法，以下，薬機法）に変更されて現在に至っている．

2013（平成25）年の改正によって，医薬品・医療機器・再生医療等製品等の安全かつ迅速な提供の確保等を図るために，最新の知見に基づく内容が記載された添付文書の届出義務を創設すること等によって安全対策を強化し，ま

plus α
和薬種改会所
（わやくしゅあらためかいしょ）
和薬種の品質管理のための鑑定を行った機関で，江戸幕府が1722（享保7）年に設置した．

➡ 薬剤師誕生の背景については p.109 参照.

plus α
医薬品の添付文書
承認された医薬品には必ず添付文書が一つひとつの箱の中に入れられて販売されるが，この添付文書は電子化され（52条），注意等事項が公表される（68条の2）など，迅速に最新情報が入手できるようになった．医療機器・再生医療等製品なども同じような取扱いがされている（63条の2，65条の3など）．

た，医療機器の登録認証機関による認証範囲の拡大，再生医療等製品の条件や期限付きの承認制度を創設するなど，医療機器・再生医療等製品の特性を踏まえた規制を構築する等の措置が講じられるようになった．そして，2019（令和元）年の改正で，医療上特に必要性が高い医薬品および医療機器の安全，迅速，効率的な提供のための開発から市販後までの制度の改善，薬局の機能分離や遠隔服薬指導などの地域で患者が安心して医薬品を使用できるようにするための薬局のありかたの見直し，信頼確保のための法令遵守体制の整備がなされた．

2 法律の目的

　薬機法の目的は，①医薬品等（医薬品・医薬部外品・化粧品・医療機器・再生医療等製品）の品質・有効性・安全性の確保のために必要な規制を行うこと，②医薬品等の使用による保健衛生上の危害の発生・拡大の防止のために必要な規制を行うこと，③指定薬物の規制に関する措置を講ずること，④医療上特にその必要性が高い医薬品・医療機器・再生医療等製品の研究開発の促進のために必要な措置を講ずることによって，保健衛生の向上を図ることである（1条）．

3 国などの責務

|1| 国・都道府県，医薬品等関連事業者などの責務

　医薬品等の品質・有効性・安全性の確保，使用による保健衛生上の危害の発生・拡大の防止などについて，国・都道府県などには必要な施策の策定や実施を義務付け，また，医薬品等関連事業者等には相互の情報交換などの必要な措置等を講じて努力する義務を課している（1条の3，1条の4）．

|2| 医薬関係者の責務

　医師，歯科医師，薬剤師などの医薬関係者は，医薬品等の有効性・安全性，適正な使用に関する知識と理解を深め，使用の対象者や購入者などに適正な使用に関する事項に関する正確かつ適切な情報の提供に努めなければならない（1条の5第1項）．また，薬局において業務に従事する薬剤師は医療を受ける者の薬剤や医薬品の使用に関する情報を電子的方法などの所定の方法によって他の医療機関の医師や薬剤師に提供し，医療提供施設相互間の連携推進に努めなければならず，薬局開設者は，医療を受ける者に必要な薬剤・医薬品の安定的な供給を図るとともに，薬局薬剤師による情報の提供が円滑に行えるよう配慮しなければならない（1条の5第2項，第3項）．

|3| 国民の役割

　国民は，医薬品等を適正に使用し，医薬品等の有効性・安全性に関する知識と理解を深めるよう努めなければならない（1条の6）．

4 医薬品等の取扱い（表4.1-1）

　医薬品，医薬部外品，化粧品，医療機器，再生医療等製品という医薬品等は，人体に直接効果を及ぼすために安全なものでなければならず，製造から実際に使用する段階まで安全性を危うくする因子を取り除くことが必要となる．特に，医療に用いられる医薬品・医療機器などの品質や性能が劣っていたとす

ると治療は不十分なものになるし，効果は高いが副作用の強いものもある．国民の衛生上必要な物品の製造・販売，保存方法・関係書類の記載や保管・陳列方法・情報提供などの取扱い，広告，副作用の報告などの安全対策等について詳細な規制が薬機法でされている．

薬物の中には，習慣性が高く依存症になる危険性をもつものや，時には薬物犯罪に関わる可能性があるものもある．このため，医薬品を目的や効果，作用や副作用の強さ，精神に及ぼす影響などから分類したり，毒性・劇性の強い医薬品を毒薬・劇薬に指定するなどしてそれぞれの取扱いについて規定している．医療に用いられる薬剤には，他の法律などで取扱いなどについて定めているものもある．

➡ 麻薬及び向精神薬取締法については p.187，あへん法・大麻取締法・覚醒剤取締法については p.190 参照.

🔊 コラム　医薬品等と副作用

「クスリはリスク」という言葉がある．医薬品は化学物質であり，人の「身体の構造又は機能に影響を及ぼすことが目的とされている物」（2条1項）である．身体の構造や機能に影響を与える化学物質が人体にとって良いことばかりするわけがない．本来の目的の作用を「主作用」というが，目的以外の作用を「副作用」と呼ぶ．副作用がすべて有害というわけではなく，中には副作用を主作用として新たに医薬品が発売されることもある．副作用にはささいなものから生命に関わるものまでさまざまなものがあり，副作用の全くない薬は存在しない．したがって副作用がなるべく少なく，主作用の効果が大きい医薬品が開発されることが理想的であり，薬の安全性については調べすぎるということはない．しかし，一つの薬の開発に何十年もかけていては，病気に苦しむ患者をいつまでたっても救えない．そこで，薬機法によって医薬品等の承認や安全性の保障についての詳細な規定がされているのである．

表4.1-1　医薬品の分類

分類			販売・授与			必要な情報提供
			場所	従事者	方法	
医薬品 薬局医薬品*1	医療用医薬品	処方箋医薬品	薬局	薬剤師	対面	・書面を用いた提供 ・必要な薬学的知見に基づく指導
		処方箋医薬品以外の医薬品				
	薬局製造販売医薬品*3				—	書面を用いた提供
OTC*2医薬品	要指導医薬品*4		薬局 店舗販売		対面	・書面を用いた提供 ・必要な薬学的知見に基づく指導
	一般用医薬品*5	第一類医薬品	薬局 店舗販売 配置販売	薬剤師 登録販売者	（インターネット販売：可）	書面を用いた提供
		第二類医薬品				努力義務
		第三類医薬品				規定なし

＊1 薬局医薬品：要指導医薬品・一般用医薬品以外の医薬品（4条5項2号）．

＊2 OTC：over the counterの略．カウンター越しに薬を販売することに由来しており，薬局・薬店・ドラッグストアなどで一般の人が直接購入することのできる医薬品を指す．

＊3 薬局製造販売医薬品（薬局製剤）：厚生労働大臣が指定する有効成分だけを保有し，薬局開設者がその薬局の設備・器具を使って製造し，薬局で直接消費者に販売・授与する医薬品（施行令3条）．

＊4 要指導医薬品：薬剤師その他の医薬関係者から提供された情報に基づいて消費者が選んで使用することを目的としていて，適正な使用のために薬剤師の対面による情報の提供・薬学的知見に基づく指導が行われることが必要であるとして厚生労働大臣が指定する医薬品．効能・効果の人体に対する作用が著しくない医薬品の中から薬事審議会の意見を聴いて指定される．承認を受けてから所定の期間を経過していない医薬品（いわゆるスイッチOTC医薬品）や劇薬などが指定の対象になる（4条5項3号）．

＊5 一般用医薬品：薬剤師その他の医薬関係者から提供された情報に基づいて消費者が選んで使用することを目的とする効能・効果の人体に対する作用が著しくない要指導医薬品以外の医薬品（4条5項4号）．

コラム　新薬ができるまで

新薬などの承認の申請等を行う際には，臨床試験の試験成績に関する資料を提出しなければならないが，そのための資料の収集を目的として実施される試験を治験という（2条17項）．治験のほかに，臨床研究や臨床試験などの用語が使われるが，2017（平成29）年に公布された臨床研究法（➡p.423参照）に従って，従来の臨床研究，臨床試験，治験が実施されることになった．新薬は，製薬会社などが開発・製造して，新薬として承認され，臨床で使われるようになるまで多くの規制がなされている．また，医薬品として承認された後も，有効性や安全性に関する事後評価がされている．

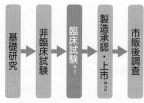

基礎研究 → 非臨床試験 → 臨床試験*1 → 製造承認・上市*2 → 市販後調査

＊1臨床試験：第Ⅰ相試験〜第Ⅲ相試験まである
＊2上市：初めて市場に出すこと（発売すること）

コラム　緊急承認制度

新型コロナウイルス感染症（COVID-19）の治療薬やワクチンの承認・供給は，海外で流通している医薬品等を対象に有効性と安全性を早急に確認して迅速に承認を与える「特例承認」で対応していた．しかし，より早期に承認できれば，さらに有効な感染対策が行える可能性があることから，特例承認よりさらに迅速に承認を行うことができる「緊急承認」制度が，2022（令和4）年の法改正によって創設された．

緊急承認制度によって，厚生労働大臣は，薬事審議会の意見を聴いて，適正な使用の確保のために必要な

条件と2年を超えない範囲内の期限を付して，①国民の生命および健康に重大な影響を与える恐れがある疾病のまん延，その他の健康被害の拡大を防止するため緊急に使用されることが必要な医薬品であり，かつ，その使用以外に適当な方法がない，②効能・効果を有すると推定される，③効能・効果に比べて著しく有害な作用を有するために医薬品として使用価値がないと推定されるものでない，という①〜③のすべてに該当する物を，医薬品として承認を与えることができる（薬機法14条の2の2）．

1 医薬品

医薬品とは，①日本薬局方*に収められている物，②機械器具等ではなく医薬部外品・再生医療等製品を除いた，人または動物の疾病の診断・治療・予防に使用されることが目的とされている物，③機械器具等ではなく医薬部外品・化粧品・再生医療等製品を除いた，人または動物の身体の構造や機能に影響を及ぼすことが目的とされている物のことをいう（2条1項）．

医薬品の販売・授与，服薬指導などの取扱いについては，表4.1-1 を参照．

2 医薬部外品

医薬部外品とは，人体に対する作用が緩和なもので，①機械器具等ではなく，吐き気その他の不快感や口臭・体臭の防止，あせも・ただれ等の防止，脱毛の防止・育毛・除毛の目的のために使用される物，②機械器具等ではなく，人や動物の保健のために，ねずみ・はえ・蚊・のみ・その他これらに類する生物の防除の目的のために使用される物，③医薬品の定義の中の②や③の目的のために使用される物のうち厚生労働大臣が指定するものをいう（2条2項）．

3 化粧品

化粧品とは，人体に対する作用が緩和なもので，医薬品のうち②や③の用

用語解説*
日本薬局方

医薬品の性状と品質の適正化を図るために厚生労働大臣が薬事審議会の意見を聴いて定め，公示する医薬品の規格基準書のこと．少なくとも10年ごとに改定を検討することになっている（41条）．医薬品とされるものの性状・品質の基準や試験方法を定めており，基準に適合した薬物のみが医薬品として認められる．

plus α
医薬品の販売業

薬局以外で医薬品の販売をすることができるのは，店舗販売業，配置販売業，卸売販売業である．都道府県知事の許可を受け，6年ごとに更新する必要がある．

途に使用されることも目的とされている物および医薬部外品を除いた，人の身体を清潔にし，美化し，魅力を増し，容貌を変え，皮膚・毛髪を健やかに保つために，身体に塗擦・散布・その他これらに類似する方法で使用されることが目的とされている物をいう（2条3項）.

4 | 医療機器

医療機器*とは，人や動物の疾病の診断・治療・予防に使用されること，人や動物の身体の構造・機能に影響を及ぼすことが目的とされている再生医療等製品以外の政令で定める機械器具等をいう（2条4項）. 医療機器は，生命・健康に与える影響や管理の程度などによって，高度管理医療機器・管理医療機器・一般医療機器や特定保守管理医療機器などに分類される（2条5項〜8項）.

用語解説*
医療機器

機械器具・医療用品・歯科材料・衛生用品・プログラム・プログラムを記載した記録媒体などのこと（施行令1条，別表第一）.
・聴診器，X線フィルム
・電子式血圧計，内視鏡
・透析器，血管用ステント
・ペースメーカー，中心静脈用カテーテルなどがある.

> **コラム**　　　希少疾病用医薬品・先駆的医薬品・特定用途医薬品

従来日本では新規医薬品の承認審査に海外よりも長い時間がかかる，また製薬メーカーが開発した新規の希少疾病用の医薬品の対象患者が少ないために臨床試験データが集まらず承認までに長期間かかる，などの問題があった. そのような問題を解決するため「先駆け審査指定制度」，「条件付き早期承認制度」を設けて対象医薬品を指定し，審査期間を短くすることを試用していた. 2019年の薬機法改正によって，新たな作用機序に基づき先駆的に開発された革新的な医薬品等を先駆的医薬品等，小児用法用量設定など，医療上充足されていないニーズを満たす医薬品等を特定用途医薬品等と規定して，医療上特に必要な医薬品として取扱い，優先審査，適切な再審査期間の設定などの制度整備を行った.

先駆的医薬品等及び特定用途医薬品等については他の医薬品や医療機器の審査に優先して行うことができ，国は対象者が少ない特定医薬品の開発研究の促進に対する資金の確保に努める，特に必要性が高い医薬品や医療機器の条件付き承認ができる等の規定がおかれて，製薬メーカーや医療機器メーカーはこれらの制度を利用して開発，承認申請，市販後の変更手続き等を促進することが求められる. なお，2019年の改正以前から規定がある希少疾病用医薬品等は，研究開発のための助成金の交付などの優遇措置が受けられる.

必要な医薬品が必要な患者に早く届けられるようになるのは素晴らしいことである. しかし，審査資料の一部省略化などは思わぬ副作用の発現によって薬害をもたらす懸念も否定できない. 近年の日本の薬事法制は薬害を教訓として整えられてきた側面もあるため，今後万が一大規模な有害事象の発生などが起こった場合に迅速に回収や使用禁止が周知され原因究明ができるよう，適正使用や市販後調査を徹底し運用の部分で厳しい目をもたなければならないだろう.

分　類	所定の条件	
希少疾病用医薬品等 （2条16項，77条の2第1項）	①日本における対象患者が5万人未満または指定難病 ②開発可能性	医薬品や医療機器として申請するときに，所定の条件を満たすとして厚生労働大臣が指定した医薬品・医療機器・再生医療等製品
先駆的医薬品等 （2条16項，77条の2第2項）	①画期性あり ②対象疾患が重篤 ③対象疾患に対して極めて高い有効性 ④世界同時も含め，世界に先駆けて日本で早期開発・申請するもの	
特定用途医薬品等 （2条16項，77条の2第3項）	医療上特に優れた使用価値を有し，既承認のものとは異なる効能・効果／用法・用量に関する開発が必要なもの	

令和元年10月厚生労働省医薬・生活衛生局医薬品審査管理課作成「薬機法の改正に伴う特定用途医薬品等の指定制度，助成事業等の創設について」を一部改変.

表4.1-2　毒薬・劇薬の指定基準（LD₅₀）

	内服（経口）	皮下注射	静脈（腹腔）注射
毒薬	≦30mg/kg	≦20mg/kg	≦10mg/kg
劇薬	≦300mg/kg	≦200mg/kg	≦100mg/kg

単位は体重1kg当たりの投与量（mg）を示す.
LD₅₀：Lesal dose（致死量）50%を意味し，半数致死量ともいう．化学物質の急性毒性を示す値で，実験動物集団に投与した際，半数の動物が死亡する量のことをいう.

plus α

毒薬・劇薬の
ラベル表示

黒地に白枠，白字で
品名と「毒」の文字

白地に赤枠，赤字で
品名と「劇」の文字

用語解説 *

再生医療等製品

ヒト細胞加工製品・動物細胞加工製品・遺伝子治療用製品のこと（施行令1条の2，別表第二）．ヒト骨髄由来間葉系幹細胞や，ヒト骨格筋由来細胞シート（将来，iPS細胞が実用化されればここに分類される）がある.

5　再生医療等製品

再生医療等製品*とは，医薬部外品・化粧品を除いた，①人や動物の細胞に培養その他の加工を施したもので，人または動物の身体の構造・機能の再建や修復・形成，疾病の治療・予防を目的として医療・獣医療に使用される物，②使用の目的が人または動物の疾病の治療とされている物のうち，人や動物の細胞に導入され体内で発現する遺伝子を含有させたもののことをいう（2条9項）.

6　毒薬・劇薬

毒薬・劇薬とは，毒性・劇性が強いものとして厚生労働大臣が薬事審議会の意見を聴いて指定する医薬品のことをいう．薬理・蓄積作用が激しい，副作用が発生しやすい・重大である等の特徴をもつ医薬品で，内服や注射投与による急性毒性の指定基準が設けられている（**表4.1-2**）．毒薬や劇薬は，容器などに決められた方法で表示をしなければならない（44条1項，2項）．また，貯蔵・陳列の方法も決められている（48条）（➡ p.189 **表4.1-4**）．さらに，毒薬・劇薬は14歳未満の者や安全な取扱いができるか不安のある者に対して交付をしてはならないなど，販売・授与や譲渡の記録の作成・保存等についての規制がある（45条～47条）.

> **コラム**　「毒薬・劇薬」と「毒物・劇物」の違い
>
> 　毒薬・劇薬は「薬」とある通り医薬品である．薬機法によって厚生労働大臣が指定し，本文中の毒薬・劇薬で記載したような取扱いや表示方法などの規定がされている．これに対して，毒物・劇物は「物」とある通り医薬品・医薬部外品以外のものである．毒物及び劇物取締法（昭和25年12月28日法律303号）によって，保健衛生上の見地から必要な取り締まりを行う必要のあるものが指定されており，保管などの取扱方法，容器等への表示方法，製造業者・取扱業者に対する規制などがされている．例えば，毒物には水銀化合物，劇物にはクロロホルムがあるが，看護師が業務を行う際に，毒物・劇物を取り扱う機会はほとんどないと思われる.

薬　局

薬局とは、「薬剤師が販売又は授与の目的で調剤の業務並びに薬剤及び医薬品の適正な使用に必要な情報の提供及び薬学的知見に基づく指導の業務を行う場所（その開設者が併せ行う医薬品の販売業に必要な場所を含む）をいう」（2条12項）と定義されており、薬剤師が、「調剤」業務だけではなく、「薬剤や医薬品の適正な使用に必要な情報の提供と薬学的知見に基づく指導」の業務を行う場所である。ただし、「病院若しくは診療所又は飼育動物診療施設の調剤所を除く」とも規定されており、病院・診療所内の調剤所は薬剤部や通称として薬局と呼ばれることがあるが、厳密には薬局ではなく、医療法によって規定されている。薬機法は、薬局と薬局の開設や勤務する薬剤師について規定しているが、調剤を扱う薬剤師についての規定は薬剤師法でなされている。

薬局を開設するには、都道府県知事の許可（保健所を設置する市または特別区の区域にある場合においては、市長又は区長）が必要であり、構造設備の概要や医薬品の販売・授与の体制などを提出しなければならない。

薬局は、薬剤師でなくても開設することができるが、原則、薬局1店舗ごとに専業の薬局管理者として薬剤師を置かなければならない（7条）。薬局においても2類、3類医薬品は登録販売者が販売することが可能であるが、薬局管理者は薬剤師でなければならない。また薬局の開設許可があれば医薬品の処方箋による調剤と、OTC医薬品を含めた医薬品の販売が可能であるが、医薬品販売業の許可（24条、25条）のみではOTC医薬品の販売はできるが処方箋による調剤はできない。

2019年の薬機法改正（令和元年法律63号）によって、薬局の業務や役割についての改正がなされ、地域における薬局の役割が明文化された。主に三つの重要事項が定められた。一つは他施設の医療従事者との情報共有と連携の努力義務、二つ目に継続的な把握と服薬指導の実施義務、そして薬局を機能によって分け差別化することである。

●薬局と他施設の医療従事者との情報共有と連携の努力義務

薬局で業務に従事する薬剤師には、調剤や患者への情報提供、指導だけでなく、医療従事者間の橋渡しをする努力も義務付けられた。

●継続的な把握と服薬指導の実施義務

薬局の開設者は、薬局の薬剤師に対して、調剤した薬剤につき、対面により必要な情報を提供させ、必要な薬学的知見に基づく指導を行わせなければならない。本改正ではさらに「継続的な」という文言が加わり、患者や医薬品購入者の当該薬剤の使用の状況を継続的かつ的確に把握させるとともに、情報提供と指導を行わせなければならないこととなった（9条の3）。継続的な把握や指導は薬剤師法でも追加されており、薬剤師全般に対する義務となっている。また「対面」による情報提供については、条件をクリアし厚生労働省令で定める方法で行う場合にはオンラインによる遠隔服薬指導も可能となった。

●薬局の機能分化

薬局は保険薬局かそうでない薬局かの2種類だったが、2015年以降、健康相談対応やかかりつけ機能を備えた「健康サポート薬局」の届け出制度が始まった。それに加え薬機法で定める基準を満たした場合に、「地域連携薬局」と「専門医療機関連携薬局」の認定を受けることができるようになった。その名の通り地域連携薬局は入退院時に医療機関との情報共有や連携をして、地域の薬局とも連携し患者の薬物治療に一元的、継続的に対応できる薬局、専門医療機関連携薬局はがんなどの専門的な薬学管理に対応できる薬剤師を配置し、その患者がかかっている医療機関とも治療方針等が共有されている薬局である（6条の2、6条の3）。薬局はそれぞれの得意分野を生かして患者の治療に貢献できる一方で、専門性を高める体制を必要とされ、患者や地域の人に「選ばれる薬局」を志さなければならないといえる。

（十万佐知子）

5　医薬品等の安全対策

医薬品等の安全対策に関して、例えば、医薬品等の使用によって保健衛生上の危害の発生・拡大のおそれがある場合には、廃棄・回収・販売の停止・情報の提供など必要な措置を講じて危害を防止しなければならないと定められている（68条の9）。また、医薬品等の副作用などによって発生したと疑われる疾病・障害・死亡や使用によって発生したと疑われる感染症が発生した場合、保

plus α

新薬の承認審査や副作用等の調査

医薬品等の承認審査や副作用等の報告に関する情報の整理・調査等は独立行政法人医薬品医療機器総合機構（PMDA，　p.219参照）が行っている。

健衛生上の危害の発生・拡大の防止に必要なときには，厚生労働大臣に報告し，さらに，回収への着手や回収状況についても厚生労働大臣に報告しなければならない（68条の10，68条の11）．薬害再発防止のために医薬品等の安全性確保や危害発生防止に関する施策の実施状況を評価，監視する医薬品等行政評価・監視委員会が厚生労働省に設置されている（76条の3の4〜12）．

なお，誇大広告や虚偽広告による医薬品販売については，徴課金納付制度（75条の5の2〜76条の3の12）や違反を公示（72条の5）するなどして再発防止が図られている．

6 指定薬物の取扱い

指定薬物*とは，中枢神経系の興奮・抑制，幻覚の作用やそれらの作用を維持・強化する作用である精神毒性を有する可能性が高く，かつ，人の身体に使用された場合に保健衛生上の危害が発生するおそれがある物のことであり，厚生労働大臣が薬事審議会の意見を聴いて指定している（2条15項）．大麻，覚醒剤，麻薬，向精神薬，あへん等は，個別に他の法律で規制されている．指定薬物は，疾病の診断，治療・予防などの医療等の用途以外のために製造・輸入・販売・授与・所持・購入・譲り受けをしてはならないし，医療等の用途以外での使用は禁じられる（76条の4）．医療等の用途以外の広告も禁止されている（76条の5）．

2 麻薬及び向精神薬取締法 （昭和28年3月17日法律14号）

1 背景と目的

麻薬は，強力な鎮痛作用をもつなど医療に欠かせない医薬品であるが，習慣性などがあり犯罪に結びつくことがあるために戦前から規制の対象になっている．幻覚剤・覚醒剤・催眠剤などの向精神薬の乱用が世界的な社会問題となったことから策定された向精神薬に関する条約（平成2年9月1日条約7号）を日本が批准したことを受けて，1990（平成2）年に，麻薬取締法を大幅に改正して，法律の名称も現在の麻薬及び向精神薬取締法に変更した．この法律の目的は，「麻薬及び向精神薬の輸入，輸出，製造，製剤，譲渡し等について必要な取締りを行うとともに，麻薬中毒者について必要な医療を行う等の措置を講ずること等により，麻薬及び向精神薬の濫用による保健衛生上の危害を防止」することによって，公共の福祉の増進を図ることである（1条）．

2 麻薬

麻薬とは，強力な鎮痛・鎮咳作用などをもち，微量で著しい薬理作用を示すが，依存性がある所定の物質である．麻薬には，あへんやあへん様化合物から誘導されたもの，あへん等と作用が類似しているものが指定されている（2条1号，別表1）．法令で指定された麻薬には，例えば，モルヒネ，フェンタニル，ペチジン，コカイン，アヘンチンキ，リゼルグ酸ジエチルアミド（LSD）等の物質があり，医薬品として承認されているものもあるが，そうでないものも

plus α

信頼確保のための体制整備

製薬企業が承認された方法と違う方法で医薬品を製造していた，虚偽の広告を出していたなどの事件や，薬局が系列の店舗同士で処方箋の受付枚数をやり取りしていた，などの過去の薬事法違反の事件などを踏まえて，薬局管理者や製造販売責任者などの法令遵守事項を明確に定めて，再発防止が図られている（9条の2，18条の2など）．

用語解説 ＊

指定薬物

いわゆる危険ドラッグのこと．合法ハーブなどと称して販売される，幻覚などの作用をもつ成分を含んでいて，使用した場合に健康被害が生ずるおそれのある物質を指定して輸入・販売・所持・使用等を禁止している．

➡ あへん法・大麻取締法・覚醒剤取締法については p.190参照．

plus α

医療で用いられる麻薬

モルヒネやフェンタニルなどの麻薬の一部は医療用麻薬として医師の処方による使用が認められており，がん性疼痛などの他の鎮痛薬では抑えきれない強い痛みをもつ患者にとって必要不可欠な医薬品である．ほかにも激しい下痢や咳嗽などに適応のある麻薬，麻酔薬として用いられるものもある．

plus α

麻薬などを指定する政令

麻薬などは，「麻薬，麻薬原料植物，向精神薬及び麻薬向精神薬原料を指定する政令」（平成2年政令238号）で所定の物質が指定されている．麻薬として指定された物質は，200以上ある．

含まれている．麻薬は，麻薬施用者のみが処方できるなど，厳しく規制がされている．

3 向精神薬

向精神薬とは，一般的には中枢神経系に作用して精神機能に影響を与える医薬品のことを指す．乱用の危険性と治療上の有用性により，第1種～第3種向精神薬に分類して規制をしている（2条6号，別表3，50条の9第1項・4項・5項，施行令3条，4条）．

第1種向精神薬にはモダフィニル，メチルフェニデートなど，第2種向精神薬にはアモバルビタール，ブプレノルフィン，フルニトラゼパム，ペンタゾシン，ペントバルビタールなど，第3種向精神薬にはジアゼパム，フェノバルビタールなどが指定されている．

4 麻薬取扱者

麻薬を取り扱うことが認められる**麻薬取扱者**は，**表4.1-3**の通りである．

麻薬施用者だけが，麻薬の施用・施用のための交付，麻薬処方箋（麻薬を記載した処方箋．患者の氏名・品名・分量などの記載が必要）を交付できる．麻薬の施用などの目的は，疾病の治療に限られるが，麻薬やあへんの中毒者の中毒症状を緩和する目的などの場合は施用が認められない（27条）．

5 麻薬・向精神薬の保管・記録

麻薬・向精神薬の保管については，**表4.1-4**のように定められている．麻薬や向精神薬（第3種向精神薬・向精神薬処方箋を所持する者に譲り渡した向精神薬などは除外される）の譲り受け，譲り渡し，廃棄などをした場合，麻薬取扱者や向精神薬取扱者は，品名・数量・年月日・相手方名などを記録して，2年間保存しなければならない（37条～40条，50条の23）．

plus α
麻薬による疼痛コントロール

現在までの研究で，痛みのある状態でモルヒネ等を投与しても，脳内で快楽物質であるドパミンの放出が増加せず，精神依存や耐性の発現はほとんど起こらないことが明らかになっている．麻薬性鎮痛薬は，近年ではがん終末期のみに使用するものではなく，治療と同時進行で痛みのコントロールが行われることも多い．麻薬を怖がる患者への適切な説明が重要である．

plus α
麻薬の施用

麻薬の施用は，①麻薬施用者が施用する場合，②麻薬施用者から施用の交付を受けた者が交付された麻薬を施用する場合，③麻薬小売業者から麻薬処方箋により調剤された麻薬を譲り受けた者が，その麻薬を施用する場合，④麻薬研究者が研究のために施用する場合のみに限られる．①～④以外の麻薬の施用は禁じられている（27条5項）．

表4.1-3　麻薬取扱者の免許

	定義（2条）	免許を与える者（3条1項）	要件[3]〈積極的要件（3条2項）〉
麻薬営業者[1]	麻薬輸入業者，麻薬輸出業者，麻薬製造業者，麻薬製剤業者，家庭麻薬製造業者，麻薬元卸売業者	厚生労働大臣	それぞれの業を営むために許可を受けた者
	麻薬卸売業者，麻薬小売業者	都道府県知事	
麻薬施用者	疾病を治療する目的で，業務上，麻薬の施用・施用のための交付・麻薬を記載した処方せんの交付をする者（18号）	都道府県知事	医師，歯科医師，獣医師
麻薬管理者	麻薬診療施設[2]で施用・施用のために交付される麻薬を業務上管理する者（19号）	都道府県知事	医師，歯科医師，獣医師，薬剤師
麻薬研究者	学術研究のため，麻薬原料植物の栽培，麻薬の製造，麻薬・あへん・けしがらの使用をする者（20号）	都道府県知事	学術研究上必要な者

麻薬取扱者の免許の有効期間：免許の日からその日が属する年の翌々年の12月31日まで（5条）．
麻薬取扱者の免許は，麻薬業務所ごとに与えられる（3条1項）．
＊1　麻薬営業者：麻薬施用者，麻薬管理者，麻薬研究者以外の麻薬取扱者をいう（2条9号）．
＊2　麻薬診療施設：麻薬施用者が診療に従事する病院等をいう（2条22号）．
＊3　要件：麻薬取扱者の免許付与に関する消極的要件（3条3項）➡plus α「麻薬取扱者の免許」参照．

向精神薬取扱者の免許・登録

▌向精神薬取扱者

　向精神薬の輸入・輸出・製造製剤・使用・卸売・小売の各業者，病院等の開設者，向精神薬試験研究施設設置者．向精神薬取扱者のうち，病院等の開設者，向精神薬試験研究施設設置者以外の者を向精神薬営業者という（2条26号，27号）．

▌向精神薬取扱者の免許・登録

　向精神薬営業者には営業所ごとの免許が必要である．向精神薬の輸入・輸出・製造製剤・使用の各業者の免許付与者は厚生労働大臣（有効期間は免許の日から5年），向精神薬の卸売・小売の業者の免許付与者は都道府県知事（有効期間は免許の日から6年）（50条，50条の2）．薬局開設者・医薬品卸売販売業者は向精神薬卸売・小売業者の免許を受けた者とみなされる（50条の26）．向精神薬試験研究施設設置者は，各施設ごとに，国設置の場合には，厚生労働大臣の登録が，その他の施設の場合には都道府県知事の登録が必要である（50条の5）．

plus α

麻薬取扱者の免許

麻薬取扱者の免許付与の消極的要件（3条3項）次の①～⑥に該当する者には免許を与えないことができる．
① 免許の取消の日から3年経過していない者
② 罰金以上の刑に処せられて，刑の執行を終える・受けることがなくなった後，3年経過していない者
③ 医療・薬事・医事に関する法令やそれらの法令に基づく処分に違反して，その違反行為があった日から2年経過していない者
④ 心身の障害により麻薬取扱者の業務を適正に行うことができない者として厚生労働省令で定めるもの
⑤ 麻薬中毒者または覚醒剤の中毒者
⑥ 業務を行う役員の中に①～⑤のいずれかに該当する者がいる法人または団体

表4.1-4　薬剤の保管方法と根拠となる法

薬剤の種類	保管方法	根拠法
麻薬	他の医薬品と区別して保管* ＋鍵をかけた堅固な設備内に貯蔵	麻薬及び向精神薬取締法（34条）
向精神薬	鍵をかけた設備内で保管	麻薬及び向精神薬取締法（50条の21），同法施行規則（40条2項）
毒薬	他の物と区別して貯蔵・陳列 ＋貯蔵・陳列場所に鍵を施す	薬機法（48条1項，2項）
劇薬	他の物と区別して貯蔵・陳列	薬機法（48条1項）
覚醒剤	鍵をかけた堅固な場所で保管	覚醒剤取締法（22条）
覚醒剤原料	鍵をかけた場所で保管	覚醒剤取締法（30条の12）

＊　覚醒剤と一緒に保管することは可．

6 滅失・盗取・所在不明などの事故の届出

　所有・管理する麻薬の滅失・盗取・所在不明などの事故が生じた場合，速やかにその麻薬の品名・数量などの事故の状況を明らかにするため必要な事項を届け出る必要がある（35条）．届出先は麻薬取扱者の免許を与えた者であり，届出先が都道府県知事の場合は，報告を受けた都道府県知事が厚生労働大臣に報告を行う．例えば，麻薬管理者は，麻薬がなくなったり，盗まれたり，所在不明であることが発覚した場合，速やかに都道府県知事に届出をしなければならず，届出を受けた都道府県知事は厚生労働大臣に報告を行うことになる．向精神薬や麻薬・向精神薬の原料についても同様の届出の定めがある（50条の22，50条の33）．

7 麻薬の廃棄

　麻薬を廃棄しようとする者は，事前に麻薬の品名・数量，廃棄の方法について都道府県知事に届け出て，職員の立ち会いの下で廃棄しなければならない．

plus α

向精神薬の譲渡・所持

向精神薬は，他人に譲り渡したり，他人に譲り渡す目的で所持したりすることが禁じられている．譲り渡しや譲り受けなどが認められるのは，患者の施用のために交付する場合や向精神薬卸売業者などへの返品・患者に交付された向精神薬の返却を受ける場合，向精神薬小売業者が向精神薬処方箋を所持する者にその処方箋によって調剤された向精神薬のみを譲り渡す場合などの所定の場合に限られる（50条の16，50条の17，施行規則36条）．

plus α

向精神薬の廃棄

向精神薬取扱者が所有する向精神薬を廃棄する場合は，焼却など向精神薬を回収することが困難な方法で行わなければならない（施行規則40条3項）．

なお，麻薬小売業者や麻薬診療施設の開設者が，所定の麻薬処方箋により調剤された麻薬を廃棄した場合には，30日以内に品名・数量などを都道府県知事に届け出なければならないが，この場合，焼却するなど麻薬を回収することが困難な方法で廃棄しなければならない（29条，35条2項，施行規則10条の2）.

8 麻薬中毒者に対する入院措置など

医師は，受診者が麻薬中毒者*であると診断したときは，氏名，住所，年齢，性別などの所定事項を，速やかに都道府県知事に届け出なければならない．また，届出を受けた都道府県知事は，速やかに厚生労働大臣に報告しなければならない（58条の2）.

都道府県知事は，必要があると認めるときには，麻薬中毒者やその疑いのある者を指定した精神保健指定医に診察させることができる．診察の結果，症状・性行・環境から入院させなければ麻薬などの施用を繰り返すおそれが著しいと認められると診断された麻薬中毒者に対しては，麻薬中毒者医療施設に入院させて必要な医療を行うことができる（入院措置）（58条の6，58条の8）.

都道府県は，麻薬中毒者・向精神薬を濫用している者の相談に応じるための職員を置いて，麻薬中毒者や向精神薬を濫用している者，かつての中毒者・濫用者に対する相談・必要な指導などの業務を行わせることができる（58条の18）.

精神保健指定医，麻薬中毒者医療施設の職員，麻薬中毒審査会の委員，麻薬中毒者・向精神薬濫用者などに対する相談業務に当たる職員は，職務の執行に関して知り得た人の秘密を漏らしてはならず，職を退いた後も同じ義務を負う（58条の19）.

3 あへん法／大麻取締法／覚醒剤取締法

麻薬成分を含むけし*から作られる**あへん***や，麻薬の原料となる**大麻***，**覚醒剤**の一部には，治療などの場面で有益な薬理作用があり，医療上，必要なものもある．他方で，依存性・習慣性があり，乱用による深刻な健康被害も問題となる．このため，あへん法（昭和29年4月22日法律71号），大麻取締法（昭和23年7月10日法律124号），覚醒剤取締法（昭和26年6月30日法律252号）は，これらの現物や原材料の輸入，輸出，栽培，製造，譲渡，譲受，所持，使用等を禁止し，所定の免許や指定を受けた者にだけ取扱いを認めている．医療に用いられるあへん・大麻などの麻薬に指定されているものの取扱い，覚醒剤などの保管方法については，**表4.1-4**を参照.

覚醒剤，覚醒剤原料	
▶ **覚醒剤**	
フエニルアミノプロパン（アンフェタミン），フエ	ニルメチルアミノプロパン（メタンフェタミン）やその塩類などの覚醒作用を有する所定の物（覚醒剤取締法2条1項）.

覚醒剤原料

覚醒剤の基になる化学構造をしており，覚醒剤を生成しうる化学物質のこと（覚醒剤取締法2条5項，別表）．医薬品である覚醒剤原料とそうでないものがある．疾病の治療の目的で用いられる医薬品としての覚醒剤原料については，処方箋による交付を受けた者や看護に当たる者が所持することができ（同法30条の7第12号），また，厚生労働大臣の許可を受けた場合には，自己の疾病の治療の目的で本人が携帯して輸出入することが可能である（同法30条の6）．なお，患者が死亡した場合に，交付，調剤済みの医薬品である覚醒剤原料を，相続人等が譲り受けて所持することや相続人等から病院や薬局が譲受することは可能である（同法30条の7第13号，30条の9第1項第6号）．ただし，病院や診療所は自ら交付，調剤した医薬品である覚醒剤原料のみ譲受可能であるのに対し，薬局には制限がなく，他の薬局や病院等で調剤された医薬品である覚醒剤原料も受け取ることができる（同法30条

の9第1項第6号）．さらに，病院等，薬局ならびに患者等における医薬品覚醒剤原料の適切な取扱いを確保するため，譲渡・譲受（同法30条の9第1項6号・7号，同条第2項），廃棄（同法30条の13，30条の14第2項，第3項），事故等の届出（同法30条の14第1項），帳簿作成義務（同法28条）等の麻薬の取扱いと同じような規定がある．

日本における医薬品である覚醒剤原料は，塩酸エフェドリン末（10%以下を含有するものを除く），メチルエフェドリン塩酸塩，dl-メチルエフェドリン塩酸塩（10%以下を含有するものを除く），セレギリン塩酸塩（エフピー®錠ほか）とリスデキサンフェタミンメシル酸塩（ビバンセ®カプセル）である．セレギリン塩酸塩はパーキンソン病治療薬として，リスデキサンフェタミンメシル酸塩は小児期の注意欠陥および多動性障害の治療薬として適応承認されており，どちらも患者にとってなくてはならない医薬品となっている．

> **コラム**　「依存性」薬物の恐ろしさ
>
> 麻薬や覚醒剤がなぜ取り締まりの対象となるのか．それは，これらの薬剤に他にはない強い「依存性」という性質があるからである．麻薬や覚醒剤の「依存性」は，人を殺してでもその薬を手に入れたい，大事なものをすべて失っても薬を使わなくては気が済まない状態になってしまう．
>
> 依存性には2種類あり，「身体依存」と「精神依存」に分けられる．身体依存とは，薬の効果が弱まってくると実際に体に異常が出る（退薬症状または離脱症状）ものをいう．禁断症状も退薬症状の一種であり，不安，不眠，焦燥，ふるえ，発汗，まれにせん妄やけいれんなどの症状が現れる．
>
> 一方，精神依存とは，次第にその薬物がないと居ても立ってもいられなくなり，薬物に対する強い渇望・欲求が生じるもので，そのせいで「薬物探索行動」を誘発する．薬物を入手することに固執し，時間や労力，お金に糸目をつけず薬物を手に入れようとし，薬物購入のためのお金を手に入れるために他人をだましたり，時には強盗や殺人を犯すこともある．
>
> これらの依存性の強い薬物にはさらに「耐性」という性質があり，初めは少量で得られた快感が次第に同じ量では得られなくなり，どんどん使用量が増えていくことにより依存性も強まり，薬物乱用を自力では止められなくなる．
>
> （十万佐知子）

表　依存性薬物の分類

薬　物	精神依存	身体依存	耐　性
オピオイド系（麻薬）（モルヒネ・フェンタニルなど）	＋＋＋	＋＋＋	＋＋＋
覚醒剤（アンフェタミン・メタンフェタミン）	＋＋＋	±	＋＋＋
アルコール	＋＋	＋＋＋	＋＋
ニコチン	＋	＋	＋
コカイン	＋＋＋	－	－
幻覚剤（LSDやメスカリン）	＋	－	＋＋
バルビツール酸系・ベンゾジアゼピン系薬物	＋＋	＋＋＋	＋＋

4 臓器の移植に関する法律

（平成9年7月16日法律104号，平成21年9月改正）

1 移植医療とは

近年，医療機器の進歩には目覚ましいものがある．しかし，精密機械が発明されていかに進歩しようと，人体の組織や臓器の代わりになる機械の製造は不可能なことが多い．例えば，心臓という臓器は，血液を肺や全身に循環させるポンプであり，比較的単純な機械のように思えるが，20世紀後半に英知を集めて開発されたジャービック型の埋め込み型人工心臓といえども，一時しのぎには使えても長期にわたる心臓の代行はできない．

他人の生体ないし死体から，皮膚などの組織，腎臓などの臓器を摘出して移植し患者の機能を代行させる移植治療は，18世紀ごろから試みられてきた．人体の組織や臓器の移植，特に臓器移植が通常の医療と異なり困難な点は，①他人の組織や臓器は，それらを受け入れた患者（レシピエント）の免疫反応力により拒絶され，レシピエントの体内から臓器が排斥されてしまうこと，②通常の医療と異なり，臓器，組織または細胞の臓器を摘出される提供者（ドナー）を必要とするという特殊性があり，ドナーへの侵襲が大きいことである．①の免疫による拒絶反応は，20世紀後半からの免疫抑制薬の進歩によって改善されつつあり，組織，臓器の移植はかなりの割合で可能になってきた．しかし，②の臓器を提供するドナーへの侵襲はいまだに重大であり，倫理的，法的な配慮が不可欠である．特に心臓移植ではドナーの拍動している心臓を心停止前に摘出，移植する必要があり，脳死体を死体とみなして心臓を摘出してよいのかは，倫理面だけでなく，刑法の面からみても重大な問題である．移植されるレシピエントにとっては，移植される臓器はなるべく新鮮なものでなければならない．しかし，臓器を提供するドナーの健康面からいえば，心停止に至っていない生体・脳死体からの臓器の摘出は，時に致命的であり，摘出した者が，刑法上の傷害罪，殺人罪に問われる可能性さえある．そのため，心停止前の臓器摘出が必須である心臓移植を中心とする臓器移植に関する法的な規制を敷くことは必須である．

2 脳死と臓器の移植

1 脳死の概念の出現

古来，ヒトの死は，心停止を含む三徴候により判断されてきた．すなわち，①呼吸停止，②瞳孔散大・対光反射消失，③心拍動停止の三徴候がそろったとき，医師は患者の「死」を宣告してきた．

1950年代のヨーロッパにおいて脳幹球麻痺を来す小児麻痺（ポリオ）が流行したことを背景として，死の三徴候の一つである呼吸停止に対し気管内に挿管し，持続的に酸素を送り込む人工呼吸器の開発が進み，徐々に広まった．そのころから，意識がなく，脳幹機能が廃絶し，瞳孔散大を来しても，人工呼吸

plus α

心停止と臓器移植

臓器は，機能を維持するために酸素の供給を要する．心停止は酸素の供給停止を意味し，臓器の機能は急速に消失して破壊が進行する．このためドナーの心停止後に臓器を摘出・移植して，レシピエントの体内で血流が再開し，酸素が供給されても，組織と違って機能を回復することはない．つまり心停止後に摘出された臓器は，眼球と腎臓を除いて，一般に移植には使用できない．

plus α

「眼球」という臓器

実際には「眼球」という臓器を摘出して「角膜」だけを移植に使うため，正式には角膜という組織の移植である．
移植医療に関する最初の法律である「角膜及び腎臓の移植に関する法律」（1979年，現在は廃止）に臓器である腎臓とともに記載されたこともあり，ヒト組織でなく臓器として扱われてきた．なお，「角膜及び腎臓の移植に関する法律」は，眼球とともに，比較的虚血状態に強く，心停止後でも唯一例外的に移植に使用できる臓器である腎臓を心臓死した死体からの摘出として移植する，献腎移植について定めた法律であった．

器によって呼吸機能が代償され酸素が体内に運搬されることで，心停止には至らないという状況，すなわち，脳死状態が，臨床現場に出現した．

このような場合に，医療現場では，家族に患者の意識の不可逆性を話して，積極的治療を控えるといった治療方針の決定のために脳死の概念を用いていた．

|2| 脳死体移植の始まりと脳死判定基準

1967年，南アフリカ共和国で，脳死状態の患者（ドナー，提供者）から心臓を摘出し，心不全患者（受容者，レシピエント）に移植する「心臓移植」が行われ，世界に衝撃が走った．この移植を受けたレシピエントは結局，18日後に死亡したが，その後，アメリカをはじめとした国々で，追従するように心臓移植が行われ始めた．

一方日本では，1968（昭和43）年に，脳死者の心臓を用いた国内最初の心臓移植（世界で30例目）が札幌医科大学の和田寿郎教授によって行われた．日本では以前から「脳死患者への積極的な医療は，家族，医療者の徒労である」という考えから脳死概念は医療の打ち切りを目的として使われてはいたが，移植医療は考えられておらず，和田による移植は心臓外科医だけの判断で行われた点でも批判された．脳死患者に対し，さらなる治療は無意味と考えられていたが，脳死患者が「死んでいる」とは，家族だけではなく医療者も考えていなかったのである．

和田心臓移植事件*の後，日本脳波学会は，1974（昭和49）年に脳死判定基準を発表した．アメリカや日本などにおける多くの脳死判定基準は，「全脳機能の不可逆的停止」を意味する「全脳死」を基準にしており，脳波検査による大脳の不可逆的停止の判定を求めている．

日本の脳波学会基準は判定の対象疾患を，一次性脳障害（脳挫傷，脳腫瘍などの脳の病気）に限っていたが，その後，窒息，呼吸器障害といった脳以外の原因による蘇生後脳症のような二次性脳障害についても判定の適応とする厚生省（竹内による）脳死判定基準が1985（昭和60）年に公表された．

日本においては，脳死患者を死者とみなす「脳死説」の採用には紆余曲折があった．

和田心臓移植事件によってもたらされた脳死判定や心臓移植に対する社会からの不信感が，日本の心臓移植の遅れの原因となったといわれている．和田心臓移植事件後，日本の医師は殺人罪の告発を恐れ，立法による脳死患者からの移植に関する手続きが明確になるまでの30年以上，心臓移植は全く行われなかった．

1990（平成2）年に，内閣総理大臣の諮問機関として法学者や医学者などの知識人で構成された「臨時脳死及び臓器移植調査会」が設置された．世論調査などに基づく検討，議論の結果，この調査会は，1994（平成6）年に，脳死体の法的位置付けや脳死体からの移植に関する答申を出した．この答申では，「確実な脳死判定，臓器提供の承諾，移植機会の公平性」といった基本原

plus α
人工呼吸の効能と限界

自然呼吸では胸腔を膨らませ陰圧にして空気を肺に吸い込むのに反し，気管挿管による人工呼吸は圧をかけて空気を押し込むように行うので，胸腔内圧の上昇が繰り返され，胸腔内の心臓は圧迫され続けて疲弊（ひへい）し，通常2週間前後で停止してしまう．すなわち，脳死状態で脳（幹）機能が停止しても，人工呼吸により心臓には酸素が送り続けられ，2週間近くは心臓の拍動は保たれる．

用語解説 *
和田心臓移植事件

脳死者の心臓を用いた日本最初の臓器移植は，溺水し脳死状態であったとされるドナーの脳の不可逆性の診断が，脳の専門家ではない心臓外科専門の和田教授グループだけで行われたことや，レシピエントとなった心臓病患者の主治医が，レシピエントの心臓移植の適応に疑問をもっていたことなど，不透明なところがあり，刑事告発され批判が高まった．なお，レシピエントの少年は，移植が行われた83日後に死亡している．

則の下での臓器摘出を許容している．これを踏まえて，1997（平成9）年，臓器の移植に関する法律（略称：臓器移植法）が成立した．脳死患者からの臓器の摘出が法的に認められたことによって，1999（平成11）年，和田心臓移植事件から31年の空白の後，日本で2例目となる心臓移植が行われている．

plus α

法律制定後脳死体からの臓器移植の件数

本法制定後2010年の改正が行われるまでの1999〜2009年の10年間に行われた脳死体からの臓器移植は83例（そのうち心臓移植は66例）に過ぎなかった．

移植の種類

日本移植学会の倫理指針（平成19年）では，移植の対象物により，移植を以下のように分類している．

①細胞移植：造血幹細胞，肝細胞，体性幹細胞など

②組織移植：角膜，皮膚，骨，血管，心臓弁，膵島など

③臓器移植：心臓，腎臓，肝臓，膵臓，小腸など

①の細胞移植には，レシピエントの体内で増殖できる体性幹細胞，造血幹細胞を移植する骨髄移植がある．これらの細胞は赤血球，白血球などを再生するものである（移植に用いる造血幹細胞の適切な提供の推進に関する法律➡p.204参照）．なお，「体内の細胞を他人に移す」点では「輸血」があるが，赤血球は患者（レシピエント）の血流で酸素の運搬という働きをするものの，日ごとに破壊・消費され，再生能力はないため移植とはいえない．

②の組織移植として使用されるほとんどの組織は，心停止後に死体から採取され，冷凍などにより保存が利く．組織は，死体解剖時に摘出されることが多い．組織移植は臓器移植と異なり法律による規定はなく，学会などのガイドラインに規定があるだけである．運用上，摘出に際しては，ドナーの遺族などに対して，摘出する組織の種類やその目的などについて十分な説明を行った上で，書面により承諾を得ることが適切とされている（「臓器の移植に関する法律」の運用に関する指針〔ガイドライン：以下，運用指針〕第14「組織移植の取り扱いに関する事項」）．

③の臓器移植は，人工臓器の製造は今日の科学でもいまだに難しいことから，機能を喪失した臓器を，他人の臓器の移植によって交換し，機能を保つ医療である．臓器の移植に関する法律（略称：臓器移植法）によって規制されている．

ドナーの状況により，生体移植，心停止後摘出，脳死体からの移植に分けることができるが，脳死体からの摘出を可能とする臓器移植法が成立したことによって，心停止後の臓器移植は大幅に減少し，心停止後の移植のほとんどは組織移植に限られてきている．

▶生体移植

生体移植は，健康なドナーから臓器を摘出するものであり，ドナーの健康が損なわれないことが必須である．したがって移植できるのは，腎臓のように人体に複数存在する臓器で，残りの臓器でドナーの健康が維持できるものや，肝臓や膵臓のように一部を切除・摘出してもドナーの体内で再生される臓器に限られる．

生体移植における臓器摘出では，ドナーに，臓器の一部を摘出するという傷害を負わせるため，ドナーの了承なしに移植を行えば刑法の傷害罪に当たり，ドナーの同意が必要であることは言うまでもない．なお，運用指針第13には，「生体からの臓器移植の取扱いに関する事項」として，例えば以下の項目が挙げられている．

・ドナーの提供意思の十分な説明後の任意性の確保，有償性の回避

・病腎（がんの部分を取り除いた腎臓）などの移植の回避

plus α

死亡届

死亡した場合には，死亡届を（市役所など）所定の場所に出さなければならない．死亡届には，次の通りに届出義務者や添付書類が決められている．

死亡届の規定

届出	死亡届
根拠法	戸籍法（25，86，87，88条）
届出義務者（届出人）	①同居の親族 ②その他の同居者 ③家主，地主，家屋・土地の管理人 ＊同居以外の親族，後見人，保佐人，補助人，任意後見人も可
添付書類	死亡診断書または死体検案書
期間	届出義務者が死亡の事実を知った日から7日以内
届出先	死亡した者の本籍地または届出人の所在地もしくは死亡地の市町村長

> **コラム**　　**アメリカにおける脳死判定基準**
>
> 　アメリカでは，1968年，ハーバード大学がいち早く，脳死状態の判定に「脳死のハーバード・クライテリア・不可逆的昏睡の定義」を作成した．その定義は「（延命という）家族，医療者の無駄な労力を省き，移植医療に利するもの」とされており，すでに脳死患者からの臓器摘出，移植を視野に入れていた．その後，1981年のアメリカ大統領委員会の報告書が，脳死状態を死と見なす「脳死説」を明確に採用した．この報告書は「血液の循環機能と呼吸機能の不可逆的停止」と同様「脳幹を含む全脳機能の不可逆的停止」をも死とする「脳死説」を取った．これがアメリカの多くの州で採用され，脳死患者からの移植（特に心臓）が促進されていった．
>
> ●脳幹死説
>
> 　全脳死に対して，イギリス連邦に属する国々では，脳幹機能こそが生命の維持に不可欠であるとし，脳幹死説が採られている．

3　臓器移植法の成立と改正経緯

　法の成立当初は，施行規則で定められている判定基準（いわゆる「竹内基準」）に基づいて脳死を判定すること，対象臓器を，心臓，肺，肝臓，腎臓，および厚生省（当時）で定める臓器，眼球とすること（5条），臓器摘出の要件として，ドナー本人の書面（**臓器提供意思表示カード**，**図4.1-1**）による同意に加え，遺族が拒否しないことなどの厳しい要件が定められていた（6条）．このため，法制定後も，脳死体からの臓器移植は進まなかった．最大の要因は，移植を本人の臓器提供意思表示カードによる同意に限っていたこと（カードの所持率は数パーセント），法律が制定されたときの運用指針では，臓器提供意思表示カードの記載は満15歳以上に限られており，小児の重度心疾患などの患者に必要な小型の心臓提供の可能性が全くなかったことであった．

　また，世界的なドナー不足に対し，国際移植学会によって，非人道的な臓器売買に反対する主旨の宣言がなされるとともに，世界各国に移植に必要な臓器を自国で賄うことや渡航移植の自粛を呼び掛ける「臓器取引と移植ツーリズムに関するイスタンブール宣言*」（2008年）が発表されるなど，自国以外での臓器移植に圧力がかけられた．

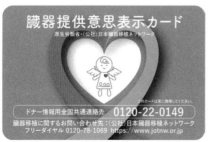

公益社団法人 日本臓器移植ネットワーク．https://www.jotnw.or.jp/．（参照2023-11-27）．

図4.1-1　臓器提供意思表示カード

plus α

日本における組織バンク

主要な組織については組織バンクが設けられている．日本組織移植学会によると，羊膜，骨組織といった個別認定を受けている施設は17カ所存在する（2023年3月末日時点）．

plus α

臓器提供意思表示カードの記入率

ドナー同意要件を緩和する改正法が成立する前年の2010年における日本国内の臓器提供意思表示カードの記入は，都市部でも3.1%と少なかった．

用語解説*

イスタンブール宣言

世界的な臓器不足を背景とする臓器の売買，移植ツーリズム，そしてドナーの人身取引といった緊急に解決すべき問題に取り組むため，世界中の医学団体，倫理学者の代表者が集い，宣言が完成された．宣言の5条では，国や地域は，自国あるいは近隣の協力の下に，臓器を必要とする者のために必要な数の臓器を確保し，臓器提供の自給自足を達成するための努力をすべきであるとされた．日本における臓器提供，特に小児への臓器提供が，アメリカなどに比べて圧倒的に少なく，イスタンブール宣言では，国内での自給自足への努力が求められたのである．

これらの背景があって，日本国内で臓器移植法の改正議論が始まった．臓器移植法の成立から12年経った2009（平成21）年7月に，ドナーの同意要件を大幅に緩和した臓器移植法の改正が行われた．改正された臓器移植法は翌2010（平成22）年に施行されている．

コラム　イスタンブール宣言の背景

　日本の改正前の臓器移植法では，当時の運用指針により，臓器提供意思表示カードの記入は15歳以上に限られており，14歳以下の幼少者は記入できなかった．そのため，子どもに適応する大きさの心臓の提供が法的に不可能で，心臓奇形等をもって生まれた患児は海外でしか心臓移植の可能性がなかった．患児の海外における移植に必要な多額の寄付集めが公共の場で呼び掛けられ，その恩恵による移植の成功が国内で報じられた．このことは日本国内では美談であったが，移植を受け入れるアメリカ，オーストラリアなどでは，ただでさえ不足している臓器，特に脳死下での心臓を，日本人が「金に物を言わせて奪っている」との批判が出て，国際臓器摩擦の 源^{みなもと} になった．

　そのような中で，世界的なドナー不足に対し，国際移植学会によって，非人道的な臓器売買に反対する主旨の宣言とともに，世界各国に移植に必要な臓器を自国で賄うこと，渡航移植の自粛を呼び掛ける「臓器取引と移植ツーリズムに関するイスタンブール宣言」（2008年）が出されたのである．

4 改正臓器移植法の目的と基本理念

|1| 目的

　この法律の目的は，①臓器の移植についての基本的理念，②臓器の機能に障害がある者に対して臓器の機能回復や付与を目的として行われる臓器の移植術に使用されるための臓器を死体から摘出するために必要な事項，③臓器売買等の禁止，などについて定めることによって，移植医療の適正な実施に資することである（1条）．

|2| 基本的理念

　臓器の移植についての基本的理念は次の通りである（2条）．

①死亡した者の，自己の臓器を移植術に使用されるために提供するという生前の意思は，尊重されなければならないこと

②移植術に使用されるための臓器の提供は任意にされたものでなければならないこと

③臓器の移植は，移植術に使用されるための臓器が人道的精神に基づいて提供されていることから，移植術を必要とする者に対して適切に行われなければならないこと

④移植術を必要とする者の移植術を受ける機会は，公平に与えられるように配慮されなければならないこと

このような基本的理念に関連して，移植術に使用するために死体から臓器を摘出するに当たっては礼意を失わないように特に注意しなければならない（8条）．また，死体から摘出されたが，移植術に使用されなかった部分の臓器は適切に処理されなければならない（9条）．さらに医師は，臓器移植を行うに当たって，診療上必要な注意を払うとともに，移植術を受ける者やその家族に対して必要な説明を行い，理解を得るように努める責務を負う（4条）．

また，臓器提供の対価として財産上の利益を供与することはすべて禁止されている（臓器売買等の禁止，11条）．

5 移植の実際

|1| 対象となる臓器

この法律の対象となる移植のために使用される臓器は，心臓，肺，肝臓，腎臓，眼球と，厚生労働省令で定められている膵臓，小腸である（5条，施行規則1条）．

|2| 移植に使用される臓器の摘出

医師は下記の①②に相当する場合には，移植に使用される臓器を死体（脳死した者の身体を含む）から摘出できる（6条1項）．

①死亡した者が，生存中にその臓器を移植術に使用されるために提供するという意思を書面で表示している場合で，その旨の告知を受けた遺族が臓器の摘出を拒まないとき，または遺族がないとき（6条1項1号）．

②死亡した者が生存中にその臓器を移植術に使用されるために提供する意思を書面で表示している場合と，提供の意思がないことを表示している場合以外の場合であって，遺族が臓器の摘出を書面で承諾しているとき（6条1項2号）．

②は法改正によって追加された，臓器の摘出が認められるための条件である．これにより，臓器提供意思表示カードの記載がない多くの成人および意思能力が不十分とされる15歳未満の脳死患者も，遺族の書面による同意があれば臓器の摘出ができる（推定的に本人の意思と同様とされる）ようになったため，ドナーの増加が期待されることとなり，また小児患者への心臓移植も可能になった（➡ p.200 図4.1-2 参照）．

なお，摘出できる対象は「死体（脳死した者の身体を含む）」とされている．脳死した者の身体とは，脳幹を含む全脳の機能が不可逆的に停止するに至ったと判定された者の身体のことである（6条2項）．

法改正により，さらに親族への優先移植が認められるようになり，また，小児からの臓器摘出が可能となったことに伴い，運用指針に虐待児ドナーに関する事項が追加された．

3 親族への優先移植

臓器を死亡後に提供する，という意思を書面によって表示している者，または表示しようとしている者は，その意思の表示に併せて，親族に対しその臓器を優先的に提供する意思を書面によって表示できる（6条の2）．親族の範囲は配偶者，子および父母と，比較的限定的である（運用指針第2）．

4 虐待児ドナー

児童（18歳未満の者）が虐待を受けていた可能性がある場合，その児童が死亡したときは，臓器の移植は行わない．児童から臓器提供を行うときは，ドナー側の病院内に虐待防止委員会の体制，および児童虐待の対応に関するマニュアル等が整備されていることが必須となる（運用指針第5）．

5 法的脳死判定基準

法改正による脳死患者からの臓器摘出条件の緩和に伴い，それまで用いられていた脳死判定の厚生省基準（竹内基準）が，臓器摘出時に用いられるべき「法的脳死判定基準」（施行規則2条）に改定された．

すなわち，器質的脳障害により深昏睡状態（ジャパン・コーマ・スケールで300）に陥り，自発呼吸が消失した状態と認められ，かつ器質的脳障害の疾患が確実に診断されていて，原因疾患に対して行い得るすべての適切な治療を行った場合でも回復の可能性がない，と認められる者を脳死と判定する．

また，以下①〜④の者については脳死判定を除外する．

①生後12週（在胎週数が40週未満であった者については，出産予定日から起算して12週）未満の者

②急性薬物中毒により深昏睡，および自発呼吸を消失したと認められる者

③直腸温が32℃未満（6歳未満は35℃未満）の状態にある者

④代謝性障害，または内分泌性障害により深昏睡，および自発呼吸を消失した状態にあると認められる者

脳死した者の身体の定義

「死体（脳死した者の身体を含む）」の定義について，改正前の臓器移植法6条2項は「脳死した者の身体とは，その身体から移植術に使用されるための臓器が摘出されることとなる者であって，脳幹を含む全脳の機能が不可逆的に停止するに至ったと判定された者の身体をいう」と規定していた．ところが，改正後の臓器移植法では，下線部を削って，「脳幹を含む全脳の機能が不可逆的に停止するに至ったと判定された者の身体をいう」のみとなった．改正によって，すべての場合において，「脳死＝人の死」とすることが認められたとする主張がみられた．しかし，死体（脳死した者の身体）から摘出できるのは「移植術に使用されるための臓器」であると6条1項によって規定されていることから，改正後においてもなお，脳死体を死体として取り扱うことができるのは，臓器移植の場合に限定されると理解すべきである．つまり日本では「脳死」をもって「死」とする「脳死説」を完全に採ったとはいえないと考えられる．

この上で，**表4.1-5** の事項を確認して脳死判定を行う（6条4項，施行規則2条2項）．

医師は，脳死判定やその判定に基づいて臓器の摘出や摘出した臓器を使用した移植術を行った場合には，判定等に関する記録を作成し，5年間保存しなければならない（10条）．

このような法改正により，2010（平成22）年からは，脳死下の臓器提供者は明らかに増加してきている（**図4.1-2**）．しかし他国と比較すると，その数はまだまだ少ない．

plus α
心臓移植数の比較
2009年以前の統計においては，人口100万人当たりの年間心臓移植数は，スペイン12.5人，アメリカ10.1人であるのに対し，日本は0.05人であった[1]．

│6│臓器のあっせん業についての許可

脳死下の移植においては，ドナーとレシピエントは多くの場合それぞれ異なる病院で発生するため，双方の病院の橋渡しを行う組織が必要である．このような臓器のあっせんを業として行うためには厚生労働大臣の許可を受けなければならない（12条）．現在，この許可を受けている組織は，公益社団法人の日本臓器移植ネットワーク（Japan Organ Transplant Network：JOT）である．

表4.1-5 脳死判定

法的脳死判定の項目	具体的検査方法	脳内の検査部位と結果
1．深い昏睡	顔面への疼痛刺激（ピンで刺激を与えるか，眉毛の下あたりを強く押す）	脳幹（三叉神経）：痛みに対して反応しない 大脳：痛みを感じない
2．瞳孔の散大と固定	瞳孔に光を当てて観察	脳幹：瞳孔が直径4mm以上で，外からの刺激に変化がない
3．脳幹反射の消失	喉の刺激（気管内チューブにカテーテルを入れる）	咳こまない＝咳反射がない
	角膜を綿で刺激	まばたきしない＝角膜反射がない
	耳の中に冷たい水を入れる	眼が動かない＝前庭反射がない
	瞳孔に光を当てる	瞳孔が小さくならない＝対光反射がない
	喉の奥を刺激する	吐き出すような反応がない＝咽頭反射がない
	顔を左右に振る	眼球が動かない＝眼球頭反射がない（人形の目現象）
	顔面に痛みを与える	瞳孔が大きくならない＝毛様脊髄反射がない
4．平坦な脳波	脳波の検出	大脳：機能を電気的に最も精度高く測定して脳波が検出されない
5．自発呼吸の停止	無呼吸テスト（人工呼吸を外して一定時間経過観察）	脳幹（呼吸中枢）：自力で呼吸ができない
6．6時間*以上経過した後の同じ一連の検査（2回目）	上記5種類の検査	状態が変化せず，不可逆的であることの確認

＊　生後12週〜6歳未満の小児は24時間以上
以上の6項目を，必要な知識と経験をもつ移植に無関係な2人以上の医師が行う．
法的脳死判定は，脳死下で臓器を提供する場合に行われ，2回目の終了時刻が死亡時刻となる．

脳死判定．日本臓器移植ネットワーク．より一部改変．

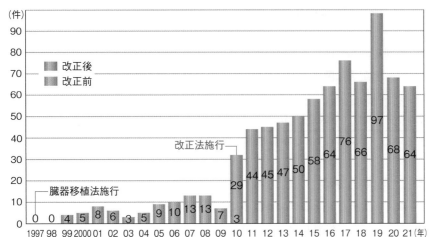

脳死下ドナー数は，本人の意思表示がなくとも遺族の同意を有効とした2010年の改正臓器移植法の発布により，急激に増加した．なお，COVID-19の影響で，2020年は68例，2021年は64例に減少している．

一般社団法人日本移植学会．ファクトブック2022．

図4.1-2　脳死下におけるドナー数の推移

　臓器移植法施行後の脳死下臓器提供時における，移植遂行に関する JOT のフローチャートは**図4.1-3**の通りである．

　まずドナーの病院で脳死患者が発生し，家族が臓器提供についての説明を聴く希望があれば，病院は JOT に連絡する．JOT ではコーディネーターが 24 時間待機しており，派遣されたコーディネーターが家族に臓器提供の説明を行う．臓器提供の承諾を得たのち，ドナー発生施設の医師が法的脳死判定（1 回目）を始めると同時に，血液などによる組織適合検査などが行われ，JOT を中心として，移植施設との間でレシピエントの選定が行われる．次にドナー発生施設で 2 回目の脳死判定が行われ死亡が確認された後，移植医によりドナーから臓器が摘出される．その後，移植施設に臓器が移送され，移植手術が行われることになる．

6　今後の課題

　ドナーの脳死下での移植が必須となる心臓移植手術で，レシピエントの 10 年生存率が 90 ％を超えるなど，日本の臓器移植技術が世界でトップクラスであることは間違いない．それに引き換え，日本の臓器提供，特に心臓移植の数は極めて少ない．人口比で比較しても，心臓移植は法改正後でもアメリカの 30 分の 1 である[2]．その結果，日本では，心臓移植の待機期間は 3 年を超えており，小児心臓移植にあっては，いまだに海外での移植に頼らざるを得ず，イスタンブール宣言でうたわれた移植臓器の自給自足には程遠い．

　日本の臓器移植が少ない原因として，臓器提供意思表示カードの記入が進まないなど，啓蒙不足による提供臓器の絶対的不足や，脳死患者出現時の受け入れ病院の整備が不足しているといった移植施設の整備不足が挙げられている．

plus α

臓器提供者の数の推移

脳死下における臓器提供件数について，臓器移植法施行（1997年）〜法改正前（2010年7月16日）までは86件（すべて本人の意思に基づく臓器提供）であったのに対し，法改正後（2010年7月〜），脳死者の家族の意思での臓器提供が可能となり，脳死下の臓器摘出が急増している．これにより心臓奇形などの幼少児に対し15歳以下の脳死ドナーからの心臓移植も可能となり，臓器移植が飛躍的に増加している[2]．

plus α

日本の臓器移植技術

脳死下移植が必須の心臓移植手術だけをみても，世界規模の統計を表す発表（2016年）においては術後1年，10年の生存率が85.2 ％，56.4 ％であるのに対し，日本ではそれぞれ96.4 ％，90.4 ％と，10年生存率が90 ％を超えている[3]．

plus α

心臓移植の数

国際心肺移植学会によると，近年では世界中で毎年4,500例以上の心臓移植が行われているのに対し，日本では改正前の臓器移植法の下で69例（和田移植を除く），2010年の法改正後，2022年末までの累計は703例になっている[2]．

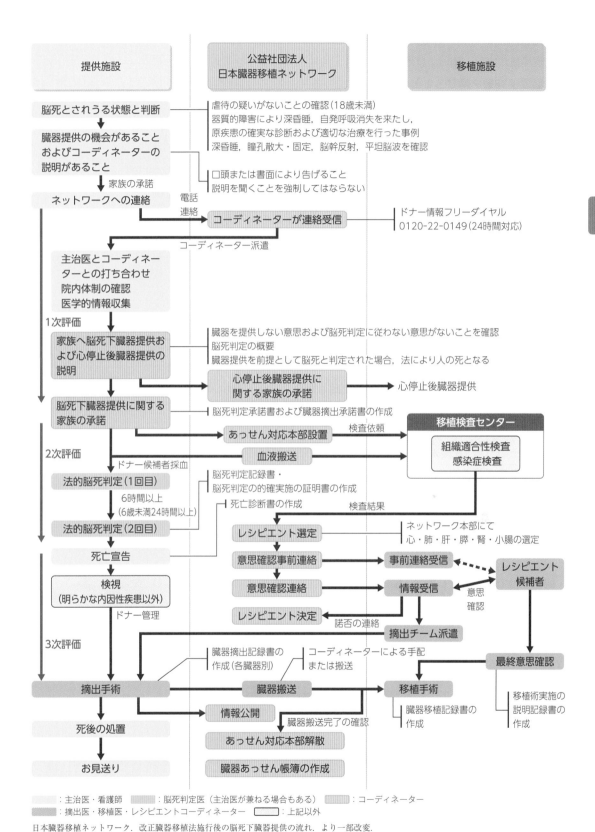

図4.1-3　脳死下臓器提供フローチャート

|1| 提供臓器の絶対的不足

臓器移植法では，国および地方公共団体が移植医療に関する啓発・知識の普及に必要な施策を講じることが定められている（17条の2）．しかし，JOTによると，1997（平成9）年の登録開始日から2023（令和5）年8月までに2,348名の心臓移植希望登録があり，登録者のうち移植を受けられた患者は781名（33%）に過ぎず（ほかに海外渡航による移植が74名），559名は移植を受けられずすでに死亡，いまだ879名がドナーの出現を待ち続けている．JOTは，移植希望者の登録受付，ドナー患者病院とレシピエント移植病院間のコーディネート，データベース管理のほか，臓器移植ドナーをできるだけ増やすための普及・啓発活動を行っており，臓器提供意思表示カード，健康保険証，運転免許証への記入促進運動を行っている．また，JOTのホームページにおいて，臓器提供などについてのウェブ登録が可能である．

|2| 移植医療の可能施設の院内体制整備

脳死した者の身体からの臓器移植を実施する体制を整えている施設として，大学附属病院，日本救急医学会の指導医指定施設，日本脳神経外科学会の基幹施設または研修施設，救命救急センターとして認定された施設，日本小児総合医療施設協議会の会員施設の5類型施設が指定されている（運用指針第4）．

これらに相当する5類型施設で，臓器提供施設として体制が整っており，公表を承諾した施設は，全国に331施設ある（厚生労働省，2023年3月時点）．しかし，そのうち18歳未満の小児からの脳死下臓器摘出については，院内に虐待防止委員会と虐待防止マニュアルの設置が義務付けられるなど，実際は児童ドナーからの臓器摘出・使用に対応できる施設はかなり制限されている．

すべての5類型施設で臓器移植が可能になるよう，JOTの下で整備事業が行われており，移植を待つ多くの患者のために，その成果が期待されている．

臨床現場で働く者としては，臓器提供の意思決定に直接参画するのは難しいが，臓器提供のシステムを周知し，せめて臓器提供の申し出があった場合には，その意思を無駄なく尊重し，ドナーの家族の心情に寄り添うことが必要であろう．

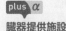

plus α

臓器提供施設の負担軽減の試み

臓器提供施設の負担を軽減するため，脳死判定を行う2名の医師のうち1名は他施設の医師でも可とし，また，レシピエントの意思確認を1回目の法的脳死判定後に施行してもよい，といった負担の軽減が試みられている．さらに，脳死下臓器提供を経験した施設については，提出すべき書類を軽減する，といった義務の軽減も試みられている．

▶ コラム　　**脳死下の臓器提供が進まないもう一つの原因**

日本で脳死下の臓器提供が進まない原因には，初期に不透明な移植が先行したことのほかに，脳死と死亡の解釈が法的に不透明である，という問題があろう．心臓移植では，心拍動がある脳死体からの心臓摘出が必須であるが，この点において，アメリカなどでは，脳死体を法的にも「人の死」と明示している（脳幹を含む全脳機能の不可逆的停止を，循環と呼吸機能の停止と同様に死の判定基準とする）のに対し，日本では，心臓などの臓器摘出の場合に限って，法的脳死判定の第2回検査終了時を死亡時刻としており（➡p.201），日常臨床においてはいまだに脳死患者の死亡時刻は心停止時とされているなど，「脳死は人の死である」という概念の受容が医的，法的にも進んでいない点がある．

■ 引用・参考文献
1）浅井康文ほか．臓器提供施設におけるこれまでの経験．日本医師会雑誌．2011，（12），p.2545～2549.
2）一般社団法人日本移植学会．ファクトブック 2022．http://www.asas.or.jp/jst/pdf/factbook/factbook2022.pdf，（参照 2023-11-27）.
3）小野稔．心臓移植の現状と課題．日本医師会雑誌．2017，146（9），p.1789-1793.

5 血液法／移植に用いる造血幹細胞の適切な提供の推進に関する法律

1 旧血液法から新血液法へ

かつて日本では「枕元輸血」といって，その場で採取した血液を感染症検査なしにそのまま輸血する方法が一般的であり，保存血液の確保を目的とした「血液銀行」が誕生したのは 1951（昭和 26）年のことであった．これを機に，血液の供給自体が事業性を帯びた．当時の主要な原料は自らの血を採取してもらって売る「売血」によるものであった．そこで，売血の事業者に対する規制を目的として，1956（昭和 31）年，旧血液法である採血及び供血あつせん業取締法が制定された．

ところが，1964（昭和 39）年に，ライシャワー米国駐日大使が暴漢に襲われて負傷した際，輸血によって血清肝炎が引き起こされた．これ以後，血液事業に対する国民の信頼が失墜するとともに，売血追放・献血推進の世論が高まった．また，1990 年代に入り，薬害エイズ訴訟が和解すると，血液行政のありかたに関して，時代の要請に応える新たな法制度の必要性が政府で確認された．

そこで，新血液法である薬事法及び採血及び供血あつせん業取締法の一部を改正する法律（平成 14 年 7 月 31 日法律 96 号）が制定され，安全な血液製剤の安定供給の確保等に関する法律（昭和 31 年 6 月 25 日法律 160 号，略称：血液法）に改正された．旧血液法では，もっぱら，被採血者の保護，採血業の規制が主目的であったが，新血液法では，血液製剤の安全性の向上，安定供給の確保，適正な利用の推進が新たに掲げられることになった．

2 血液法（昭和 31 年 6 月 25 日法律 160 号）

安全な血液製剤の安定供給の確保等に関する法律（略称：血液法）の目的は，「血液製剤の安全性の向上，安定供給の確保及び適正な使用の推進のために必要な措置を講ずるとともに，人の血液の利用の適正及び献血者等の保護を図るために必要な規制を行うことにより，国民の保健衛生の向上に資すること」（1 条）である．

また，基本理念として，血液製剤の原料である血液の特性から，血液製剤がその安全性の向上に常に配慮して製造・供給・使用されなければならないこと，国内自給が確保されることを基本とするとともに，安定的に供給されるようにしなければならないことなどが定められている（3 条）．

国の責務として，血液製剤の安全性の向上と安定供給の確保に関する基本的

plus α

ライシャワー米国駐日大使刺傷事件

1964（昭和39）年3月，ライシャワー大使が東京赤坂の米国大使館を出たところを少年に襲われ，大腿部を刺され重傷を負った事件．幸い生命に別条はなかったものの，手術による輸血によって血清肝炎を発症した．当時は献血が主流でなく，売血による輸血が中心であったためにこうした悲劇が起こってしまった．

plus α

薬害エイズ事件

1980年代前半に，加熱等で処理せず，ウイルスが不活性化していない血液凝固因子製剤（いわゆる非加熱製剤）を血友病の治療に使用したことによって，多くのHIV感染者とエイズ患者を生み出した事件．非加熱製剤の危険性が明らかになっていたにもかかわらず，医師が患者に告知せず，製薬企業も漫然と非加熱製剤を輸入し続け，厚生省（当時）も加熱製剤に切り替える等の対策を講じなかったために被害が拡大した．

かつ総合的な施策の策定と実施が挙げられて，地方公共団体，採血事業者，原料血漿の製造業者等の責務も規定されている（4条〜7条）．なお，医師等の医療関係者は，基本理念にのっとり，血液製剤の適正な使用に努めるとともに，血液製剤の安全に関する情報の収集・提供に努めなければならない（8条）．

血液製剤，医薬品・医療機器・再生医療等製品，医療の質または保健衛生の向上に資する物として厚生労働省令で定める物（例えば，医薬品・医療機器・再生医療等製品の研究開発において試験に用いる物など．以下，血液製剤等という）の製造者等が血液製剤等の原料とする目的で採血する場合を除いて，業として採血することはできない（12条）．これを踏まえて，血液製剤の原料とする目的で，業として，人体から採血しようとする者（採血事業者）は，厚生労働省令で定めるところにより，厚生労働大臣の許可を受けなければならない（13条1項）．違反者は3年以下の懲役か500万円以下の罰金（またはその両方）に処せられる（33条）．当該許可は，採血の業務の管理および構造設備に関する基準に従って採血を適正に行うに足りる能力を有するものであること等，所定の基準に適合している事業者に与えられる（13条2項1号〜4号）．採血事業者は，厚生労働省令で定めるところにより，採血所ごとに，採血の業務を管理する採血責任者を置かなければならない（21条1項）．

厚生労働大臣は基本方針に基づき，毎年度，翌年度の血液製剤の安定供給に関する計画（需給計画）を定めている（26条1項）．原料血漿の製造業者と血液製剤の製造販売業者等は，需給計画の策定に役立てるため，毎年度，翌年度に供給すると見込まれる原料血漿の量等を厚生労働大臣に届け出なければならない（26条3項）．

3 移植に用いる造血幹細胞の適切な提供の推進に関する法律
（平成24年9月12日法律90号）

血液製剤等とは異なり，骨髄や臍帯血，末梢血を用いた移植に関する法的な根拠は存在していなかったが，2012（平成24）年に，これらに関して，移植に用いる造血幹細胞の適切な提供の推進に関する法律（略称：造血幹細胞提供推進法）が制定された．骨髄，臍帯血，末梢血を，総称して**造血幹細胞**として取り扱うこととなった．まず，必要なときに造血幹細胞移植を受ける機会が十分に確保されることを旨として，造血幹細胞の提供の促進が図られなければならない（3条1項）．さらに，提供の任意性（3条2項），移植を受ける機会の公平性（3条3項），安全性の確保（3条4項），骨髄・末梢血を提供する者の健康の保護（3条5項），臍帯血の安全性と品質の確保（3条6項）が規定されている．なお，骨髄・末梢血幹細胞提供あっせん事業と臍帯血供給事業を行うには，厚生労働大臣の許可が必要となる（17条，30条）．

6 死体解剖保存法 （昭和24年6月10日法律204号）

日本では伝統的に死体尊崇の念が強く，死体を傷つけたり放置することなど

plus α
製造者による採血

以前は，血液製剤と医薬品・医療機器・再生医療等製品の原料とする目的以外で製造者が採血を行うことは認められていなかった．2019年の血液法の改正（令和元年法律63号）により，医薬品などの研究開発において試験に用いる等のための採血も可能となった．これにより，血液由来のiPS細胞を医薬品の試験に使用する場合など，医療の発展に寄与する採血が認められることになった．

は好ましくない行為であると考える風潮がある．そのため，死体損壊罪（刑法190条）を設けて，死体を損壊・遺棄する行為などを刑罰の対象としている．

しかし，死因の究明や身体構造を学ぶためには，死体を解剖したり，場合によっては解剖した死体の一部を標本として保存する必要が生じる．このため，死体解剖保存法は国民の死体に対する感情に配慮しつつ，公衆衛生の向上を図ることと医学・歯学の教育や研究に資することを目的として，妊娠4カ月以上の死胎を含む死体の解剖・保存と死因調査の適正を期するための規定を置いている（1条）．死体を解剖する場合に，解剖実施予定地の保健所長に事前の許可を受けること（2条1項），遺族の承諾を得ること（7条），解剖室で行うこと（9条）といった，死体解剖の原則について定めている．また，死体の全部または一部を標本として保存する場合には，遺族の承諾などが必要である（17〜19条）．死体の解剖を行う者・死体の全部や一部を保存する者は，死体の取り扱いに当たっては，特に礼意を失わないように注意しなければならない（20条）．

死体を解剖する場合は事前の許可を受けることが原則であるが，例外として事前許可を不要とすることもある（2条1項）．例えば，身体の正常な構造を明らかにするための解剖を，医学に関する大学の解剖学・病理学・法医学の教授などが行う場合（2条2号），監察医*が行う場合（2条3号），犯罪と関係のある死体の検証・鑑定のために行う場合（2条4号），検疫感染症の病原体の有無を検査するために行う場合（2条6号），警察等が取り扱う死体の死因又は身元の調査等に関する法律（略称：死因身元調査法）で定められた，警察・海上保安庁が取り扱う死体についての調査・検査・解剖などの，死因・身元を明らかにするための措置に基づいて行われる場合（2条7号）などである．なお，解剖した死体に犯罪と関係のある異状があると認めたときは，解剖した者は，24時間以内に解剖した地の警察署長に届け出なければならない（11条）．

7 献体法 （昭和58年5月25日法律56号）

死体の解剖には，遺族の承諾を得ることが原則であるが，特例として，医学及び歯学の教育のための献体に関する法律（通称：献体法）は，医学・歯学の教育として行われる，身体の正常な構造を明らかにするための解剖（正常解剖）の場合には，死者が生前に献体の意思*を書面によって表明していること，遺族が解剖を拒まないことなどの条件を満たしている場合に，遺族の承諾がなくても死体の解剖を行うことができるとしている．

8 死産の届出に関する規程 （昭和21年9月30日厚生省令42号）

公衆衛生，特に母子保健の向上を図るため，**死産**の実情を明らかにすることを目的として，出産後に心臓拍動，随意筋の運動，呼吸のすべてが認められない妊娠4カ月以後の死児が出生した場合には，所定の届出をする必要がある．

用語解説*
監察医

伝染病，中毒，災害が死因とみられる死体や死因不明の死体を検案，解剖するなどで，死因を解明する医師．都道府県知事が任命する（8条）．監察医制度は，東京23区，大阪市，横浜市，名古屋市，神戸市に導入されている（監察医を置くべき地域を定める政令〔昭和24年12月9日政令385号〕）．

用語解説*
献体の意思

自己の身体を，死後，医学・歯学の教育として行われる身体の正常な構造を明らかにするための解剖（正常解剖）の解剖体として提供することを希望すること．書面により表示されている必要がある．献体の意思は尊重されなければならない（献体法2〜4条）．

➡ 死産の届出については，p.275 表5.2-1 参照．

9 再生医療安全性確保法 （平成25年11月27日法律85号）

1 再生医療とはどのような医療か

再生医療とはどのような医療だろうか．正確な内容については医学専門書などを読んでほしいが，ここでは「機能障害や機能不全に陥った組織や臓器に対して，細胞を利用して，その機能の再生を図る医療」と定義する．再生医療の中心的なイメージを担う **iPS細胞（人工多能性幹細胞）** は，再生医療に用いる細胞の一つの種類である．言い換えれば，再生医療に用いられる細胞にはいくつも種類がある．

現在，日本で再生医療を受けようとする場合，二つのルートがある．一つは大学などの研究機関で実施する**臨床研究**に参加するルート，もう一つは民間のクリニックなどが実施する自由診療*を利用するルートである．

世界的にも例がない特殊な法律である再生医療等の安全性の確保等に関する法律（通称：再生医療安全性確保法）が2013（平成25）年に成立したのは，この二つのルートそれぞれに対応する二つの目的があった．一つは，日本で再生医療研究を発展させ，治療の難しい病気や障害に苦しむ患者に新しい治療法を提供するとともに，世界をリードする重要な政策分野・産業分野に育てることである．もう一つは，再生医療自体が高度研究機関で極めて慎重に安全性・有効性を検証している段階であるのに，民間のクリニックが「再生医療」と称して行う医療行為を規制することである．

2 法律の概要

これらの目的を達成するために，再生医療安全性確保法と同法施行規則（省令）は，細胞をそのリスクごとに3段階に分け，それぞれの細胞を用いる臨床研究または自由診療の計画（再生医療等提供計画〔4条1項〕）を立てた研究者や医師に，その計画実施前に国が認定した委員会で審査を受けさせるしくみをつくった．

高リスクな第一種再生医療等技術には，iPS細胞，**ES細胞（胚性幹細胞）**および他人の細胞からつくる体性幹細胞が挙げられる（施行規則2条）．中リスクな第二種再生医療等技術には，自分の細胞からつくる体性幹細胞が挙げられる（施行規則3条）．低リスクな第三種再生医療等技術には，それら以外の細胞加工物が該当する．

第一種および第二種の再生医療等提供計画を実施する前には，特定認定再生医療等委員会の審査を，第三種の再生医療等提供計画を実施する前には，認定再生医療等委員会の審査を受けなくてはならない（4条2項）．両委員会は，審査を求められる計画が，安全性と倫理性の観点で適切であることを求める再生医療等提供基準（3条）に適合しているか否かの意見を出す．その上で，第一種再生医療等提供計画は厚生労働省の厚生科学審議会の審査も受けて（55条4項），厚生労働省に計画を提出する．第二種および第三種の再生医療等提供計

用語解説*
自由診療

公的な医療保険が適用されない診療．保険外診療とも呼ばれる．自由診療で実施される再生医療についてはエビデンスが不明であること，実施計画についての審査体制が適切でないことなどの問題が指摘されている．

plus α
民間クリニックでの事故・事件

2010年，京都ベテスダ・クリニックで「再生医療」を受けた韓国人男性患者が細胞投与直後に死亡した．また，東京都内のクリニックが，原因不明の全身のしびれに苦しむ女性に「再生医療」を実施したが，女性の容態が悪化したことに基づき，民事裁判で訴えられて負けた事件がある．いずれも「再生医療」を実施できる医療体制だったのか，適切なインフォームドコンセントはあったのかが問われた．

plus α
日本で実施される再生医療の件数

2023年5月末時点で，第一種の研究計画は17件，治療計画は7件．第二種の研究計画は44件，治療計画は1,359件．第三種の研究計画は44件，治療計画は3,832件であった．それぞれの計画の中で実際に何人の患者が再生医療を受けたかは公表されていないが，2021年3月末時点での総数は27万7,990人（臨床研究1万1,284人，自由診療26万6,706人）である．

画については，地方厚生局に提出する．そのような手続きを踏んで，ようやく再生医療等提供計画を実施できる．

また，再生医療を実施するために不可欠な細胞の培養や加工についても，厚生労働省の許可が原則として必要である（35条1項）．その許可基準として最も重要なのは，細胞培養加工施設（Cell Processing Center：CPC）の構造設備に関する基準である（35条3項，42条，施行規則89条）．

◆ 学習参考文献

❶ 京都大学iPS細胞研究所監修．幹細胞ハンドブック：からだの再生を担う細胞たち．第12版．2016.
http://osakaopll.my.coocan.jp/osakaopll.my.coocan.jp/homepage/newhp/kannsaibouhanndobukku.pdf,（参照2023-11-27）.
再生医療や幹細胞の基本的なメカニズムが初学者にもわかりやすい．

❷ 幹細胞研究ってなんだプロジェクト．幹細胞研究ってなんだ．第2版．2016.
https://uehiro-ethics.cira.kyoto-u.ac.jp/wpsite/wp-content/uploads/2021/06/what_is_stem_cell.pdf,（参照2023-11-27）.
およそ10代の子どもに向けた文章・表現を心掛けてつくられているが，かなり専門的な内容も扱っており，幹細胞のしくみにとどまらず，幹細胞研究に伴う倫理的問題なども学ぶことができる．

❸ 甲斐克典編著．再生医療と医事法．信山社，2017，248p,（医事法講座第8巻）.
再生医療に関して，法学者と医学者がさまざまな視点から論文を執筆している．再生医療安全性確保法については，「再生医療安全性確保法に関する考察」（一家綱邦著）が法律の内容，成立過程・背景，法律施行後の状況まで詳しく解説している．

2 場所に関する法律

1 医療法 （昭和23年7月30日法律205号）

1 医療法の概要

第1部2章（➡ p.47）で説明したように，病院や診療所，助産所の要件は医療法によって定められている．医療法は以下のように構成されている．

・1章…総則
・2章…医療に関する選択の支援等
・3章…医療の安全の確保
・4章…病院，診療所及び助産所
・5章…医療提供体制の確保
・6章…医療法人
・7章…地域医療連携推進法人
・8章…雑則
・9章…罰則

このうち，1章と3章については本書の第1部2章で説明した．ここでは2章および4～7章について見ていこう．

plus α

医療提供施設（医療法1章）

医療法1章では医療提供施設という言葉を用いて，病院，診療所，介護老人保健施設，介護医療院，調剤を実施する薬局，その他の医療を提供する施設を医療提供施設に含めている（1条の2第2項）．このうち，介護老人保健施設と介護医療院は介護保険法に規定がある（➡p.251）．また，特に医師，歯科医師，薬剤師，看護師を取り上げて「医療の担い手」と呼んでいる（1条の4）．1条の2第2項，1条の4のどちらにも，助産所・助産師は明示的には記載されていない．

2 病院，診療所，助産所（法4章）

　医療法4章では，病院，診療所，助産所について定めており，それぞれの定義，要件，開設手続きは以下の通りである．

|1| 診療所

　診療所とは，医師または歯科医師が，公衆または特定多数人のため医業または歯科医業を行う場所のうち，患者を入院させる設備がないか，あっても19床以下のものをいう（1条の5第2項）．

　診療所の開設に当たっては，通常は都道府県知事へ，保健所を設置する市の場合には市長へ，特別区（東京23区）の場合には区長へ，保健所を通じて事後に届け出るだけでよい（8条）．一方で，臨床研修を終えていない医師・歯科医師や法人が開設する場合には許可が必要であり（7条1項），誰が開設者であるかにかかわらず新しく病床をもつ場合や増やす場合にも許可が必要である（7条3項）．入院施設を有する診療所は，その構造設備について都道府県知事の検査と許可証を受けることが必要であり，このための手続きも別途必要である（27条）．

|2| 病院

　病院は，医師または歯科医師が公衆または特定多数人のため医業または歯科医業を行う場所で，20床以上の入院設備をもつものである．さらに「科学的でかつ適正な診療を受けることができる便宜を与えることを主たる目的として組織され，かつ，運営されるものでなければならない」（1条の5第1項）とされており，診療所との違いは単に規模の大小にとどまらない．

　このため，病院には診療所にはない義務が課されている．例えば，医師の宿直（16条），施設基準や標準人員数（21条，施行規則19条）などである（ただし，療養病床を有する診療所は病院に準じて標準人員数が定められている）．標準人員数は，医師と歯科医師については施行規則で直截的に定められるが，看護師や薬剤師については施行規則に従ってつくられる条例で定めることになっている．例えば看護師の数は，病院の場合，療養病床・精神病床・結核病床の入院患者数を4で割った数，感染症・一般病床の入院患者数を3で割った数，外来患者数を30で割った数（すべて，商が小数となるときは小数点第1位を切り上げる，以下同）の合計（施行規則19条2項2号），療養病床を有する診療所の場合には，療養病床の入院患者数を4で割った数（同21条の2第2項1号，この場合には外来患者数はカウントされない），特定機能病院の場合には，入院患者数を2で割った数と外来患者数を30で割った数の合計（同22条の2第1項4号，この場合のみ条例でなく施行規則で直截に定められる）とされている．療養病床については，精神病床などと同じになっており，一般病床よりも少なくなっていることから，資格のない「看護補助者*」も置かれることになっている（療養病床の入院患者数を4で割った数．〔同19条2項3号および同21条の2第2項2号〕．つまり，看護師と同じ数になる）．

plus α

診療所の性質の移り変わり

診療所は，もともとは，一時的な入院のみを担当することが予定されていた．病院と診療所は質的に異なるものと考えられていたからである．このため，かつては，努力規定ではあったが入院期間を48時間以内に限定する規定が置かれていた．現在では，クリニックビルや，大病院の外来機能を診療所に移す，いわゆるサテライトクリニックが多くなる一方で，診療所に療養病床が置かれるなど，さまざまな性質のものが存在している．もちろん，地域によっては，唯一の医療機関が診療所という場合もあろう．このため，入院期間の規定は削除され，入院設備をもつ診療所は，入院患者の病状が急変した場合に備えて体制を整えておくことが必要とされている（13条）．

用語解説*

看護補助者

看護助手やナースエイドと呼ばれることがあるが，看護補助者の資格や業務を定めている法律はない．なお，厚生労働省の通知によれば，看護補助者は，「看護師長及び看護職員の指導の下に，原則として療養生活上の世話（食事，清潔，排泄，入浴，移動等）のほか，病室内の環境整備，ベッドメーキング，看護用品及び消耗品の整理整頓等の業務を行う」とされている．従来病院等で働いていた無資格の介護者のほかに，介護福祉士の資格をもっている者が看護補助者として働いていることがある．

病院の開設および増床には都道府県知事の許可が必要である（7条）．法律上，ほとんどの場合許可されるよう規定されている．許可を拒むことができるのは，①営利を目的とする場合，②地域医療構想に関する協議の場において協議が整わないことに正当な理由があるとは認められない場合，に限定されているからである（同条6項，7条の3第6項）．しかし，実際には，「勧告」という行政指導と保険医療機関の指定拒否とを用いて増床させないしくみが準備されている（後述）．

さて，病床数20以上というのは，現在の基準では十分な規模ではない．医療法制定当初は，病床数100床以上の基準を満たした総合病院制度があったが，時代に合わなくなったことから1997（平成9）年に廃止されている．現在では，地域医療支援病院，特定機能病院，臨床研究中核病院が，一般の病院に上乗せされる形で制度化されている．

ａ 地域医療支援病院

地域医療支援病院とは，総合病院制度に代わり，1997（平成9）年の医療法第3次改正によってつくられた病院である．その目的は，地域における医療の確保のために必要な支援とされている（4条）．要件からみると，地域医療支援病院の果たすべき機能の具体的内容は，かかりつけ医からの紹介患者に対する医療の提供，逆紹介*，救急医療の提供，医療機器の共同利用の実施，地域の医療従事者に対する研修の実施と考えられる．これ以外の要件として，開設主体（原則として国，都道府県，市町村，社会医療法人，医療法人等），原則として200床以上，などの事項が定められている．地域医療支援病院となるためには都道府県知事の承認が必要である（4条1項）．

ｂ 特定機能病院

特定機能病院とは，1992（平成4）年の医療法第2次改正によってつくられた病院で，高度医療の提供，その開発と評価，研修ができる病院をいう（4条の2）．このために，いくつかの診療科と400床以上の規模が必要とされている（施行規則6条の4，同6条の5）．特定機能病院となるためには厚生労働大臣の承認が必要である（4条の2第1項）．特定機能病院は基本的には大学病院の本院とナショナルセンターが想定されているが，大学病院で大きな医療事故が起こるたびに，医療安全と特定機能病院の目的との関係が議論されてきた．その結果，2017（平成29）年の改正で，特定機能病院は「医療の高度の安全を確保する能力を有すること」が必要とされることになった（4条の2第1項4号）．

ｃ 臨床研究中核病院

臨床研究中核病院とは，2014（平成26）年の医療法第6次改正によってつくられたもので，臨床研究の実施の中核的な役割を担う病院である．具体的には，「特定臨床研究」に関する計画立案と実施を行い，さらには他の病院や診療所の支援や研修などが求められている（4条の3）．また，いくつかの診療科と400床以上の規模が必要とされている（施行規則6条の5の4，同6条の5の

用語解説*
逆紹介

診療所から病院への紹介状を持参した患者に対し，病院が紹介元の診療所に，患者を反対方向に紹介すること．受け入れ人員を超える病院が，症状が落ち着いた患者に対して行うケースなどがある．逆紹介の要件として，患者の紹介率が80％を上回る，紹介率が65％を上回り逆紹介率が40％を上回る，紹介率が50％を上回り逆紹介率が70％を上回る，のいずれかを満たす必要がある．

plus α
臨床研究中核病院の数

2023（令和5）年4月時点で15病院が臨床研究中核病院に承認されている．

plus α
医療法で定められる特定臨床研究

次のいずれかに該当するものである．（医療法4条の3第1項，医療法施行規則6条の5の3）
①医薬品の臨床試験の実施の基準に関する省令（平成9年厚生省令第28号），医療機器の臨床試験の実施の基準に関する省令（平成17年厚生労働省令第36号）または再生医療等製品の臨床試験の実施の基準に関する省令（平成26年厚生労働省令第89号）に適合する治験（医薬品医療機器等法第80条の2第2項に規定する治験をいう）
②臨床研究法の規定に基づいて実施する同法第2条第1項に規定する臨床研究

5). 臨床研究中核病院となるためには厚生労働大臣の承認が必要である（4条の3第1項）. なお，「特定臨床研究」は臨床研究法（➡ p.423）にいうものと，いわゆる治験とを合わせたものである（4条の3第1項1号，施行規則6条の5の3）. 臨床研究に携わるスタッフとして，医師・歯科医師を5人以上，薬剤師を5人以上，看護師を10人以上置くことが求められている（施行規則22条の6）.

｜3｜ 助産所

助産所とは，助産師が，病院や診療所以外でその業務（助産）を行うものをいう（2条）. 助産所は10人以上の入所施設を設けることはできない（14条）. 助産師が助産所を開設したときには10日以内に都道府県知事等に届け出なければならない（8条）. 助産所の開設者は分娩時等の異常に対応するため，産科または産婦人科を担当する医師を嘱託医師として定めておく必要がある（19条）. 助産師は正常分娩しか扱うことができず（保助看法38条），帝王切開は医師しか行うことはできないし，また，生まれた子どもなどに異常があり医療が必要な場合にも，医師しかその治療を行うことはできない場合が多いからであろう. また嘱託医師が対応できない場合のために，嘱託医師とは別に，産婦人科および小児科を有する病院・診療所を嘱託する病院・診療所として定めておかなければならない（19条，施行規則15条の2）.

｜4｜ 病院・診療所，助産所の管理者

病院・診療所，助産所の開設者は，病院・診療所については臨床研修等を修了した医師・歯科医師に，助産所については助産師に，それぞれ管理させなければならない（10条，11条）. 開設者とは，病院や助産所を経営する法的主体で，人（法律上は「自然人」と呼ばれる）や医療法人などの法人のことである. 一方，病院や助産所を管理する管理者とは，その施設における運営管理の全般にわたって責任を負う者である. 病院・診療所の場合，通常は院長と呼ばれる医師が管理者となる.

3 医療計画・医療提供体制の確保（法5章）

｜1｜ 医療計画発足の背景

2章（➡ p.47）で述べたように，医療法改正の歴史は1985（昭和60）年に始まる. 第1次改正で，都道府県が医療計画を策定することが規定されたが，その背景には，オイルショック後の経済低迷の中，高齢化による医療費の高騰に対応する必要性が予想されたということがある. 当時は「医療費亡国論*」が話題になったことさえあった. 厚生省（当時）は，医師誘発需要*仮説を前提として，医療費を抑えるために病床数を抑える必要があると考えた. そのため，医療法で**医療計画**を策定し，二次医療圏ごとの必要病床数（第4次改正からは基準病床数と改称）を定めることにより，それを超えて病床数が増えることがないようなしくみをつくったのであった.

｜2｜ 医療提供体制の確保

病床数の抑制（実は，医療費の抑制）という目的から始まった医療計画は，

救急患者のたらいまわしや医療者不足の問題と相まって，医療提供体制を確保するという，より積極的な役割が期待されるようになっていった．このため，1997（平成9）年の第3次改正および2006（平成18）年の第5次改正で医療計画に書くべき事柄が増やされた．

医療計画は，厚生労働大臣が定める基本方針（これは地域における医療及び介護の総合的な確保の促進に関する法律〔➡ p.320 参照〕に規定する「総合確保方針」に即して定める必要がある〔30条の3〕）に従って，かつ地域の実情に応じて，各都道府県が定めるものである（30条の4）．その際，厚生労働大臣は都道府県に技術的な助言をすることができる（30条の8）．2018（平成30）年7月時点における医療計画の内容は，**5疾病5事業***および**在宅医療**の確保目標と医療連携体制（情報提供を含む），2025年に必要と予想される医療提供体制に関する構想（地域医療構想➡ p.212 参照）と構想区域，医療従事者の確保，医療安全，医療圏および基準病床数（一般病床・療養病床・精神病床・感染症病床・結核病床の各数）である．

医療計画は都道府県のウェブサイトに載っているので，自分が住んでいる都道府県の医療計画を見てみてほしい．基本的には都道府県による現状把握から始まり，現在の医療圏と病床数，地域医療構想，医療者の現状と確保の方法，5疾病5事業と在宅医療ごとの医療体制と目標などが定められている．

| **3** | 医療圏と基準病床数の規定

前述した医療提供体制確保の説明をみると，医療計画は，医療確保のための計画という性質が強調されるが，医療計画は病床規制（医療費の抑制）としての当初の性質を失ってはいない．医療計画には医療圏と基準病床数を記すことになっており，実質的に，基準病床数を超える増床や病院の新規開設は行えないしくみとなっている．**医療圏***は，通常の入院医療を担う病床の整備のための区域（**二次医療圏**）と，特殊な医療を提供する病院の病床の整備のための地域（**三次医療圏**）とに分けられる．二次医療圏は，通常の入院医療，つまり一般病床と療養病床を対象とするもので，都道府県によって異なるが，各都道府県に数カ所，人口50万〜100万人ほどの単位に一つの規模で設定されることが多い．三次医療圏は，精神医療や感染症・結核，三次救急（救命救急）などを対象とするもので，六つの三次医療圏を有する北海道を除いては都府県が一つの単位となっている．その上で，厚生労働省の基準に従い，医療圏ごとに**基準病床数***を定める．

| **4** | 医療連携体制への協力

医療提供施設の開設者および管理者は，医療計画の達成を推進するため，医療連携体制の構築に必要な協力をするよう努める．具体的には，病院は，病床の機能に応じ，地域における病床の機能の分化および連携の推進に協力し，地域において必要な医療を確保すること，病床を有する診療所は，診療所が提供する医療の内容に応じ，患者が住み慣れた地域で日常生活を営むことができる

用語解説*
5疾病5事業

5疾病：がん，脳卒中，心筋梗塞等の心血管疾患，糖尿病，精神疾患
5事業：救急医療，災害時における医療，へき地の医療，周産期医療，小児救急医療を含む小児医療（＋都道府県にとって必要なその他の事業）
なお，2024年からの医療計画では，六つ目の事業として一定の感染症医療が入り，その他，外来医療に関することについても記載されることになる．

plus α
外来診療の医療計画上の扱い

医療法による医療提供の規制は，入院医療費のことが念頭に置かれてきた．このため，入院ベッド数に関してだけが長く規制されてきて，外来については特になされてこなかった．2019年の法改正で，医療計画に外来医療の医療体制について記載することが必要となった（30条の4第2項10号）ほか，都道府県は，医療関係者および保険者等と，病院と診療所の機能分化や連携なども含めて協議をし公表することが必要となった（いわゆる外来機能報告，医療法30条の18の2）．

用語解説*
医療圏

医療計画の中で，病院・診療所の病床の整備を図るための地域的単位として，都道府県が区分したもの．
二次医療圏…入院にかかる医療の提供が相当として設定された区域
三次医療圏…特殊な医療の提供が相当であるとして設定された区域
一次医療圏についての定義はないが，主にプライマリケアを行うところと考えればよい．

よう，在宅医療への移行を円滑にしたり，在宅中に急病などを発症した際に医療の提供を行うことなどである（30条の7）．

|5| 増床についての勧告

医療資源の足りない地域に関しては，国および地方公共団体は，病院・診療所が不足している地域における病院・診療所の整備，地域における病床の機能の分化および連携の推進，その他必要な措置を講じるように努める（30条の10）．

一方で，都道府県知事は，特に必要がある場合，病院・診療所を新規に開設しようという申請者に対して，病院・診療所の開設に関する勧告をすることができる．また，既存の病院・診療所の開設者・管理者に対して増床・病床の種別変更に関する勧告をすることもできる（30条の11）．

|6| 地域医療構想・構想区域

2018（平成30）年4月から各都道府県で施行されている医療計画には，これまでになかった項目が入った．すなわち地域医療構想と構想区域である．**地域医療構想**は，団塊（だんかい）の世代が後期高齢者になる2025年に必要と予想される医療機能を示すものである．人口減などにより，病床数は現在よりも少なくて済むため，地域医療構想での病床数は，既存病床数はもちろんのこと，現在の医療計画上の基準病床数よりも少なくなる地域が多い（ただし，多くの都道府県は建前として，地域医療構想通りに病床数を削減するものではないという一文を置いている）．ちなみに，厚生労働省に置かれている「地域医療構想に関するワーキンググループ」は，公的医療機関（31条），公的医療機関等（7条の2第1項）に併せて，特定機能病院，地域医療支援病院についても診療機能の調査を行っているが，その後の局長通知で，民間医療機関のデータは競合状況を示すためであることを示唆している（令和2年1月17日医政発0117第4号）．

さらに，地域医療構想では，病床機能を高度急性期，急性期，回復期，慢性期に分けて，必要な病床数を予測することになっている．その前提として，現在，それぞれの医療機関がどのような機能を果たしており（基準日病床機能），それが6年後にどのように変わっているか（基準日後病床機能報告）を報告させる制度が設けられている．これが**病床機能報告**である．これまであった，医療に関する選択の支援（6条の3）および医療計画作成（30条の5）のための都道府県知事への報告とは別に，一般病床または療養病床を有する病院・診療所は，都道府県知事に対して病床ごとの機能報告を行うことが義務となった（30条の13）．

病床機能報告を受けた都道府県は，構想区域ごとに関係者の協議の場を設けるのだが，関係者，つまり病院や有床診療所は，求めがあった場合にはこの協議に参加するよう努めなければならない（30条の14）ほか，機能区分ごとの病床数が予測される必要数をすでに上回っている場合には，理由書の提出や協議の場への参加が必要になる（30条の15）．なお，構想区域ごとに病床数が足りない場合の措置等についても規定が置かれている（30条の16）．

【30条の11】 都道府県知事は，医療計画の達成の推進のため特に必要がある場合には，病院若しくは診療所を開設しようとする者又は病院若しくは診療所の開設者若しくは管理者に対し，都道府県医療審議会の意見を聴いて，病院の開設若しくは病院の病床数の増加若しくは病床の種別の変更又は診療所の病床の設置若しくは診療所の病床数の増加に関して勧告することができる．

この規定は何を意味しているのであろうか．一つは，病院や診療所の不足から医療計画の定める医療機能の提供が現にできていないとして，その推進が単に抽象的な必要性を超えて「特に」必要だとして，病床数を増加してもらうよう病院や診療所の開設者に勧告することだと解釈できる．

しかし，本規定はこのような意味では使われていない．実際には，既存病床数が基準病床数を上回っている，いわゆる病床過剰地域において，病院の新規開設や増床の申請が出された場合に，これ以上開設・増床しないようにと勧告するための根拠として使われているのである．この勧告は行政指導*なので，従わなくても不利益はないはずである．しかも，先に述べたように，病院開設や増床は，一定の除外要件がない限り許可されることが法律上規定されている．しかし，この勧告に従わずに病院開設・増床をした場合には，健康保険法で，病床の一部のみを保険医療機関として指定する，つまり，残りは保険医療機関の指定を拒否することが認められている（健康保険法65条4項2号）．さらに，2014年の医療法改正で，これまで限られた開設者（公的医療機関）だけに適用されていた規定（7条の2）を「要請」という形で拡大適用し，要請に従わなかった場合には勧告，勧告に従わなかった場合にはそのことを公表することが認められるようになった（30条の12）．

保険医療機関の指定一部拒否だけでもかなり強力な手段であり，そもそも多くの医療機関は都道府県の勧告に従うため，この2014年の法改正の手続きはあまり使われていないが，今後どうなるかは注意してみておく必要があろう．なお，2018年7月の法改正で，基準病床数（医療計画上の現在の基準）についてのこのやりかたを，地域医療構想にも広げることになった．

*　行政指導：本来は国民の義務でないことを，その国民の任意の協力でしてもらう，あるいはすることを控えてもらうことである．義務ではないのだから，それに従わなくとも不利益はない（行政手続法32条2項）．

> **コラム**　　**今後の病床機能報告**
>
> 病床機能報告は自主的になされるものであるし，現在の機能を6年後も維持することが前提となっているようであるから（変更する場合には理由書が必要．30条の15），多くの病院について，現状と6年後の予測との間に大きな変動はみられない．
>
> しかし今後，現在基準となっている診療報酬の点数以外に，看護師などの数，入院基本料・特定入院料の算定状況，平均在院日数などを要件とし，これを満たせない場合には報告できない（それより下の機能でしか報告できない）ようになることも考えられる．現に，2018年10月からは病床機能報告の際に病棟ごとの診療実績を報告させ，基準に満たない場合には高度急性期・急性期の選択ができないようになっている．

4　住民への情報提供・医療選択の支援（法2章）

住民への情報提供や医療選択の支援は，長年，広告規制のみがなされてきたが，2000（平成12）年の第4次改正で医療機関が患者に情報を閲覧させるようになったことと，2006（平成18）年の第5次改正で医療法の章立てが大幅に変わったことにより，その性質が大きく変わった．

|1| 情報提供と適切な医療選択

医療法6条の2は情報提供と適切な医療選択に関する総則的な規定であり，国と地方公共団体，医療提供施設の開設者・管理者，国民に対し，以下のことを定めている．

- 国と地方公共団体は，医療を受ける者が保健医療サービスの選択に関して必要な情報を得られるよう努める．
- 医療提供施設の開設者・管理者は，医療を受ける者が医療サービスの選択を適切に行えるよう，自らが提供する医療について情報を提供し，相談に応じるよう努める．
- 国民は，「良質かつ適切な医療の効率的な提供に資するよう」医療提供施設が相互に機能分担をしていることを知り，医療提供施設の機能に応じて，医療に関する選択を適切に行い，医療を適切に受けるよう努める．

このため，病院・診療所・助産所の管理者は，患者が病院等の選択をするのに必要な情報を病院等において閲覧できるようにし，都道府県知事へ報告することにより，都道府県知事がこの情報を公開することになっている（6条の3）．

|2| 広告できる事項と規制される事項

病院・診療所については6条の5第1項，助産所については6条の7第1項に，広告できる事項が限定列挙されている．その中には診療科や専門医も含まれる（専門医はその前提として認定制度があるから，虚偽の広告はできないのに対し，「心臓血管外科」などの診療科には要件等はなく，診療科はあくまでも自主申請である）．ちなみに，日本看護協会が認定する専門看護師および認定看護師についても広告が可能なことが厚生労働省から示されている（「医業，歯科医業若しくは助産師の業務又は病院，診療所若しくは助産所に関して広告することができる事項」［平成19年厚生労働省告示108号］）．

また近年，病院のウェブサイトや週刊誌などの広告（特に美容外科の広告）をどう扱うかが問題となっていたが，2017（平成29）年の法改正により，広告とは「文書その他いかなる方法によるを問わず，広告その他の医療を受ける者を誘引するための手段としての表示」であることが明示され，ウェブサイトなども広告として規制の対象となった．具体的には，ほかの病院または診療所と比較して優良であるという内容の広告や，誇大な広告，公序良俗に反する広告が禁止される．

|3| 入院時の情報提供

患者の入院の際や，妊婦等の助産を行うことが決まった際には，入院の原因となった傷病名，入院中の検査や手術・看護計画，助産所の場合は妊婦の助産や保健指導の方針などについて患者（妊婦）やその家族に説明される（病院または診療所については6条の4，助産所については6条の4の2．ただし両者とも努力規定で，法律上例外事由が定められている）．さらに，診療所・病院，助産所の管理者は，管理者の氏名，診療や業務に従事する医師・歯科医師

plus α

情報提供の例

例えば東京都なら，「東京都医療機関案内サービスひまわり」として，都内の医療機関の場所や診療の内容をウェブ上で公開している．

plus α

自由診療の診療内容

法律を受けてつくられた「医療広告ガイドライン」の中で，診療内容を広告する際の要件が示されている．美容医療など自由診療の場合，保険が使えないことおよび標準的な費用を記載することが必要である．

名や助産師名，診療時間等を院内に掲示しなければならない（14条の2）．なお，健康保険法において保険給付を行うことが認められている医療機関（保険医療機関➡ p.239 用語解説参照）は，食事療養や保険外併用療養にかかる額や，入院基本料に関する届出内容の概要（例えば看護職員1人当たりの患者数）などを掲示しなければならない．

5 診療記録

病院などにあるいわゆる**診療記録***には，診療録（いわゆるカルテ）だけではなく，**看護記録**などほかの記録もある．法令上は，「**診療に関する諸記録***」の2年の保存義務が規定されており（施行規則20条10号），この中には看護記録が含まれる．ただし，この診療に関する諸記録の保存義務は病院にしかない．とはいえ当然，有床の診療所においても保存すべきものであろう．なお，助産師の場合，助産録は5年の保存義務がある（保助看法42条2項）．

6 医療法人（法6章，7章）

1 法人制度導入の背景

第二次世界大戦前の日本の医療は，個人開業医と助産師が担っていたといってもよいだろう．戦時中，病院を集約化しようという動きはあったものの実現はしなかった．しかし，個人が開業している場合，その人が死亡すると事業は継承されない（相続の対象になり，遺産分割されることになる）．また，医療法が病院に当直義務を課し，病院には医師が最低3人必要と定めた．そうすると，これまでのように1人の「偉い」医師とその他の医師という関係が取れず，3人（あるいはそれ以上）の医師が平等に病院運営に携わるしくみも必要となった．

そこで，人の集まりや一定の財産を法律上の権利主体として扱う法人制度を，医療の世界に導入することになった．医療法の規定に基づいて法人として認められるものは**医療法人**とされ，社団と財団とに分けられる．法人にどのような権利義務があるかは法人の性質によって異なるが，医療法人の場合には，業務が限定的に定められている（42条）．

2 開設に関する規定

医療法人を開設しようとする場合，都道府県知事に法人の基本的な決まり（社団の場合には定款，財団の場合には寄附行為）を添えて申請し，認可を受けることが必要であり，その上で登記すると法人として認められる．

3 運営に関する規定

社団は法人をつくろうとする人々の集まりであり，集まった人たちで意思決定を行うことができる（社員総会）．一方，財団は特定の目的のために集められた財産の集合体である．財団のために意思決定を行う人々を評議員といい，その集まりを評議員会という．社員総会や評議員会を頻繁に開催するのは現実的でないため，医療法人は役員として理事（3名以上）と監事（1名以上）を置き，日々の業務を担当させる．なお，医療法人は，開設するすべての病院，

用語解説*
診療記録

診療の過程で患者の身体状況，病状，治療等について医療従事者が知り得た情報をいい，具体的には診療録（カルテ），処方箋，手術記録，看護記録，検査所見記録，X線写真などを指す．

用語解説*
診療に関する諸記録

過去2年間の病院日誌，各科診療日誌，処方箋，手術記録，看護記録，検査所見記録，X線写真，入院患者・外来患者の数を明らかにする帳簿ならびに入院診療計画書．

plus α
書類の保存期間

- 診療録…5年間
- 助産録…5年間
- 救命救急録…5年間
- 調剤録…3年間
- 看護記録…2年間（病院についてのみ）

plus α
さまざまな法人

医療法人以外に法人体制をとるもの（とそれを規定する法律）には，株式会社（会社法），社会福祉法人（社会福祉法），学校法人（私立学校法）などがある．

1980〜90年代にかけて，インフォームドコンセントと併せて最も議論されたトピックの一つが，診療記録の開示であろう．当初は医療界から診療記録の開示を反対する意見も強かったが，徐々に開示に応じる医療機関が増えていった．そのような中，平成15年の個人情報保護法制定に伴い，診療記録が開示義務の対象となることは自明であった．そのため患者からの診療記録の開示請求が増えていった．平成27年の個人情報保護法改正前は，本人の「請求権」という形で開示を扱っていなかったため，裁判例の一部には開示を否定したものもあるが，多くは同法に基づいた開示請求を認めてきた．

平成27年の法改正（平成29年施行）により，開示や訂正が本人の「請求権」として定められたため，裁判を通じた開示が今後は間違いなく認められることになる．個人情報保護委員会・厚生労働省から出されている「医療・介護関係事業者における個人情報の適切な取扱いのためのガイダンス」（2017年，2022年改正）に従い，自主的な開示がなされることも一般的になるであろう．

血液凝固因子製剤によりC型肝炎ウイルスに罹患した事件で，診療録は廃棄されてしまったが，分娩台帳が残っていたために投与の事実を確認できた事案などを考えると，多くの種類の情報ができるだけ長く保存されることが望ましい．

➡個人情報の情報開示については，p.339参照.

医療法人の役割

医療法人は，自主的に運営基盤の強化を図るとともに，提供する医療の質の向上および運営の透明性の確保を図り，その地域における医療の重要な担い手としての役割を積極的に果たすよう努めなければならない（40条の2）．また，医療法人はその業務について都道府県知事の監督に従う（63条以下）．

その他，医療法では，同族経営でないなど一定の公益性が必要な代わりに収益業務を行ったり法人債を発行したりできる社会医療法人についても定めているほか，近年の病院経営の困難さや，国・地方自治体が病院を手放す事態を受け（経営統合，いわゆるM&Aが盛んになってきている），二つ以上の法人の合併，および分割の手続きを置くほか（57条以下），複数の法人が医療連携推進業務を行うことを目的として認定を受けられるようになっている（地域医療連携推進法人，70条）．

コラム　医療者の長時間労働と働き方改革

医療者の長時間労働はさまざまなところで問題となってきた．研修医も含む過労死や，バーンアウト（燃え尽き症候群）ゆえの離職などである．2019年4月からの働き方改革，特に時間外労働の上限規制は，医療者，特に医師の働き方・働かせ方に影響を及ぼした．このため，2021年の医療法改正によって，①厚生労働大臣が指針を定めること，②医療機関勤務環境評価センターを設置すること，③長時間労働の医師に対して院長が面接指導を行うことなど（知事による改善命令付き），④継続した休息時間を確保すること，が必要になった（ただし，特定の地域での救急医療などや技能向上のための研修を行う医療機関の場合の例外がある）．

看護師の場合，交代制が確立しているが，医療機関や病棟によっては時間外労働が発生することもあろう．看護師についても，ワークライフバランスの確保も含めた取り組みが引き続き求められる．

診療所，介護老人保健施設または介護医療院（指定管理者として管理する病院等を含む）の管理者である院長・施設長を理事に加えなければならない（46条の5）．また，重要な業務は理事個人ではなく理事会で行わなければならない（46条の7）．

7 まとめ

医療法の規定は医療現場を細かく規制するものが多いが，その背後には良質な医療を安全に，安定的に提供しようとする目的がある．もっとも，その目的を達するのに適切でない，あるいは古くなっているなどで，見直したほうがよい規定もあるかもしれない．例えば，病室は地階，または3階以上に設けてはならないとする規定があるが，耐火構造の場合には3階以上に設けてよいという「例外」規定も置かれており，現実には「例外」が一般的になっている．なぜ病院だけ特別に規定する必要があるのだろうか．建築基準法で建物一般の規定を置けば足りるのではないだろうか．大切なのは，高齢化による医療を取り巻く状況の変化に応じて，今後，医療提供はどうなされるべきか，診療所・病院，助産所はどうあるべきか，であり，現在の法律の規定を無条件に受け入れることではない．あるべき医療を実現するために法律は何をすべきか，どのように変わるべきか，考えてほしい．

医療計画のいくつかの課題

医療計画は2章「考えてみよう」（➡p.48）で述べたような，国民が医療を受けられるようにすることを確保するためにつくられているはずである．また，医療計画が実際の医療提供に影響を及ぼすこともある．この例として救急医療と在宅医療とを取り上げて，制度がどのような経緯でできてきたか，どのような問題があるかを紹介する．

救急医療

● 救急医療体制の歴史

交通事故の増加を受けた1963（昭和38）年の消防法改正により「救急業務」が追加されたことと，1964（昭和39）年の救急病院等を定める省令が策定されたことにより，現在の救急医療制度の基礎が築かれた．

救急病院等を定める省令は，救急隊により搬送される傷病者の医療を担当する医療機関を，次の基準で規定している（1条）．

① 救急医療について相当の知識と経験を有する医師が常時診療に従事していること
② X線装置，心電計，輸血，輸液のための設備，その他救急医療を行うために必要な施設と設備を有すること
③ 救急隊によって傷病者を搬送しやすい場所にあり，かつ，傷病者の搬入に適した構造設備を有すること
④ 救急医療を要する傷病者のための専用病床，またはこの傷病者のために優先的に使用される病床を有すること

これらの要件を満たすものとして医療機関から申し出があったもののうち，都道府県知事が必要と認めて告示したものが救急病院等になる（救急告示病院）．

一方で，医療計画の対応としては，平成9年の医療法第3次改正で医療計画の必要的記載事項が拡大され，救急医療体制を含めることになった（よって，救急病院等を定める省令でも，救急病院または救急診療所を，都道府県知事が，医療法30条の4第1項に規定する医療計画の内容，病院または診療所がある地域の救急業務の対象となる傷病者の発生状況等を勘案して，必要と認定したものとしている）．

さらに，医療法第5次改正で救急医療が事業の一つに含まれたことで，より詳しく救急医療について記載することが必要となった．5疾病として，脳卒中や心筋梗塞等の心血管疾患に対する急性期医療を定めるほか，事業としての救急医療について，病院前救護活動（一般市民による心肺蘇生術），救急搬送とメディカルコントロール，受け入れ医療機関がなかなか決まらない場合の実施基準のほか，第三次救急医療機関としての救命救急センター，第二次救急医療機関としての病院群輪番制病院や共同利用型病院，救急告示病院等，および救命救急センターをもたない地域医療支援病院，初期救急医療機関としての休日夜間急患センターや在宅当番医制度などについて，目標と構築への道筋を示すことになる．

● 救急医療体制の課題

救急医療は，救急搬送件数の増加，第二次救急医療機関の減少と第三次救急医療機関への搬送の集中など，問題の渦中にある．救命救急センターは人員配置や機能のばらつきが指摘されてきたが，補助金や診療

報酬での金銭面の手当てに加え，厚生労働省による機能の評価を通じて，徐々に質の確保がなされつつある．一方で，第二次救急医療機関は，医師不足などから救急告示病院や病院群輪番制から撤退する病院が増えており，救命救急センターへ搬送が集中する一因となっている．また，救命救急センターをもつ病院の一般病棟が満床に近いことが多いために救命救急センターを出た後の受け入れ先がなく，救命救急センターのベッドが空かないことも指摘されている．

● 救急医療体制の各段階

救急医療体制は3段階に分けて整備されている．段階が増すごとに，患者の重症度や対処の緊急度が増す．

初期救急医療機関：休日夜間急患センター，小児初期救急センター

第二次救急医療機関：病院群輪番制病院，共同利用型病院（複数の病院が当番制で行う）

第三次救急医療機関：救命救急センター，高度救命救急センター

● 救命救急センターの設置

救命救急センターの設置当初は人口100万人に対し1カ所をめどに救命救急センターがつくられてきたが，現在は人口30万人程度で設けられる場合もある．さらに高度な救急医療を提供する高度救命救急センターもある．

● メディカルコントロール

救急現場から医療施設に搬送されるまでの間，救急救命士（➡p.146参照）を含む救急隊員が適切に処置できるよう，救急活動全般に対して医学的に監修するシステムをいう．

● 増加する救急搬送

救急搬送の件数は年々増えており，2021（令和3）年の搬送人員数は549万1,469人．これは国民23人に1人の割合である．

● 救命救急センターの現状

救命救急センターにはさまざまな性質のものがある．例えば二次救急も行うもの，三次救急に特化したもの，自分で救急外来まで来られるウオークインの患者を受け入れるもの，救急車による搬送患者のみを受け入れるもの，などである．地域によっては大きな救命救急センター以外に救急医療機関がないこともある．このような多様性や地域による状況の差を考慮すると，救命救急センターへ搬送が集中することは一概に問題だといえないかもしれない．

▶ **在宅医療**

● 在宅医療が進められた背景

日本人の死亡の場所は，かつては自宅であることが多かった．しかし，疾病構造の変化と医療機関の整備とにより，昭和51年には病院における死亡が自宅における死亡を上回った．一方，「最期まで（最期は）住み慣れた家で」という希望は多い．厚生労働省によれば，介護の希望について最も多かったのは，「家族に依存せずに生活できるような介護サービスがあれば自宅で介護を受けたい」で46％，2位は「自宅で家族の介護と外部の介護サービスを組み合わせて介護を受けたい」で24％と，自宅での介護を希望する人が多い．一方で，「医療機関に入院して介護を受けたい」は6位で，わずか2％である．また，内閣府の調査で，60歳以上の男女に，治る見込みがない病気になった場合，どこで最期を迎えたいかについて尋ねたところ，最も多い「自宅」が51.0％，次いで多い「病院などの医療施設」が31.4％であり，「特別養護老人ホームなどの福祉施設」は7.5％，「高齢者向けのケア付き住宅」は3.0％となっていた（令和元年版高齢社会白書）．

このような国民の希望に，在宅医療への移行による医療費の軽減という国の狙いが加わって，さまざまな対応が診療報酬の改正という形でなされていった．

● 在宅医療の課題

厚生労働省によると，訪問診療を受けた患者数は平成26年には1日当たり15万6,400人で，3年前と比べると41％増加しており，訪問看護は月に約57万人が利用している．問題点として，医療機関・訪問看護ステーションの規模が小さく，24時間対応や急変時・看取り対応を行うことが困難なことが挙げられる．訪問看護についても，難病や末期悪性腫瘍等への対応が，大きな訪問看護ステーションに集中してしまっている．

在宅医療では，常に医療者が患者を見守ることができるわけではない．そのため患者のそばにいる介護者への指導が重要になる．制度としても，介護福祉士との個々のケースでの連携のみならず，地域包括ケアシステム（➡p.174参照）との一般的な連携として，福祉や介護との協働が必要である．さらには，訪問看護の現場では，すぐに医師の指示を仰げないことも多いため，医師と看護師との関係は，医療機関での関係とは異なることになる．医師と薬剤師など，医師とそのほかの医療者との関係にも同じことがいえる．実際に，訪問診療を行っている医師からは，看護師が独自の判断で看護を行ってほしいとの声は強い．しかし，法律上の手当てはされていないため，法律上の建前と現実の必要性とがぶつかることもある．こういった問題をどのように考えればよいだろうか．現場ではどのような工夫がなされているであろうか．

● 在宅医療における診療報酬

在宅医療は，「往診」と呼ばれていたものが格上げされたもので，在宅医療の種類に応じて診療報酬の点数が認められるようになった．例えば，在宅療養支援

診療所や在宅療養支援病院への点数加算，在宅療養後方支援病院に対する往診料の上乗せや在宅患者訪問薬剤管理指導料などである．医療法にも，在宅医療を支える機能について記載されるようになっていった（30条の7，➡p.211参照）．

● 訪問看護利用者の利用する保険の内訳

訪問看護利用者104万9,000人/月のうち，医療保険によるものが約38万人，介護保険によるものが約66万9,000人である（2021年）．

● 「介護者」の範囲

家族の場合も，介護福祉士などの場合もある．ちなみに介護福祉士は医行為である痰の吸引が認められている（社会福祉士及び介護福祉士法2条2項，➡p.171参照）．

◆ 学習参考文献

❶ 佐藤雄一郎．"医療施設に関する制度"．現代医療のスペクトル．宇都木伸ほか編．尚学社，2001．
第4次改正までの対応となるが，医療法の歴史的経緯について紹介している．

❷ 手嶋豊．医事法入門．第6版，有斐閣，2022．
医療をとりまく環境とそれに関連する法的な見解を幅広く扱った定評のある医事法の入門書．

❸ 米村滋人．医事法講義．第2版，日本評論社，2023．
やや高度だが，論争的な内容である．

2 独立行政法人医薬品医療機器総合機構法
（平成14年12月20日法律192号）

1 独立行政法人医薬品医療機器総合機構

独立行政法人医薬品医療機器総合機構（PMDA*）は，①許可医薬品等の副作用*や許可生物由来製品等を介した感染等による健康被害の迅速な救済を図ること，②医薬品等の品質・有効性・安全性の向上に資する審査等の業務を行うことによって，国民保健の向上に資することを目的とした機構である（3条）．この機構の名称や業務範囲などに関する事項を定めているのが，独立行政法人医薬品医療機器総合機構法である（1条）．

2 独立行政法人医薬品医療機器総合機構の業務

機構は，医薬品等（医薬品・医薬部外品・化粧品・医療機器・再生医療等製品）の承認審査に関わる業務や，情報の収集・整理・提供などによる医薬品等の品質・有効性・安全性の向上に関する業務，医薬品等による健康被害の救済に関する業務などを行っている（15条）．

| 1 | 健康被害の救済に関する業務

健康被害の救済に関する業務として，①許可医薬品等の副作用*による健康被害の救済のために給付される副作用救済給付（**医薬品副作用被害救済制度**）や②許可生物由来製品等を介した感染症等による健康被害の救済のために給付される感染救済給付（生物由来製品感染等被害救済制度）がある．給付には，医療費・医療手当・障害年金・障害児養育年金・遺族年金・遺族一時金・葬祭料の7種類があり，給付を受けようとする者の請求に基づいて，機構が支給の決定を行っている（15条1項1号，2号，16条，20条）．

用語解説 *
PMDA

独立行政法人医薬品医療機器総合機構の略称は，PMDA (Pharmaceuticals and Medical Devices Agency) である．従前の国立医薬品食品衛生研究所医薬品医療機器審査センター，医薬品副作用被害救済・研究振興調査機構，財団法人医療機器センターの一部の業務を統合して設立され，平成16年4月1日から業務を開始している．

用語解説 *
許可医薬品等の副作用

許可医薬品や許可再生医療等製品が適正な使用目的に従って適正に使用されたにもかかわらず，人に発現する有害な反応のこと（4条10項）．

➡ 医薬品副作用被害救済制度については，PMDA「医薬品副作用被害救済制度」参照．https://www.pmda.go.jp/kenkouhigai_camp/，（参照 2023-11-27）．

3 高齢者住まい法 （平成13年4月6日法律26号）

　高齢者が持ち家で暮らしていても，バリアフリー化が大変だったり老朽化がひどかったりすれば，新築の賃貸住宅のほうが生活しやすいかもしれない．しかし，単に新しければよいというわけではなく，なんらかの福祉サービスが必要である場合が多いだろう．一方，そのような住宅はなかなか整備されない．

　そこで，2001（平成13）年に成立した高齢者の居住の安定確保に関する法律（通称：高齢者住まい法）が2011（平成23）年に改正された．改正の目的は，福祉サービスの提供を受けられる高齢者向け賃貸住宅の登録制度を設けたり，高齢者に適した居住環境の確保を行ったりすることで，高齢者の居住の安定を確保し，その福祉を増進することである（1条）．これに従い，国が基本方針を定め，都道府県・市町村が任意で高齢者居住安定確保計画を定めることと，都道府県知事がサービス付き高齢者向け住宅（サ高住）の登録を行うことが定められている．

　なお，建築基準法*施行規則では建築物の主要用途を定めているが，サ高住はその性質に応じて判断される．具体的には，各専有部分に便所・洗面所・台所を備えているものは共同住宅とされ，各専有部分に便所・洗面所はあるが，台所を備えていない住宅で，老人福祉法における有料老人ホームに該当するものは老人ホーム，該当しないものは寄宿舎とされる．

plus α

予防接種による健康被害救済

任意予防接種を受けたことによって生じた健康被害については，PMDA法の健康被害救済制度の対象となるが，法定の予防接種（定期予防接種など）によって健康被害が生じた場合には，予防接種法に基づいて救済される．

用語解説＊

建築基準法

建築基準法（昭和25年5月24日法律201号）は，土地の用途（例えば第一種住居地域や工業地域）や景観地区など，一定の広さの土地の使い方を定めてもいるが，基本的には，建築物が安全であるように（例えば耐震性が十分であるために），「最低限の」基準や手続きを定めることによって，国民の生命，健康および財産の保護を図り，これによって公共の福祉の増進に寄与することを目的としている．

📖 コラム　　高齢者の住まい確保の難しさ

　持ち家に住んでいる場合でも，老朽化や生活費の確保のため手放す場合や，内縁配偶者が遺言書を残さずに死亡した（相続人になれない）場合は，新たに家を探さなければいけない．分譲マンション・アパートの場合，例えば，1960年代に造られた「ニュータウン」の建物は老朽化が進んでいるが，建て替えられることになると，一時的にせよ，引っ越さなければならない（しばしば高齢者は費用のかかる建て替えを望まないから，分譲マンションの建て替えには困難を伴うことが多い）．

　一方，持ち家，賃貸にかかわらず，さまざまな理由で家を出なければならなくなることがある（例えば東日本大震災後，津波で建物が壊れたり，放射性物質の飛散ゆえに家を離れなければならない人がいたことを想起してほしい）．そうすると，一時的にとどまるか長期化するかはともかく，家やアパートを借りなけれ

ばならない．

　しかし，高齢者の中には収入が少なかったり，あるいは身体機能の衰えゆえに問題が生じることがあるかもしれない．そもそも，賃貸住宅で人が亡くなると，その後の家賃が大幅に下がってしまうから，賃貸人（大家）は高齢者に家を貸すことを嫌がることが多いといわれている．

　このため，2001年の高齢者住まい法制定当時には，法律の目的に「高齢者の円滑な入居を促進するための賃貸住宅の登録制度を設ける」ことが挙げられ，「高齢者円滑入居賃貸住宅（高円賃）」「高齢者専用賃貸住宅（高専賃）」「高齢者向け優良賃貸住宅（高優賃）」の制度が設けられていた．2011年の改正では，単身の高齢者に対して福祉サービスの提供を伴う住宅の整備に注力することにし，これら三つの制度は廃止された．

4 感染症法 （平成10年10月2日法律114号）

感染症の予防及び感染症の患者に対する医療に関する法律（略称：感染症法）は，日本における感染症対策の基本法であり，感染症の予防と，感染症の患者に対する医療に関する規定を整備し，感染症の発生の予防とまん延の防止を通じた公衆衛生の向上と増進を目的としている（1条）．

1 法律の構造，分類，医師の届出

|1| 前文と基本理念

この法律は，前文に特徴がある．人類と感染症との関係を振り返りつつ，**新興感染症**や**再興感染症**の脅威にも言及する一方，過去には差別や偏見の下に感染症の「患者等」が苦しめられたことを反省し，感染症への迅速かつ的確な対応だけではなく，人権尊重や良質かつ適切な医療の提供にも重きを置く視点に立って，総合的な施策の推進を図ることとしている．旧法である伝染病予防法の下，あるいはハンセン病やエイズについて「患者等」が不当に扱われてきたことへの反省が背景にある．これを受けて，国および地方公共団体は，感染症の発生の予防およびそのまん延の防止を目的とした施策を講じる際に，このような患者等が置かれている状況を深く認識し，またこれらの者の人権に配慮することを基本理念としている（2条）．

|2| 法律の構造

この法律が想定している「感染症」は，感染力や罹患した場合の重篤性，公衆衛生上の重要性などから分類された疾患群（**一～五類**），および**新型インフルエンザ等感染症**（新型コロナウイルス感染症や再興型コロナウイルス感染症もこれに含まれるが，2019年に発生したCOVID-19については五類に移行），**新感染症**（新たな感染症が発生した場合の分類），**指定感染症**（既知の感染症でも必要に応じて1年間に限定して指定する），となっている（**表4.2-1**）．一～五類に分類される疾患群は，この順番に危険性の高さを示している．例えば一～二類は危険性が極めて高い感染症である．一方，五類は国が動向調査をして情報提供するといった位置付けにとどまる．

|3| 医師の届出の期限や対象

医師が一～五類に当たる疾患について診断したときの届出期日には違いがある．一～四類は発生した患者について直ちに届け出る必要がある．また，一～四類の疾患の保因者や，一類と一部の二類疾患の疑似症患者についても届出が必要となる．新型インフルエンザ等感染症も一類と同じ位置付けで，届出が求められる．一方，五類の疾患については，所定の期間内に届け出ればよいものが多い（**表4.2-2**）（12条）．

2 予防・医療

予防と医療についての規定の大枠を紹介する．なお，主に一類（エボラ出血熱など）から二類（結核など），および新型インフルエンザ等感染症を対象に

plus α
感染症法成立までの経緯

感染症法は明治以来の伝染病予防法を性病予防法やエイズ予防法（後天性免疫不全症候群の予防に関する法律）と統合して，平成10年に成立した（平成19年，さらに結核予防法が統合された）．

plus α
法の対象となる「患者等」

この法律でいう「患者等」には，実際に発症している者（患者）のほか，指定された一部の疾患においては，感染しているかどうかは定かではないが，こうした疑いを払拭できないような症状を呈している者（**疑似症患者**），発症はしていないが病因を保有している者（**無症状病原体保有者**）も含まれる．

plus α
国立健康危機管理研究機構の設置

内閣感染症危機管理統括庁・厚生労働省感染症対策部に科学的知見を提供する「新たな専門家組織」として，国立感染症研究所と国立国際医療研究センターを一体的に統合し，感染症等の情報分析・研究・危機対応，人材育成，国際協力，医療提供等を一体的・包括的に行う組織．併せて，国民の生命および健康に重大な影響を与える恐れがある感染症の発生およびまん延時において，疫学調査から臨床研究までを総合的に実施し，科学的知見を提供できる体制の強化が設置目的に掲げられている（国立健康危機管理研究機構法，令和5年6月7日法律46号）．

表4.2-1　感染症の分類

分　類	規定されている感染症	分類の考え方
一類感染症	エボラ出血熱，クリミア・コンゴ出血熱，痘瘡，南米出血熱，ペスト，マールブルグ病，ラッサ熱	感染力および罹患した場合の重篤性からみた危険性が極めて高い感染症
二類感染症	急性灰白髄炎，結核，ジフテリア，SARS，MERS，鳥インフルエンザ (H5N1，H7N9)	感染力および罹患した場合の重篤性からみた危険性が高い感染症
三類感染症	コレラ，細菌性赤痢，腸管出血性大腸菌感染症，腸チフス，パラチフス	特定の職業への就業によって感染症の集団発生を起こし得る感染症
四類感染症	狂犬病，マラリア，デング熱　等	動物，飲食物等の物件を介してヒトに感染する感染症
五類感染症	インフルエンザ，性器クラミジア感染症，新型コロナウイルス感染症 (COVID-19) 等	国が感染症発生動向調査を行い，その結果等に基づいて必要な情報を国民一般や医療関係者に提供・公開していくことによって，発生・まん延を防止すべき感染症
新型インフルエンザ等感染症	新型インフルエンザ，再興型インフルエンザ，新型コロナウイルス感染症 (COVID-19 は五類感染症に移行)，再興型コロナウイルス感染症	• インフルエンザまたはコロナウイルス感染症のうち新たに人から人に伝染する能力を有することとなったもの • かつて世界的規模で流行したインフルエンザまたはコロナウイルス感染症であってその後流行することなく長期間が経過しているもの
指定感染症	※政令で指定	現在感染症法に位置付けられていない感染症について，一〜三類，新型インフルエンザ等感染症と同等の危険性があり，措置を講ずる必要があるもの
新感染症		人から人に伝染する未知の感染症であって，罹患した場合の症状が重篤であり，かつ，まん延により国民の生命および健康に重大な影響を与える恐れがあるもの

厚生労働省．第69回厚生科学審議会感染症部会資料（2023年1月23日）．を一部更新して改変．

表4.2-2　五類感染症と届出の期限（例）

週単位 （全数把握）	ウイルス性肝炎 (E型肝炎およびA型肝炎を除く)，クリプトスポリジウム症，後天性免疫不全症候群 (AIDS)，梅毒
週単位 （定点把握）	インフルエンザ（鳥インフルエンザおよび新型インフルエンザ等感染症を除く），新型コロナウイルス感染症 (COVID-19)
月単位 （定点把握）	性器クラミジア感染症，メチシリン耐性黄色ブドウ球菌 (MRSA) 感染症など

後天性免疫不全症候群（AIDS）や梅毒は保因者についても届出の対象となる．麻疹，風疹，侵襲性髄膜炎菌感染症のように，五類の疾患でありながら，上記のような期間を置かず，直ちに全数を届け出ることが求められているものもあるため注意が必要である．

解説した.

|1| 予防

予防についての措置には，実態把握（法3章）と，感染症発生後のまん延防止に関する措置（法4章，5章）がある．実態把握は，感染した患者を見いだした医師（感染した動物については獣医師）による届出や定点報告による情報収集が土台となる．一方，まん延防止措置については，消毒や媒介生物の駆除（27条，28条），汚染された，または汚染された疑いがある死体の移動の制限・禁止（30条），立ち入りや移動の制限等の対応（32条，33条）が規定されているが，まん延防止措置は最小限度にとどめることが原則である．これらの多くは都道府県知事によって行われる．2020年に本格化した**新型コロナウイルス感染症**（COVID-19）の流行によって発生情報の共有が課題になったことから，保健所設置市・区から都道府県知事への発生届の報告・積極的疫学調査結果の関係自治体への通報の義務化，電磁的方法の活用の規定が加えられた（12条など）．

なお，感染症の予防などのために必要がある場合，都道府県知事は職員に調査を命じることができる．患者等はこの調査に協力するよう努めなければならない（15条）．この点について，疑うに足りる正当な理由のある者に対する健康診断の勧告，および勧告に従わない場合の措置（17条）がある．積極的疫学調査の実効性確保のため，新型インフルエンザ等感染症の患者等が質問に対して正当な理由がないのに答えなかったり，もしくは虚偽の答弁をし，または正当な理由がなく調査を拒んだり，妨げたり，忌避したりした場合には罰則が科される（81条）．

|2| 医療

疾患や状況に応じて，対応する医療機関が指定されている．例えば，「**特定感染症指定医療機関**」（新感染症の所見がある者，一類・二類感染症や新型インフルエンザ等感染症の患者の入院），「**第一種感染症指定医療機関**」（一類・二類感染症や新型インフルエンザ等感染症の患者の入院），「**第二種感染症指定医療機関**」（二類感染症や新型インフルエンザ等感染症の患者の入院），「**結核指定医療機関**」（同結核）である．これに加え，感染症のまん延時に対応した医療提供体制を備えるべく，医療機関と都道府県とが「協定」を締結するしくみも採用され（法6章1節など），感染症患者の入院を受け入れる「第一種協定指定医療機関」と，発熱外来および外出自粛対象者の自宅療養者への医療の提供を行う「第二種協定指定医療機関」が指定される（このほか，病原体の検査や宿泊施設の確保に関する協定のしくみがある）．また，国や都道府県知事は「感染症の発生を予防し，又はそのまん延を防止するため」に必要な措置を定め，医師等の医療関係者や検査を行う機関等に協力を求めることができる（16条の2）．これらの者が正当な理由なく応じなかったときは勧告を受け，また公表される場合がある（同）．

患者の入院等に関する手続き保障に関する規定にも注目すべきだろう．都道府県知事は，一類感染症（一部は新型インフルエンザ等感染症等にも準用）に該当する場合，その疾患の所見がある者について，「まん延を防止するため必要があると認めるとき」にその患者を所定の医療機関に入院させるよう勧告することができ，勧告に従わない場合には一定期間入院させることができる（20条，26条，46条）．一方，患者やその保護者は退院を要求できること，こうした入院の継続やその延長については協議会に諮って意見を聴く必要があること（20条など），医療機関は入院させた患者から病原体が確認されない場合にその旨を知事に通知すること，知事は病原体を保有しない個人を退院させなければならないことが規定されている（22条など）．また，こうした勧告や措置に基づく入院について，患者側は都道府県に医療費を請求することができる（37条ほか）．

新型インフルエンザ等感染症に特に関係する内容として，都道府県知事は「感染症にかかっていると疑うに足りる正当な理由のある者」に対して外出しないことなどの協力を求めることができるほか，患者に対しては状態の報告を求め，または宿泊施設や居宅から外出しないこと等，感染の防止に必要な協力を求めることができる（44条の3）．該当する者は，これらの協力に応じるよう努めなければならない（同）．同様の規定は，新感染症についても設けられている（46条）．入院措置に応じない場合または入院先から逃げた場合には罰則を科されることがある（80条）．

これらの措置について，国は基本指針を策定して，感染症の発生予防，まん延防止から人材養成，啓発・知識普及，人権尊重に至る所定の項目について指針を示し，都道府県は基本指針に応じた予防計画を策定する（法2章）．また，都道府県は，施策の実施に当たって「連携協議会」を組織し，都道府県，保健所を設置する市または特別区その他の関係機関による構成員の相互の連絡や協議を深めるなどして，連携強化体制の整備を図る（10条の2）．その他，この法律には病原体の媒介動物の輸入制限，指定された病原体等*（特定病原体等）に関する規定も置かれている．

5 新型インフルエンザ等対策特別措置法（平成24年5月11日法律31号）

新型インフルエンザ等対策特別措置法は，急性感染症のまん延に対応した諸措置を規定している．2009（平成21）年の新型インフルエンザ流行時，医療の確保や予防接種などの防疫対応に関する各種の措置について，都道府県知事の権限が明確でなかったことが問題視された．この法律は，災害対策基本法などを参考にして，こうした知事の権限を明らかにし，併せて感染症のまん延時における対応について既存の関連する法律（感染症法，予防接種法，検疫法など）を補う目的で，2012（平成24）年に成立した．

対象となる疾患（新型インフルエンザ等）には，新型・再興型インフルエン

用語解説 *
病原体等

感染症の病原体・毒素をいう．重大な危害を及ぼすおそれのあるものから順次，一種～四種病原体等までに分類され，管理規制も異なる．

plus α
感染症と埋火葬制限の例外

一類感染症，二類感染症，三類感染症または新型インフルエンザ等感染症の病原体に汚染され，または汚染された疑いがある死体である場合，その死体は火葬しなければならない（感染症法30条2項，十分な消毒を行って都道府県知事の許可を受けた場合は埋葬も可）．こうした埋葬・火葬（埋火葬という）は死後24時間以内でもよいとされ，死後24時間以内の埋火葬を禁じた墓地，埋葬等に関する法律の規定（3条）の例外となっている．

➡ 墓地，埋葬等に関する法律については，p.228参照．

🔖 コラム　新たな感染症と「指定感染症」

🔬 感染症の流行と政府の取り得る措置

2019年末から世界を席巻した新型コロナウイルス感染症（COVID-19）は，当初は「指定感染症」に位置付けられた（検疫法に基づく「検疫感染症」にも指定された）．指定感染症の枠は，法律そのものを改正しなくても，政令を改正（閣議決定）することによって措置を行うことができるため，新しい感染症により早く柔軟に対応することが期待できる．

なお，新型コロナウイルス感染症は，特に危険性の高いとされる「新型インフルエンザ等感染症」の一つに位置付けられ，新型インフルエンザ等対策特別措置法

に基づく多くの措置を政府が講じることが可能となった．しかし，この法律が想定していた「新型インフルエンザ」との違いも顕在化した．また，病床数の不足や医療者の確保困難，感染症対策に得られる「協力」の限界，患者等への嫌がらせ・差別，行動自粛による社会・経済的な混乱など，法の構成や運用のありかたをめぐる問題も明らかになった．2021年の法改正では，要請にも命令にも応じない事業者に関する罰則が強化されるなど，施策の実効性を高める方向での改正が行われたが，引き続き多くの課題が残っている．

ザのほか，感染症法の定義により「新型コロナウイルス感染症」「再興コロナウイルス感染症」，「全国的かつ急速なまん延のおそれのある新感染症」が含まれており（2条1号），インフルエンザ以外の多様な感染症にも適用され得る法律である．国・地方公共団体の行動計画の作成（6〜8条），物資・資材の備蓄（10条），訓練（12条），国民への知識の普及（13条）といった常時の対応に加え，「国民の生命・健康に著しく重大な被害を与えるおそれ」のある事態における各種の緊急措置（新型インフルエンザ等緊急事態措置）について規定されている（法4章）．これは，全国的かつ急速なまん延により国民生活および国民経済に甚大な影響を及ぼし，またはそのおそれがあるものとして政令で定める要件に該当する事態を想定したものであり，この事態の発生した旨や緊急措置の実施期間などを公示することを**新型インフルエンザ等緊急事態宣言**という（32条）．都道府県知事は，この事態において，まん延を防止し，国民の生命および健康を保護し，並びに国民生活および国民経済の混乱を回避するため必要があると認めるときは，住民に対して，外出しないこと等，感染の防止に必要な協力を要請することができる（45条）．その他，学校・興行場等の使用制限（同），生活基盤の維持に従事する事業者や公務員などへの優先的な予防接種（一方，これらの者にはこの状況下での業務継続が求められる）（28条），住民の予防接種（46条），物資の運送供給要請（50条，54条，55条など），埋葬・火葬の特例（56条），物価の安定措置や政策金融の実施（59条，61条）などが含まれる．国民生活および国民経済に甚大な影響を及ぼしている場合に限って，特定非常災害の被害者の権利利益の保全等を図るための特別措置に関する法律が準用され，一部の行政措置に関する特例が認められる（57条）．

緊急事態措置とは別に，特定の区域を対象とした**新型インフルエンザ等まん延防止等重点措置**に関する規定もある．この措置は，国民の生活や経済に甚大な影響を及ぼすおそれがある区域における新型インフルエンザ等のまん延を防

plus α

パンデミック時の医行為の担い手

コロナ禍において，パンデミック時の予防接種の要員確保が課題になったことを教訓として，従来の医師・看護師等に加え，歯科医師，診療放射線技師，臨床検査技師，臨床工学技士および救急救命士もワクチン接種を行うことができることとされる．検体採取についても職種の要件が一部緩和された（31条，31条の3および関連する省令）．

止するため，措置を集中的に実施する必要があるものとして政令で定める要件に該当する事態が発生したと認めるときに，この措置が取られることが想定されている（法第3章の2）．都道府県知事は，特定の事業者に対して営業時間の変更その他必要な措置を講ずるよう要請したり，住民に対して感染の防止に必要な協力を要請したりすることができる．

緊急事態宣言やまん延防止等重点措置において，都道府県知事によって要請を受けた事業者や施設管理者等が，正当な理由がないのに要請に応じないとき，都道府県知事は要請に関わる措置を講ずべきことを命ずることができる．命令に違反した場合には罰則が規定されている（79条や80条など）．その他，特定物資を隠したり（76条），立入検査を拒んだり，虚偽の報告をしたりした場合に関する罰則も設けられている（77条や80条）．

国や地方自治体は，新型インフルエンザ等対策を実施するに当たっては，新型インフルエンザ等に起因する差別的取扱い等がないよう，情報提供や広報その他の啓発活動を行う．具体的な「差別的取扱い等」の例として，「患者及び医療従事者並びにこれらの者の家族その他のこれらの者と同一の集団に属する者」であることを理由とした不当な差別的取扱い，名誉または信用を毀損する行為，その他権利利益を侵害する行為が例示されている（13条）．

6 予防接種法（昭和23年6月30日法律68号）

予防接種法は，戦後の強力な社会防衛推進の機運の中，1948（昭和23）年に成立した法律である．日本では対象を天然痘に限定した予防接種に関する法律が1876（明治9）年から存在していた．予防接種法の成立によって，対象とする疾患は一気に12疾患に増やされ，またこれらの予防接種を受けることが罰則付きで義務付けられた．その後，急性感染症の流行が一段落すると，予防接種の副作用による健康被害に人々の関心が寄せられるようになったこともあり，予防接種の「義務付け」の程度は徐々に弱くなってきている．またほかの予防手段も出てくるようになり，対象とする疾患も変化してきた．

予防接種には，「伝染のおそれがある疾病の発生およびまん延を予防」するという政策的な目的の下で，市町村が主体となってこの法律に基づいて行われている**定期接種**（定期予防接種）等（定期接種，臨時接種）と，この法律の規定以外に基づいて実施される**任意接種**とがある．予防接種法の下で展開される予防接種のうち，定期接種には，努力義務がある**A類疾病**と努力義務のない**B類疾病**がある（表4.2-3）．

予防接種法に基づいて実施された予防接種によって健康被害が生じた場合には，他の医薬品の副作用によって生じた健康被害が独立行政法人医薬品医療機器総合機構法（➡ p.219 参照）によって救済されるものとは異なり，別個の救済制度（予防接種健康被害救済制度）が設けられている．

表4.2-3　予防接種の分類

	定期接種	予防接種		
根　拠	予防接種法 5条1項	予防接種法 6条1項	予防接種法 6条2項	予防接種法 6条3項
趣旨等	平時のまん延予防 A類：集団予防 B類：個人予防	疾病のまん延予防上緊急の必要		**A類疾病のうち全国的かつ急速なまん延により国民の生命・健康に重大な影響を与える疾病のまん延予防上緊急の必要** ※新型インフルエンザ等感染症を想定
主　体	市町村長	市町村長または都道府県知事（都道府県知事が市町村長に指示）	**市町村長**または都道府県知事（厚生労働大臣が指示）	市町村長または**都道府県知事**（厚生労働大臣が指示）
対象者の決定	政令	都道府県知事	**厚生労働大臣**	厚生労働大臣
費用負担	○市町村実施 A類：地方交付税9割 B類：地方交付税3割	○都道府県実施 国1/2、都道府県1/2 ○市町村実施 国1/3、都道府県1/3、市町村1/3	○都道府県実施 国1/2、都道府県1/2 ○市町村実施 **国1/2、都道府県1/4、市町村1/4**	国が全額
自己負担	実費徴収可	自己負担なし ※1		自己負担なし
公的関与	A類：勧奨○、努力義務× B類：勧奨×、努力義務×	A類：勧奨○ ※2、努力義務○ ※2 B類：勧奨○ ※2、努力義務○ ※3		勧奨○ ※2、努力義務○ ※2

※1　B類疾病のうち，当該疾病にかかった場合の病状の程度を考慮して，厚生労働大臣が定めるものについては実費徴収可.
※2　政令で定めるものは除く.
※3　B類疾病のうち，当該疾病にかかった場合の病状の程度を考慮して，厚生労働大臣が定めるものについては努力義務なし／左記以外のB類疾病については，政令で定めるものは除く.

厚生労働省．第31回厚生科学審議会予防接種・ワクチン分科会研究開発及び生産流通部会資料（2023年1月25日）．を一部改変.

7　検疫法 （昭和26年6月6日法律201号）

　検疫法は，「国内に常在しない感染症の病原体」が「国内に侵入することを防止する」ことを主たる目的としている（1条）．日本の場合は陸地伝いの国境がないため，実質的には主な対象は船舶と航空機（以下，船舶等）を対象とした港湾および空港での検疫が対象となる．

　この法律が対象とする疾患を**検疫感染症**というが，実質的には感染症法の疾患分類を踏襲しており，特に第一類，新型インフルエンザ等に主眼がある（2条）ほか，新感染症についての措置，隔離，停留に関する規定（32条の2～32条の4）も置かれている．また，感染症法と同じく，感染症の疑似症を呈している者，未症状だが病原体を保有している者も「患者」とみなされる（2条の2）．検疫自体の明確な定義は法文で示されていないが，規定された検疫所において，質問や診察・検査，貨物の確保等の措置が取られる（12条～13条の2）.

　2021（令和3）年の法改正で，新型インフルエンザ等感染症の無症状病原体保有者についても，患者とみなして検疫法の規定を適用するものとなった．また，宿泊療養，自宅待機を法的に位置付ける規定が置かれた．検疫所長は，

plus α

検体の採取

2014年，重大な感染症の流行を迅速に把握することを目的として，検疫所における血液試料などの検体の採取に関する規定（応じるべきことを勧告し，これに従わないときは，必要な最小限度の検体を採取させることができること）が加えられた（感染症法16条の3）.

患者に対して，病原体を保有していないことが確認されるまでの間，健康状態の報告を求めるほか，宿泊施設から外出しないこと等の必要な協力を求めることができる．また，感染のおそれのある者に対して，所定の期間内において，居宅等から外出しないこと等，まん延の防止に必要な協力を求めることができる．該当する者には，健康状態の報告に応じる義務，前述の協力に応じることへの努力義務が規定されている．隔離の措置については感染症法と同じく，宿泊施設でも行える．なお，感染症の感染の防止に必要な指示の一環として，検疫所長は居宅等から外出しないよう協力を求めたり，外出状況についての報告を求めることがある．こうした協力に応じず，外出をしない指示にも従わず，報告対応にも適切に応じない場合には，罰則の対象となる（36条）．

検疫前の措置としては，入港等の禁止や交通制限のほか，検疫を受ける側には検疫感染症についての患者や死者の有無等について通報する義務が規定されている（法2章）．検疫によって汚染が判明した場合には，汚染（そのおそれがある場合も含む）船舶等についての措置，隔離（患者を想定），停留（感染のおそれがある者についての入院措置も含む）が実施される（14～16条）．検疫所のその他の業務として，船舶・飛行機や，港湾・空港における衛生業務（ねずみや虫類などの調査や駆除など），検疫所における診察対応などについての規定がある（法3章）．近年，こうした検疫所の業務に，検疫感染症に関する情報収集や分析，情報提供を行うことが追加された（27条の2）．

8 墓地，埋葬等に関する法律 （昭和23年5月31日法律48号）

墓地，埋葬等に関する法律は，墓地の管理，埋葬などが国民の宗教的感情に適合し，かつ公衆衛生その他公共の福祉の見地から支障なく行われることを目的としている．「**埋葬**」「**火葬**」「改葬」「墳墓」「墓地」「納骨堂」「火葬場」等，基本的な用語の定義が規定されている（2条）．なお，埋葬とは，過去に多かった土葬のことを指す．今日は火葬が一般的であるが，この場合，焼骨を墓地に埋めることは火葬の一環（埋蔵）とされ，埋葬とは区別される．また，改葬には分骨（残余の骨としての扱い）は含めないこと，埋火葬される死体とは別のところに頭髪や爪・摘出した手足などを埋めることは記念碑扱いとされ墳墓に含めないことが定められる．埋火葬や改葬などに関する手続きについて，例えば，埋葬や火葬は死亡または死産後24時間を経過した後でなければ行えないこと（3条，ただし妊娠7カ月に満たない死産にはこの規定は適用されない），これらは墓地以外の区域では行えないこと（4条），こうした葬送に関する許可証の交付が自治体によってなされること（5条）などが規定されている．

墓地，納骨堂および火葬場の管理者の義務，その他管理に関しても定めがあり，これらを経営する者は都道府県知事の許可が必要であること（10条），管理者の配置（12条），埋葬許可証・改葬許可証・火葬許可証がなければ埋火葬・改葬が行えないこと（14条）などが規定されている．

近年よく話題になる「散骨」は，宗教的な行為として位置付ければ憲法上の権利（特に20条 信教の自由）と関係し得るが，墓地，埋葬等に関する法律14条の規定や死体（遺骨）遺棄罪（刑法190条）と対立する可能性がある．法務省は散骨が違法に当たらないよう「節度」を求めているが，明確な基準がないため，地域住民とのトラブルを引き起こすこともあり，自治体によっては条例で規制しているところがある．

9 健康増進法 （平成14年8月2日法律103号）

1 法律の背景

　昨今，話題になっている受動喫煙——その防止を定めているのが健康増進法である．特定保健用食品，いわゆるトクホという制度を設けたり，国民の健康や栄養に関する調査などに国を挙げて取り組むことによって，国民全体の健康をプロデュースしていこうとするのがこの法律である．

　健康増進法には前身となる法律がある．その名を栄養改善法という．さかのぼること約80年，日本全土を巻き込んだ悲惨な戦争の結果，多くの国民の栄養は失調（不足）し，偏り，さらにそれを原因とする感染症にも悩まされていた．栄養改善法は，その状況を打開し，国民の健康をつくるために立法されたものであった．

　その後，時代の流れとともに健康づくり対策がなされてきたが，高齢化が急速に進んでいること，疾病構造が変化していること，国民の健康増進の重要性が今まで以上に増大していることから，栄養改善法は時代に対応できないと判断され廃止された．そして，2000（平成12）年から始まった第三次国民健康づくり対策「**健康日本21** *」を中核とする国民の健康づくり・疾病予防をさらに積極的に推進するため，2002（平成14）年，健康増進法が新たに立法されたのである．

2 法律の目的とその実現方法

　国民保健の向上を図ること，つまり国民の健康の増進を総合的に進めていくことが，健康増進法の目的である（1条）．そしてこの法律は，その目的を実現するために必要となる基本的な事項と取り組みについても定めている．

　このようにこの法律は，①健康をプロデュースするための指針や計画を立てること，②その指針に基づいて，さまざまな取り組みを実施すること，の2点がポイントとなっている．そこで以下では，この二つのポイントを中心に，健康増進法をみていくことにしよう．

3 法律の指針や計画，基準

　健康増進法で定められる指針や計画，基準には，①基本指針に関わるもの，②健康診査や栄養摂取量に関わるものがある．

---

plus α

『火垂るの墓』

1967年に刊行された野坂昭如（あきゆき）の短編小説．終戦前後の混乱の中，親を亡くした兄妹が自力で必死に生き抜こうとするが，栄養失調が元で命を落とす物語．

用語解説 *

健康日本21

2000年に開始された政策で「21世紀における国民健康づくり運動」ともいう．2013年に「健康日本21（第2次）」が開始された．そこでは，健康寿命の延伸と健康格差の縮小，生活習慣病の発症予防と重症化予防の徹底など，五つの基本方針と，それに基づく具体的な53項目の目標が設定された（5分野53項目）．

---

plus α

「健診」と「検診」

健康診査は，「健診」と「検診」に分けられる．「健診」は，健康づくりの観点から時間の経過とともに変化する値を把握することが望ましい検査群である．これに対し「検診」は，主として特定の疾患自体を確認するための検査群である．

a 基本指針に関わるもの

国民の健康の増進を総合的に推進するために，厚生労働大臣（要するに国）は，基本的な方針（以下，基本方針）を定め公表する（7条）．この基本方針に基づいて，都道府県が，住民の健康増進の推進に関する施策についての基本的な計画（**都道府県健康増進計画**）を定める．市町村は，基本方針と都道府県健康増進計画を踏まえて，市町村民の健康増進の推進に関する施策についての計画（**市町村健康増進計画**）を，可能な限り定めなければならない（8条）．この一つの方針と二つの計画に基づき，国民の健康がプロデュースされることになる．

b 健康診査等指針・食事摂取基準

基本指針に関わるもの以外にも，厚生労働大臣は，健康の増進に向けた健康診査等指針（9条），栄養摂取の改善に向けた食事摂取基準を定める（16条の2）．いずれも，国民の生涯にわたる自主的な努力を促すためのものとして定められる．

4 健康の増進に向けた取り組み

健康の増進に向けた取り組みには，大きく①調査と指導，②栄養面，③受動喫煙の防止の3種類がある．

|1| 調査と指導

a 国民健康・栄養調査，生活習慣病の発生の状況の把握

国民の健康の増進を図るためには，何よりもまず，現在の国民の身体状況・栄養摂取状況・生活習慣の状況を明らかにする必要がある．そこで，健康増進法では，最初に**国民健康・栄養調査***を行い，それをすべての指針・計画などの基礎資料とすることにした（10条）．この取り組みは厚生労働大臣が行うが，必要に応じて，都道府県知事（保健所を設置する市や特別区では市長や区長）が国民健康・栄養調査員を配置して実施することもできる（12条）．

今日，ある意味，健康の最大の敵は**生活習慣病**である．そこで，国民の生活習慣と生活習慣病との相関関係を明らかにするために，国や地方公共団体は，生活習慣病（ここでは，がんと循環器病）の発生状況の把握に努めることになっている．この調査も健康増進の総合的な推進を図るための基礎資料として用いられる（16条，施行令2条）．

b 栄養指導と保健指導

市町村と都道府県は，住民の健康の増進を図るため，栄養指導と保健指導を実施しなければならない．

市町村は，①生活習慣の改善に関する住民からの相談，②栄養指導その他の保健指導，③健康増進事業を，その職員に行わせる（17条，19条の2）．

都道府県は，医師または管理栄養士の資格をもつ職員を栄養指導員として任命し（19条），①栄養指導その他の保健指導のうち，特に専門的な知識と技術を必要とするもの，②特定かつ多数の者に継続的に食事を供給する施設に対して，栄養管理の実施について必要な指導と助言を行わせる（18条）．また都

用語解説*
国民健康・栄養調査

国民の健康状態，生活習慣や栄養素摂取量を把握するため，国が毎年行っている調査．食生活状況，飲酒，喫煙，運動習慣などを調べている．

plus α
健康増進事業を行う職員

医師，歯科医師，薬剤師，保健師，助産師，看護師，准看護師，管理栄養士，栄養士，歯科衛生士その他．

230

道府県は，市町村間の連絡調整や，市町村の求めに応じて技術的な事項に関する協力や援助も行う．

|2| 栄養面に関する取り組み

健康増進法は，いわば栄養改善法の現代版でもあるため，特に栄養面に関する取り組みに重点を置いている．

a 特定給食施設

一つ目は，**特定給食施設**における栄養管理である．特定給食施設とは，特定かつ多数の者に対して継続的に食事を供給する施設のうち，栄養管理が必要な施設として厚生労働省令で定められた施設をいう（20条）．特定給食施設のうち，特別な栄養管理が必要な施設として都道府県知事が指定するものは，管理栄養士を置かなければならない．それ以外の施設では，栄養士か管理栄養士を配置するように努めなければならない（21条）．

b 特別用途表示

二つ目は，健康増進法における，いわゆるトクホに関わる部分である．順にみていこう．

特別用途表示とは，食品を販売するときに，①乳児用，②幼児用，③妊産婦用，④病者用，⑤その他内閣府令で定める特別の用途，を表示することである（43条）．この特別用途表示がなされた食品を販売する者は，まずは内閣総理大臣の許可を受ける必要があり，その上で内閣府令（健康増進法に規定する特別用途表示の許可等に関する内閣府令）で規定されている表示方法に従った表示をしなければならない．

いわゆるトクホ（特定保健用食品）は，⑤の中で規定されているものである．内閣府令で定められているものは，「授乳婦用」「えん下（嚥下）困難者用」「特定の保健の用途」の3種類であり（同府令1条），この「特定の保健の用途」の中にトクホが位置付けられる．**特定保健用食品**とは，「食生活において特定の保健の目的で摂取する者に対し，その摂取により当該保健の目的が期待できる旨の表示をするもの」のことをいい（同府令2条），食生活等が原因となって起こる生活習慣病などに罹患する前の人，もしくはボーダーライン上の人を対象とし，それらの人の食生活を改善して，健康の維持増進に寄与することを目的としている．

特定保健用食品として認められるためには，①食生活の改善が図られ，健康の維持・増進に寄与することが期待できること，②保健の用途の根拠が医学的・栄養学的に明らかにされていること，③適切な摂取量が医学的・栄養学的に設定できるものであること，④安全なものであること，などの条件が求められている（図4.2-1）．

|3| 受動喫煙の防止

いま，健康増進という観点から世界的に注目されているのが**受動喫煙**の問題である．

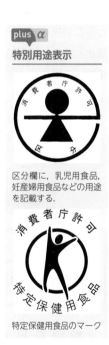

健康増進法では，制定されたときから受動喫煙の害を防ぐ内容が盛り込まれており，この法律に基づいて公共交通機関やオフィスなどさまざまな場所で禁煙や分煙の取り組みが行われてきていた．しかし，それは努力義務であったことから店舗や施設によって対策がバラバラであったため，2018（平成30）年に改正され，2020（令和2）年までに本格的に対策が施されることになった．

多数の者が利用する施設*は，原則，屋内禁煙となる．そのうち，学校・病院・児童福祉施設，行政機関，バス・航空機などについては，屋内はもちろんその敷地全体が，原則，禁煙となった（なお，屋内は完全禁煙となる）．20歳未満の者は，たとえ喫煙を目的としない場合であっても，喫煙エリアに立入禁止となり，施設の中に喫煙室がある場合，施設と喫煙室の出入口に，施設の種類にしたがったステッカーやプレートなどを掲示しなければならないことになった（図4.2-2）．

なお，対策のポイントは，次の3点である．
①望まない受動喫煙が生じないようにする

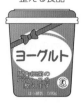
おなかの調子を整える食品

むし歯の原因になりにくい食品

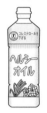
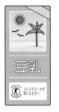
コレステロールが高めの人向けの食品

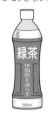
体脂肪が気になる人向けの食品

特定保健用食品は，身体の生理学的機能などに影響を与える保健機能性分を含む食品で，特定の保健の用途に役立てる旨を表示している．

図4.2-1　特定保健用食品の例

例：喫煙専用室を設置している施設（店舗）の場合

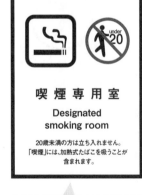
喫煙専用室等の出入口の標識

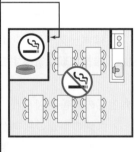

喫煙専用室
Designated smoking room
20歳未満の方は立ち入れません。
「喫煙」には、加熱式たばこを吸うことが含まれます。

意味
・もっぱら喫煙をすることができる場所です
・「20歳未満の方は立入禁止」

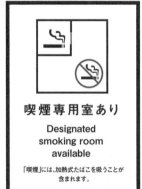
店舗出入口の標識

喫煙専用室あり
Designated smoking room available
「喫煙」には、加熱式たばこを吸うことが含まれます。

意味：喫煙専用室が設置されている

図4.2-2　喫煙設備のある施設に掲示する標識（抜粋）

屋内での喫煙を，原則禁止とする.

②健康への影響が大きい子ども・患者などに配慮する

20歳未満の者や患者が主たる利用者となる施設（学校や病院など）では，屋内だけではなく敷地内でも原則禁煙とする.

③施設の種類や場所にあった対策を実施する

施設の種類・場所ごとに敷地内禁煙・屋内禁煙にすること，喫煙できる場所に標識を掲示することを義務付ける.

a 定義

2018年の改正により，受動喫煙に関する用語が明確にされた．最初に整理しておこう.

まず，喫煙そのものに関する用語については，次の三つがある.

❶**たばこ**　喫煙用の製造たばこ*と製造たばこ代用品*をいう（28条1号）.

❷**喫煙**　人が吸入するため，たばこを燃焼させ，または加熱することにより煙（蒸気を含む）を発生させること（28条2号）

❸**受動喫煙**　人が他人の喫煙によりたばこから発生した煙にさらされること（28条3号）

次に喫煙場所に関する用語を見ていこう.

❶**特定施設**　多数の者が利用する施設のうち次の3種類の施設のことをいう（28条4号）（表4.2-4）

・**第一種施設**　不特定多数が集まる公共性の高い施設．学校・病院・児童福祉施設など受動喫煙により健康を損なう恐れが高い者が主に利用する施設と，行政機関の庁舎がこれにあたる（28条5号）.

・**第二種施設**　事務所・ホテル・飲食店など，第一種施設以外で多数の者が利用する施設が広くこれにあたる（28条6号）.

・**喫煙目的施設**　喫煙できる場所を提供することが主な目的となっている施設．喫煙を目的とし主食として認められる食事を提供しないバーや，店内で喫煙可能なたばこ販売店などの施設がこれにあたる（28条7号）.

❷**特定屋外喫煙場所**　第一種施設の屋外にある一部の場所．管理者によって区切られ，喫煙することができる場所であることが書かれた標識を掲示するなど，受動喫煙を防止するための措置がとられていることが必要である（28条13号）.

❸**喫煙関連研究場所**　たばこに関する研究開発のために使う場所（28条14号）

b 喫煙に関する原則と例外

健康増進法は，多数の者が利用する施設（つまり，パブリックな場所）を広く対象とし，そこを，原則，禁煙エリアとする．それに対して，①人が居住するための場所（家庭，寮の個室，特別養護老人ホーム等の入所施設の個室など）と，それに類似した場所（旅館・ホテルなど宿泊施設の客室），②バスやタクシーではない一般の自動車（例えば自家用車）の中はプライベートな空間

plus α

日本のたばこ対策

日本のたばこ対策は，1900年に制定された未成年者喫煙禁止法などで取り組まれてきた（この法律は現在も使われている）が，今日のたばこ対策は，1980年代から，「禁煙」（禁煙支援）・「防煙」（未成年者の喫煙防止）・「分煙」（受動喫煙防止対策）という3本柱で進められてきており，「たばこ白書」なども作成されている．なお，この3本柱に妊産婦の喫煙防止を加えたものが「健康日本21（第2次）」の目標となっている.

plus α

職場における受動喫煙防止対策

職場における受動喫煙防止対策は，1992年から労働安全衛生法による快適職場形成の一環として進められてきた．2014年の改正により，事業者は，労働者の受動喫煙を防止するために，実情に応じて適切な措置をしなければならないとされた（労働安全衛生法68条の2, ➡労働安全衛生法については，p.365参照）.

用語解説*

製造たばこ

喫煙用，嚙み用，嗅ぎ用として，葉たばこ（たばこの葉）を原料の全部または一部にして製造されたもの（たばこ事業法2条3号）.

用語解説*

製造たばこ代用品

製造たばこ以外の物であつて，喫煙用に用いられるもの（たばこ事業法38条2項）.

表4.2-4 特定施設の喫煙室のタイプ

	第一種施設	第二種施設		喫煙目的施設
喫煙	原則：× 極めて例外的に○	原則：× 例外的に○		原則：○
喫煙場所	特定屋外喫煙場所	喫煙専用室	指定たばこ専用喫煙室	喫煙目的施設
設置場所	施設利用者が、通常立ち入らない屋外の場所	屋内の一部	屋内の一部	屋内の全部または一部
必要となる技術的措置	「たばこの煙の流出を防止するための技術的基準」			
紙巻きたばこ	○	○	×	○
加熱式たばこ	○	○	○	○
飲食	×	×	○	○（主食以外）

であることから，それらは例外的にこの法律の対象外としている（40条）.

この原則と例外を，さらに細かく見ていこう.

第一種施設では，敷地内は全面的に禁煙エリアとなる．もちろん屋内に喫煙場所を設置することはできない．例外的に，敷地内で屋外に設置された特定屋外喫煙場所でのみ喫煙をすることができる（付け加えれば，たとえ屋外であっても特定屋外喫煙場所以外の場所は禁煙エリアとなる）（29条1号）.

第二種施設では，原則，屋内禁煙となる．例外的に，煙の流出防止措置を施した（「たばこの煙の流出を防止するための技術的基準」をクリアした）喫煙場所（喫煙専用室・指定たばこ専用喫煙室）を屋内の一部に設置することができる（29条2号，33条，施行規則16条）.

喫煙目的施設では，原則，その施設内（屋内）の全部または一部の場所で喫煙が可能となる（29条3号）．ただしその場合であっても，煙の流出防止措置を施さなければならない（つまり，「たばこの煙の流出を防止するための技術的基準*」をクリアしなければならないことになる）（施行規則18条）.

c それぞれの役割

まず，国や地方公共団体・多数の者が利用する施設の管理者などは，望まない受動喫煙が生じないよう，さまざまな努力をしなければならない.

国や地方公共団体は，知識の普及や意識の啓発・必要な環境の整備などの措置を総合的かつ効果的に推進するよう努力しなければならず（25条），国・都道府県・市町村・多数の者が利用する施設の管理者など関係者は，相互に連携しながら協力するよう努めなければならない（26条）.

次に，特定施設の管理者には，管理する特定施設の禁煙エリアに喫煙専用器具や設備を利用できる状態で設置してはならない義務と，禁煙エリアで喫煙をしている者（しようとしている者）に，喫煙をやめるよう伝える，または禁煙エリアから出て行くことを求めるよう努力しなければならない義務がある（30条）.

さらに，喫煙をする人は，特定施設の喫煙禁止場所以外の場所で喫煙をする

加熱式たばこ

加熱式たばこは，発生した煙が他人の健康を損なわないことが明らかでないため，製造たばこに位置付けられ，健康増進法で規制の対象とされた（健康増進法の一部を改正する法律附則第3条第1項の規定に基づき厚生労働大臣が指定するたばこ〔平成31年2月22日厚生労働省告示39号〕，「『健康増進法の一部を改正する法律』の施行について(受動喫煙対策)」〔平成31年2月22日〕〔健発0222第1号〕）.

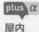

屋内

外気の流入が妨げられる場所として，屋根があり，かつ側壁が概ね半分以上覆われている場合のことをいう（「改正健康増進法の施行に関するQ&A」4−1〔平成31年4月26日公表・令和元年6月28日最終改正〕）.

ときであっても，望まない受動喫煙を生じさせることがないよう周囲の状況に配慮しなければならないことが規定されている（27条1項）．

なお，都道府県知事は，特定施設の管理者に受動喫煙を防止するために必要な指導助言をし（31条），国は，受動喫煙に関する調査研究その他の受動喫煙の防止に関する施策の策定に必要な調査研究を推進するよう努めなければならない（41条）．

5 健康増進の担い手

最後に，この法律を実際に動かしていく担い手をみておこう．

│1│国と地方公共団体

健康増進の主な担い手は，国と地方公共団体であり，表4.2-5の五つの役割を担わなければならない（3条）．

│2│健康増進事業実施者

健康増進事業実施者とは表4.2-6の者のことをいい，積極的に健康増進事業（健康教育，健康相談その他国民の健康の増進のために必要な事業）を推進するよう努めることを役割としている（4条，6条）．

│3│国民

いくら法律に基づいて国や地方公共団体，健康増進事業実施者が健康をプロデュースしていこうとしても，国民の一人ひとりが，自分の健康に注意しなければ意味がなくなってしまう．その意味で，国民は健康な生活習慣に対する関心と理解を深め，生涯にわたって自らの健康状態を自覚するとともに，健康の増進に努めなければならないのである（2条）．健康をプロデュースするのは国民一人ひとりであることを忘れてはならないだろう．そして，プロデューサーの一人として振る舞う看護師は，そのような意識を，国民一人ひとりにどのようにして植えつけていくか，考える必要があるだろう．

10 学校保健安全法 （昭和33年4月10日法律56号）

学校保健安全法は，学校教育の円滑な実施・成果の確保に役立てることを目的に，①学校*に在学する児童生徒等*と職員の健康管理に関して必要な事項と，②児童生徒等の安全確保のための学校における安全管理に関して，必要な事項を定めている（1条）．

学校における保健管理として，①学校による学校保健計画の策定・実施（5条），②文部科学大臣によって定められる換気・採光・照明・保温・清潔保持などの環境衛生に関する学校環境基準（6条），③児童生徒等の心身の健康に関する健康相談や保健指導（8条，9条），就学時，在学中の児童生徒等・職員に対して，1学年ごとに定期的に実施する**健康診断**（11〜16条），④感染症の予防のための**出席停止**や臨時休業（19条，20条），⑤保健室の設置（7条）や**学校医**（23条）などについて規定している．

表4.2-5 **健康増進に関する国・地方公共団体の役割**

①正しい知識の普及（教育活動・広報活動を通じて行われる）
②情報の収集・整理・分析・提供
③研究の推進
④人材の養成・資質の向上
⑤健康増進事業実施者その他の関係者に対する必要な技術的援助

plus α
特定屋外喫煙場所の設置要件

・第一種施設の屋外の場所であること
・喫煙場所と非喫煙場所が明確に区別できるように，パーティションなどにより区画されていること
・喫煙場所であることが認識できるように，標識が設置されていること
・建物の裏や屋上など，施設の利用者が通常立ち入らないような場所に設置されていること（28条13号，施行規則15条）

用語解説*
たばこの煙の流出を防止するための技術的基準

・喫煙室の出入口において，喫煙室の室外から室内に流入する空気の気流が，0.2m/秒以上であること
・たばこの煙が室内から室外に流出しないよう，壁，天井等で区画されていること
・たばこの煙が屋外または外部の場所に排気されていること

用語解説*
学校，児童生徒等

学校 幼稚園，小学校，中学校，高等学校，中等教育学校，特別支援学校，大学及び高等専門学校（学校保健安全法2条1項，学校教育法1条）
児童生徒等 幼児・児童・生徒・学生（学校保健安全法2条2項）

表4.2-6　健康増進事業実施者

健康増進事業実施者	規定する法律	事業の目的
全国健康保険協会 健康保険組合 健康保険組合連合会	健康保険法	被保険者・被扶養者の健康の保持増進
全国健康保険協会	船員保険法	
市町村 国民健康保険組合 国民健康保険団体連合会	国民健康保険法	
国家公務員共済組合 国家公務員共済組合連合会	国家公務員共済組合法	
地方公務員共済組合 全国市町村職員共済組合連合会	地方公務員等共済組合法	
日本私立学校振興・共済事業団	私立学校教職員共済法	加入者やその家族の健康の保持増進
健康増進事業を行う者	学校保健安全法	児童，生徒，学生および幼児の健康の保持増進を図り，学校教育の円滑な実施と，その成果の確保に資する／学校職員の健康の保持増進
市町村	母子保健法	乳児および幼児の健康の保持増進／母性の健康の保持および増進
健康増進事業を行う事業者	労働安全衛生法	労働者の安全と健康の確保
全国健康保険協会 健康保険組合 市町村 国民健康保険組合 共済組合 日本私立学校振興・共済事業団 後期高齢者医療広域連合	高齢者の医療の確保に関する法律	被保険者・被扶養者の健康の保持増進
市町村	介護保険法	被保険者の要介護状態等となることの予防のための生活機能評価等
市町村	健康増進法	国民の健康の増進
政令で定めるもの	健康増進法施行令	

　学校安全については，学校における危険（事故・加害行為・災害等）の防止や危険発生時に適切な対処ができるように，通学を含む学校生活上の児童生徒等の安全確保のための学校安全計画の策定（27条）や，事故等によって児童生徒等に心理的外傷などが生じた場合に心身の健康を回復させるよう支援するなどの危険等発生時対処要領の作成（29条）などについて規定している.

➡ 学校保健については，ナーシング・グラフィカ『公衆衛生』14章「学校保健」を参照.

1 お金によって支えるシステムに関する法律

本章は，保健医療に関する職種が提供するサービスの理念や内容，費用等について規定する法律を取り扱う（⇒ p.30 MAP ③参照）.

本節「お金によって支えるシステムに関する法律」では，医療・看護にかかる費用についてまとめて取り扱う. ここでは，いわゆる**共助**とされる社会保険*制度に関する法律（⇒ p.237～263 の 1 ～ 8 項）を中心として取り上げるが，**公助**とされる健康被害の救済制度に関する法律（⇒ p.263～267 の 9 ～ 12 項）も併せて取り扱うこととする.

まずは，社会保険制度に関して，日本の医療保険制度の体系を**図5.1-1** に，主要な医療保険給付の種類を**表5.1-1** に示す.

1 健康保険法（大正11年4月22日法律70号）

1 背景

健康保険法は 1922（大正 11）年に制定された日本最初の医療関係の社会保険立法である. 制定当初は，工場や鉱山などで働く労働者を対象としており，業務災害*によるけがや病気等も保険給付の対象としていた. 1947（昭和 22）年の労働者災害補償保険法の制定により，業務災害によるけがや病気等については，健康保険法の保険給付の対象からは外れ，現在では，労働者災害補償保険法によりカバーされている. 臨時に働いている人で，日々雇い入れられている人などについては，かつては日雇労働者健康保険法がカバーしていたが，この法律は 1984（昭和 59）年に健康保険法に統合されている.

用語解説*
社会保険

すべての人々が，疾病，老齢，障害，死亡，失業，業務災害・通勤災害，要介護などの生活上のリスクを分かち合い，社会全体で支え合うという考えかたをもとに，保険料などを財源として，生活上のリスクに対して給付を行う公的な保険のしくみ. 日本では，健康保険，年金保険，雇用保険，労働者災害補償保険，介護保険の五つの社会保険が制度化されている.

⇒ 共助，公助については，ナーシング・グラフィカ『社会福祉と社会保障』1 章「現代社会と社会保証・社会福祉」を参照.

用語解説*
業務災害

労働者の業務上の負傷，疾病，障害または死亡をいう. 業務災害が発生した場合は，労働者災害補償保険法から保険給付を受けることになる.

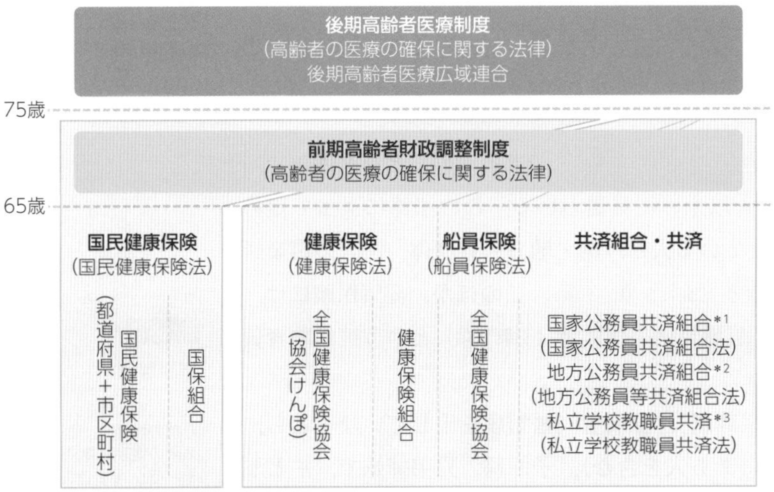

図5.1-1　医療保険制度の体系

*1　保険者は省庁ごとに共済組合が組織されており，厚生労働省共済組合，裁判所共済組合などがある.
*2　保険者は加入者別に共済組合が組織されており，地方職員共済組合（道府県の職員），公立学校共済組合（公立学校の職員等），警察共済組合などがある.
*3　保険者は私立学校振興・共済事業団である.

厚生労働省. 我が国の医療保険について. https://www.mhlw.go.jp/stf/seisakunitsuite/bunya/kenkou_iryou/iryouhoken/iryouhoken01/index.html,（参照2023-11-27）.

237

表5.1-1　主な医療保険の保険給付の種類

		a. 健康保険		b. 国民健康保険	c. 後期高齢者医療制度
		被保険者	被扶養者	被保険者	被保険者
病気やけがをしたとき	治療を受けるとき	療養の給付 入院時食事療養費 入院時生活療養費 保険外併用療養費 訪問看護療養費	家族療養費 （家族療養費） （家族療養費） （家族療養費） 家族訪問看護療養費	療養の給付 入院時食事療養費 入院時生活療養費 保険外併用療養費 訪問看護療養費	療養の給付 入院時食事療養費 入院時生活療養費 保険外併用療養費 訪問看護療養費
	治療費などを 立て替え払いしたとき	療養費 高額療養費 高額介護合算療養費	家族療養費 高額療養費 高額介護合算療養費	療養費 高額療養費 高額介護合算療養費 特別療養費	療養費 高額療養費 高額介護合算療養費 特別療養費
	緊急時などに移送されたとき	移送費	家族移送費	移送費	移送費
	療養のために休んだとき	傷病手当金		傷病手当金*2	傷病手当金*2
	出産したとき	出産育児一時金 出産手当金	家族出産育児一時金	出産育児一時金*1 出産手当金*2	
	死亡したとき	埋葬料（費）	家族埋葬料	葬祭費・葬祭の給付*1	葬祭費・葬祭の給付*1

*1　特別な理由があるときは，その全部または一部を行わないことができる（国民健康保険法58条1項，高齢者医療確保法86条1項）.
*2　実施は保険者の自主的判断に委ねられている任意給付である（国民健康保険法58条2項，高齢者医療確保法86条2項）.

２ 目的

健康保険法の目的は，労働者や労働者の被扶養者の業務災害以外の疾病や負傷，死亡，出産について**保険給付**を行うことにより，国民の生活の安定と福祉の向上に寄与することである（1条）.

３ 保険者

健康保険の**保険者**（事業を運営する主体）には，全国健康保険協会（協会けんぽ）と健康保険組合の2種類がある（4条）. 常時700人以上の従業員がいる事業所や，同種・同業を集めて常時3,000人以上の従業員がいる事業所は，事業主の申請により，厚生労働大臣の認可を受けて**健康保険組合**を設立できる.

全国健康保険協会は，健康保険組合に加入していない従業員を対象とする保険者である. 保険者は全国で一つであるが，都道府県ごとに支部を設け，都道府県単位の保険料率を決めている.

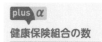

plus α

健康保険組合の数

2023年4月時点で，1,388の健康保険組合がある.

４ 被保険者・被扶養者

健康保険に加入し，必要な給付を受けることができる人のことを**被保険者**という. 健康保険では，常時5人以上の従業員のいる，この法律によって定められた17業種の事業所で働いている人と，国・地方公共団体，法人の事業所で働いている人が被保険者となる（3条1項，3項）. このほか，健康保険には，任意継続被保険者（3条4項），日雇特例被保険者（3条2項）という被保険者資格がある.

被扶養者は，被保険者の直系尊属*，配偶者（婚姻届を出していなくとも，事実上婚姻関係と同様の事情にある人を含む），子，孫，兄弟姉妹で，主として被保険者により生計を維持する人などのうち，原則として日本国内に住所が

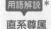

用語解説*

直系尊属

父母・祖父母など自分より前の世代で，直通する系統の親族（養父母も含まれる）. 配偶者の父母・祖父母は含まれない.

ある人である（3条7項〔ただし，国内居住要件については，➡「被扶養者認定における国内居住要件」参照〕）．なお，後期高齢者医療制度の被保険者等は被扶養者にはならない．

➡「被扶養者認定における国内居住要件」参照

> **被扶養者認定における国内居住要件**
>
> 　健康保険等の被扶養者については，これまで居住地の要件がなかったため，外国人労働者が健康保険の被保険者である場合，一定の要件を満たせば海外に残した扶養家族も被扶養者として日本の医療保険制度の適用を受けることが可能であった．外国人労働者の増加が見込まれる中，2019年の法改正「医療保険制度の適正かつ効率的な運営を図るための健康保険法等の一部を改正する法律」（令和元年5月22日法律9号）により，被扶養者認定における国内居住要件が新設され，扶養家族も日本国内に居住していなければ被扶養者として医療保険制度が適用されないこととなり，被扶養者の認定要件がより厳格になった（2020年4月から）．なお，外国に留学をする学生や日本からの海外赴任に同行する家族など，生活の基礎が日本にあると認められる人については，例外として被扶養者として取り扱われる．

5 保険給付（表5.1-1a）

　健康保険では，被保険者や被扶養者がけがや病気をしたときなどに**保険給付**が行われる．給付の種類は，被保険者と被扶養者により異なる（52条）．

|1| 治療を受けるとき

a 療養の給付・家族療養費（63条，110条）

　被保険者がけがや病気をした場合には，保険医療機関*において，**療養の給付**が行われる（63条1項）．療養の給付の内容は，①診察，②薬剤または治療材料の支給，③処置・手術その他の治療，④居宅で療養する上での管理，その療養のための世話，その他の看護，⑤病院・診療所への入院，その療養のための世話，その他の看護である．また，被扶養者がけがや病気をした場合には，**家族療養費**が支給される（110条）．

　被保険者や被扶養者が療養を受けた場合，自己負担額を保険医療機関に支払う．自己負担割合は原則3割であるが，義務教育就学前の児童は2割，70～74歳までの人は2割（ただし，現役並みの所得のある人は3割）である．

b 入院時食事療養費・入院時生活療養費（85条，85条の2，110条）

　療養の給付には，入院時の食事の費用が含まれていないので，入院中の食材料費相当分の費用のうち，標準負担額（平均的な家計の食費を考え合わせて厚生労働大臣が定める額）を入院患者が負担し，残りの額は**入院時食事療養費**として支給される．医療療養病床に入院する65歳以上の人については，食費（食材料費と調理費）と居住費（光熱水費相当）分の費用のうち，標準負担額を入院患者が負担し，残りの額は**入院時生活療養費**として支給される．

用語解説 *

保険医療機関

健康保険法などの医療保険各法による療養の給付などの保険診療を行うことができる医療機関である．健康保険法の規定に基づき，厚生労働大臣の指定を受けることにより，保険医療機関となる．

---

plus α

現役並み所得者（70～74歳）

健康保険では，70歳以上の被保険者で標準報酬月額28万円以上の人とその被扶養者で70歳以上の人，国民健康保険では，国民健康保険に加入している70歳以上の人で，住民税課税所得が145万円以上ある人が一人でもいる世帯に属する人をいう．

被扶養者の入院時食事療養費と入院時生活療養費は家族療養費として支給される．

c 保険外併用療養費（86条，110条）

健康保険では，保険が適用される診療（保険診療）と保険の適用のない診療（保険外診療）を併せて受けることは認められていない（混合診療の禁止）．混合診療の場合，原則として，保険診療の部分も含め医療費の全額が患者の自己負担となる．ただし，厚生労働大臣の定める「評価療養」（先進医療など）や「選定療養」（いわゆる差額ベッドなどの特定の保険外サービス），「患者申出療養」（患者からの申し出を起点として，安全性・有効性等を確認するなどの一定のルールにより保険診療として認められた療養）については，例外的に，患者の同意があった場合，保険診療との併用が認められている．この場合，「評価療養」「選定療養」「患者申出療養」の部分については全額自己負担となるが，それ以外の通常の診療の部分については，自己負担分を除いて，療養の給付に代わり**保険外併用療養費**が支給される．

被扶養者の保険外併用療養費に相当する給付は，家族療養費として支給される．

d 訪問看護療養費・家族訪問看護療養費（88条，111条）

自宅で継続して療養を必要とする被保険者が，かかりつけの医師の指示に基づいて訪問看護ステーションの訪問看護師から療養上の世話や必要な診療の補助を受けた場合に，**訪問看護療養費**が支給される．被扶養者については，**家族訪問看護療養費**が支給される．

訪問看護に関する保険給付については，医療保険には訪問看護療養費，**介護保険**には**訪問看護費**という同種の給付がある．同じ疾病・負傷について，介護保険法でこれらに相当する給付を受けることができる場合には，原則として介護保険の保険給付が優先される（55条2項）．

➡ 介護保険給付については，p.257参照．

| 2 | 治療費などを立て替え払いしたとき

a 療養費（87条，110条）

海外旅行中や海外赴任中の急なけがや病気など，緊急その他やむを得ない事情により保険診療を受けられない医療機関で被保険者が診察や手当てを受けた場合には，いったん医療機関に医療費を全額支払うことになる．その後，被保険者が保険者に申請することで，療養の給付に代わり**療養費**を受給できる．

被扶養者については，家族療養費として支給される．

b 高額療養費（115条）

長期入院や治療が長引く場合，医療費の自己負担額が高額となることがある．この場合，一定の金額（**自己負担限度額**）を超えた部分は**高額療養費**の支給により払い戻される．ただし，保険外併用療養費の差額部分や入院時食事療養費，入院時生活療養費の自己負担額は対象にならない．この自己負担限度額は年齢や所得に応じて異なる．

c **高額介護合算療養費**（115条の2）

同一世帯内に介護保険の保険給付を受給している人がいる場合で，1年間にかかった医療保険と介護保険の自己負担額の合算額が一定額以上になったときは，申請に基づき**高額介護合算療養費**が支給される．

| 3 | 緊急時などに移送されたとき

a **移送費・家族移送費**（97条，112条）

けがや病気で移動が困難な被保険者が，療養の給付を受けるため，医師の指示で緊急やむを得ない理由により移送された場合は，**移送費**が支給される（97条）．被扶養者については，**家族移送費**として支給される（112条）．

| 4 | 療養のために会社を休んだとき

a **傷病手当金**（99条）

被保険者がけがや病気のために会社を休み，会社から十分な報酬が受けられない場合に**傷病手当金**が支給される（99条）．傷病手当金は，けがや病気のために会社を連続3日休んだ上で，4日目以降，休んだ日に対して賃金日額の3分の2相当額が支給される．ただし，休んだ期間中に傷病手当金の額より多い報酬が支給される場合は，傷病手当金は支給されない．支給期間は，支給を始めた日から通算して1年6カ月である．

| 5 | 出産したとき

a **出産育児一時金・家族出産育児一時金**（101条，114条）

被保険者が出産（妊娠85日以上の死産を含む）したときには**出産育児一時金**（101条），被扶養者が出産したときには家族出産育児一時金（114条）がそれぞれ支給される．支給額は，1児につき50万円（産科医療補償制度*に加入していない医療機関などで出産した場合は48万8千円）である．

b **出産手当金**（102条）

被保険者が出産のため会社を休み，会社から報酬が受けられないときは，**出産手当金**が支給される．出産手当金は，出産の日（実際の出産が予定日後のときは出産の予定日）以前42日目（多胎妊娠の場合は98日目）から，出産の日の翌日以後56日目までの範囲内で会社を休んだ期間について支給される．ただし，休んだ期間中に出産手当金の額より多い報酬が支給される場合は，出産手当金は支給されない（102条）．

| 6 | 死亡したとき

a **埋葬料**（100条）

被保険者が亡くなったときは，埋葬を行った家族に5万円の埋葬料，死亡した被保険者に家族がいないときは，埋葬を行った人に埋葬料の額の範囲内で埋葬にかかった費用が**埋葬費**として支給される．

6 保険料の負担（156条，160条，161条）

健康保険の**保険料**は，会社（事業主）と被保険者が2分の1ずつ負担する（ただし，任意継続被保険者の保険料は，全額本人負担）．保険料の額は，被保

用語解説*
産科医療補償制度

分娩に関連して発症した重度脳性麻痺の子とその家族の経済的負担を速やかに補償するとともに，原因分析を行い，同じような事例の再発防止に資する情報を提供することなどにより，紛争の防止・早期解決と産科医療の質の向上を図ることを目的とする制度で，公益財団法人日本医療機能評価機構が運営を行っている．

険者の標準報酬月額と標準賞与額にそれぞれ保険料率（一般保険料率＋介護保険料率［40歳以上65歳未満の被保険者]）を掛けた額である．このうち，一般保険料率は，後期高齢者支援金等に充てられる特定保険料率（全国一律）と，加入者の給付等に充てられる基本保険料率（都道府県別）を合わせたものである．

2 国民健康保険法 （昭和33年12月27日法律192号）

1 背景

　昭和恐慌・農業恐慌*の直撃を受けて疲弊した農山漁村地区の住民の医療費の負担を軽減するとともに，戦時色が強まる中での壮健な兵力と労働力を育成するために，1938（昭和13）年に，国民健康保険法（旧法）が制定された．終戦後も旧法は改正を重ねていたが，国民皆保険の要請が高まり，1958（昭和33）年，旧法の全部改正により，現行の国民健康保険法が成立した．その後，国民健康保険は急速な少子高齢化など大きな環境変化に直面することとなった．そこで将来にわたり医療保険制度を持続可能なものとし，国民皆保険を堅持していくために，2015（平成27）年に国民健康保険法が大幅に改正された．**国民健康保険**は，これまで市区町村が保険者となって運営していたが，この改正により，2018（平成30）年4月からは都道府県と市町村がともに保険者となり，都道府県が国保の財政運営の中心的な役割を担っている．

2 目的

　国民健康保険法は，国民健康保険事業の健全な運営を確保することにより，社会保障と国民保健の向上に寄与することを目的としている（1条）．

3 保険者

　各都道府県は市区町村とともに国民健康保険の実施・運営を行う（3条1項）．また，国民健康保険組合は国民健康保険の実施・運営を行うことができる（3条2項）．国民健康保険組合は，医師や弁護士，建設工事業，土木建築業，理美容師など同種の事業・業務の従事者を組合員として組織するものである．

4 被保険者

　各都道府県の区域内に住所がある人は，その都道府県が都道府県内の市区町村とともに行う国民健康保険の被保険者となる（5条）．ただし，健康保険や各種共済組合・共済など職場の医療保険に加入している人（被扶養者も含む），後期高齢者医療制度の被保険者，生活保護を受給している世帯に属する人などは国民健康保険の被保険者にはならない（6条）．

　国民健康保険組合については，国民健康保険組合の組合員と組合員の世帯に属する人は，その組合が行う国民健康保険の被保険者となる（19条）．

　なお，国民健康保険法には，健康保険や各種共済組合・共済などにある被扶養者という資格は存在しない．

<aside>
用語解説 *

昭和恐慌・農業恐慌

1930～1931年にかけて深刻だった大不況（昭和恐慌）の影響を受け，農村部でも農作物価格の大幅下落により大きな打撃を受けた（農業恐慌）．これにより，農村部は疲弊し，飢餓水準の窮乏に陥った．
</aside>

<aside>
 plus α

国民健康保険組合の数

160の国民健康保険組合がある（2023年4月時点）．
</aside>

5 保険給付（➡ p.238 表5.1-1b）

　国民健康保険の保険給付の種類として，療養の給付，入院時食事療養費，入院時生活療養費，保険外併用療養費，療養費，訪問看護療養費，移送費，高額療養費，高額介護合算療養費，特別療養費*，出産育児一時金，葬祭費・葬祭の給付がある.

　保険給付の内容は，健康保険法の被保険者に対する給付と同じである. 保険給付のうち，出産育児一時金と葬祭費・葬祭の給付については，保険者は「給付を実施するものとする」とされているが，特別の理由があるときは実施しなくてもよいとされており，法律上定められている給付で必ず実施しなければならない他の給付とは区別されている（58条1項）.

　任意給付は，保険者がその給付の実施や実施する場合の給付内容を決定できるもので，傷病手当金と出産手当金がこれに該当する.

6 保険料の負担

　国民健康保険料（税）は世帯を単位とし，納付義務者は**世帯主***である（76条の3）. 国民健康保険料（税）は世帯ごとに，被保険者全員の前年の所得（所得割），被保険者数（被保険者均等割），資産（資産割），国保に加入する全世帯が平等に負担する額（世帯平等割）に基づいて計算される.

　収入が少ないなどの理由で国民健康保険料（税）の納付が難しい場合には，国民健康保険料（税）の減額・免除を受けることができる（77条）. 国民健康保険料（税）の滞納がある場合には，保険者は被保険者証の返還（9条3項）を求めることや，財産の差し押さえなどを行うことがある.

3 船員保険法（昭和14年4月6日法律73号）

1 背景

　戦時体制下，四面を海に囲まれた日本の国力と国防力を高めるためには海運業の発展強化は必須であるとされていた. 危険を伴う海上労働者の生活の安定のために，船員を対象とする社会保険として船員保険法が1939（昭和14）年に制定された. 長い間，船員保険は，疾病，負傷，老齢，廃疾，脱退，死亡を保険給付の対象とし，民間の陸上労働者の社会保険（健康保険，厚生年金保険，雇用保険，労働者災害補償保険）の4部門を包括する総合的な社会保険として運営されていた. しかし，1970年代以降，船員数（船員保険の加入者）の減少が続き，単一職種の保険としての制度運営が困難となり，現在では，年金保険相当部分は厚生年金保険制度に，労災保険相当部分は労災保険制度に，雇用保険相当部分は雇用保険制度に，それぞれ統合されている. 健康保険相当部分と船員労働の特性に応じた独自給付は，2010（平成22）年1月から新しい船員保険制度として，**全国健康保険協会**が運営している.

2 目的

　船員保険法は，船員とその被扶養者の職務外の事由による疾病，負傷，死

用語解説*
特別療養費

国民健康保険料（税）を滞納している世帯主が被保険者証を返還し，それに代わるものとして交付される国民健康保険被保険者資格証明書を提示して受けた療養に関する療養費である.

用語解説*
世帯主

国民健康保険では，主に世帯の生計を担っている人で，社会通念上（社会一般の考えかたに照らして）妥当と認められる人をいう. 通常は，住民基本台帳に登録されている世帯主を国民健康保険の世帯主としている.

亡，出産に関する保険給付と，労働者災害補償保険による保険給付と併せて船員の職務上の事由や通勤による疾病，負傷，障害，死亡に関して保険給付を行うことなどにより，船員の生活の安定と福祉の向上に寄与することを目的としている（1条）．

3 保険者

保険者は，健康保険の全国健康保険協会である（4条1項）．ただし，被保険者の資格の取得と喪失の確認，標準報酬月額と標準賞与額の決定，保険料の徴収等に関する業務は，厚生労働大臣が行う（4条2項）．

4 被保険者・被扶養者

被保険者は，船員法1条に規定する船員*として船舶所有者に使用される人である（2条1項）．このほか，疾病任意継続被保険者という被保険者資格もある．

被扶養者は，被保険者の直系尊属，配偶者（婚姻届を出していなくても，事実上の婚姻関係と同様の事情にある人を含む），子，孫，兄弟姉妹で，主としてその被保険者により生計を維持する人などのうち，原則として日本国内に住所がある人である（2条9項〔ただし，国内居住要件については，➡ p.239参照〕）．なお，後期高齢者医療制度の被保険者等である人は被扶養者にはならない．

5 保険給付

保険給付は，仕事以外でけがや病気をした場合の保険給付（29条1項）と，仕事でけがや病気をした場合の保険給付（29条2項）の2種類がある．

仕事以外でけがや病気をした場合の保険給付の種類と内容は，基本的には健康保険法の被保険者と被扶養者に関する保険給付と同じである．これに加え，船員保険制度のみにある給付として，下船後の療養補償がある（船員法89条2項）．これは，乗船中（原則として船舶内）に初めて発生した仕事以外での病気等について，下船日（療養を受けることができる状態になった日）から3カ月後までは，医療機関（調剤薬局）と全国健康保険協会船員保険部に船員保険療養補償証明書を提出することで，保険診療分について自己負担なしで療養が受けられるものである．

仕事でけがや病気をした場合については，労働者災害補償保険法により保険給付が支給されるが，これに上乗せする給付として，休業手当金，休業特別支給金がある．また，船員保険の独自給付として行方不明手当金がある．

6 保険料の負担

保険料の額は，被保険者の標準報酬月額と標準賞与額にそれぞれ一般保険料率を掛けた額である（116条1項）．一般保険料率は，職務外疾病給付等に充てられる疾病保険料率（船舶所有者と被保険者で原則2分の1ずつ負担）と，職務上疾病・年金給付，保健福祉事業等に充てられる災害保健福祉保険料率（船舶所有者全額負担）に区分して決められる（120条1項）．いずれの保険料率も全国健康保険協会が決定する．

用語解説*
船員法1条の「船員」

船員法の適用のある日本船舶などに乗り組む船長，海員（船内で使用される船長以外の乗組員で労働の対償として給料その他の報酬を支払われる人），予備船員（船舶に乗り組むため雇用されている人で，船内で使用されていない人）をいう．

4 国家公務員共済組合法 （昭和33年5月1日法律128号）

1 背景

戦前の官吏*の生活保障としては，官業官公庁の共済組合や恩給法による恩給制度*が存在していた．日本国憲法の下で制定された国家公務員法は，戦前の官吏と雇員・傭人の区別をなくし，これらはすべて国家公務員として扱われることになった．これに伴い，1948（昭和23）年には，各省庁の共済組合などが実施してきた退職年金や保健給付をまとめた旧国家公務員共済組合法が成立したが，恩給法はそのまま存続した．その後，1958（昭和33）年には，従来の恩給制度と共済組合制度を統合一元化した新しい国家公務員共済組合法が制定された．1984（昭和59）年には，日本専売公社，日本国有鉄道，日本電信電話公社の公社化により，国家公務員等共済組合法に名称が変更されたが，その後3公社が民営化し共済組合から外れたことにより，1996（平成8）年に再び改称されて，国家公務員共済組合法となった．

2 目的

国家公務員の病気，負傷，出産，休業，災害，退職，障害，死亡とその被扶養者の病気，負傷，出産，死亡，災害について適切な給付を行い，国家公務員とその遺族の生活の安定と福祉の向上，公務の能率的運営に資することを目的としている（1条）．

3 保険者

保険者は，省庁ごとに，所属する職員と所管する行政執行法人の職員によって組織される国家公務員共済組合である（3条）．組合の事業のうち，長期給付に関する業務を共同して行うため，すべての組合により国家公務員共済組合連合会が組織されている（21条）．

4 組合員・被扶養者

国家公務員共済組合法では，被保険者のことを**組合員**という．常時勤務に服することが求められる国家公務員は，所属する省庁の組織する組合の組合員の資格を取得する（37条）．

被扶養者は，組合員の配偶者（婚姻の届出をしていないが，事実上婚姻関係と同様の事情にある人を含む），子，父母，孫，祖父母，兄弟姉妹で主として組合員の収入により生計を維持する人などのうち，原則として日本国内に住所がある人である（2条2号〔ただし，国内居住要件については，➡ p.239参照〕）．なお，後期高齢者医療制度の被保険者等は被扶養者にはならない．

5 保険給付

組合の給付には，短期給付（保健給付*，休業給付，災害給付）と長期給付（厚生年金保険給付，退職等年金給付）の2種類がある（50条，72条）．短期給付は健康保険に，長期給付は厚生年金保険の保険給付にそれぞれ対応する．

医療については，短期給付の保健給付が中心となる．なお，組合員のけがや

用語解説*
官吏・公吏

現在の国家公務員，地方公務員を戦前は官吏，公吏と呼んでいた．官吏は天皇の大権に基づいて任命され，国家に対して忠順かつ無定量の公務に服していた．

用語解説*
恩給制度

旧軍人等が公務のために死亡した場合や公務による傷病のために退職した場合，相当年限忠実に勤務して退職した場合に，その職務（公務）の特殊性を考慮し，これらの人たちとその遺族の生活の支えとして給付される年金または一時金のしくみ．

plus α
国家公務員共済組合の数

20の国家公務員共済組合がある（2023年4月時点）．

用語解説*
保健給付

国家公務員共済組合法と地方公務員等共済組合法では，組合員とその被扶養者の公務によらない病気，負傷に関する医療の給付を保健給付としている．保健給付の種類は，健康保険法の医療に関する保険給付の種類・内容と同じである．

病気のうち，公務によるものは，災害補償として国家公務員災害補償法による療養がなされるため，国家公務員共済組合法による療養の給付の対象ではない．

6 保険料の負担

国家公務員共済組合法では，保険料のことを**掛金**という．医療に関する給付を含む短期給付の掛金負担の割合は，加入者の掛金が100分の50，国の負担金が100分の50である（99条2項）．加入者の掛金は，組合員の標準報酬の月額と標準期末手当などの額を標準として算定され，その標準報酬の月額と標準期末手当などの額と掛金との割合（掛金率）は，組合の定款*で定める（100条3項）．

5 地方公務員等共済組合法 （昭和37年9月8日法律152号）

1 背景

国家公務員と同様，戦前の地方公務員には，その職務の特殊性を考慮し，公吏に対する共済組合や恩給制度があったが，戦後，公吏制度は廃止され，地方公務員法による地方公務員制度が確立した．1950（昭和25）年に制定された地方公務員法では，職員とその被扶養者の病気等について適切な給付を行うための相互救済を目的とする共済制度が実施されなければならない（地方公務員法43条）とされていたが，しばらくは恩給法や市町村職員共済組合法等の複数の制度があった．1962（昭和37）年に，地方公務員についても国家公務員と同様，それまでの恩給制度，共済組合制度を統合一元化し，地方公務員等共済組合法が制定された．

2 目的

地方公務員等共済組合法は，地方公務員の病気，負傷，出産，休業，災害，退職，障害，死亡とその被扶養者の病気，負傷，出産，死亡，災害に関して適切な給付を行うため，相互救済を目的とする共済組合の制度を設け，地方公務員とその遺族の生活の安定と福祉の向上に寄与することを目的とする（1条）．

3 保険者

保険者は，常時勤務に服することが求められる地方公務員により組織される地方公務員共済組合である．地方公務員共済組合は，加入者別に，地方職員共済組合（道府県の職員），公立学校共済組合（公立学校の職員等），警察共済組合（警察庁，皇宮，都道府県警察の職員），都職員共済組合（都の職員），指定都市職員共済組合（地方自治法上の指定都市の職員），市町村職員共済組合（指定都市以外の市町村職員），都市職員共済組合（旧市町村共済組合法の規定の全部の適用除外の市職員）がある（3条）．

4 組合員・被扶養者

地方公務員等共済組合法では，被保険者ではなく組合員という．組合員は，常時勤務に服することを要する地方公務員である（2条1項1号，39条）．

被扶養者は，組合員の配偶者，子，父母，孫，祖父母および兄弟姉妹で，主

として組合員の収入により生計を維持する人などのうち，原則として日本国内に住所がある人である（2条1項2号〔ただし，国内居住要件については，➡ p.239参照〕）．なお，後期高齢者医療制度の被保険者は被扶養者にはならない．

5 保険給付

組合の給付には，短期給付（保健給付，休業給付，災害給付）と長期給付（厚生年金保険給付，退職等年金給付）の2種類がある（53条，74条）．短期給付は健康保険の保険給付に，長期給付は厚生年金保険の保険給付にそれぞれ対応する．

医療については，短期給付のうち保健給付が中心となる．なお，組合員のけがや病気のうち，公務によるものは，地方公務員災害補償法による．

6 保険料の負担

地方公務員等共済組合法では，保険料のことを掛金という．医療に関する給付を含む短期給付の掛金負担の割合は，加入者の掛金が100分の50，地方公共団体の負担金が100分の50である（113条2項）．加入者の掛金は，組合員の標準報酬の月額と標準期末手当などの額を標準として算定し，その標準報酬の月額と標準期末手当などの額と掛金との割合（掛金率）は，組合の定款で定める（114条3項）．

6 私立学校教職員共済法 （昭和28年8月21日法律245号）

1 背景

戦後の私立学校教職員の福利厚生の状況は，健康保険，厚生年金保険，私学教職員共済会，私学恩給財団という，四つのばらばらに存在している制度に一部の教職員が任意加入をしていただけであり，大部分の教職員はその外に置かれていた．私立学校教職員関係者からは，国・公立学校教職員と均衡を保てるような制度の法制化を求める声が高まり，1953（昭和28）年に私立学校教職員共済組合法が制定された．1995（平成7）年，日本私学振興財団と私立学校教職員共済組合が統合して日本私立学校振興・共済事業団が設立したことに伴い，現在の私立学校教職員共済法に改称されている．

2 目的

私立学校教職員共済法は，私立学校教職員の相互扶助事業として，私立学校教職員の病気，負傷，出産，休業，災害，退職，障害，死亡とその被扶養者の病気，負傷，出産，死亡，災害に関する給付と，福祉事業を行う共済制度（私立学校教職員共済制度）を設け，私立学校教職員の福利厚生を図り，私立学校教育の振興に資することを目的としている（1条）．

3 保険者

私立学校教職員共済制度は，日本私立学校振興・共済事業団法が定める日本私立学校振興・共済事業団が実施・運営を行う（2条）．

4 加入者・被扶養者

　私立学校教職員共済法では，被保険者のことを加入者という．加入者は，私立学校法3条が定める学校法人などで働いている人で，学校法人などから報酬を受ける教職員などである（14条）．被扶養者は，国家公務員共済組合法と同様の範囲の人である（25条）．

5 保険給付

　組合の行う医療に関する給付は，短期給付と呼ばれている．短期給付と退職等年金給付の種類等は，国家公務員共済組合法と同じ内容であり（25条），医療に関する給付の種類とその内容も健康保険法の被保険者と被扶養者に関する保険給付と同じである．

6 保険料の負担

　事業団は，掛金と加入者保険料（被保険者と学校法人などが負担する厚生年金保険料）を徴収する（27条）．掛金の額は加入者の標準報酬月額と標準賞与額を標準として算定し，加入者と加入者を使用する学校法人などは，掛金を2分の1ずつ負担している（28条）．

7　高齢者医療確保法 （昭和57年8月17日法律80号）

1 背景

　高齢者の医療の給付については，1982（昭和57）年に制定された老人保健法により各市町村が実施していた．この医療給付に必要な費用は，国民の連帯の精神に基づき，現役世代の負担として医療保険の保険料からの拠出金7割，公費負担3割で賄われていたが，高齢化に伴う医療費の増加は財政を圧迫していた．急速に高齢化が進展する中，将来にわたり安定的で持続可能な医療保険のしくみが求められていたことから，高齢者と現役世代の負担を明確化し，世代間で公平に負担する新たな医療制度を創設するために，老人保健制度を廃止し，2008（平成20）年に高齢者の医療の確保に関する法律（略称：高齢者医療確保法）が制定された．

2 目的

　高齢者医療確保法は，国民の高齢期における適切な医療の確保を図るために，医療費の適正化を推進するための計画の作成と保険者による健康診査などを実施するとともに，高齢者の医療について，国民の共同連帯の理念などに基づき，65～74歳の前期高齢者については保険者間の費用負担の調整のしくみ（前期高齢者財政調整制度），75歳以上の後期高齢者については後期高齢者医療制度を設けて，国民保健の向上と高齢者の福祉の増進を図ることを目的としている（1条）．

3 高齢者医療制度

　高齢者医療制度は，65～74歳の前期高齢者についての保険者間における財政調整のしくみ，75歳以上の後期高齢者についての後期高齢者医療制度と

に分かれている.

前期高齢者については，加入先の保険者が国民健康保険に集中する傾向にあるため，各保険者の加入者数に応じて前期高齢者の保険者間の財政調整が行われる（32条）．このしくみは，健康保険・健康保険組合や各種共済組合・共済，国民健康保険間の医療費負担の不均衡を調整するもので，後期高齢者医療制度のように独立した制度ではない．前期高齢者になった被保険者は，75歳に達するまでの間は，現在加入している各医療保険者から保険給付を受けることになる.

4 後期高齢者医療制度

後期高齢者医療制度は，高齢者の疾病，負傷，死亡に関して必要な給付を行うものとして，75歳（寝たきり等の場合は65歳）以上の人が加入する独立した医療制度である.

|1| 運営主体

都道府県の区域ごとにすべての市町村が加入する**後期高齢者医療広域連合***が，後期高齢者医療事務（被保険者の資格管理，保険料の賦課，医療給付等）を行う（48条）．ただし，保険料の徴収や窓口業務は市町村が行っている.

|2| 加入対象者

被保険者は，①後期高齢者医療広域連合の区域内に住所がある75歳以上の人，②後期高齢者医療広域連合の区域内に住所がある65～74歳の人で，一定の障害状態*にあることについて後期高齢者医療広域連合の認定を受けている人である（50条）．ただし，生活保護を受けている世帯に属する人などは被保険者にはならない（51条）.

|3| 保険給付（➡p.238 表5.1-1c）

後期高齢者医療に関する保険給付を後期高齢者医療給付という．後期高齢者医療給付は，療養の給付，入院時食事療養費，入院時生活療養費，保険外併用療養費，訪問看護療養費，療養費，特別療養費，移送費の支給のほか，後期高

用語解説*
広域連合
複数の県や市町村が，行政区域にとらわれず広域的な地域づくりや住民サービスの提供などを主体的に取り組むことを目的に設置する組織．地方自治法に定められる特別地方公共団体である地方公共団体の組合の一つである.

用語解説*
一定の障害状態
高齢者医療確保法施行令3条の別表に定める程度の障害の状態であり，国民年金法等障害年金1・2級，身体障害者手帳1～3級と4級の一部，精神障害者保健福祉手帳1・2級などが該当する.

高齢者の保健事業と介護予防の一体的実施

75歳になると，それまで加入していた国民健康保険制度等から，後期高齢者医療制度に移行することになっているため，74歳までの国民健康保険制度の保健事業と75歳以降の後期高齢者医療制度の保健事業（高齢者保健事業）が適切に継続されてこなかったという課題があった．また，後期高齢者医療広域連合が主体となって実施している高齢者保健事業は，健康状態や生活機能の課題について，市町村が主体となって実施している介護予防の取り組みと一体的に対応できていないという課題もあった.

そこで，2019年5月に成立した「医療保険制度の適正かつ効率的な運営を図るための健康保険法等の一部を改正する法律」（令和元年5月22日法律9号）により，高齢者保健事業と介護予防を行うにあたり，市町村との連携の下に，高齢者保健事業，国民健康保険保健事業，介護保険制度の地域支援事業を一体的に実施することになった（125条等）.

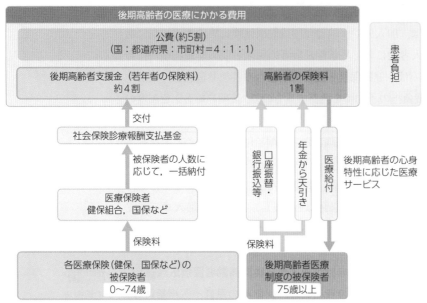

図5.1-2　後期高齢者医療制度の財源

齢者医療広域連合の条例で定めるところにより行う給付である（56条）.

　窓口での自己負担額の割合は，かかった医療費の原則1割であるが，一定以上の所得がある高齢者は2割，現役並みの所得がある高齢者は3割である（67条）.

|4| 後期高齢者医療制度の財源 （図5.1-2）

　後期高齢者医療制度の財源は，患者が医療機関等で支払う自己負担分を除き，現役世代からの後期高齢者支援金（国民健康保険や健康保険等からの負担で4割），公費（国・都道府県・市町村の負担で5割〔国：都道府県：市町村＝4：1：1〕）のほか，被保険者からの保険料（約1割）で賄われている.

|5| 保険料の負担

　後期高齢者医療制度の保険料は被保険者一人ひとりが納める. 保険料は，被保険者全員が均等に負担する均等割額と，所得に応じて負担する所得割額の合計で，具体的な保険料額の決定については，各都道府県の後期高齢者医療広域連合が条例で定めている（104条）.

5　特定健康診査・特定保健指導

　高齢者医療確保法に基づき，**特定健康診査**（**特定健診**）と**特定保健指導**の実施が医療保険者に義務付けられている（20条，24条）.

　特定健診は，日本人の死亡原因の約6割を占める**生活習慣病**の予防に主眼を置いた健診で，40〜74歳までの人を対象に行われる. 特定健診の結果から，生活習慣病の発症リスクが高く，生活習慣の改善による生活習慣病の予防効果が多く期待できる人については，保健師や管理栄養士などが生活習慣を見直すためのサポートをする特定保健指導が行われる.

plus α

一定以上の所得者（75歳以上）

住民税課税所得が28万円以上かつ「年金収入＋その他の合計所得金額」が，単身世帯の場合200万円以上，複数世帯の場合合計320万円以上の後期高齢者医療被保険者と同一世帯内の後期高齢者医療被保険者である.

plus α

現役並み所得者（75歳以上）

住民税課税所得が145万円以上の後期高齢者医療被保険者と同一世帯内の後期高齢者医療被保険者である.

plus α

後期高齢者医療制度の出産育児支援金

2023（令和5）年の「全世代対応型の持続可能な社会保障制度を構築するための健康保険法等の一部を改正する法律」（令和5年5月19日 法律31号）の成立により，少子化を克服し，子育てを社会全体で支援するという観点から，後期高齢者医療制度が出産育児一時金に係る費用の一部を支援する仕組み（出産育児支援金）を導入することとなった（2024年4月施行予定）.

8 介護保険法 (平成9年12月17日法律123号)

1 背景

　戦後の医療保障制度の充実は，人々の寿命を短期間のうちに飛躍的に延伸させることになり，結果的に，介護を必要とする高齢者数の増加，介護期間の長期化をもたらした．それに伴って，自宅で高齢者を介護する家族の身体的・精神的・経済的負担は過重なものとなり，介護家族による高齢者の虐待や介護忌避といった深刻な状況をつくりだした．高齢者介護は老人福祉制度の中に位置付けられ，身寄りのない低所得の高齢者に対する公費負担の行政施策とされていた．それゆえ，老人福祉といえば，これらの限定的な対象者を福祉施設に入所させることと考えられ，自宅にいる高齢者の介護ニーズは軽視されていた．

　急速に進展する高齢化に対応するため，施設介護とともに在宅介護の基盤整備が必要とされ，厚生省（当時）は，1988（昭和63）年にゴールドプラン*，1994（平成6）年に新ゴールドプラン*を策定した．しかし，租税財源に限りがあるため基盤整備は追いつかず，医療が介護を賄う社会的入院*の増加をもたらした．また，「介護は家族が担うもの」とする社会的な風潮が根強く，老人福祉サービスの利用を介護忌避とみられることをおそれた家族が，病院を隠れみのに利用するケースもあり，社会的入院に拍車をかけていた．このような状況は，住み慣れた地域で安らかに老後を過ごしたいという高齢者本人の願いに反するばかりでなく，老人医療費が膨らむ原因にもなっていた．

　このような従来の老人医療と老人福祉制度により生じていた問題に対処するため，介護保険法が2000（平成12）年4月1日に施行された．この法律を基に新しく導入された**介護保険制度**は，「契約」をベースに介護サービスを提供する社会保険制度である．制度の移行による変化は，「措置から契約へ」*と表現される．これによって民間介護事業者の参入が促進され，短期間で介護サービス基盤の充実が図られるようになった．それとともに，所得水準や家族構成にかかわらず，要介護者および介護家族のための社会的支援が可能になったのである．

　なお，介護保険制度とは，加齢に伴って生じる心身の変化に起因する疾病等により要介護状態となったために，入浴・排泄・食事等の介護・機能訓練・看護および療養上の管理その他の医療を必要とする者等に対して，必要な保健医療サービスと福祉サービスにかかる給付を行うための制度である（1条）．

2 保険者

　介護保険の保険者は，市町村および特別区である（3条1項）．保険におけるリスク分散の必要性の観点から，国民健康保険財政の例を挙げるまでもなく，市区町村では，その人口規模が十分でないことは明らかである．にもかかわらず，市区町村を保険者としたのは，申請先や自己負担の金額が異なっていた老人福祉と老人医療のサービスを一本化するためであった．

財政基盤の弱い市区町村を保険者とすることに対しては，市区町村の根強い反対があったため，介護保険の導入に当たっては，財政支援・事務実施の支援，および基盤整備等に関する都道府県および国の協力（5条），保険料徴収等に関する医療保険者の協力（6条）および年金保険者の協力（134条）が約束された．さらに，保険者である市区町村は，財政基盤の強化や事務経費の節減を目的とした広域連合*を設立してよいとされた．

2014（平成26）年に消費税率が引き上げられた際には，急速に進展する高齢化に対応するため，効率的かつ質の高い医療提供体制の構築と，地域包括ケアシステムの構築を目指して，地域医療介護総合確保基金が創設された．

3 被保険者

介護保険の被保険者は，市区町村の区域内に住所を有する65歳以上の者（第1号被保険者），市区町村の区域内に住所を有する40歳以上65歳未満の医療保険加入者（第2号被保険者）である（9条1号，2号）．第1号被保険者と第2号被保険者は，保険料額の算定や徴収方法において違いがあり，また保険給付を受けられる受給権者の範囲についても違いがある（表5.1-2）.

| 1 | 第1号被保険者

65歳以上の住民全員が**第1号被保険者**となる（個人単位）．市区町村は，すべての第1号被保険者に対して介護保険被保険者証を交付する．第1号被保険者は，要支援・要介護状態にあれば，介護保険の給付を受けることができる（7条3項1号，4項1号）.

生活保護の被保護者（受給者）も第1号被保険者となる．外国人であっても，旅行者ではなく，日本国内に住所を有していれば，第1号被保険者に該

用語解説 *
広域連合

市区町村が，広域処理が適切な事務処理をするために設置するものであり，介護保険や後期高齢者医療制度において利用されている（➡p.249も参照）.

plus α
生活保護の被保護者と介護保険

要介護状態になった場合，介護保険給付が生活保護の介護扶助よりも優先して行われる．介護保険の保険料は生活扶助の対象となり，介護保険給付の利用者負担は介護扶助の対象となる．

➡ 老人福祉法については，p.313参照.

表5.1-2　介護保険制度における被保険者・受給権者等

	第1号被保険者	第2号被保険者
対象者	65歳以上の者	40歳以上65歳未満の医療保険加入者
受給権者	・要介護者 ・要支援者	左のうち，初老期認知症，脳血管障害などの老化に起因する疾病によるもの.
保険料負担	所得段階別定額保険料 （低所得者の負担軽減）	・健保：標準報酬×介護保険料率 　　　　（事業主負担あり） ・国保：所得割，均等割などに按分 　　　　（国庫負担あり）
賦課・徴収方法	市区町村が徴収. 年金額一定以上は年金天引き（特別徴収），それ以外は普通徴収.	医療保険者が医療保険料とともに徴収し，納付金として一括納付.

本沢巳代子ほか編著.　トピック社会保障法.　第17版.　信山社.　2023.　p.43.

当する.

　介護保険施設に入所中の被保険者については，入所のために住所地を変更した場合は，入所前に住所を有していた市区町村の行う介護保険の被保険者とする，との特例が定められている．同様に，介護付き有料老人ホームおよびサービス付き高齢者向け住宅（2015年4月1日以降に入居した者）など介護専用型特定施設の入居者，老人福祉法上の施設である養護老人ホームの入所者も，住所地特例の対象となっている（13条）.

2 第1号被保険者の保険料

　第1号被保険者が納める保険料の金額は，市区町村ごとに，介護保険事業に必要な費用を勘案した上で，条例により定めることとされる．保険料の金額は3年ごとに設定し直される（129条）.

　2014（平成26）年の法改正によって，保険料の算定に関する基準は従来の6段階から9段階とされた（**表5.1-3**）．もっとも，高額所得者層からより多くの保険料を徴収するために多段階化している市区町村もあり，現在の第9段階の所得区分を5段階に細分化し，13段階とする方向で検討されている.

　第1号被保険者の保険料徴収の方法は，年額18万円以上の老齢年金を受給していれば，老齢年金（2005年の法改正で遺族年金および障害年金にまで対象を拡大）から天引きするかたちでの特別徴収となる（135条）.

　第1号被保険者の老齢年金の年額が18万円未満であれば，市区町村が保険料を被保険者から直接的に徴収する普通徴収となる（131条）．普通徴収の場合，第1号被保険者が属する世帯の世帯主，および第1号被保険者の配偶者は，保険料の連帯納付義務を負うとされている（132条）.

3 第2号被保険者

　40歳以上65歳未満の医療保険加入者（医療保険の被保険者とその被扶養者）が介護保険の**第2号被保険者**となる．市区町村は，①要支援・要介護認定を申請した者，②介護保険被保険者証を申請した者に限って，被保険者としての管理を行うとともに，被保険者証を交付する．第2号被保険者が保険給

表5.1-3 **保険料の算定に関する基準**　　　　　　　　　　　　　　　　　　　　2019（令和元）年10月〜

段　階	対象者	保険料の設定方法
第1段階	・生活保護被保護者 ・世帯全員が市町村民税非課税の老齢福祉年金受給者 ・世帯全員が市町村民税非課税かつ本人年金収入等80万円以下	基準額×0.3*1
第2段階	世帯全員が市町村民税非課税かつ本人年金収入等80万円超120万円以下	基準額×0.5
第3段階	世帯全員が市町村民税非課税かつ本人年金収入120万円超	基準額×0.7
第4段階	本人が市町村民税非課税（世帯に課税者がいる）かつ本人年金収入等80万円以下	基準額×0.9
第5段階	本人が市町村民税非課税（世帯に課税者がいる）かつ本人年金収入等80万円超	基準額×1.0
第6段階	市町村民税課税かつ合計所得金額120万円未満	基準額×1.2
第7段階	市町村民税課税かつ合計所得金額120万円以上200万円未満	基準額×1.3
第8段階	市町村民税課税かつ合計所得金額200万円以上300万円未満	基準額×1.5
第9段階	市町村民税課税かつ合計所得金額300万円以上	基準額×1.7

＊1　公費による低所得者の負担の軽減のため，基準額×0.3に軽減*2.　　　＊2　具体的軽減幅は0.05以内で市町村が条例で規定.
厚生労働統計協会編. 国民衛生の動向・厚生の指標. 増刊70（9），2023/2024，p.242. 一部改変.

付を受給するためには，要支援・要介護状態の原因が**特定疾病**であることが必要である（7条3項2号，4項2号）.

　第2号被保険者を医療保険の加入者に限定しているのは，介護保険の保険料賦課・徴収を医療保険者が行うとしているためである．したがって，医療保険非加入者，例えば生活保護の被保護者は，介護保険の第2号被保険者とはならない．この場合，被保護者の介護サービスとしては，生活保護の介護扶助が適用されることになる.

介護保険法で定める特定疾病

①がん末期（医師が一般に認められている医学的知見に基づき回復の見込みがない状態に至ったと判断したものに限る）
②関節リウマチ
③筋萎縮性側索硬化症（ALS）
④後縦靱帯骨化症（OPLL）
⑤骨折を伴う骨粗鬆症
⑥初老期における認知症
⑦進行性核上性麻痺，大脳皮質基底核変性症およびパーキンソン病
⑧脊髄小脳変性症
⑨脊柱管狭窄症
⑩早老症
⑪多系統萎縮症
⑫糖尿病性神経障害，糖尿病性腎症および糖尿病性網膜症
⑬脳血管疾患
⑭閉塞性動脈硬化症
⑮慢性閉塞性肺疾患（COPD）
⑯両側の膝関節または股関節に著しい変形を伴う変形性関節症

│4│第2号被保険者の保険料

　第2号被保険者の保険料は，各医療保険者が医療保険の保険料とともに徴収する．各医療保険者は，加入者である第2号被保険者の負担すべき費用（介護納付金）を，社会保険診療報酬支払基金に一括納付する．支払基金は市区町村に対して，介護給付費交付金を介護納付金から交付する（160条）．

　各医療保険者は，介護納付金を第2号被保険者の「加入者数に応じて負担」してきたが，2017（平成29）年の法改正によって，国民健康保険を除く被用者保険間では報酬額に比例して負担することとなった（これを総報酬割という）．この介護納付金における総報酬割の導入は，激変緩和の観点から，段階的に2017年8月分より実施され，2020年度から全面実施されている．

│5│保険料滞納と給付制限

　第1号被保険者が，特別な事情がないにもかかわらず保険料を滞納している場合，所定の期間が経過するまでの間に保険料を納付しないときは，被保険者証に「支払方法変更の記載」がなされ（66条），要介護被保険者は現金償還方式*によらざるを得なくなる．また，市区町村は，保険料を滞納している要介護被保険者に対し，保険給付の全部または一部の支払いを一時差し止めることもできる（67条）．

　第2号被保険者の場合，要介護被保険者が特別な事情がないにもかかわらず保険料を滞納しており，所定の期間が経過するまでの間に保険料を納付しないときは，被保険者証に「支払方法変更の記載」および「保険給付差止の記載」をすることができる．「保険給付差止の記載」を受けた要介護被保険者については，保険給付の全部または一部の支払いが差し止められる（68条）．

4 要支援・要介護認定

│1│認定申請

　介護給付を受けようとする者は，加齢に伴う**要介護状態**（保険事故*の発生）であること，および該当する**要介護状態区分**（5段階区分）について，市区町村の**要介護認定**を受けなければならない（19条1項）．また，予防給付を受けようとする者は，要支援に該当すること，および該当する**要支援状態区分**（2段階区分）について，市区町村の**要支援認定**を受けなければならない（19条2項）（図5.1-3）．これら要支援・要介護認定を受けようとする者は，申請書に被保険者証を添付して市区町村に申請しなければならない．ただし，第2号被保険者の場合には，介護保険の被保険者証の交付を受けていないときは，医療保険の被保険者証を提示する必要がある．

　認定申請に先立ち，被保険者や家族等は，市区町村や地域包括支援センター等に相談したり，給付について情報収集したりすることができる．その上で，被保険者本人等が認定申請を行うこともできるし，地域包括支援センター（115条の46），省令で定める居宅介護支援事業者・地域密着型介護老人福祉施設・介護保険施設に申請の代行を依頼することもできる（27条1項，32条1項）．

用語解説*
現金償還方式

介護サービスの利用料を事業者に全額支払った後，領収書を添付して市区町村に償還請求をする方法．

用語解説*
保険事故

社会保険でも私保険（民間が運営しており個人が任意で加入する保険）でも，一定の生活リスクが発生した場合に保険給付を支給することをあらかじめ約束した上で，リスク発生に備えて保険料を支払うというしくみになっている．このリスクを保険事故と称する．

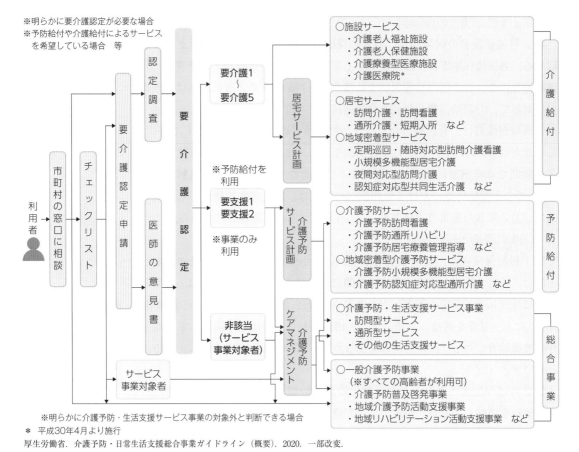

※明らかに要介護認定が必要な場合
※予防給付や介護給付によるサービス
　を希望している場合　等

※予防給付を
利用

※事業のみ
利用

※明らかに介護予防・生活支援サービス事業の対象外と判断できる場合

＊　平成30年4月より施行

厚生労働省. 介護予防・日常生活支援総合事業ガイドライン（概要）. 2020. 一部改変.

図5.1-3　介護サービスの利用手続き

|2| 訪問調査と介護認定審査会

　認定申請を受けて，市区町村は，職員等に被保険者を訪問・面接させ，被保険者の心身の状況・環境等を調査させる（27条2項，32条2項）．この調査は全国共通の調査票を用いて行われ，結果をコンピューターで処理する．ここまでが第一次判定である．第一次判定の結果は主治医の意見書を添えて（27条3項，32条3項），保健・医療・福祉に関する学識経験者等で構成される市区町村の介護認定審査会に諮られ（15条，16条1項，38条2項），合議により非該当（自立）か，要支援1～要介護5までの7段階のいずれに該当するかが判定される．これが第二次判定である．

　市区町村は，第二次判定に基づいて行った認定結果を被保険者に通知する（27条7項，32条6項）．この通知によって，認定は申請のあった日にさかのぼって効力を生じる（27条8項，32条7項）．なお，この認定結果の通知は，原則として申請を受けてから30日以内に行わなければならない（27条11項，32条9項）．

　被保険者に送られてくる認定通知書には，認定結果とともに認定理由が記入されている．また，通知書と一緒に返送される被保険者証の要介護状態区分の

欄には，被保険者が要支援 1 ～ 要介護 5 まで，どの区分に該当するかが記入されている．

3 認定の更新

要支援・要介護認定には有効期間が定められており，有効期間満了前に認定の更新申請を被保険者本人等が行うか，地域包括支援センターおよび省令で定める事業者や施設または**介護支援専門員***（以下，**ケアマネジャー***）が代行しなくてはならない（28 条 2 項，33 条 2 項）．認定有効期間は，新規認定および区分変更申請は原則 6 カ月（最長有効期間 12 カ月），更新認定は，市区町村の判断で，原則 12 カ月であるものを上限 48 カ月まで延長できる．

被保険者は，要支援・要介護認定の有効期間内であっても，必要に応じて要支援・要介護状態区分の変更の認定を，市区町村に申請することができる（29条，33 の 2）．また，市区町村は，支援・介護の必要の程度が低下したと判断した場合には，要支援・要介護状態区分の変更を認定することができる（30条，33 の 3）．さらに市区町村は，被保険者が要支援者および要介護者に該当しなくなったときに，被保険者が正当な理由なしに市区町村の訪問調査に応じなかったり，診断命令に従わなかったりするときには，要支援・要介護認定を取り消すことができる（31 条，34 条）．

5 保険給付の種類と内容

1 介護サービス計画（ケアプラン）

要支援・要介護認定の通知を受け取った被保険者は，在宅の場合であれば，地域包括支援センターや指定居宅介護支援事業者に対し，居宅予防サービス計画または居宅介護サービス計画の作成を依頼する．依頼を受けてケアマネジャーが本人を訪問し，本人の要支援・要介護状態に加えて，本人や家族の希望，家族状況や住宅事情などを総合的に把握し，介護サービスの種類や内容を定めた**介護サービス計画**を作成する（図 5.1-3）．ケアマネジャーは，介護サービス計画に従った保険給付の提供が確保されるように，指定居宅サービス事業者と利用者との連絡調整などの便宜を図ったり，介護保険施設への入所が必要なときは，施設へ紹介したりする（8 条，8 条の 2）．

このような居宅介護サービスを受けずに，本人や家族が自ら介護サービスの利用計画を作成して市区町村に届け出ることで保険給付を利用することもできるが，介護保険給付の種類や内容は多岐にわたるため，専門知識のない本人や家族が介護サービスの利用計画を自ら作成することは困難である．

いずれにしても，在宅で介護保険給付を利用する被保険者は，自らが選択した介護サービスの提供事業者との間で，居宅介護サービス等の提供に関する契約を締結することになる．しかし，利用者は日常生活上支援の必要な者であり，認知症により契約する能力がない者もいる．それゆえ，利用者の権利擁護のために，成年後見制度（➡ p.349 参照）や日常生活自立支援事業*（社会福祉法 81 条）の活用が重要である．

用語解説 *

介護支援専門員（ケアマネジャー）

介護保険法の中でケアマネジャーの業務と資格，登録，義務等について定められている（7条5項，69条の2～69条の39）．要介護者からの相談に応じ，要介護者が心身の状況に応じて適切な居宅サービス，地域密着型サービス，施設サービス，介護予防サービス，または地域密着型介護予防サービスを利用できるよう，市区町村や各サービス事業者との連絡調整を行う者であり，要介護者が自立した日常生活を営むのに必要な専門的知識技術を有する者として介護支援専門員証の交付を受けたものをいう．

plus α

成年後見制度の概要

成年後見制度には，法定後見と任意後見の2種類がある．法定後見は，精神上の障害により，判断能力が不十分である本人について，申し立ての権利を有する者の申し立てによって，家庭裁判所が適任と認める者を成年後見人等に選任する制度であり，後見・保佐・補助の3類型がある．

用語解説 *

日常生活自立支援事業

判断能力が不十分である者と社会福祉協議会との契約により，福祉サービスの利用援助，苦情解決制度の利用援助，福祉サービスの適切な利用のために必要な一連の援助，日常的金銭管理を行う．

|2| 介護保険のサービスの種類（図5.1-4）

　保険給付の種類は，要介護状態にある者に対する**介護給付**（40条），要支援状態にある者に対する**予防給付**（52条），および要介護状態または要支援状態の軽減または悪化防止に資する保険給付として条例で定める**市町村特別給付**（62条）がある（18条）．このほか，要支援・要介護になる前からの介護予防推進，地域における包括的・継続的なマネジメント機能の強化を目的とした市区町村の地域支援事業がある（115条の45）．

|3| 介護給付

　介護給付には，**居宅サービス**（➡ p.260 表5.1-4）に関する居宅介護サービス費，**介護サービス計画**に関する居宅介護サービス計画費，施設サービスに関する施設介護サービス費，**地域密着型サービス***（➡ p.261 表5.1-5）に関する地域密着型介護サービス費などがある．

　居宅介護サービス費は，サービスの種類ごとに定められた区分支給限度基準額*の9割に相当する額である（43条1項）．実際に利用するサービスの費用が基準額よりも少ない場合には，サービス費の9割は事業者に直接支払われる．これを法定代理受領による**現物給付**という．そのため，利用者は1割の自己負担でサービスを利用することができる（➡ p.261 図5.1-5）．サービスの利用が限度額を超えた場合，利用者の選択による特別なサービスの場合には，利用者の全額自己負担となる．なお，居宅介護サービス計画費については全額支給とされているため，利用者負担はない．

　2014（平成26）年・2017（平成29）年の法改正によって，高額所得者の居宅介護サービス費は基準額の8割ないし7割となったため，高額所得者である利用者の自己負担は2割ないし3割になった（43条2項）．

６ 介護保険施設

|1| 施設サービスの種類と内容

　施設サービス費の対象となる介護保険施設（8条25項）は，介護老人福祉施設（特別養護老人ホーム），介護老人保健施設，**介護医療院***，介護療養型医療施設*の4種類である（➡ p.262 表5.1-6）．2014（平成26）年の法改正によって，介護老人福祉施設の新規入所者は原則として要介護3以上の者に限定され，要介護1・2の者は，一定の場合に，例外的に入所できるに過ぎないこととなった．

|2| 施設介護サービス費

　介護保険施設に入所して保険給付の支給を受ける場合には，原則として各施設のケアマネジャーが，各要介護者について提供するサービスの内容等に関する施設サービス計画を作成し，この計画に従って施設サービスが提供される（8条27～29項）．

　施設介護サービス費の給付額は，施設サービスごとに定められた基準額の9割（～7割）であり，法定代理受領による現物給付となることは，居宅介護

用語解説*
地域密着型サービス

2005年の法改正で新たに創設されたもので，住み慣れた地域で，地域の特性に応じた多様で柔軟なサービス提供が可能となるよう，市区町村が指定・監督を行うものである．2021年の地方分権一括法は，小規模多機能型居宅介護の登録定員や利用定員の基準を，地域の事情により緩和できるように，介護保険法の規定から削除し，厚生労働省令によることとなった．

用語解説*
区分支給限度基準額

介護給付から給付される限度額として，要介護度に従って，訪問介護や通所介護といったサービスの種類ごとに定められた単位数に，地域やサービスによって異なる単価を乗じた額である．

用語解説*
介護医療院

2017年の法改正で新たに創設されたものであり，日常的な医学管理や看取りやターミナルケア等に対応する機能と，生活施設としての機能を兼ね備えた介護保険施設である．

用語解説*
介護療養型医療施設

2024年3月末に廃止される．当初，2012年3月末に廃止されることになっていたが，経過措置期間が2018年3月末まで延長され，2017年の法改正によって，2024年3月までと，さらに6年間延長された．

	予防給付におけるサービス	介護給付におけるサービス
都道府県が指定・監督を行うサービス	◎介護予防サービス 【訪問サービス】 ○介護予防訪問入浴介護 ○介護予防訪問看護 ○介護予防訪問リハビリテーション ○介護予防居宅療養管理指導 【通所サービス】 ○介護予防通所リハビリテーション 【短期入所サービス】 ○介護予防短期入所生活介護 ○介護予防短期入所療養介護 ○介護予防特定施設入居者生活介護 ○介護予防福祉用具貸与 ○特定介護予防福祉用具販売	◎居宅サービス 【訪問サービス】 ○訪問介護 ○訪問入浴介護 ○訪問看護 ○訪問リハビリテーション ○居宅療養管理指導 【通所サービス】 ○通所介護 ○通所リハビリテーション 【短期入所サービス】 ○短期入所生活介護 ○短期入所療養介護 ○特定施設入居者生活介護 ○福祉用具貸与 ○特定福祉用具販売 ◎施設サービス ○介護老人福祉施設　○介護老人保健施設 ○介護療養型医療施設　○介護医療院
市区町村が指定・監督を行うサービス	◎介護予防支援 ◎地域密着型介護予防サービス ○介護予防小規模多機能型居宅介護 ○介護予防認知症対応型通所介護 ○介護予防認知症対応型共同生活介護 （グループホーム）	◎地域密着型サービス ○定期巡回・随時対応型訪問介護看護 ○小規模多機能型居宅介護 ○夜間対応型訪問介護 ○認知症対応型通所介護 ○認知症対応型共同生活介護（グループホーム） ○地域密着型特定施設入居者生活介護 ○地域密着型介護老人福祉施設入所者生活介護 ○看護小規模多機能型居宅介護* ○地域密着型通所介護 ◎居宅介護支援
その他	○住宅改修	○住宅改修

市区町村が実施する事業	◎地域支援事業
	○介護予防・日常生活支援総合事業 （1）介護予防・生活支援サービス事業　　　　　　（2）一般介護予防事業 ・訪問型サービス　　　　　　　　　　　　　　　・介護予防把握事業 ・通所型サービス　　　　　　　　　　　　　　　・介護予防普及啓発事業 ・生活支援サービス（配食等）　　　　　　　　　・地域介護予防活動支援事業 ・介護予防支援事業（ケアマネジメント）　　　　・一般介護予防事業評価事業 　　　　　　　　　　　　　　　　　　　　　　　・地域リハビリテーション活動支援事業
	○包括的支援事業（地域包括支援センターの運営）　　　○包括的支援事業（社会保障充実分） ・総合相談支援業務　　　　　　　　　　　　　　　　・在宅医療・介護連携推進事業 ・権利擁護業務　　　　　　　　　　　　　　　　　　・生活支援体制整備事業 ・包括的・継続的ケアマネジメント支援業務　　　　　・認知症総合支援事業 　　　　　　　　　　　　　　　　　　　　　　　　　・地域ケア会議推進事業
	○任意事業

注　平成26年の介護保険法の一部改正により，平成29年度から新しい介護予防・日常生活支援総合事業をすべての市区町村が実施することとされており，上図は，新しい介護予防・日常生活支援総合事業を実施している市区町村を前提としている.
＊　「看護小規模多機能型居宅介護」は，従来「複合型サービス」と称していたが，平成27年度介護報酬改定において名称が変更された.

厚生労働統計協会編．国民衛生の動向・厚生の指標．増刊70（9），2023/2024，p.236．一部改変．

図5.1-4　要支援・要介護者へのサービスの体系

表5.1-4　介護保険制度における居宅サービス

サービスの種類	サービスの内容
訪問介護 （ホームヘルプサービス）	ホームヘルパーが要介護者などの居宅を訪問し，入浴，排泄，食事などの介護，調理・洗濯・掃除などの家事，生活などに関する相談，助言その他の必要な日常生活上の世話を行う．
訪問入浴介護	入浴車などにより居宅を訪問し，浴槽を提供して入浴の介護を行う．
訪問看護	病状が安定期にあり，訪問看護を要すると主治医などが認めた要介護者などについて，病院，診療所，訪問看護ステーションの看護師などが居宅を訪問して療養上の世話または必要な診療の補助を行う．
訪問リハビリテーション	病状が安定期にあり，計画的な医学的管理の下におけるリハビリテーションを要すると主治医などが認めた要介護者などについて，病院，診療所，介護老人保健施設または介護医療院の理学療法士または作業療法士が居宅を訪問し，心身の機能維持回復を図り，日常生活の自立を助けるために必要なリハビリテーションを行う．
居宅療養管理指導	病院，診療所または薬局の医師，歯科医師，薬剤師などが，通院が困難な要介護者などについて，居宅を訪問して心身の状況や環境などを把握し，それらを踏まえて療養上の管理・指導を行う．
通所介護 （デイサービス）	老人デイサービスセンターなどにおいて，入浴，排泄，食事などの介護，生活等に関する相談，助言，健康状態の確認，その他の日常生活の世話および機能訓練を行う．
通所リハビリテーション （デイケア）	病状が安定期にあり，計画的な医学的管理の下におけるリハビリテーションを要すると主治医などが認めた要介護者などについて，介護老人保健施設，介護医療院，病院または診療所において，心身の機能の維持回復を図り，日常生活の自立を助けるために必要なリハビリテーションを行う．
短期入所生活介護 （ショートステイ）	老人短期入所施設，特別養護老人ホームなどに短期間入所し，その施設で入浴や排泄，食事などの介護その他の日常生活上の世話および機能訓練を行う．
短期入所療養介護 （ショートステイ）	病状が安定期にあり，ショートステイを必要としている要介護者などについて，介護老人保健施設，介護療養型医療施設などに短期間入所し，その施設で，看護・医学的管理下の介護，機能訓練，その他必要な医療や日常生活上の世話を行う．
特定施設入居者生活介護 （有料老人ホーム）	有料老人ホーム，軽費老人ホームなどに入所している要介護者などに，その施設で特定施設サービス計画に基づき，入浴，排泄，食事などの介護，生活上の相談，助言などの日常生活上の世話，機能訓練および療養上の世話を行う．
福祉用具の貸与	在宅の要介護者などに，福祉用具の貸与を行う．
特定福祉用具販売	福祉用具のうち，入浴や排泄のための福祉用具，その他の厚生労働大臣が定める福祉用具の販売を行う．
居宅介護住宅改修費 （住宅改修）	手すりの取り付け，その他の厚生労働大臣が定める種類の住宅改修費の支給を行う．
居宅介護支援	在宅の要介護者などが在宅介護サービスを適切に利用できるよう，利用者の依頼を受けて，心身の状況，環境，本人および家族の希望などを勘案し，利用するサービスなどの種類，内容，担当者，健康上・生活上の問題点，解決すべき課題，在宅サービスの目標および達成時期などを定めた居宅サービス計画を作成し，その計画に基づくサービス提供が確保されるよう，事業者などと連絡調整などを行う．介護保険施設へ入所が必要な場合は，施設への紹介などを行う．

厚生労働統計協会編. 国民の福祉と介護の動向・厚生の指標. 増刊70（10），2023/2024，p.190. 一部改変.

サービス費の場合と同様である（48条）. 施設入所者は，原則，居住費用や食費が自己負担となるほか，施設介護サービス費の1割（〜3割）を負担する．

　低所得者の負担軽減のための補足給付として，居住費用や食費の自己負担を軽減する特定入所者介護サービス費がある（51条の3）. この補足給付の要件は，2014（平成26）年の法改正によって見直され，所得が低くても一定の預貯金等がある場合，入所者を世帯分離したときでも，配偶者が課税されている場合は対象外とされることとなった. それとともに，給付額の決定に当たり，非課税年金（遺族年金，障害年金）も収入として勘案されることとなった．

表5.1-5　介護保険制度における地域密着型サービス

サービスの種類	サービスの内容
定期巡回・随時対応型訪問介護看護	重度者をはじめとした要介護高齢者の住宅生活を支えるため，日中・夜間を通じて，訪問介護と訪問看護が密接に連携しながら，短時間の定期巡回型訪問と随時の対応を行う．
小規模多機能型居宅介護	要介護者に対し，居宅またはサービスの拠点において，家庭的な環境と地域住民との交流の下で，入浴，排泄，食事などの介護，その他の日常生活上の世話および機能訓練を行う．
夜間対応型訪問介護	居宅の要介護者に対し，夜間において，定期的な巡回訪問や通報により利用者の居宅を訪問し，排泄の介護，日常生活上の緊急時の対応を行う．
認知症対応型通所介護	居宅の認知症要介護者に，介護職員，看護職員などが特別養護老人ホームまたは老人デイサービスセンターにおいて，入浴，排泄，食事などの介護，その他の日常生活上の世話および機能訓練を行う．
認知症対応型共同生活介護（グループホーム）	認知症の要介護者に対し，共同生活を営むべく住居において，家庭的な環境と地域住民との交流の下で，入浴，排泄，食事などの介護，その他の日常生活上の世話および機能訓練を行う．
地域密着型特定施設入居者生活介護	入所・入居を要する要介護者に対し，小規模型（定員30人未満）の施設において，地域密着型特定施設サービス計画に基づき，入浴，排泄，食事などの介護，その他の日常生活上の世話，機能訓練および療養上の世話を行う．
地域密着型介護老人福祉施設入所者生活介護	入所・入居を要する要介護者に対し，小規模型（定員30人未満）の施設において，地域密着型施設サービス計画に基づき，可能な限り，居宅における生活への復帰を念頭に置いて，入浴，排泄，食事などの介護，その他の日常生活上の世話および機能訓練，健康管理，療養上の世話を行う．
看護小規模多機能型居宅介護*	医療ニーズの高い利用者の状況に応じたサービスの組み合わせにより，地域における多様な療養支援を行う．
地域密着型通所介護	老人デイサービスセンターなどにおいて，入浴，排泄，食事などの介護，生活などに関する相談，助言，健康状態の確認，その他の必要な日常生活の世話および機能訓練を行う（通所介護事業所のうち，事業所の利用定員が19人未満の事業所）．

* 「看護小規模多機能型居宅介護」は，従来「複合型サービス」と称していたが，平成27年度介護報酬改定において名称が変更された．
厚生労働統計協会編．国民の福祉と介護の動向・厚生の指標．増刊70（10），2023/2024，p.191．一部改変．

7 地域支援事業

　2005（平成17）年の法改正によって，介護保険の給付対象として要支援者が加えられた．これに伴って，介護予防を推進するために，地域における包括的・継続的マネジメントが進められることとなり，市区町村が実施する地域支援事業が創設された．各市区町村の判断により行う介護予防・日常生活支援総合事業（以下，総合事業）が2011（平成23）年の法改正により加わり，2014（平成26）年の法改正で必要な見直しが行われた．さらに2020（令和2）年には，地域共生社会の実現のための社会福祉法等の一部を改正する法律（令和2年6月12日法律52号）により，総合事業の多様化および包括的支援事業の充実が図られた．

　市区町村は，地域支援事業の利用者に対し，利用料を請求することができる．この地域支援事業（115条の45）には，①介護

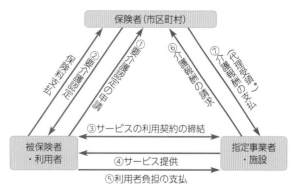

* 被保険者が介護サービスを利用した場合，本来であれば保険者が利用者に保険給付としてサービス費を支給するが，代理受領ではこの保険給付を指定事業者等が被保険者に代わって保険者から直接受領することができるとし，利用者の給付請求等の負担を軽減している．

図5.1-5　介護保険制度のしくみ

表5.1-6　介護保険制度における施設サービス

サービスの種類	サービスの内容
介護老人福祉施設	老人福祉施設である特別養護老人ホームのことで，寝たきりや認知症のために常時介護を必要とする人で，自宅での生活が困難な人に生活全般の介護を行う施設.
介護老人保健施設	病状が安定期にあり入院治療の必要はないが，看護，介護，リハビリを必要とする要介護状態の高齢者を対象に，慢性期医療と機能訓練によって在宅への復帰を目指す施設.
介護医療院	主として長期にわたり療養が必要である要介護者に対し，療養上の管理，看護，医学的管理の下における介護および機能訓練，その他必要な医療ならびに日常生活上の世話を行う施設.
介護療養型医療施設	脳卒中や心臓病などの急性期の治療が終わり，病状が安定期にある要介護状態の高齢者のための長期療養施設であり，療養病床や老人性認知症疾患療養病棟が該当する.

注　介護療養型医療施設の経過措置期間は，29年の法改正により，2024（令和6）年3月末まで延長されている.
厚生労働統計協会編. 国民の福祉と介護の動向・厚生の指標. 増刊70（10），2023/2024, p.190. 一部改変.

予防・日常生活支援総合事業（115条の45第1項），②包括的支援事業（地域包括支援センターの運営）（115条の46），③包括的支援事業（在宅医療・介護連携の推進，認知症施策の総合的な推進，生活支援体制整備）（115条の45第2項），④任意事業（115条の45第3項）がある（➡ p.259 図5.1-4 参照）.

| 1 | 介護予防・日常生活支援総合事業

従来の介護予防給付である訪問介護と通所介護を総合事業に移行させ，要支援者およびそれ以外の者を対象に，介護予防・生活支援サービス事業および一般介護予防事業を行う. 介護予防・生活支援サービス事業を多様化し，訪問型サービス，通所型サービス，生活支援サービス（配食等），介護予防支援事業（ケアマネジメント）を行う.

| 2 | 包括的支援事業（地域包括支援センターの運営）

地域包括支援センターの運営は，市区町村，在宅介護支援センターの運営法人（社会福祉法人，医療法人等），その他市区町村から委託を受けた法人が行う. 担当エリアは，市区町村ごとに設定される（小規模市町村の場合には，共同設置も可能）. 職員体制は，保健師（または地域ケアに経験のある看護師），主任介護支援専門員*，社会福祉士の三つの専門職種，またはこれらに準ずる者である.

地域包括支援センターの基本機能は，①総合相談支援（地域の高齢者の総合相談と実態把握，介護以外の生活支援サービスとの調整），②権利擁護（虐待の早期発見・防止など権利擁護に必要な支援等），③包括的・継続的ケアマネジメント支援（支援困難事例に関する介護支援専門員への助言，地域の介護支援専門員のネットワークづくり等による地域におけるケアマネジメント体制の構築支援）を行うほか，④共通的支援基盤整備（地域における総合的・重層的なサービスネットワークの構築），⑤介護予防ケアマネジメント（介護予防事業および新たな介護予防給付が効果的・効率的に提供されるための適切なケアマネジメント）を行う. なお，2020年の法改正で，地域ケア会議*（115条の48）の充実が加えられた.

用語解説 *
主任介護支援専門員

介護支援専門員（ケアマネジャー）としての実務従事者を対象とした更新研修と主任介護支援専門員研修を受けた者で，介護支援専門員の人材育成や地域包括ケアシステム構築に向けた地域づくり等の役割を担う.

用語解説 *
地域ケア会議

医療・介護等の多職種が協働して高齢者の個別課題の解決を図るとともに，地域支援ネットワークの構築や地域課題の把握を行う.

3 包括的支援事業（社会保障充実分）

在宅医療・介護連携の推進として，地域の医療・介護資源の把握，在宅医療・介護連携の課題抽出と対応策の検討，切れ目のない在宅医療と在宅介護の提供体制の構築推進，医療・介護関係者の情報共有の支援，在宅医療・介護連携に関する相談支援，医療・介護関係者の研修，地域住民への普及啓発，在宅医療・介護連携に関する関係市町村の連携等を行う．さらに，2023（令和5）年の法改正によって，医療・介護の連携機能および提供体制の基盤強化が進められることになった．認知症施策の総合的な推進として，認知症初期集中支援チームおよび認知症地域支援推進員の配置のほか，チームオレンジコーディネーターを地域包括支援センター等に配置するなどの施策が提案された．

なお，生活支援体制整備として，高齢者の生活支援等サービスの体制整備のために，生活支援コーディネーター*の配置および協議体の設置を行うとともに，高齢者の社会参加等を促進するため，就労的活動支援コーディネーターを配置することができる．

> **用語解説 ***
> **生活支援**
> **コーディネーター**
> 生活支援サービスの担い手の養成・発掘など，地域における社会資源の開発やネットワーク化を行い，要支援者に対してさまざまな生活支援サービスが提供できるように，地域住民や関係者と連絡・調整を行う．

> **共生社会の実現を推進するための認知症基本法**（令和5年6月16日法律65号）
>
> 　2023年に成立したこの法律は，内閣に認知症施策推進本部を設けた上で，国と地方公共団体等の責務として策定・実施すべき基本的施策として，①認知症の人に関する国民の理解の増進等，②認知症の人の生活におけるバリアフリー化の推進，③認知症の人の社会参加の機会の確保等，④認知症の人の意思決定の支援及び権利利益の保護，⑤保健医療サービス及び福祉サービスの提供体制の整備等，⑥相談体制の整備等，⑦研究等の推進等，⑧認知症の予防等を挙げている．なお，同法は2024年1月1日施行が予定されている．

4 任意事業

市区町村が地域の実情に応じ，創意工夫を生かして行う事業である．例えば，介護給付等費用適正化事業，家族介護支援事業などがある．なお，2020年の法改正に伴って，介護サービス等の質の向上に資する事業にあたって，都道府県と市町村が連携し，住宅型有料老人ホームやサービス付き高齢者向け住宅での介護サービス相談員の受け入れ促進など，効果的な事業実施に努めることとされた．

9 特定C型肝炎ウイルス感染者救済特別措置法
（平成20年1月16日法律2号）

血液凝固因子製剤を投与されて**C型肝炎**に感染した被害者が，国と製薬企業を被告として損害賠償請求をした訴訟が，いわゆる薬害C型肝炎訴訟である．2002（平成14）年に提訴され，五つの地方裁判所の判決後，2007（平成19）年に和解協議が始まり，翌2008年に原告団・弁護団と国との間で基本合意書が締結されて決着した．特定フィブリノゲン製剤及び特定血液凝固第IX因子製剤によるC型肝炎感染被害者を救済するための給付金の支給に関す

る特別措置法（略称：特定C型肝炎ウイルス感染者救済特別措置法，以下，特別措置法）は，基本合意書が締結された2008（平成20）年に制定されたものである．特別措置法は，人道的観点から，対象とされる製剤の投与期間を問わずに，C型肝炎ウイルス感染者の早急な救済を行うために，国と感染者間で和解を進める目的で制定された．なお，2009（平成21）年には肝炎対策基本法*が制定されている．

特別措置法で対象とされる製剤は，乾燥人フィブリノゲンのみを有効成分とする特定フィブリノゲン製剤と，乾燥人血液凝固第Ⅸ因子複合体を有効成分とする特定血液凝固第Ⅸ因子製剤である（2条1項，2項）．また「特定C型肝炎ウイルス感染者」とは，特定フィブリノゲン製剤，または特定血液凝固第Ⅸ因子製剤の投与を受けたことによってC型肝炎ウイルスに感染した者と，その者の胎内，または産道でC型肝炎ウイルスに感染した者とされる（2条3項）．

給付額の認定に関しては，給付金の請求者，またはその被相続人が特定C型肝炎ウイルス感染者であることと，その者が給付金の額に応じた区分の該当者であることを証明する確定判決，または和解・調停*等の正本か謄本を提出しなければならない（4条）．給付額は，慢性C型肝炎が進行して肝硬変か肝癌に罹患した者，または死亡した者の場合4,000万円，慢性C型肝炎に罹患した者の場合2,000万円，これらに掲げる者以外の場合1,200万円である（6条）．独立行政法人医薬品医療機器総合機構（➡ p.219参照）が当該給付を行う（3条1項）．なお，2022（令和4）年12月16日に特別措置法が改正され，給付金の請求期間が2028（令和10）年1月17日まで延長された．

また，20年以内に身体的状況が悪化した場合には，追加給付金を請求できる（7条1項）．追加給付金は，請求者は症状が進行したことを知った日から5年以内に請求する必要がある（9条）．

10 石綿による健康被害の救済に関する法律
（平成18年2月10日法律4号）

石綿による健康被害の救済に関する法律（略称：アスベスト救済法）は，**石綿（アスベスト）*** による健康被害が大きな社会問題となったことを受けて，2006（平成18）年に制定された．この法律では「石綿による健康被害の特殊性に鑑み，石綿による健康被害を受けた者及びその遺族に対し，医療費等を支給するための措置を講ずることにより，石綿による健康被害の迅速な救済を図ることを目的」としている（1条）．

石綿による健康被害に対して支給される救済給付は，独立行政法人環境再生保全機構（以下，機構）によって支給され，給付内容としては医療費，療養手当，葬祭料，特別遺族弔慰金，特別葬祭料，救済給付調整金がある（3条）．なお機構は，救済給付の支給に要する費用に充てるため石綿健康被害救済基金を設ける（31条）．また，国と地方公共団体は予算の範囲内で，救済給付の支

用語解説*
肝炎対策基本法

肝炎対策に関し，基本理念を定め，国，地方公共団体，医療保険者，国民及び医師等の責務を明らかにし，並びに肝炎対策の推進に関する指針の策定について定めるとともに，肝炎対策の基本となる事項を定めることにより，肝炎対策を総合的に推進することを目的とする法律（1条）．特に，肝炎患者や肝炎感染者への支援と，医療体制の整備や経済的支援が規定されている．

用語解説*
和解・調停

和解とは，紛争当事者が互いに譲歩して紛争を止めることに合意することをいう．和解は特に，裁判外の和解（民法上の和解契約，民法695条）と裁判上の和解（民事訴訟法264条以下）に分類されている．
調停には裁判所外での調停と裁判所での調停がある．裁判所での調停は民事調停と家事調停に分かれており，民事調停は，民事に関する紛争について，当事者が互譲して，条理にかない実情に即した紛争処理を図ることを目的としている（民事調停法1条）．

plus α
給付請求に関する課題

カルテが破棄されている場合，給付請求の要件となる製剤の使用と肝炎との因果関係を認定することが困難になるという問題がある．

用語解説*
石綿（アスベスト）

石綿（せきめん・いしわた／アスベスト）は，天然に産する繊維状けい酸塩鉱物．繊維が極めて細いため，研磨機や切断機の使用などによって飛散し，それを吸入することによって，将来的に肺線維症（じん肺）や肺癌を引き起こすおそれがある．

給に必要な費用に充てる資金の交付・拠出ができる（32条）.

機構は，日本国内において石綿を吸入したことにより指定疾病にかかったという認定を受けた者に対し，その請求に基づいて医療費を支給する（4条1項）. ただし支給する医療費の額については，健康保険法等の規定によって受けられる，あるいは受けることができた医療に関する給付の額が控除される（12条）.

また機構が認定を行ったとき，機構は認定を受けた者に対し，石綿健康被害医療手帳を交付する（4条3項）. 認定の効力は原則として，認定にかかる指定疾病の療養を開始した日にさかのぼって発生する（4条4項）.

plus α

救済の対象となる指定疾病

①中皮腫
②肺癌
③著しい呼吸機能障害を伴う石綿肺
④著しい呼吸機能障害を伴うびまん性胸膜肥厚

➡ 健康保険法については，p.237参照.

コラム　　石綿にさらされる建築業務に従事した労働者等の健康被害の救済

2021（令和3）年5月17日の建設アスベスト訴訟において，最高裁は，国による労働安全衛生法に基づく規制が不十分であったことにつき，国家賠償法の適用上の違法性があったと判断した. この判決を重く受け止めた国は，建設アスベスト訴訟の原告団と「基本合意書」を締結した. これを契機として，被害者および遺族に対して迅速な賠償を促進するために，同年6月9日に，特定石綿被害建設業務労働者に対する給付金等の支給に関する法律（令和3年6月16日法律74号）が成立した.

この法律は，「労働者の安全及び健康の確保という同法の目的等に照らして著しく合理性を欠くものであるとして，国の責任が認められたことに鑑み，これらの判決において国の責任が認められた者と同様の苦痛を受けている者について，その損害の迅速な賠償を図るため」，その支給につき定めている（1条）. 石綿にさらされる建設業務（特定石綿ばく露建設業務）（2条）に従事することで，石綿関連疾病に罹患した労働者または一人親方（特定石綿被害建設業務労働者等）また

はその遺族が支給の対象となる（3条）. 認定は，特定石綿被害建設業務労働者等認定審査会の審査結果に基づいて，厚生労働大臣が行う（7条）.

なお，2021（令和3）年4月から，解体等工事に伴う石綿の飛散防止を強化する目的で改正された大気汚染防止法の一部を改正する法律（令和2年6月5日法律39号）も施行された.

2022（令和4）年6月，石綿による健康被害の救済に関する法律の一部を改正する法律（令和4年6月17日法律72号）が公布（同日施行）された. 主な改正点は次の2点である. まず，特別遺族給付金の請求期限が10年延長（令和14年3月27日）された（2条2項，22条2項，59条5項）. 次に，経過措置として，労働者災害補償保険法の遺族補償給付を受ける権利が時効によって消滅した場合，特別遺族給付金の支給請求の対象範囲が拡大（令和8年3月26日までに亡くなった遺族にまで拡大）された（附則2条）. なお，政府は同法につき施行後5年以内に必要な見直しを行うものとされている（附則3条）.

---

11 カネミ油症患者に関する施策の総合的な推進に関する法律（平成24年9月5日法律82号）

1968（昭和43）年，有機塩素剤が混入した食用油を摂取して「油症（ゆしょう）」と診断された患者が西日本一帯を中心に相次いで現れ，食用油を生産したカネミ倉庫社の名称からこの疾患を**カネミ油症**と呼び，一連の食中毒事件をカネミ油症事件と呼んだ. 患者の中には，「黒い赤ちゃん」*と呼ばれる胎児性油症の乳児を産んだ者もいた. カネミ油症の原因は特に，PCB（ポリ塩化ビフェニル）

用語解説 *

「黒い赤ちゃん」

汚染された油を摂取した妊婦から皮膚の黒ずんだ乳児が生まれた. その後も，色素沈着や手足のしびれなどの障害をもつ乳児が多く生まれた. こうした乳児をマスメディアが「黒い赤ちゃん」としてセンセーショナルに取り上げたために，社会に大きな衝撃が走った.

とされたが，1969（昭和44）年に開始された訴訟で診断基準が拡大し，PCDF（ポリ塩化ジベンゾフラン）なども原因物質として加えられることになった．

カネミ油症患者に関する施策の総合的な推進に関する法律は，2012（平成24）年に制定された．1条では「食品を介してポリ塩化ビフェニル等を摂取したこと等を原因とする特殊な健康被害その他のカネミ油症患者が置かれている事情に鑑み，カネミ油症患者に関する施策に関し，基本理念を定め，国，関係地方公共団体，原因事業者及び国民の責務を明らかにし，並びに基本指針の策定について定めるとともに，カネミ油症患者に関する施策の基本となる事項を定めることにより，カネミ油症患者に関する施策を総合的に推進することを目的とする」ことが明記された．

基本理念として，①患者が適切な医療を受けられるとともに，生活の質の維持向上が図られるようにすること，②研究の推進によって油症の診断，治療等にかかる技術の向上を図るとともに，その成果を普及・活用・発展させること，③油症患者等の人権の尊重，および患者等が差別されることのないように配慮することが明記された（3条）．さらに，国と地方公共団体の責務，原因事業者の責務が規定された．国の基本施策として，医療費の支払等の支援（9条），健康状態の把握（10条），医療提供体制の確保（13条）が規定されている．

12 特定B型肝炎感染者給付金支給法
（平成23年12月16日法律126号）

集団予防接種による注射器の使い回しが原因で，**B型肝炎**に感染する被害が発生し，これに対して1989（平成元）年に，被害者であるB型肝炎患者5人が札幌地方裁判所に提訴した．これが，いわゆるB型肝炎訴訟である．この訴訟については，2006（平成18）年，最高裁判所において国の責任とすることが認められた．しかし，この判決後，国が原告以外のB型肝炎感染者に対する救済策を講じなかったことから，2008（平成20）年以降，全国で同様の訴えが起こされることになった．その過程で和解協議が進められ，2011（平成23）年に国と原告団・弁護団の間で基本合意書が締結され，被害者の救済を図るために，特定B型肝炎ウイルス感染者給付金等の支給に関する特別措置法（略称：特定B型肝炎感染者給付金支給法．以下，給付金支給法）が制定された．

この法律では，「集団予防接種等の際の注射器の連続使用により，多数の者にB型肝炎ウイルスの感染被害が生じ，かつ，その感染被害が未曽有のものであることに鑑み，特定B型肝炎ウイルス感染者及びその相続人に対し，特定B型肝炎ウイルス感染者給付金等を支給するための措置を講ずることにより，この感染被害の迅速かつ全体的な解決を図ることを目的とする」ことが明記された（1条）．「特定B型肝炎ウイルス感染者」とは，7歳までの間に集団

plus α
カネミ油症患者に関する施策

カネミ油症患者に関する施策の推進に関する基本的な指針（平成24年1月30日厚生労働省・農林水産省告示第2号）では，カネミ油症患者の健康状態の把握，カネミ油症の診断基準の見直しならびに調査および研究，国・カネミ倉庫株式会社・カネミ油症患者による定期的な協議等に関する事項が定められている．なお，カネミ油症患者に毎年給付されている健康調査支援金等については，ほかの薬害等の患者に比べると格段に低いことが問題として挙げられる．

予防接種等で注射器の連続使用によってB型肝炎ウイルスに感染した者であっ
て，持続感染状態の者，その者の胎内，または産道においてB型肝炎ウイル
スに感染した母子感染者，その他持続感染状態の母子感染者に類する者と定義
されている（2条2項）．

　これらの感染者に対して，その区分に応じて50万～3,600万円までの給付
が行われる（6条）．給付の対象となる集団予防接種の期間は1948（昭和23）
年7月1日から1986（昭和61）年1月27日までに限られる．

　特に，訴訟の提起・和解後に，特定B型肝炎ウイルス感染者（死亡してい
る場合には相続人）の請求によって，区分に応じた給付金が支給される（3条
1項）．2021（令和3）年6月18日に給付金支給法が一部改正され，給付金
の請求期間が2027年3月31日まで延長されている．

▮ 引用・参考文献

1) 池田典昭ほか. 医療事故と医療人権侵害. 丸善出版, 2012, 290p,（シリーズ生命倫理学, 18）.
2) カルテがないC型肝炎東京弁護団編著. カルテがないC型肝炎患者の闘い：薬害C型肝炎訴訟の記録. 緑風出版,
2022.
3) カネミ油症被害者支援センター編著. カネミ油症過去・現在・未来. 緑風出版, 2006.

2 特別な配慮を必要とする人に関する法律

1 生活保護法 （昭和25年5月4日法律144号）

1 背景

　生活保護制度とは，自分の資産やその他の法律に基づく給付等の制度を利用
してもなお生活に困窮する人が，健康で文化的な最低限度の生活（憲法25条,
生活保護法3条）を維持できるように保障するための制度であり，社会保障にお
けるセーフティネットとして重要な役割を担う．生活保護法は**健康で文化的な
最低限度の生活の保障**のほか，**自立の助長**を目的として挙げている（1条）．現
在の生活保護法の土台となる旧生活保護法は，戦後GHQが示した指示に基
づき，困窮の要因を問わない**無差別平等の保護**を定めた．ひとり親家庭となる
ことや失業，事故などによる経済的困窮などは，個人の自助努力のみで回避で
きない場合が多い．もろもろの手当や給付を得てもなお不足する生活上の負担
を，自己責任としてすべて個人に負わせることは妥当ではない．憲法25条*
はすべての国民に対して生存権を保障しており，すべての国民は同条を根拠と
して，生活保護法上の保護を請求する権利（**保護請求権**）をもっている．

> **用語解説** *
> **憲法25条**
>
> 憲法25条は，生存権および国民生活の社会的進歩向上に努める国の義務を定めている．すべての国民が「健康で文化的な最低限度の生活を営む権利」をもっているとされ（同条1項），国がすべての生活部面について，社会福祉，社会保障，公衆衛生の向上と増進に努めなければならないとしている（同条2項）．

生活保護の「水際作戦」

　暴力団員による生活保護の不正受給が問題となったことから，保護を「適正化」するために1981年，厚生省（当時）は，保護の申請者をより厳しく審査する旨の通知を発出した．

　以降，福祉事務所で不正受給に対する警戒心が高まり，いわゆる「相談」の段階でとどめ置いて保護申請に至らせないなど，生活保護の受給を「水際」で阻止する対応が一部の自治体でとられた．中には本来ならば必要であった保護が行われなかった事例も含まれており，問題となった．

外国人による受給

　生活保護法は「すべての国民」に対する最低限度の生活の保障と自立の助長を目的としており（1条），生活保護の受給の対象は，文言上日本国民に限られている．では日本に在留する外国人に生活保護は適用されないのだろうか．現状では1954（昭和29）年の通知によって，当分の間，生活に困窮する外国人に対して，国民に対する保護の取り扱いを「準用する」とされている．その後，1990（平成2）年に厚生省（当時）は，通知に基づく準用の対象を永住者や定住者等に限る方針を示した．つまり，生活保護法そのものではなく，あくまで行政の運営上の措置として受給対象を外国人へ拡大しているといえる．外国人の取り扱いが行政の措置に委ねられるほか，非定住外国人が緊急に医療を要する場合に医療扶助が実施されない等の問題がある．

最低賃金と受給額の整合性

　生活保護制度は，申請者の住む地域の物価や地価などを考慮に入れるため，各地域を1～3級に分けて基準となる金額に差を設けている．この影響で，一部の地域で，最低賃金法が保障する最低額の収入より，生活保護で得られる収入が上回る現象が生じた．就労意欲の低下を招くといわれ，2007（平成19）年に最低賃金法が改正されて，最低賃金と生活保護の整合性に配慮がなされることとなった．

2　保護の原則と種類

　生活保護は，個人の資産や能力，その他の制度などのあらゆるものを活用してもなお最低限度の生活を維持できない場合に，補足的に支給される（**補足性の原則**，4条）．ここでいう「最低限度の生活」は厚生労働大臣が定める保護基準に基づいて判断され，要保護者それぞれの事情を考慮した最低限度の生活の需要を満たすのに十分かつ，これを超えない程度において行われる（基準及び程度の原則，8条）．受給に当たっては，生活維持や自立助長に役立つ資産まですべて処分しなければならないわけではない．保護は緊急の場合以外は，原則として申請に基づいて開始される（**申請保護の原則**，7条）．生活保護の要否判定や保護費の算定に当たっては原則として世帯を単位に判断がなされ（**世帯単位の原則**，10条），保護の種類や程度，方法は，要保護者の実際の必要性を考慮して，有効かつ適切に行われる（**必要即応の原則**，9条）．具体的な保護には，**生活扶助，教育扶助，住宅扶助，医療扶助，介護扶助，出産扶助，生業扶助，葬祭扶助**の8種類の扶助と，進学準備給付金，就労自立給付金の二つの給付金がある．

3　生活保護の窓口

　生活保護の相談や申請の窓口は，都道府県，市，特別区に設置される**福祉事務所**である．保護の申請を行ったのち，申請者の資産状況などの調査がなされ，保護の要否が決定される．申請以前に福祉事務所で行われる面接・相談は

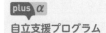

plus α

自立支援プログラム

生活保護では，経済的な自立だけでなく，日常生活や社会参加の上での自立を目指すための自立支援プログラムも実施されている．

法的な根拠をもつものではないが，相談者の状況を把握し，適正に保護を行う意味で実務上重要視されている．また**民生委員**は，生活保護に関する事務の執行に協力し（22条），生活保護受給者の生活状況を見守る．地域住民から相談を受けた際は**地域包括支援センター**につなげるなど，必要な援助を受けられるよう支援もする．

2 母体保護法 （昭和23年7月13日法律156号）

1 制定の背景

　母体保護法は，1996（平成8）年に優生保護法（昭和23年7月13日法律156号）から改正され，法令名も変更された法律である．この改正は，1994年にカイロで開催された国連の国際人口開発会議等の影響を受けている．この会議において採択された行動計画で，**リプロダクティブ・ヘルス／ライツ**（性と生殖に関する健康／権利）が提唱され，NGOフォーラムで，障害をもつ日本人女性（安積遊歩）が，子宮摘出の実施といった優生保護法の問題点を訴えた．日本の国会では大きな議論はなかったが，附帯決議として「女性の健康等に関わる施策に総合的な検討を加え，適切な措置を講ずること」が政府に課された．

　優生保護法では，らい病（ハンセン病）も優生手術および人工妊娠中絶の対象とされていたが，母体保護法への改正と同じ1996年には，らい予防法（昭和28年法律214号）も廃止された．

2 目的および内容

　母体保護法の目的は，「不妊手術及び人工妊娠中絶に関する事項を定めること等により，母性の生命健康を保護すること」であり（1条），不妊手術，人工妊娠中絶，**受胎調節実地指導**，医師の届出義務および医療関係者の守秘義務等が規定されている．法律の名称変更とともに「優生手術」という文言が「不妊手術」に改められ，優生思想につながる規定が削除された．

| 1 | 不妊手術

　母体保護法において，**不妊手術**は「生殖腺を除去することなしに，生殖を不能にする手術で内閣府令をもつて定めるもの」（2条1項）と定義される（「厚生労働省令」と規定されていたが，こども家庭庁設置法［令和4年法律75号］により改正された．2023［令和5］年4月1日施行）．術式は，所定の9種類である．法改正の前後のいずれにおいても，子宮摘出は不妊手術の術式に含まれていない．

　不妊手術は「妊娠又は分娩が，母体の生命に危険を及ぼすおそれのある」場合または「現に数人の子を有し，かつ，分娩ごとに，母体の健康度を著しく低下するおそれのある」場合に，本人および事実婚を含む配偶者の同意を得て，医師が行う．対象者から未成年者は除かれる（3条1項，2項）．

　誰であろうと，母体保護法の規定以外に正当な理由なく「生殖を不能にすることを目的として手術又はレントゲン照射を行つてはならない」（28条），これ

plus α
国民優生法と優生保護法

国民優生法（1940年法律107号）は，ナチス・ドイツの「遺伝病子孫予防法」（1933年）をモデルとした断種法（精管や卵管の切除等により生殖能力を失わせることを定めた法律）であり，「國民（こくみん）素質ノ向上」を目的として（1条），優生手術を規定した（2条）．人口増強政策の下で，中絶は合法化されていなかった．優生保護法では「優生上の見地から不良な子孫の出生を防止するとともに，母性の生命健康を保護すること」が目的とされ（1条），中絶に関する規定が追加された．

plus α
不妊手術の術式

母体保護法施行規則（昭和27年）で規定されている不妊手術の術式は，精管切除結紮（けっさつ）法，精管離断変位法，卵管圧挫（あつざ）結紮法，卵管角けい状切除法，卵管切断法，卵管切除法，卵管焼灼法，卵管変位法および卵管閉塞法の9種類である（1条1号〜9号）．優生保護法施行規則（昭和24年）では，精管切除結紮法，精管離断変位法，卵管圧挫結紮法および卵管間質部模状（けつじょう）切除法の4種類が規定されていた（1条1号〜4号）．

に違反した者は，1年以下の懲役または50万円以下の罰金（致死の場合には3年以下の懲役）に処せられる（34条）.

|2| 人工妊娠中絶

　日本では，刑法で**堕胎罪**が規定され，胎児の生命と母親の身体が保護されている．堕胎とは，胎児を母体内で殺害するか，自然の分娩期に先立って胎児を人為的に母体外に排出する行為をいい，自己堕胎（刑法212条），同意堕胎および同致死傷（刑法213条），業務上堕胎および同致死傷（刑法214条），不同意堕胎（刑法215条）または不同意堕胎致死傷（刑法216条）の罪がある．

　もっとも，母体保護法の要件を満たす場合は，**人工妊娠中絶**が認められており，処罰の対象とはならない．堕胎罪は空文化，つまり何の効力もなくなってしまっているとも言われるが，業務上堕胎または不同意堕胎等で処罰された事例はある（最高裁判所昭和63年1月19日決定最高裁判所刑事判例集42巻1号1項）．

　人工妊娠中絶は，「胎児が，母体外において，生命を保続することのできない時期に，人工的に，胎児及びその附属物を母体外に排出すること」（2条2項）と定義されている．「生命を保続することのできない時期」は，1990（平成2）年の厚生事務次官通知により，妊娠22週未満とされている．

　医師会の指定する医師（指定医師）は，次のいずれかに該当する者に対し，本人と配偶者の同意を得て，人工妊娠中絶を行うことができる（14条1項）．

指定医師

優生保護法制定時には，人工妊娠中絶に関して，地区優生保護委員会による審査が規定されていた（優生保護法13条，14条）．1952年の法改正により「都道府県の区域を単位として設立された社団法人たる医師会の指定する医師」（指定医師）の判断により中絶を行えるようになった．指定医師の基準モデルは日本医師会が決定し，基準は各都道府県医師会が設定する．

人工妊娠中絶の件数

人工妊娠中絶件数は年々減少しており，2022年度の総数は12万2,725件である[2]．

一つは「妊娠の継続又は分娩が身体的又は**経済的理由**により母体の健康を著しく害するおそれのあるもの」であり（14条1項1号），もう一つは「暴行若しくは脅迫によつて又は抵抗若しくは拒絶することができない間に姦淫されて妊娠したもの」（14条1項2号）である.

　このように，一定の事由がある場合に限り条件付きで人工妊娠中絶を合法化するものを適応規制型といい，妊娠後一定期間に限って中絶を認めるものを期間規制型（または期限規制型）という．日本の規制方法は，適応規制型と期間規制型の折衷といえる.

課　題

　胎児が特に診断の時点で治療不可能とされた重篤な疾患に罹患している可能性が高い場合に，妊婦が妊娠中絶を行える旨を規定したものを胎児条項という．日本では，この胎児条項は存在しない．しかし，「経済的理由」を拡大解釈することにより，胎児の疾患，障害や異常を理由とする選択的人工妊娠中絶が行われている.

　「経済的理由」は，戦後の人口抑制政策および産児制限運動を背景として，70年以上前の1949（昭和24）年に優生保護法（当時）を改正した際に設けられたものである．胎児条項の導入には，障害者差別につながるとして根強い反対がある．これらのことを考慮しつつ，法規制のありかたを検討しなければならない.

母体血を用いた出生前遺伝学的検査（NIPT）

　出生前検査は，胎児の疾患について確定診断を得られる検査（羊水検査等）と，罹患している可能性（確率）を評価する検査（母体血清マーカー検査等）に分けられる．後者に属する母体血胎児染色体検査（無侵襲的出生前遺伝学的検査，non-invasive prenatal genetic testing：NIPT）は，2013年4月から臨床研究として実施され，2018年3月には日本産科婦人科学会（以下，日産婦）が一般診療化を決定した.

　2019年6月22日，日産婦はNIPTの新指針案（実施施設の拡大等）を承認・報告したが，前日21日付の厚生労働省子ども家庭局母子保健課通知により，その運用は保留とされた．日産婦は日本小児科学会および日本人類遺伝学会等の意見を踏まえて指針の改訂を行い，2020年6月20日にこれを総会で承認した．こ

の改訂指針も，厚生労働省の検討を待つとして未施行となっていた.

　2019年10月21日から2020年7月22日までの間に，NIPTの調査等に関するワーキンググループが厚生労働省により開催された（計4回）．その後，2020年10月28日から2021年3月31日までの間に，NIPT等の出生前検査に関する専門委員会が開催され（計6回），報告書がとりまとめられた．日本医学会に「出生前検査認証制度等運営委員会」が設置され，「NIPT等の出生前検査に関する情報提供及び施設（医療機関・検査分析機関）認証の指針」（2022年2月18日公表）の運用開始に伴い，日産婦のNIPT指針は廃止された.

避妊または人工妊娠中絶に関するその他の処置と方針

減数手術（減胎手術）

減数（減胎）手術とは，多胎妊娠の場合に一部の胎児を死なせるものである．心臓に塩化カリウムを注射された胎児は，母体に吸収される．多胎妊娠の原因として，排卵誘発剤を多用することや，多くの胚を子宮に移植すること等がある．4胎以上の妊娠は母子の生命リスクを高め，減数手術は原則として行われるべきではないことから，日本産科婦人科学会は「生殖補助医療における多胎妊娠防止に関する見解」（2008年4月12日改定）において，移植する胚は原則として単一とすること等を示した．

緊急避妊薬

緊急避妊薬（モーニング・アフターピル）は，性交後72時間以内の服用により受精卵（胚）の着床を妨げる．日本では2011年にレボノルゲストレル（ノルレボ®錠）が承認されたが，医療用医薬品として医師の処方箋を要する．

2016年以降，厚生労働省の「医療用から要指導・一般用への転用に関する評価検討会議」は，OTC医薬品（➡p.182 表4.1-1参照）への転用（スイッチ）を検討したが，2017年に結果として認めないこととなった．「オンライン診療の適切な実施に関する指針」（2018年3月，2019年7月一部改訂）により，一定の要件の下で初診からのオンライン診療が認められている．「第5次男女共同参画基本計画」（2020年12月25日閣議決定）では，「処方箋なしに緊急避妊薬を適切に利用できるよう」検討することが盛り込まれた．2021年6月7日，同検討会議は，緊急避妊薬を薬局で販売することについて検討を再開し，同年10月4日から本格的な議論が始まった．厚生労働省から事業の委託を受けた日本薬剤師会が，医師の処方箋なしでの試験的な薬局販売を2023年11月28日に開始した（緊急避妊薬販売に係る環境整備のためのモデル的調査研究）．

経口妊娠中絶薬

経口妊娠中絶薬（ミフェプリストン）は，最終月経の初日から49日以内の服用により，着床した胚に作用して妊娠を終了させる．日本では承認されておらず，譲渡・販売等は禁止されている．出血等の副作用や健康被害が懸念されるため，2004年10月，厚生労働省は個人輸入を規制した．2013年3月には，国民生活センターが注意喚起を行った．

2021年12月22日，イギリスの製薬会社ラインファーマが，開発した経口妊娠中絶薬（ミフェプリストンおよびミソプロストール）の日本国内における使用を認めるよう，厚生労働省に承認申請した（2種類の薬を順番に服用する）．2023年4月28日，厚生労働省は，この製品の製造販売を承認した．

コラム　　望まない出産・生命・妊娠に関する訴訟

子の妊娠・出生について，次のような損害賠償請求訴訟がある．

医師等が過失を犯さなければ，先天的障害（先天〔性〕異常）をもつ子の出生（出産）を回避できたとして，親が提起するものをwrongful birth（望まない出生〔出産〕）訴訟という．日本におけるwrongful birth訴訟に相当するものとして，先天性風疹症候群，ダウン症候群，ペリツェウス・メルツバッヘル病（PM病）に関する事例がある[3]．

Wrongful birth訴訟に対し，医師等が過失を犯さなければ，先天的障害をもつ自分の生命（出生）は回避することができたとして，子の名により提起されるものを狭義のwrongful life（望まない生命）訴訟という．wrongful life訴訟は，広義には，他人の過失により不遇な状況に生まれた子の名で提訴されたものを含む．

不妊手術または避妊処置等において医師等が過失を犯さなければ，子の懐胎／妊娠は回避することができたとして，親が提起するものをwrongful conception/pregnancy（望まない懐胎／妊娠）訴訟という．

Wrongful birth訴訟とwrongful conception/pregnancy訴訟の要素を併せもつものとして，PM病事件*が挙げられる．

＊　PM病事件：遺伝性の難病であるPM病に罹患した子が生まれる可能性について，医師に両親への説明義務違反があったとし，医師の勤務する社会福祉法人に，出生した難病の子の介護費用等の損害賠償を命じたもの．

| 3 | 受胎調節実地指導

受胎調節の実地指導は「厚生（労働）大臣が指定する避妊用の器具を使用する」ものとして，優生保護法の1952（昭和27）年改正で規定され，母体保護法に継承された（いずれも15条，2022年の法改正により2023年4月1日の施行からは，「内閣総理大臣」の指定になっている）．実地指導は，医師のほか「都道府県知事の指定を受けた者でなければ業として行つてはならない」とされており，子宮腔内への避妊用器具の挿入は，医師でなければ業として行うことができない（15条1項）．違反者は，50万円以下の罰金に処せられる（29条）．「都道府県知事の指定を受けることができる者」は，助産師，保健師，看護師であり，内閣総理大臣（「厚生労働大臣」から改正）の定める基準に従って都道府県知事の認定する講習を終了し，都道府県知事に申請した者である（15条2項，施行規則9条）．

この者は受胎調節実地指導員と呼ばれていたが，2009（平成21）年，日本看護協会が呼称を**リプロヘルス・サポーター**に変更した．

| 4 | 医師の届出義務

不妊手術または人工妊娠中絶を行った医師または指定医師は，手術の結果を月ごとに都道府県知事に届け出なければならない（25条）．届出をしない者，または虚偽の届出をした者は，10万円以下の罰金に処せられる（32条）．

| 5 | 医療関係者の守秘義務

不妊手術または人工妊娠中絶に携わった者は，退職後も，職務上知り得た人の秘密を漏らしてはならない（27条）．正当な理由なく人の秘密を漏えいした者は，6カ月以下の懲役または30万円以下の罰金に処せられる（33条）．

■ 引用・参考文献

1) 日本弁護士連合会．旧優生保護法下において実施された優生思想に基づく優生手術及び人工妊娠中絶に対する補償等の適切な措置を求める意見書．https://www.nichibenren.or.jp/document/opinion/year/2017/170216_7.html．（参照2023-11-27）．
2) 厚生労働省．令和4年度衛生行政報告例，結果の概要5母体保護関係．https://www.mhlw.go.jp/toukei/saikin/hw/eisei_houkoku/22/dl/kekka5.pdf．（参照2023-12-03）．
3) 先天性風疹症候群：東京地方裁判所判決昭和54年9月18日判例時報945号65頁，東京地方裁判所判決昭和58年7月22日判例時報1100号89頁，東京地方裁判所判決平成4年7月8日判例時報1468号116頁および前橋地方裁判所判決平成4年12月15日判例時報1474号134頁．ダウン症候群：京都地方裁判所判決平成9年1月24日判例時報1628号71頁および函館地方裁判所判決平成26年6月5日判例時報2227号104頁．ペリツェウス・メルツバッヘル病：東京高等裁判所判決平成17年1月27日判例時報1953号132頁および最高裁判所決定平成17年10月20日判例集未登載．
4) 手嶋豊．医事法入門．第6版．有斐閣，2022，p.158-165，p.170-171．
5) 優生手術に対する謝罪を求める会編．優生保護法が犯した罪：子どもをもつことを奪われた人々の証言．増補新装版．現代書館，2018，328p．
6) 葛生栄二郎ほか．新・いのちの法と倫理．法律文化社，2009，p.99-133．
7) 丸山英二編．出生前診断の法律問題．尚学社，2008，214p．
8) 齋藤有紀子編著．母体保護法とわたしたち：中絶・多胎減数・不妊手術をめぐる制度と社会．明石書店，2002，276p．
9) 丸本百合子，山本勝美．産む/産まないを悩むとき：母体保護法時代のいのち・からだ．岩波書店，1997，63p．
10) 山中美智子ほか編著．出生前診断受ける受けない誰が決めるの？：遺伝相談の歴史に学ぶ．生活書院，2017，248p．
11) 新里宏二．旧優生保護法による強制不妊手術被害と「一時金支給等に関する法律」の成立．法学セミナー．2019，64(8)，p.18-24．
12) 齋藤有紀子．医事法トピックス 優生保護法下での強制不妊手術問題：日本．年報医事法学．2019，no.34，p.247-255．
13) NIPTのよりよいあり方を考える有志（呼びかけ人：齋藤有紀子，柘植あづみ）．NIPTのよりよいあり方に関する提言．2020年6月17日．
14) 日本産科婦人科学会．「NIPT等の出生前検査に関する情報提供及び施設（医療機関・検査分析機関）認証の指針」の公表について．2022．https://www.jsog.or.jp/modules/committee/index.php?content_id=216，（参照2023-11-27）．
15) 日本産科婦人科学会．「NIPT等の出生前検査に関する情報提供及び施設（医療機関・検査分析機関）認証の指針」（日本医学会出生前検査認証制度等運営委員会）に基づくNIPTの運用開始に伴う日本産科婦人科学会「母体血を用いた出生前遺伝学的検査（NIPT）に関する指針」の廃止に

ついて. 2022. https://www.jsog.or.jp/modules/committee/index.php?content_id=264, （参照 2023-11-27）.
16) 厚生労働省. NIPT 等の出生前検査に関する専門委員会. https://www.mhlw.go.jp/stf/shingi/other-kodomo_145015_00008.html, （参照 2023-11-27）.
17) 日本医学会. 出生前検査認証制度等運営委員会について. https://jams.med.or.jp/news/061.html, （参照 2023-11-27）.

3 母子保健法 （昭和40年8月18日法律141号）

1 目的

➡ p.330 成育基本法も併せて学習してほしい.

　母子保健法は，母性および乳幼児の健康の保持・増進を図るために制定され，保健指導，健康診査，医療その他の措置を講じることを目的としている（1条）. 国や地方公共団体は，「当該施策が乳児及び幼児に対する虐待の予防及び早期発見」に役立つよう留意し，その施策によってこの法律の目的が達成されるよう配慮しなければならない（5条2項）.

2 母子保健の向上

1 保健指導と健康診査

　都道府県や市町村は，母子保健の向上に関する措置として，母子保健に関する知識の普及に努めなければならない（9条）. また，市町村は，妊産婦*や乳児・幼児*の保護者*に対して，妊娠，出産，育児に関する**保健指導**を行い，医師や助産師，保健師について保健指導を受けることを勧奨しなければならない（10条）. まず，新生児（出生後 28 日を経過しない乳児）の段階で，市町村長は，育児上必要があると認めるときは，医師，保健師，助産師等に新生児の保護者を訪問させ，必要な指導を行わせる（11条1項）. 児が新生児でなくなった後も継続できる（11条2項）. これを**新生児訪問指導**という. なお，乳児家庭全戸訪問事業は，子育て支援および必要なサービス提供へつなげる児童福祉法に基づく事業である. その後も，市町村は厚生労働省令の定めにより，満1歳6カ月を超え満2歳に達しない幼児，満3歳を超え満4歳に達しない幼児に対して，**健康診査**（以下，健診）を行わなければならない. これらはそれぞれ，1歳6カ月児健診，3歳児健診と呼ばれる（12条）. このほか市町村は，妊産婦，乳児，幼児に対して，必要に応じて健診を行うか，健診の受診を勧奨しなければならない（13条）. 検診の結果，妊産婦に保健指導が必要な場合には，市町村長は，医師，助産師，保健師等にその妊産婦を訪問させて必要な指導を行わせる（**妊産婦の訪問指導**）. なお，妊娠または出産に支障を及ぼすおそれがある疾病にかかっている疑いを発見した場合には，訪問指導を行った者を通じて，その妊産婦に対して，医師または歯科医師の診療を受けることを勧奨するなど必要な措置を講じるように努めなければならない（17条）.

2 届出

　妊娠した者は速やかに，市町村長に**妊娠の届出**（**表5.2-1**）をするようにし（15条），市町村は妊娠の届出をした者に対して，**母子健康手帳**を交付しなければならない（16条1項）. 妊産婦が保健指導や健診を受けたときは，母子健康手帳に必要な事項の記載を受ける（16条2項）.

用語解説*
妊産婦 妊娠中または出産後1年以内の女子（6条1項）. **乳児，幼児** 乳児とは，1歳に満たない者をいう. 幼児とは，満1歳から小学校就学の始期に達するまでの者をいう（6条2項・3項）. **保護者** 親権を行う者，未成年後見人その他の者で，乳児または幼児を現に監護する者（6条4項）.

3 未熟児への対応

市町村長は**未熟児***について，養育上必要があると認めるときは，医師，保健師，助産師等に未熟児の保護者を訪問させ，必要な指導を行わせる（19条）．さらに市町村は，養育のため病院，診療所への入院が必要な未熟児に対し，養育に必要な医療（以下，養育医療）の給付を行い，それが困難な場合には，養育医療に要する費用を支給できる（20条）．なお，体重が2,500g未満の**低体重児**が出生したとき，保護者は速やかに，そのときに乳児がいる市町村に届け出なければならない（18条）．

4 母子健康包括支援センター

2016（平成28）年の法改正により，市町村は必要に応じて**母子健康包括支援センター（子育て世代包括支援センター）**を設置するように努めなければならない（22条1項）とされた．この機関の業務は，2022（令和4）年の法改正により2024（令和6）年4月1日から**こども家庭センター**が担うこととなった．この機関は，母性および乳幼児の健康の保持・増進に関する包括的支援を，妊娠期から子育て期にわたって切れ目なく行うために，保健師等を配置して，母子保健サービスと子育て支援サービスを一体的に提供できるよう，きめ細かな相談支援等を行う機関として位置付けられている．

5 産後ケア事業の実施

近年，核家族化や晩婚化，若年妊娠等によって，産前産後の身体的・精神的に不安定な時期に家族等の身近な人の助けが十分に得られず，不安や孤立感の中で育児を行う母親が少なからず存在している．産前産後の母親の育児不安やうつ状態が子どもの虐待の誘因になりうることから，母親の孤立を防ぎ，生活している地域でさまざまな支援を行うことの重要性が認識されるようになった．

そこで，2019（令和元）年の法改正により，家族等から十分な育児等の支援が得られず，心身の不調や育児不安等を抱える出産後1年以内の母親とその子（以下「対象母子」と呼ぶ）を対象に，助産師等の看護職が中心となり，

用語解説*
未熟児

身体の発育が未熟なまま出生した乳児で，正常児が出生時に有する諸機能を得るに至るまでのもの（6条6項）．

plus α
養育医療の給付範囲

①診察，②薬剤または治療材料の支給，③医学的処置，手術およびその他の治療，④病院または診療所への入院およびその療養に伴う世話その他の看護，⑤移送（20条3項）

plus α
母子健康包括支援センターの役割

①母性，乳幼児の健康の保持・増進に関する支援に必要な実情の把握
②母子保健に関する各種の相談対応
③母性，乳幼児に対する保健指導
④母性，児童の保健医療，または福祉に関する機関との連絡調整その他母性，乳幼児の健康の保持・増進に関する支援
⑤場合によっては①～④に加えて，健診，助産その他の母子保健に関する事業を行うことにより，母性，乳幼児の健康の保持・増進に関する包括的な支援を行う．

➡ こども家庭センターについては，p.304 児童福祉法を参照．

表5.2-1　**妊娠出産などに関する届出**

届出	妊娠の届出	出生の届出（出生届）	低体重児の届出	死産の届出
根拠法	母子保健法（15条）	戸籍法（25，49，51，52条）	母子保健法（18条）	死産の届出に関する規程（4，7条）
届出義務者（届出人）	妊娠した者	父または母	低体重児（出生体重2,500g未満）の保護者	原則父，やむを得ない場合は母
添付書類		出生証明書		死産証書または死胎検案書
期間	速やかに	出生後14日以内（国外で出生したときは3カ月以内）	速やかに	死産後7日以内
届出先	市町村長	出生児の本籍地または届出人の所在地もしくは出生地の市町村長	乳児の現在地の市町村	届出人の所在地または死産があった場所の市町村長

注　妊娠出産に関するサービスを受けるためには，法律に基づいた正しい届出が必要である．

（和泉澤千恵）

母親の身体的回復や心理的な安定を促進するとともに，母子の愛着形成を促し，母子とその家族が健やかに生活できるよう支援する**産後ケア事業**を行う努力義務が市町村にあると規定された（17条の2）.

　産後ケア事業には，①病院，診療所，助産所等の産後ケアセンターに短期間入所させて対象母子に対して産後ケアを行う「短期入所事業」，②産後ケアセンター等に対象母子を通わせて産後ケアを行う「通所事業」，③対象母子の居宅を訪問して産後ケアを行う「訪問事業」がある.

　成育基本法を踏まえつつ，産後ケア事業と母子健康包括支援センター（子育て世代包括支援センター）を中心とする関係機関の連携により，妊娠期から子育て期に至るまでの切れ目ない支援体制の構築を図ることが市町村に求められている.

多胎児家庭などへの支援

　日常生活や外出に困難を伴う多胎児家庭の場合，妊娠届出時や新生児訪問などを通じ，子育て世代包括支援センターの職員等が自宅に訪問する際，産後ケア事業の説明と併せて本事業の申請を受け付けるなど，その状況に配慮した柔軟な対応をすることが可能である. また，早産児や低出生体重児の場合は，発育・発達の遅延等のリスクが大きく，母親がさまざまな不安や育児上の困難を抱えやすい傾向にあるため，出産予定日を基準に修正月齢を参考にした産後ケアの利用を認めるように柔軟な対応が求められる.

■ **引用・参考文献**

1) 雇用均等児童家庭局. 児童福祉法等の一部を改正する法律（平成28年法律第63号）の円滑な施行に向けて. https:// www.mhlw.go.jp/file/06-Seisakujouhou-11900000-Koyoukintoujidoukateikyoku/0000174770.pdf, （参照2023-11-27）.

4 精神保健福祉法 （昭和25年5月1日法律123号）

1 目的

　精神障害をもつ者は，その障害や疾患の特質から自ら医療や福祉にアクセスすることが困難なことも少なくないため，本人の同意によらない医療・保護を認める必要がある. 他方，本人の同意によらない医療を認めるためには，人権を侵害しないための措置も必要となる.

　精神保健及び精神障害者福祉に関する法律（略称：精神保健福祉法）は，「精神障害者の福祉の増進」と「国民の精神保健の向上」を目的として掲げ，医療・保健・福祉にまたがる施策の柱として次の3点を規定している（1条）.

①障害者基本法（➡ p.286参照）の基本的な理念にのっとり，精神障害者の権利の擁護を図りながら医療と保護を行うこと

②障害者総合支援法（➡ p.290参照）とともに，精神障害者の社会復帰の促進と，精神障害者の自立と社会経済活動への参加の促進のために必要な援助を行うこと

③精神疾患の発生の予防や，国民の精神的健康の保持・増進に努めること

　この法律が対象とする精神障害者は，「統合失調症，精神作用物質による急性中毒またはその依存症，知的障害，その他の精神疾患を有する者」と定義されている（5条1項）．

2 精神保健福祉センター

　精神保健福祉センターは，精神保健の向上と精神障害者の福祉の増進を図るために都道府県に設置が義務付けられている機関であり，次の①～⑥の業務を行っている（6条）．

①精神保健と精神障害者の福祉に関する知識の普及・調査研究

②複雑または困難な，精神保健と精神障害者の福祉に関する相談・指導（2024年4月または公布3年以内の施行から「援助」となる）

③精神医療審査会の事務

④精神障害者保健福祉手帳（➡ p.280 参照）交付の申請に対する決定および，障害者総合支援法で定めている精神障害者の自立支援医療費の支給認定に関する事務のうち，専門的な知識と技術を必要とするもの

⑤市町村が介護給付費，地域相談支援給付費等を支給する際に，その要否の決定を行うに当たって意見を述べること

⑥市町村に対する技術的事項についての協力などの必要な援助

3 地方精神保健福祉審議会および精神医療審査会

　都道府県は，精神保健および精神障害者の福祉に関する事項を調査・審議するための機関として，**地方精神保健福祉審議会**を置くことができる．また，地方精神保健福祉審議会は，都道府県知事の諮問に答えるほか，精神保健および精神障害者の福祉に関する事項に関して都道府県知事に意見を詳しく述べるこ

とができる（9条）．

精神医療審査会は，都道府県にその設置が義務付けられている（12条）．同審査会の役割は，措置入院および医療保護入院の定期病状報告書の審査と，入院患者と家族からの退院請求，および処遇改善請求についての審査を行うことである．また，同審査会は，精神障害者の医療に関し学識経験を有する者2名以上，精神障害者の保健または福祉に関し学識経験を有する者1名以上，法律に関し学識経験を有する者1名以上の合計5名の委員で構成され，委員の任期は2年とされている（13条，14条）．

4 入院形態

精神保健福祉法は，①任意入院，②措置入院，③緊急措置入院，④医療保護入院，⑤応急入院という入院制度を定めている（表5.2-2）．任意入院は本人の同意に基づく入院形態であり，それ以外は本人の同意に基づかない入院形態である．

|1| 任意入院

原則的な入院形態であり，本人の同意に基づくものである．精神科病院の管理者は，本人の同意に基づいて入院が行われるように努めなければならない（20条）．また，入院に際して，精神科病院の管理者は，本人に対して退院等の請求に関することなどを書面によって告知し，また本人から入院する旨の書面を受けなければならない（21条）．

任意入院患者から退院の申出があったときは，精神科病院の管理者は患者を退院させなければならないが，**精神保健指定医***の診察の結果，医療および保護のため入院の継続が必要と判断した場合，72時間に限り退院を制限することができる．また緊急時などのやむを得ない場合には，精神保健指定医に代えて一定の条件を備えた**特定医師***の診察により，12時間に限り退院を制限することができる（21条）．

|2| 措置入院

措置入院は，精神障害のために自身を傷つけまたは他人に害を及ぼすおそれ（自傷他害のおそれ）がある精神障害者について，都道府県知事の権限により強制的に入院させる入院制度であり，行政処分として行われる．措置入院が必要であるとの判断は，①精神障害者であり，かつ，②医療および保護のために入院させなければ精神障害のために自傷他害のおそれがあるという診察結果が，③都道府県知事が指定する2名以上の精神保健指定医の間で一致している場合に限られる（29条）．措置入院に際して，都道府県知事は本人に対して，入院措置をとること，退院等の請求に関することなどを書面で告知しなければならない．自傷他害のおそれがなくなった場合，都道府県知事は，措置入院中の精神科病院の管理者の意見を聞いた上で，措置入院患者を退院させなければならない（29条の4）．

表5.2-2 精神保健福祉法上の入院形態

	任意入院 (20条)	措置入院 (29条)	緊急措置入院 (29条の2)	医療保護入院 (33条)	応急入院 (33条の7)
対象者	入院を必要とする精神障害者で,入院について本人の同意がある者	入院させなければ自傷他害のおそれのある精神障害者	直ちに入院させなければ自傷他害のおそれが著しい精神障害者	入院を必要とする精神障害者で,自傷他害のおそれはないが,任意入院を行う状態にない者	入院を必要とする精神障害者で,任意入院を行う状態になく,急速を要し,家族等の同意が得られない者
入院の要件等	本人の同意(精神保健指定医の診察は不要)	精神保健指定医2名の診断の結果(精神障害者であること,自傷他害のおそれがあること)が一致した場合に,都道府県知事が措置	精神保健指定医1名の診察の結果,急速な入院の必要性(精神障害者であること,直ちに入院させなければ自傷他害のおそれが著しいこと)がある場合に都道府県知事が措置.入院期間は72時間以内	精神保健指定医(または特定医師)の診察および家族等の同意(特定医師による診察の場合は12時間まで)	精神保健指定医(または特定医師)の診察.入院期間は72時間以内(特定医師による診察の場合は12時間以内)
医療機関	精神科病院	国等の設置した精神科病院または指定病院	国等の設置した精神科病院または指定病院	精神科病院	都道府県知事が指定する精神科病院(応急入院指定病院)
退院等	精神科病院管理者の判断,本人からの退院の申出(72時間の退院制限あり)	都道府県知事の決定(措置解除)	(ほかの入院形態へ移行)	精神科病院管理者の判断,精神医療審査会の審査結果に基づく都道府県知事の決定	(ほかの入院形態へ移行)
精神医療審査会による審査		定期報告,退院請求,処遇改善請求		入院の届出,定期報告,退院請求,処遇改善請求	
費用	公的医療保険,自己負担	公費負担	公費負担	公的医療保険,自己負担	公的医療保険,自己負担

3 | 緊急措置入院

緊急措置入院も措置入院と同様に都道府県知事の権限により強制的に入院させる入院制度である.緊急を要し,通常の措置入院の手続きをとることができない場合に,精神保健指定医1名の診察の結果,①精神障害者であり,かつ,②直ちに入院させなければ精神障害のために自傷他害のおそれが著しいことが認められたときは,72時間を上限としてその者を入院させることができる(29条の2).72時間以内に措置入院等ほかの入院形態へ移行できない場合は,措置の効力がなくなる.

4 | 医療保護入院

医療保護入院は,家族等の同意と精神保健指定医の診察を要件として,本人の同意なしに精神科病院に入院させる制度である.措置入院などの都道府県知事による強制的な入院とは異なり,民法上の契約に基づく入院と考えられている.精神保健指定医による診察の結果,本人が①精神障害者であり,かつ,②医療および保護のため入院の必要があり,③精神障害のために任意入院が行われる状態にない,と判定され,④家族等のうちいずれかの者の同意があることが要件となる(33条).ここでいう「家族等」とは,本人の配偶者,親

権を行う者，扶養義務者および後見人または保佐人である（5条2項）．ただし，虐待等を行った者は除かれる．緊急時などのやむを得ないときには，精神科病院の管理者は，精神保健指定医に代えて特定医師に診察させ，前述した①〜③の要件を満たせば，本人・家族等の同意なしに12時間に限り入院させることができる（34条4項）．医療保護入院に際して，精神科病院の管理者は，本人に対して，医療保護入院の措置をとること，退院等の請求に関することなどを書面で告知しなければならない．

|5| 応急入院

応急入院とは，急速を要し，その家族等の同意を得ることができない場合に，本人の同意なしに，精神保健指定医の診察により，72時間に限り応急入院指定病院に入院させる制度である．精神保健指定医による診察の結果，本人が精神障害者であり，直ちに入院させなければ本人の医療および保護を図る上で著しく支障があり，精神障害のために任意入院が行われる状態にない，と判定されることが要件となる（33条の7第1号）．入院に際しての告知等は，医療保護入院と同様である．

5 精神科病院における患者の処遇

精神科医療においても，その他の医療と同様に患者の人権は最大限に尊重されなければならない．しかし，精神科医療においては，患者の医療および保護のために，必要最小限の範囲内で患者の人権を制約せざるを得ない場合がある．

例えば，精神科病院に入院中の患者は，本人の医療または保護に欠くことのできない場合，一定の行動制限を受けることがある．なお，精神科病院の管理者が患者の**隔離**や**身体的拘束**などの行動制限を行おうとするときは，精神保健指定医が患者を直接診察して必要と認める場合でなければならない（36条1項，3項）．ただし，人権保護の観点から，弁護士との面会・電話の制限や信書（手紙など）の発受の制限などの行動制限は禁じられている（36条2項）が，患者本人の了承を得て，刃物や薬物などの異物が同封されていると思われる信書を開封するなどの行為は認められている．

6 保健および福祉

|1| 精神障害者保健福祉手帳

精神障害者は，その居住地の都道府県知事に**精神障害者保健福祉手帳**の交付を申請することができる（45条）．同手帳によって精神障害者が一定の精神障害の状態にあることが証明されることで，自治体の福祉サービスや税制上の控除等を受けやすくし，精神障害者の自立と社会参加の促進を図ることを目的としている．

|2| 正しい知識の普及，相談指導等

地域精神保健福祉活動の一環として，都道府県および市町村は，精神障害についての正しい知識の普及に努めることが求められている（46条）．また，都道府県，市または特別区等は，精神障害者に関する相談や指導，医療機関の紹介等を行わなければならない（47条）．

plus α
退院や処遇改善などの請求

入院患者や家族は，退院や処遇改善などを都道府県知事に請求することができる．精神医療審査会が行った審査結果に基づいて，都道府県知事は入院が必要ないと認められた者の退院や，処遇の改善のために必要な措置をとるように命じなければならない（38条の4，38条の5）．

5 心神喪失者等医療観察法 （平成15年7月16日法律110号）

1 目的，対象行為および対象者

　精神障害者が強盗や傷害といった重大な犯罪行為を行った場合であっても，心神喪失*状態で行った行為であれば刑事責任を問えず，処罰の対象とならない．そのため，医療刑務所等で精神科の治療を受けることもない．精神保健福祉法24条は，このような不起訴処分等の場合，検察官は，都道府県知事に速やかに通報しなければならないと規定し，措置入院へ移行する道を一応確保しているが，その時点で措置入院の要件を満たさない限り，入院による治療も実現しない．そのような精神障害者は治療を受ける機会を失うことになり，重大な犯罪行為を繰り返すことも少なくなかった．

　そのような中，心神喪失等の状態で重大な他害行為を行った者の医療及び観察等に関する法律（略称：心神喪失者等医療観察法）が2003（平成15）年に制定された．この法律は，心神喪失等の状態で重大な他害行為（他人に害を及ぼす行為）を行った者について，以下①〜③によって，精神障害の病状の改善と，再発の防止を図るとともにその社会復帰を促進することを目的としている（1条）．

①適切な処遇を決定するための手続等を定めること

②継続的かつ適切な医療を行うこと

③医療の確保のために必要な観察・指導を行うこと

　この法律の対象となる行為は，殺人，放火，強盗，強制性交，強制わいせつ，傷害といった重大な他害行為である．対象となる者は，①対象行為を行い，心神喪失または心神耗弱*のため不起訴処分となった者，および，②対象行為を行い，心神喪失を理由に無罪の確定判決を受けた者，または心神耗弱を理由に刑の減軽の確定判決を受けた者である（2条）．

2 処遇の決定

　検察官により，対象者について，心神喪失者等医療観察法による医療および観察を受けさせるべきかということが地方裁判所に申し立てられ，心神喪失者等医療観察法に基づく審判が開始される（33条）．審判は，裁判官と精神保健審判員（学識経験を有する医師）の各1名で構成される合議体により行われる．鑑定入院や精神保健参与員（精神保健福祉士など精神障害者の保健および福祉に関する専門的知識および技術を有する者）からの意見を聴取した後，主に次のような処遇の要否と内容が決定される（42条）．

①入院処遇（入院による医療の決定）

②通院処遇（入院によらない医療の決定）

③不処遇（心神喪失者等医療観察法による医療を行わないという決定）

用語解説 *
心神喪失
精神上の障害により善悪の判断ができないか，あるいは善悪の判断ができてもそれに従って行動することができない状態．刑法上，心身喪失者は責任無能力者（責任を問えない者）として処罰の対象とされない（無罪または不起訴処分になる）．

用語解説 *
心神耗弱
心神喪失とまではいえないが，善悪の判断やそれに従った行動が不十分な状態．刑法上，心神耗弱者は，限定責任無能力者（限定的にしか責任を問えない者）として刑を減軽する対象とされる．

用語解説*
臨床心理技術者

心理学に関する専門的知識および技術により，心理に関する相談に応じ，助言，指導，その他の援助を行う能力を有すると認められる者（同法に基づく指定医療機関等に関する省令2条4号ホ）．

3 医療および地域における処遇

　審判の結果，入院医療の決定を受けた場合，対象者は，指定入院医療機関（厚生労働大臣が指定した医療機関）において，専門的な医療が提供され，入院中から保護観察所の社会復帰調整官（精神保健福祉士など精神障害者の保健および福祉に関する専門的知識を有する者）による退院後の生活環境の調整が行われる．

　通院医療の決定を受けた場合，または退院の許可を受けた場合，対象者は，保護観察所の医療保護観察の下に置かれ，保護観察所（社会復帰調整官）によって策定される処遇の実施計画に基づいて，原則として3年間，地域において，厚生労働大臣の指定通院医療機関による医療が提供される．

　精神症状が改善した，治療反応性がないなどの理由で心神喪失者等医療観察法による医療を行わない決定がなされた場合，心神喪失者等医療観察法に基づく医療の対象とはならないが，この決定は精神保健福祉法に基づく入院や一般精神科医療が行われることに影響しない．

6 戦傷病者特別援護法／原爆被爆者援護法

　日本は，全日本国軍隊の無条件降伏等を定めたポツダム宣言を受諾し，このことは，1945（昭和20）年8月15日正午に国民に知らされた（玉音放送*）．これらによって，第二次世界大戦が終結した．

　この戦争では，軍人や軍事関連作業などに動員された一般市民など，多くの

者が戦闘や戦禍によって死亡し，また負傷し，病気になるなどして犠牲となった．終戦間際に投下された原子爆弾という比類のない破壊兵器は，多くの命を一瞬にして奪い，また，一命をとりとめた被爆者には，生涯癒やすことのできない傷跡と後遺症を残すことになった．

戦争による傷病者に対する療養の給付などに関する法律として戦傷病者特別援護法が，原子爆弾の放射能に起因する健康被害に苦しむ被爆者の保健，医療および福祉にわたる総合的な援護対策を講じる法律として原子爆弾被爆者に対する援護に関する法律が制定されている．

1 戦傷病者特別援護法 （昭和38年8月3日法律168号）

戦傷病者特別援護法の目的は，軍人軍属等であった者の公務上の傷病に関して，療養の給付等の援護を行うことである（1条）．戦地勤務の陸海軍部内の嘱託員，雇員，傭人や南満州鉄道*職員などの軍人軍属等であった者（2条）が，公務上または勤務に関連して負傷し，または疾病にかかり，今なお一定程度以上の傷病を有する場合や療養の必要がある場合に，厚生労働大臣によって**戦傷病者手帳**が交付され，**表5.2-3** のような所定の援護が行われる（4条，9条）．また，厚生労働大臣から委託を受けた**戦傷病者相談員**が，戦傷病者の更生や，職業，その他生活上の問題について相談に応じ，助言指導を行っている（8条の2）．

2 原子爆弾被爆者に対する援護に関する法律 （平成6年12月6日法律117号）

原子爆弾の放射能に起因する健康被害に苦しむ被爆者の健康の保持および増進，ならびに福祉を図るための，原子爆弾被爆者の医療等に関する法律（昭和32年3月31日法律41号）と原子爆弾被爆者に対する特別措置に関する法律（昭和43年5月20日法律53号）を一体化した新たな法律として，1994（平成6）年に制定されたのが，原子爆弾被爆者に対する援護に関する法律である．被爆後50年を迎え，高齢化が進行する被爆者に対して，保健，医療および福祉にわたる総合的な援護対策を講じるとともに，国として原子爆弾による死没者の尊い犠牲を銘記するために制定された法律である．**表5.2-4** のどれかに当てはまり，申請によって都道府県知事から**被爆者健康手帳**を交付された者は，被爆者として所定の援護などを受けることができる．

都道府県知事は被爆者に対し，毎年所定の健康診断を行い，記録を作成・保存しな

用語解説＊
玉音放送

天皇の肉声を放送すること．太平洋戦争における日本の降伏は，昭和天皇によって，現在のNHKラジオ第1放送である社団法人NHKのラジオ放送で全国民に告げられた．

●玉音放送〈Webページ〉

plus α

原子爆弾の投下

原子爆弾は，アメリカ軍によって1945年8月6日に広島市に，同年8月9日に長崎市に投下された．世界で唯一核兵器が使用された例である．

5

表5.2-3　戦傷病者手帳によって行われる援護

種　類	援護の内容
療養の給付 （10条）	指定医療機関における治療等，傷病者のうち，公務上の傷病に対して必要な療養を給付する
療養手当の支給 （18条）	1年以上の長期入院者で傷病恩給等の年金を受けていない者に支給される
補装具の支給および修理（21条）	一定程度以上の障害を有する傷病者に義手や義足等の支給・修理を行う

表5.2-4　被爆者に該当する者（第1条）

①直接被爆者	原子爆弾が投下された際，当時の広島市・長崎市の区域内または隣接する区域内にいた者
②入市者	原子爆弾が投下された時から2週間以内に広島市・長崎市などの所定区域内に立ち入った者
③援護・死体処理に当たった者など	被災者の援護や死体処理などのため，原子爆弾が投下された際やその後に，身体に原子爆弾の放射能の影響を受けるような事情の下にあった者
④胎児	①～③に該当する者の胎児であった者

> **コラム**　「黒い雨」訴訟

　原子爆弾が投下された直後に降った，放射性物質を含む，いわゆる「黒い雨」を浴びて健康被害が生じたとして，被爆者健康手帳の交付を求めた訴訟．広島高等裁判所は，黒い雨の降った地域の拡大を認め，内部被ばくを含め広く被爆者に該当するとして手帳の交付を命じた．高齢化した，黒い雨に遭った人たちに対する救済の道が開けた（第一審：広島地方裁判所令和2年7月29日判決，控訴審：広島高等裁判所令和3年7月14日判決．上告されなかったため，控訴審判決が確定した）．

ければならない（7条，8条）．健康診断の結果，必要があるときは，受診者に必要な指導を行う（9条）．被爆者に対する健康診断・指導の実施の事務に従事した者には，守秘義務が課される（53条）．

　厚生労働大臣は，被爆者に対して必要な医療の給付を行う．医療給付の対象となるのは，①原子爆弾の放射能の影響のために治癒能力に問題があって現に医療が必要な被爆者（一般疾病に対する医療の給付）と②原子爆弾の傷害作用が原因で認定された所定の負傷・疾病によって，現に医療が必要な被爆者（認定疾病に対する医療の給付）である（10条1項，11条）．給付される医療は，①診察，②薬剤や治療材料の支給，③医学的処置・手術などの治療と施術，④居宅における療養上の管理・療養に伴う世話などの看護，⑤病院・診療所への入院・療養に伴う世話などの看護，⑥移送である（10条，11条）．医療の給付は，厚生労働大臣が指定医療機関に委託して行い（10条3項），指定医療機関の診療方針・診療報酬は，原則，健康保険にならう（14条）．

　また，一定の者には，都道府県知事から手当等が支給される．支給される手当等には，認定を受けた所定の負傷・疾病の状態にあるものに対する医療特別手当（24条），や一定の認定を受けた者に対する特別手当（25条），被爆者のうち，原子爆弾の放射能の影響によって小頭症に罹患した者に対する原子爆弾小頭症手当（26条），被爆者のうち，造血機能障害，肝臓機能障害などの所定の障害を伴う疾病にかかっているものに対する健康管理手当（27条），そして，被爆者のうち，原子爆弾が投下された際に爆心地から2kmの区域内にいた者や，当時その者の胎児であった者に対する保健手当（28条）などがある．

　さらに都道府県は，①相談事業，②居宅生活支援事業，③養護事業を行うことができる（表5.2-5）．なお，相談事業の実施の事務に従事した者には，守秘義務が課されている（53条）．

　国は，原子爆弾の放射能に起因する身体的影響およびこれによる疾病の治療にかかる調

用語解説*
南満州鉄道
日露戦争の勝利で得た東清鉄道支線をもとに1906年に設立された半官半民の国策会社．満州とは中国東北部の旧地名で，日本は1932年にこの地域を占領し満州国を建国，第二次世界大戦の敗戦で中国に返された．

➡ 2022（令和4）年3月31日現在の戦傷病者手帳交付者数は2,814人[1]．

➡ 2022（令和4）年3月31日現在の被爆者健康手帳交付者数は全国で11万8,935人[2]．

➡ 守秘義務については，p.40参照．

表5.2-5　原子爆弾被爆者に対する福祉事業

①相談事業（37条）	被爆者の心身の健康に関する相談，被爆者の居宅における日常生活に関する相談などの被爆者の援護に関する相談に応じる事業
②居宅生活支援事業（38条）	被爆者の居宅における日常生活を支援するための事業
③養護事業（39条）	精神上もしくは身体上または環境上の理由によって養護を受けることが必要だが，居宅で養護を受けることが困難な被爆者に対して，被爆者自身や現に養護する者の申し出によって，都道府県知事が適当と認める施設に入所させ，必要な養護を行う事業

①～③まで都道府県が行うことができる．

284

2016年5月，オバマ大統領（当時）が現役のアメリカ大統領として初めて広島を訪問し，核廃絶を訴えた．また核兵器禁止条約が2017年7月，122カ国・地域の賛成により採択され，効力発生に必要な50カ国が批准したため，2021年1月22日に発効した（日本は未採択・未批准）．2017年には，国際NGO「核兵器廃絶国際キャンペーン（ICAN：アイキャン）」にノーベル平和賞が授与されるなど，核兵器廃絶に向けたうねりが世界的に広がっている．

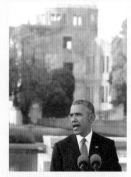

広島市の平和記念公園で核廃絶を訴えるアメリカのオバマ大統領（当時）

写真：朝日新聞社提供

査研究（原爆放射能影響調査研究）の推進に努める（40条）．

　この法律には，唯一の被爆国として，国が平和を祈念するための事業を行うという規定が置かれている（41条）．これは，広島市および長崎市に投下された原子爆弾による死没者の尊い犠牲を銘記し，かつ，恒久の平和を祈念するために行われ，具体的に，原子爆弾の惨禍に関する国民の理解を深め，その体験の後代の国民への継承を図り，および原子爆弾による死没者に対する追悼の意を表すための事業である．

■ 引用・参考文献

1) 厚生労働省．令和3年度福祉行政報告例の概況．https://www.mhlw.go.jp/toukei/saikin/hw/gyousei/21/index.html，（参照 2023-11-27）．

2) 厚生労働省．被爆者とは．https://www.mhlw.go.jp/bunya/kenkou/genbaku09/01.html，（参照 2023-11-27）．

7 ハンセン病問題基本法 （平成20年6月18日法律82号）

　ハンセン病問題の解決の促進に関する法律（略称：ハンセン病問題基本法）は，2008（平成20）年に議員提案により成立した法律である．

　ハンセン病とは，らい菌によって起こる慢性の感染症であり，過去には「癩」とも呼ばれた．適切な治療を受けない場合は，外見の変容を伴う重度の病変が生じることがあるため，患者は古くから差別の対象となってきた．明治時代以降，国がハンセン病患者の収容に乗り出し，昭和に入ると生涯にわたり収容するという強い方針がとられ，家族や出身コミュニティとの分断が進められた．このような政策によって社会に醸成された差別や偏見が，こうした制度の展開を支えてきたといえよう．この法律は，国の政策により「療養所」において隔離されて生活をしてきたハンセン病患者等を支援し，またこうした人々に対する偏見や差別の解消を目指すものである．

　この法律に先行して，隔離政策の根拠となっていたらい予防法が1996（平成8）年に廃止され，時限付きの補償金支給などを定めたハンセン病療養所入

所者等に対する補償金の支給等に関する法律（略称：ハンセン病補償法）が2001（平成13）年に制定された．しかし，患者らが一般的生活に復帰し「良好かつ平穏」に過ごすためには，未解決の課題が多く残されており，生活基盤の整備や名誉の回復などの措置を講じることにより解決の促進を図るため，この法律が制定された（前文）．

この法律は，五つの章により構成される．1章は総則であり，用語の定義のほか，この法律の基本理念（3条）として，患者等が受けた被害の「回復」，入所する療養所生活の支援，そしてハンセン病の病歴や罹患を理由とした差別・権利侵害の禁止が定められている．2章は「療養および生活の保障」に関するものである．これには医療・介護の確保（9条，11条など）や意思に反する退所・転所の禁止（10条）など，個々人の支援のほか，療養所の施設や土地を自治体や地域住民に開放して利用できるようにする（12条）など，社会との分断の是正に関する規定も盛り込まれている．その他，3章には社会復帰の支援と日常生活・社会生活の援助が，4章には知識の普及啓発や死没者に対する追悼が，また5章には，患者の「親族」に対する援護が，それぞれ定められている．

法律の対象となる人

ハンセン病問題基本法は，入所した患者のみならず，「親族」（患者の入所によって生計困難に陥り援護を要する状態にある親族），そして元入所者で退所した患者（退所者）や入所したことがない患者（非入所者）をも対象としている．特に非入所者のハンセン病患者の存在は実態の把握が遅れており，2014年の法改正では「非入所者の生活等の実態について速やかに調査」を行うこと，「非入所者の死亡後の配偶者等の生活の安定等を図るための経済的支援の在り方」について検討を行うことなどの規定が盛り込まれている（同法附則3条）．

2019年の法改正で，患者の入所・非入所を問わず，その「家族」（配偶者や一定の基準を満たした家族）についても措置の対象となることが明文化された．

---

8 障害者基本法 （昭和45年5月21日法律84号）

1 障害者に関する法整備の背景

第二次世界大戦後，傷痍軍人*や戦争被害者を救済するために，障害者に関する法制の整備が進んだ．当初は経済的な自立が可能な身体障害者の援助・更生に運用の重点が置かれていたが，1975年に国連総会で障害者の権利宣言が決議されたことや，1981年の「国際障害者年」，1983～1992年の「国連障害者の十年」を契機に，ノーマライゼーションの理念が普及していった結果，施設入所中心の施策から在宅福祉の推進，障害者の社会参加の促進，地域福祉の充実などに力が入れられるようになっていった．このノーマライゼーションの理念をくみ，障害者の自立と社会参加を基本理念として1993（平成

用語解説*
傷痍軍人
戦傷を負った軍人．けがから回復した後も，生涯にわたり疾患や障害などを伴うことが多い．

5) 年に成立したのが障害者基本法である．この法律は，障害者に関する制度・施策全体の基本原則や体系，方針等を定め，すべての障害者に関する法制度の基本となる法律である．

2006 年末に国連総会で採択された**障害者の権利に関する条約**（障害者権利条約）は，日本における障害者関連法制の改革に大きな影響を与えた．この条約は障害者の権利の実現を図るためのものであり，「障害」の概念を，個人や医療を基盤としたものから社会を基盤としたものへと大きく転換させた．日本は 2007（平成 19）年にこの条約に署名し，条約を批准するための準備として，2011（平成 23）年に障害者基本法を改正し，翌年に障害者総合支援法を整備した．さらに障害者差別解消法などの法律も成立させている．これらの法律では，これまで保護を受ける客体としてとらえられていた障害者像が，権利を享受する主体としてとらえ直されている．これらの準備を経て，2014（平成 26）年に同条約が批准された．

2 障害者基本法の内容

|1| 背景

1989 ～ 1990 年代に行われた障害者施策の全体的な転換を受け，身体障害者と知的障害者のみを対象としていた心身障害者対策基本法は，1993（平成 5）年に精神障害者への施策を含む形で障害者基本法に改正された．それまでの日本では，障害を機能障害の有無によってとらえ，障害者への医療的対応で問題解決を図ろうとする考えかたが主流であった（障害の医療モデル）．これに対し，障害を社会によってつくられた問題ととらえ，社会環境の改善によって問題解決を図ろうとする考えかた（障害の社会モデル）が台頭してきた．障害者権利条約は，このモデルを反映したものである．障害者基本法も，2011（平成 23）年，このモデルに沿う形に改正された．

> **1980～90年代の国内法整備**
>
> この時期，日本国内では障害基礎年金制度の創設（1985〔昭和60〕年）や，老人福祉法，身体障害者福祉法，精神薄弱者福祉法（現：知的障害者福祉法），児童福祉法，母子及び寡婦福祉法（現：母子及び父子並びに寡婦福祉法），社会福祉事業法（現：社会福祉法），老人保健法（現：高齢者医療確保法），社会福祉・医療事業団法（現在は廃止）の八つの福祉関係法が改正され（いわゆる，福祉八法改正），在宅福祉サービスの法定化，地方分権化などが行われた（1990〔平成2〕年）．

|2| 目的

この法律の目的は，すべての国民が，かけがえのない個人として尊重されるべきであるという理念にのっとり，障害の有無によって分け隔てられることなく，相互に人格と個性を尊重し合いながら共生する社会を実現するために，障害者の自立および社会参加の支援のための基本原則を定めること等である（1条）．

plus α

医療モデルと個人モデル

医療モデルは個人モデルといわれることがあるが，どちらも同じものを指している．両者の違いはその視点にある．すなわち，個人モデルでは，障害者が困難に直面するのは「その人に障害があるから」であり，医療を施してけがや病気を克服するのはその人（と家族）の責任であると考えるのである．

➡ 社会福祉法についてはナーシング・グラフィカ『社会福祉と社会保障』4章「地域福祉の推進」を参照．

| 3 | 障害者の定義

　障害者とは，身体障害や知的障害のある者，発達障害を含む精神障害のある者やその他の心身の機能に障害がある者であって，障害や社会的障壁によって日常生活や社会生活に相当な制限を受け続けている状態にあるものである（2条1号）．この定義の中で用いられている社会的障壁とは，障害がある者にとっ

> ### コラム　「障害」とは
>
> 　「障害」の意味とは何だろうか．世界保健機関（WHO）は，1980年に公表した国際障害分類（ICIDH）において，障害を①心身の働きや器官に異常が生じ，その状態（機能障害）が長期間続く場合，いわば病気やけがが顕在化したもの（impairment．例：目が見えないことそれ自体），②その機能障害のために生活上必要な行為が制限されることによる能力障害・能力低下（disability．例：目が見えないために平たく印刷された字が読めないこと），③その機能・能力障害のために社会的な役割が十分に果たせなくなることによる社会的不利（handicap．例：社会生活の上で文字情報を多く使うために思うように仕事ができないこと）のように分類した．この三つを合わせれば，医療の対象となるものに限らず，日常活動や社会活動も含めて総合的に障害をとらえることができる．
>
> 　現在では国際障害分類はさらに改訂され，その名称も国際生活機能分類（ICF）と改められた．これまでの国際障害分類は，身体機能の障害による生活機能の障害という社会的不利（マイナス面）を分類する考えかたであった．これに対し，国際生活機能分類は，すべての人に共通の「生活機能」というプラスの面を中心に，生きることの全体像としての「生活機能モデル*」を提示した上で，障害というマイナス面を，生活機能に問題が生じた状態ととらえている．マイナスをプラスの中に位置付けてみている，といえる．

用語解説＊
生活機能モデル

生活機能は，心身機能・身体構造（body functions and structures），活動（activities），参加（participation）という人が生きることの三つのレベルから構成される．これに生活機能低下を起こす原因として，「健康状態」と環境因子と個人因子の二つからなる「背景因子」が加えられる．「生きることの全体像」をみるとは，生活機能の三つのレベルのどれかに偏らず，常に生活機能の全体像をみることであり，その際，三つのレベル間の相互作用と，「健康状態」「環境因子」「個人因子」の影響を重視することである．

社会的障壁の具体例

　社会的障壁（社会の壁）とは，障害のある人を暮らしにくく，生きにくくする社会にあるものすべてであるが，具体的には，次のような例が考えられる．

・事物…早口で分かりにくく，あいまいな案内や説明など．段差，難しい言葉，手話通訳のない講演，字幕のないテレビ番組，音の鳴らない信号など．

・制度…納得していないのに入院させられる，医療費が高くて必要な医療が受けられない，近所の友達と同じ学校に行くことが認められないなど．

・慣行…結婚式や葬式に呼ばれない，子ども扱いされるなど．

・観念…障害のある人は施設や病院で暮らしたほうが幸せだ，障害のある人は施設や病院に閉じ込めるべきだ，障害のある人は結婚や子育てができないといった意識など．

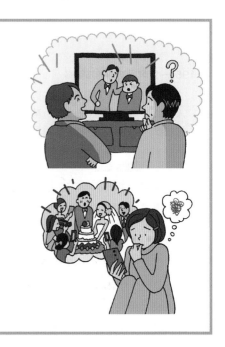

て日常生活や社会生活を送る上で障壁となるような社会における事物，制度，慣行，観念その他一切のものである（2条2号）．

│4│基本原則等

さまざまな改正を経て，今日，共生社会実現のために，障害者個人の選択を尊重した社会参加を促進する方針が示され（3条），障害を理由とした差別やその他の権利侵害行為を禁止し，社会的障壁を除去する必要かつ合理的な配慮の義務が明記されている（4条）．また，国際的協調の下に，共生社会の実現が図られなければならない（5条）．

政府・地方公共団体には各種障害者計画の策定が義務付けられている（**障害者基本計画***）（11条）．基本原則への関心と理解を深め，障害者が社会，経済，文化その他あらゆる分野の活動に参加することを促進するための障害者週間も設定された（9条）．

「障害者の定義」でみたように日本の法制度は，障害を大きく身体障害・知的障害・精神障害の3区分でとらえている．そのため障害の認定においては，身体障害者福祉法，知的障害者福祉法，精神保健福祉法がそれぞれこれを定義し，該当者の保健・福祉を担っている．また，障害者基本法には，障害者の自立および社会参加の支援等のための基本的施策に関する条文（14～30条）と，障害の原因となる傷病の予防に関する基本的施策に関する条文（31条）があり，基本的施策に取り上げられる分野は，医療・介護にとどまらず，教育や雇用促進，公共的施設や情報利用のバリアフリー化のほか，文化芸術活動やスポーツ，防災・防犯や選挙・司法手続きにおける配慮など，多岐にわたる．これらの施策の具体化を，個別の各法律が担っている．

用語解説 *
障害者基本計画
政府の策定するものを障害者基本計画と呼ぶ．地方公共団体（都道府県，市町村）は，この障害者基本計画を基本とするとともに，各都道府県・市町村の障害者の状況等を踏まえて，それぞれに都道府県障害者計画，市町村障害者計画を策定することが義務付けられている．

➡ 身体障害者福祉法については p.295，知的障害者福祉法については p.297，発達障害者支援法については p.298 を参照．

5

支えるシステムに関する法律　特別な配慮を必要とする人に関する法律

基本原則

▶ 1. 地域社会における共生等（3条）

共生社会の実現は，障害者も，障害のない者と同じ人権をもっている個人として，その尊厳が認められ，その尊厳にふさわしい生活が保障される権利があることが前提となる．具体的には，

● 障害者すべてが，社会のすべての場面に参加できるようにすること

● 障害者すべてが，どこで誰と暮らすのかを自分で選択することができ，地域社会でみんなと一緒に暮らせるようにすること

● 障害者すべてが，手話などの言語や必要なコミュニケーションの方法（点字，指点字，触手話，要約筆記，筆談，わかりやすい言葉など）を選択でき，また，情報を取得したり，利用する方法を選択できるようにすること

▶ 2. 差別の禁止（4条）

● 障害があるという理由で障害者を差別してはならず，また，障害者の権利や利益を認めないようなことをしてはならない．

● 社会的障壁のために困っている障害者がいて，その障壁をなくすための負担が大きすぎないときは，何もしないことによって差別をすることにならないよう，その障壁をなくすために必要で理由のある対応（合理的な配慮）をしなければならない．

● 国は，国民が障害者を差別することをなくすために，必要な情報を集め，整理し，提供しなければならない．

▶ 3. 国際的協調（5条）

共生社会をつくるためには，その施策がほかの国々における取り組みと密接な関係をもっているので，世界の国々と協力・協調していかなければならない．

9 障害者総合支援法 (平成17年11月7日法律123号)

1 背景

　障害者の日常生活及び社会生活を総合的に支援するための法律（通称：障害者総合支援法）は，主に介護等の福祉サービスの提供に関する事項を総合的に定めている．この法律の前身は，障害者自立支援法である．サービス資源や実施水準の地域格差や財源不足を解決することを目的としていた障害者自立支援法は，従来の障害の種別や年齢に合わせた縦割り型のサービス提供を見直してサービスの機能に着目した総合的なしくみをつくり，提供主体を市町村へ一元化し，精神障害者福祉を制度の一部に取り込み，サービス利用のための手続きや基準をわかりやすくするものであった．

　しかし，サービスを受けた本人やその扶養義務者の支払い能力にかかわらず，原則として1割を利用者に負担させるものであったため（応益負担*），負担の増した利用者から強い反発の声が上がった．これに障害者権利条約を批准する準備が相まって，新法制定の動きが高まった．まず，暫定的な対応として2010（平成22）年に障害者自立支援法が大きく改正され，利用者らの所得水準に合わせた費用徴収（応能負担*）に切り替えられた．その後，2011（平成23）年に障害者基本法が改正されたことを踏まえ，2012（平成24）年，障害者自立支援法が改正され，法令名も障害者の日常生活及び社会生活を総合的に支援するための法律に変更された．

2 目的と対象等

|1| 目的

　この法律の目的は，障害者基本法の理念を踏まえ，必要な障害福祉サービスに関する給付や，地域生活支援事業，その他の支援を総合的に行うことによって，障害者・障害児の福祉の増進を図り，障害の有無にかかわらず国民が相互に人格と個性を尊重し安心して暮らすことのできる地域社会を実現することにある（1条）．個人の尊重や共生社会の実現，社会参加の機会の確保，本人の選択の尊重，社会的障壁の除去などが，この法律においても，その基本理念として挙げられている（1条の2）．

|2| 市町村等の責務

　まず市町村が障害者等の生活の実態を把握し，関係機関と連携しながら，必要な自立支援給付・地域生活支援事業を総合的かつ計画的に行い，また，必要な情報の提供や相談，調査や指導，意思疎通に必要な便宜を提供する（2条1項）．都道府県は，市町村に対し必要な助言，情報の提供等の援助を行うとともに，市町村と連携して自立支援医療費の支給と地域生活支援事業を総合的に行う（2条2項）．国は，市町村・都道府県に対し必要な助言，情報の提供等の援助を行わなければならない（2条3項）．

**用語解説*
応能負担と応益負担**

サービス利用者本人やその扶養義務者の負担能力（所得）に応じてサービス利用にかかる費用を徴収することを応能負担といい，サービス利用者本人やその扶養義務者の負担能力にかかわらず，受けたサービスの量（金額）に応じて費用の負担を課すことを応益負担という．

|3| 対象となる障害者

この法律の対象となる障害者は，①身体障害者福祉法が規定する身体障害者，②知的障害者福祉法が規定する知的障害者のうち18歳以上の者，③精神保健福祉法が規定する精神障害者（発達障害者支援法が規定する発達障害者は含まれるが，知的障害者福祉法が規定する知的障害者は含まれない）のうち18歳以上の者，④主務大臣が認める一定程度の障害を有する難病患者で18歳以上の者，⑤児童福祉法の定める障害児*である（4条1項，2項）．法の施行前からあった各種福祉法に定められている障害者の区分を採用しつつ，総合的に支援の対象としている．

> **障害支援区分とスコア判定**
>
> 　介護給付の場合，必要とされる支援の度合いは，「障害支援区分」の決定によって認定する．支援の度合いが低い区分1から，支援の度合いが最も高い区分6までの6段階に分かれている．心身の状態そのものではなく，申請者本人が生活上できることを調査し，必要な支援の度合いを審査して判断する．訓練等給付は，できる限り障害者本人の希望を尊重して給付するため，明らかにサービス内容に適合しない場合を除き暫定支給決定の対象となるが，定員を超えた場合などは，訓練の内容に合わせて，申請者の待機期間や，どの程度自立した生活が送れるかを示すスコア判定を加味した上で支給の優先度が決定される．

3 障害者総合支援法による給付

|1| 自立支援給付

自立支援給付は，障害の種別にかかわらず本人が必要とするサービスに合わせて提供される．給付の具体的な内容は，介護に関する給付のほか，訓練に関する給付，相談支援・計画支援に関する給付，自立支援医療や，補装具・高額障害福祉サービス等に関する給付などである（6条）．介護保険や健康保険による給付と自立支援給付の内容が重複する場合は，保険給付を優先し，その分の自立支援給付を行わないことで調整が図られている（7条）．

自立支援給付の中心となる介護給付，訓練等給付を受けるためには，市町村の介護給付等に関する審査会（15条）の審査判定に基づき，介護給付費等の支給が決定される必要がある（19条）．申請を受けた市町村は，障害者等の状況を調査し，必要とされる支援の度合いを認定する（21条）．この上で，サービスの利用者本人の意向が確認され，介護する者の状況，申請者の置かれた環境等が考慮に入れられ，支給が決定される（22条）．訓練等給付は，支給決定前に暫定的な支給を行い，実際にサービスを一定期間利用した後で，サービスの効果や本人の利用意思を確認し，正式な支給が決定される．

支給が決定すれば，申請者は都道府県知事の指定を受けた事業者・施設に受給者証を提示してサービスを利用することができる（29条2項）．申請者はそ

障害児

児童福祉法では18歳未満を「児童」と定義する．障害に関する身体障害者福祉法，知的障害者福祉法，精神保健福祉法に加え，児童福祉法は身体障害・知的障害または精神障害（発達障害を含む）のある児童を「障害児」と定義し（児童福祉法4条），障害児を対象とする福祉サービスの提供を担っている．

重度訪問介護の対象者

重度の肢体不自由者，重度の知的障害，もしくは精神障害により常時介護を要する障害者が対象となる．具体的には，障害支援区分が区分4以上であり，かつ①二肢以上に麻痺等があって，障害支援区分の認定調査項目のうち，歩行，移乗，排尿，排便のいずれもが「支援が不要」以外に認定されている者，あるいは②障害支援区分の認定調査項目のうち行動関連項目等（12項目）の合計点数が10点以上である者が対象となる．

の事業者・施設に対して自己負担分の金額を支払い，残りは介護給付・訓練等給付によって賄（まかな）われる（29条4項）．給付の対象となるのは，介護給付については，居宅介護，重度訪問介護等の**表5.2-6**の介護給付費の対象となるサービスであり，訓練等給付は，自立訓練，就労移行支援等の**表5.2-6**の訓練等給付費の対象となるサービスである．両給付の対象となるこれらのサービスをまとめて**障害福祉サービス**と呼ぶ（5条）．

　サービスの提供者となる指定障害福祉サービス事業者や指定障害支援施設は，人員・設備・運営に関する基準を守りつつ，障害者等が自立した日常生活や社会生活を営むことができるよう，障害者自身の意思決定の支援に配慮し，市町村や職業・教育関連機関等との連携を図り，サービスを受ける障害者等の意向，適性，障害の特性その他の事情に応じて，常に障害者等の立場に立って効果的にサービスを行うよう努めなければならない．また，サービスの質の向上や，障害者等の人格の尊重，法律の遵守（じゅんしゅ）に努めなければならない（42～44条）．施設入所型の支援やその他の施設障害福祉サービスを行う障害者支援施設の設置は国の義務であり，都道府県や市町村なども同施設を設置することができる（77条の2）．

┃2┃自立支援医療費，療養介護医療費

　医療サービスに関連する自立支援給付の中心は，**自立支援医療費**である．自立支援医療とは，障害者等の心身の障害の状態の軽減を図り，自立した日常生活や社会生活を営むために必要な医療であり，政令で定められたものを指す（5条24項）．自立支援医療費はこの医療にかかる費用に充てられ，支給を受けようとする者は，自ら申請し，市町村等から支給認定を受ける必要がある．認定が受けられれば，市町村等から自立支援医療受給者証が交付される（52～54条）．

　療養介護*を受けている障害者の療養介護医療*については，市町村による支給決定を受け，指定の期間内に行われた**療養介護医療費**の支給を受けることができる（70条）．

　その他，障害者の身体機能を補完・代替し，長期間使用される義肢や車椅子などの補装具の購入・修理に必要な金額を補助する補装具費の支給が受けられる．障害者または障害児の保護者が市町村に申請し，障害の状態から補装具の購入，修理，貸与が必要と認められれば，補助を受けるべき金額が事後的に支給される（76条）．

┃3┃地域生活支援事業

　市町村は**表5.2-7**に示したような**地域生活支援事業**を行うが（77条1項），都道府県はその一部を行うことができる（77条2項）．市町村は，これ以外に住居を求める障害者に，低額な料金で施設の部屋や設備を提供したり，あるいは，日常生活の面で便宜を図るなど，障害者等が自立した生活を行うために必要な事業を行うことができる（77条3項）．また市町村には，地域における相

plus α

自立訓練の内容

自立訓練には，機能訓練と生活訓練がある．両方とも地域生活の中で自立した日常生活や社会生活を営むことができるよう，身体機能や生活能力の維持・向上のために必要な訓練などを行うものであり，機能訓練では，主に身体障害を有する障害者を対象にリハビリテーションや相談対応・助言などの支援を，生活訓練では主に知的障害者・精神障害者を対象に必要な訓練・相談対応・助言などの支援を行う．

用語解説*

療養介護と
療養介護医療

療養介護とは，医療を要する障害者が常時の介護を必要とする場合に，主として昼間に，病院その他の施設で行われる機能訓練，療養上の管理，看護，医学的管理の下における介護や日常生活上の世話を提供することをいう．療養介護医療とは，療養介護のうち医療に関するものをいう．

表5.2-6　障害福祉サービス

介護給付費の対象	居宅介護	居宅において，入浴・排泄・食事等の介護，調理・洗濯・掃除等の家事のほか，生活等に関する相談・助言，その他の生活全般にわたる援助を行う．
	重度訪問介護	重度の肢体不自由者・重度の知的障害・精神障害により常時介護を要する者に，居宅において，入浴・排泄・食事等の介護，調理・洗濯・掃除等の家事，生活等に関する相談・助言その他の生活全般にわたる援助，外出時における移動中の介護を行う．
	同行援護	視覚障害で移動に著しい困難を有する障害者等の外出時に同行し，移動に必要な情報の提供や移動の援護のほか，排泄・食事等の介護など外出時に必要な援助を行う．
	行動援護	障害者等が行動する際に生じ得る危険を回避するために必要な援護，外出時における移動中の介護，排泄・食事等の介護，その他行動する際に必要な援助を行う．
	療養介護	常時介護を要する者に対して，病院で行われる機能訓練・療養上の管理・看護・医学的管理の下における介護・日常生活上の世話を行う．また，療養介護のうち医療に関するものを療養介護医療として提供する．
	生活介護	特定の施設において，常時介護を要する者に対して，入浴・排泄・食事等の介護，家事，生活等に関する相談・助言，その他の必要な日常生活上の支援や，創作的活動，または生産活動の機会の提供など身体機能・生活能力の向上のために必要な支援を行う．
	短期入所（ショートステイ）	自宅で介護を受ける者が，病気等で特定の施設等へ短期間の入所をすることが必要となった場合に，入浴・排泄・食事その他の必要な支援を行う．
	重度障害者等包括支援	重度の障害者等に対して，居宅介護・重度訪問介護・同行援護・行動援護・生活介護・短期入所・自立訓練・就労移行支援・就労継続支援・共同生活援助を包括的に提供する．
	施設入所支援	施設に入所する障害者に対して，主として夜間に，入浴・排泄・食事等の介護や生活等に関する相談・助言，その他の必要な日常生活上の支援を行う．
訓練等給付費の対象	自立訓練（機能訓練）	身体障害のある障害者に対して，特定の施設や事業所で，あるいはその障害者の自宅を訪問して，理学療法・作業療法その他必要なリハビリテーション，生活等に関する相談・助言等の必要な支援を行う．
	自立訓練（生活訓練）	知的障害または精神障害をもつ者に対して，障害者支援施設や事業所，あるいはその障害者の自宅を訪問して，入浴・排泄・食事等に関する自立した日常生活を営むために必要な訓練，生活等に関する相談・助言，その他の必要な支援を行う．
	宿泊型自立訓練	知的障害または精神障害のある者に対して，居室その他の設備を提供し，家事等の日常生活能力を向上させるための支援，生活等に関する相談・助言・その他の必要な支援を行う．
	就労移行支援	就労を希望する障害者や，すでに雇用されている障害者で，就労に必要な知識や能力の向上のために一時的に支援を必要とする者に対して，生産活動・職場体験，その他の活動の機会の提供や，就労に必要な知識・能力の向上に必要な訓練，求職活動に関する支援，適性に応じた職場の開拓，就職後の職場への定着のために必要な相談などの必要な支援を行う．
	就労継続支援A型（雇用型）	企業等での一般就労が困難な者で，雇用契約に基づき継続的に就労することが可能な者や，すでに雇用されている障害者で，就労に必要な知識や能力の向上のために一時的に支援を必要とする者に対して，生産活動その他の活動の機会の提供や，就労に必要な知識・能力の向上に必要な訓練，その他の必要な支援を行う．
	就労継続支援B型（非雇用型）	通常の事業所に雇用されていたが，年齢・心身の状態などの事情から引き続き同じ事業所に雇用されることが困難となった障害者，就労移行支援によっても通常の事業所に雇用されるに至らなかった者，その他の通常の事業所に雇用されることが困難な者に対して，雇用契約を結ばない軽作業などの生産活動その他の活動の機会の提供や，就労に必要な知識・能力の向上に必要な訓練，その他の必要な支援を行う．
	就労定着支援	就労移行支援等を利用し，一般就労に移行した障害者に対して，就労に伴う生活上の支援ニーズに対応するため，事業所・家族との連絡調整等の支援を一定の期間にわたり行う．
	就労選択支援（2026年までに施行）	就労や就労の継続を希望する障害者で，雇用や就労移行支援，就労継続支援に関して適切な選択をするのに支援を必要とする者に対して，就労アセスメントを実施して本人の適正や意向，課題，必要な配慮や支援などを整理し，これを活用して本人により合った就労先や働き方を選べるよう支援する．
	自立生活援助	障害者支援施設やグループホーム等から1人暮らしへの移行を希望する知的障害者や精神障害者などに対して，本人の意思を尊重した地域生活を支援するため，一定の期間，定期的な巡回訪問や障害者の生活力を補う随時の対応を行う．
	共同生活援助（グループホーム）	地域で共同生活を営むのに支障のない障害者に対して，主に夜間，共同生活を営む住居で，相談対応や，入浴・排泄・食事の介護など日常生活上の援助を行う．また居宅における生活への移行を希望する入居者に対して，移行の支援や退去後の相談等を行う．

これらの障害福祉サービスにおいて，居宅介護，同行支援，行動支援，短期入所，重度障害者等包括支援については，障害児もその対象に含まれる．2017年改正（2018〔平成30〕年4月施行）からは，障害児通所支援に行くことが著しく困難な障害児に配慮して，自宅を訪問して発達支援を行う「居宅訪問型児童発達支援」も加わった（児童福祉法6条の2の2第5項）．障害児に関する支援については，児童福祉法（→p.304）も参照してほしい．

表5.2-7 地域生活支援事業の例

①障害者等の自立した生活に対する理解を深めるための研修・啓発
②障害者等やその家族，地域住民などが自発的に行う活動への支援
③障害者等やその保護者・介護者からの相談への対応や，情報提供・助言，虐待の防止，早期発見のための関係機関との連絡調整や障害者の権利擁護のための支援
④障害者の成年後見制度利用のための支援
⑤後見を適切に行える人材の育成・活用のための研修
⑥手話通訳などの意思疎通支援者の派遣や日常生活用具の給付・貸与などの支援
⑦意思疎通支援者の育成
⑧障害者等の移動の支援
⑨地域活動支援センターなどの施設による創作的活動や生産活動の機会の提供・社会との交流の促進など

談支援の中心として，身体障害・知的障害・精神障害を含めた総合的な相談業務や虐待防止（**表5.2-7** ③），成年後見制度*の利用支援（**表5.2-7** ④）などを行う**基幹相談支援センター**を設置する努力義務がある（77条の2）．センターは相談支援事業者と連携し，業者間の調整などを行いながら支援を行う（**図5.2-1**）．また市町村は，地域生活の緊急時対応や地域における自立した生活をサポートするサービスを提供する地域生活支援拠点等を整備する（77条）.

│4│相談支援事業

相談支援事業は，障害福祉サービスの利用に必要な利用者本人等の審査や，サービス利用計画の作成，サービス事業者等との連絡調整，各種サービスの組み合わせを行い，サービスの実施とその状況・結果の監督などを引き受けるものである．具体的には，次の種類がある.

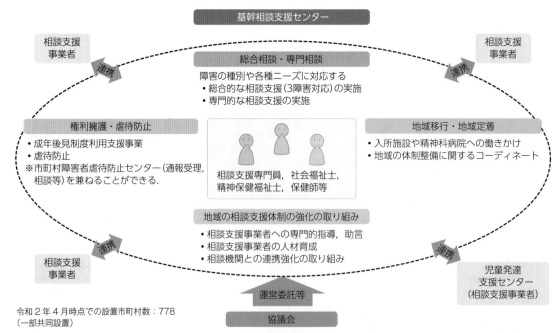

令和2年4月時点での設置市町村数：778
（一部共同設置）

厚生労働省．基幹相談支援センターの役割のイメージ．https://www.mhlw.go.jp/file/06-Seisakujouhou-12600000-Seisakutoukatsukan/0000100547.pdf，（参照2023-11-27）.

図5.2-1 地域生活支援事業の例

a 基本相談支援

障害者等本人や障害児の保護者や障害者等の介護を行う者からの相談に応じ，必要な情報の提供や助言を行い，これらの者と市町村や指定障害福祉サービス事業者などとの連絡・調整を行う.

b 地域相談支援

これには，施設に入所していた障害者等が地域生活に移行するための相談を受ける地域移行支援と，一定の在宅障害者等との連絡体制を確保して相談その他に応じる地域定着支援とがある.

c 計画相談支援

これには，介護給付費などの支給決定の審査において必要なサービス等の利用計画（案）などを作成するサービス利用支援と，支給決定後のサービス等利用計画の見直しを行う継続サービス利用支援とがある.

2010（平成 22）年の法改正以降，自立支援給付の一つとして相談支援に関する給付も行われることになり，相談支援の充実が図られている.

⁑ 相談支援事業者

市町村長の指定を受けて相談支援事業を行う事業者には，基本相談支援に加えて地域相談支援を行う指定一般相談支援事業者と，基本相談支援に加えて計画相談支援を行う指定特定相談支援事業者とがある. このほか，障害児に関しては，市町村長の指定を受けて障害児支援利用援助と継続障害児支援利用援助を行う指定障害児相談支援事業者がある.

指定相談事業者は，自立支援給付に関するサービスの提供を行う事業者や施設と同様，障害者等が自立した生活を営めるよう，本人の意思決定支援に配慮し，市町村や職業・教育関連機関等との連携を図りながら，本人の意向，適性，障害の特性等の事情に応じ，常に障害者等の立場に立って相談支援を効果的に行うように努めなければならない（51 条の 22）.

10 身体障害者福祉法 （昭和24年12月26日法律283号）

1 背景と目的

戦後，障害者に対する法制度がようやく国内に導入されはじめた 1949（昭和 24）年に制定された身体障害者福祉法は，障害者総合支援法を補完するものとして重要な役割を果たしている. この法律は，障害者に対する介護等の福祉サービスを提供する法律の一つとして，障害者基本法の理念を受けつつ，障害者総合支援法と互いを補い合って，身体障害者の自立と社会経済活動への参加を促進するために必要な援助・保護更生援護を行い，身体障害者の福祉を増進することを目的としている（1 条）. 本法にはまず，身体障害者自身が自ら進んでその障害を克服し，自分のもっている能力を活用しながら社会経済活動に参加できるよう努力することと，すべての身体障害者に，社会の一員として社会・経済・文化その他のさまざまな活動へ参加する機会が与えられることとい

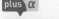

plus α

障害の種類と程度

障害の種類には，視覚障害，聴覚・平衡機能の障害，音声機能・言語機能・咀嚼機能の障害，肢体不自由，心臓・腎臓・呼吸器の機能の障害等が挙げられている（身体障害者福祉法別表）. また，障害の種類ごとに，その程度が 1 級（最重度）～ 7 級（最軽度）に分類されている（障害者福祉法施行規則 5 条別表 5 号）.

う「自立への努力」と「機会の確保」が定められている（2条）．また国・地方公共団体には総合的に更生援護を行う責務があり，国民には，身体障害者の障害の克服や，社会参加への努力に協力する責務がある（3条）．

2 身体障害者手帳の役割

　この法律において身体障害者とは，「別表に掲げる身体上の障害がある18歳以上の者であって，都道府県知事から障害者手帳の交付を受けたもの」である（4条）．したがって，身体障害者として障害者福祉法上のサービスを受けるためには，**障害者手帳**（以下，手帳）の交付を受ける必要がある（15条）．手帳は，自身が法の定義する身体障害者であることを 公 に証明する役割を担っており，福祉サービスや金銭の給付だけでなく，雇用促進や，税金などの経済的負担軽減や，交通費等に関する支援などのさまざまなしくみと結びついている．身体障害者は，これらのしくみを利用するに際して，手帳の提示を求められることが多い．

3 更生援護の内容

|1| 実施者

　更生援護の実施者は，身体障害者の居住地の市町村である（9条1項）．更生援護の内容には，身体障害者の発見や身体障害者からの相談に応じて指導を行うこと，必要な情報の提供，身体障害者の生活実情の調査・審査・更生指導などが含まれる（9条5項）．また，障害者総合支援法が規定する障害福祉サービスや障害者支援施設への入所を必要とする障害者が，各種給付の支給を受けられないときは，障害者総合支援法を補う形で，市町村が職権で障害福祉サービスを提供し，あるいは，障害者支援施設などに入所・入院させることができる（18条）．障害者総合支援法に規定される一般／特定相談支援事業を行う者は，市町村から委託を受けて，これらの更生援護のうち居宅で生活する身体障害者やその介護者に関係する相談・情報提供を行うことがある（9条6項）．

|2| 福祉事務所と身体障害者更生相談所

　市町村は，身体障害者が心身の状況や周囲の環境等に応じて自立した生活を送るための支援を総合的に受けられるように，地域の実情に応じた体制の整備に努める（14条の2）．市は**福祉事務所**を設置してこうした身体障害者の福祉に関する事務を処理する．福祉事務所では，身体障害者福祉司*の資格をもった職員が身体障害者の福祉に関する事務を行う．福祉事務所に身体障害者福祉司を置いていない市町村や，福祉事務所のない町村で，専門的な知識や技術を必要とする業務（専門的相談指導）を行う必要が生じた場合は，身体障害者福祉司が必ず配置されている**身体障害者更生相談所**に，技術的な援助や助言を求めなければならない（9条の2，3項，11条の2）．

　都道府県は，身体障害者更生相談所を設置する義務を負う（11条）．市町村は，特に医学的・心理学的・職能的判定をする必要が出た場合には，同相談所の判定を求めなければならない（9条8項）．同相談所は，このほかに，補装具

の処方や適合判定を行うなどの専門的な業務を担い，障害者総合支援法に基づく支給決定の手続きに意見聴取の形で参加する．このように，この法律は，障害者総合支援法のしくみと連携している．また**民生委員***も，身体障害者福祉法の制度の執行に協力するものとされている（12条の2）．

|3| その他の事業内容

　市町村は，身体障害者の診査・更生相談を行い，医療や保健指導を必要とする者については医療保健施設（保健所・病院・診療所）へ，職業訓練や就職あっせんが必要な者については公共職業安定所へ紹介する．このほか，啓発や社会参加の促進も更生援護の重要な項目の一つである．地方公共団体は，手話通訳などの意思疎通の支援や，盲導犬・介助犬・聴導犬の使用の支援などを通して，身体障害者のさまざまな活動への参加を促す努力義務を負っている（21条）．都道府県や市町村，条件を満たした社会福祉法人などは，身体障害者社会参加支援施設（身体障害者福祉センター*，補装具製作施設*，盲導犬訓練施設*および視聴覚障害者情報提供施設*）を設置することができ（28条），国・都道府県以外の者は，都道府県知事に届け出れば，その監督の下で，点字や手話の訓練などの生活に必要な訓練等を提供する身体障害者職業訓練等事業や，聴覚や音声・言語機能に障害がある者の意思疎通を仲介する手話通訳業，介助犬や聴導犬の訓練を行い，またその利用に必要な訓練を身体障害者に対して行う介助犬・聴導犬訓練事業を行うことができる（4条の2，26条）．

11 知的障害者福祉法 （昭和35年3月31日法律37号）

1 目的

　知的障害者福祉法も，障害者総合支援法を補う形で障害者の福祉の増進を図っている．この法律の目的は，知的障害者の自立と社会経済活動への参加を促進するため，知的障害者の援助と必要な保護（更生援護）を行い，知的障害者の福祉の増進を図ることである（1条）．国・地方公共団体は，更生援護の実施に努めなければならない（2条）．この法律の対象は知的障害者であるが，身体障害者福祉法や精神保健福祉法とは異なり，「知的障害者」の具体的な定義がなされていない．これは，知的障害の判断基準が確立されていないため，対象を限定せず，幅広く援助・保護を行うことが法の目的にかなうと考えられたからである．

2 更生援護

　援護の主な実施者である知的障害者の居住地の市町村は，知的障害者の福祉に必要な実情の把握，情報の提供を行い，知的障害者の福祉に関する相談に応じ，必要な調査・指導を行う（9条1項，5項）．市町村は必要に応じて知的障害者やその保護者を知的障害者福祉司*などに指導させ，知的障害者がやむを得ない事由により療養介護費の支給が受けられないと認められた場合は，必要に応じて市町村の設置する障害者支援施設などに入所させてその**更生援護**を行

➡ p.304 用語解説「補助犬」参照．

用語解説*
民生委員
厚生労働省の委嘱を受けて，地域の住民を見守り，住民の目線で福祉に関する相談や援助を行う者．民間人がボランティアで請け負う．

用語解説*
身体障害者福祉センター
無料・低額で，身体障害者に関する相談に応じ，身体障害者の機能訓練や社会との交流を促進し，レクリエーションのための便宜を図る施設（31条）．

補装具製作施設
無料・低額で，補装具の製作または修理を行う施設（32条）．

盲導犬訓練施設
無料・低額で，盲導犬の訓練と障害者に対する盲導犬の利用に必要な訓練を行う施設（33条）．

視聴覚障害者情報提供施設
視聴覚障害者のための点字刊行物や録音物，録画物などを製作し，点字への翻訳や手話通訳者を養成・派遣する施設である（34条）．

用語解説*
知的障害者福祉司
都道府県知事または市町村長の補助機関である職員であり，次のいずれかの者でなければならない．①知的障害者の福祉に2年以上の経験のある社会福祉主事，②大学において所定の社会福祉に関する科目を修めて卒業した者，③医師，④社会福祉士，⑤知的障害者の更生援護事業に従事する職員を養成する所定の学校・施設を卒業した者等（14条）．

う（16条）．また，障害者総合支援法で定める障害福祉サービスを必要とする知的障害者が療養介護費以外の介護給付費等の支給を受けられない場合，市町村が障害福祉サービスを提供する（15条の4）など，障害者総合支援法を補う役割を果たしている．

　知的障害者に関する事務は福祉事務所が担い，医学的・心理学的・職能的判定が必要な場合や，知的障害者福祉司のいない福祉事務所が専門的な知識・技術を必要とする業務を行うに当たっては，都道府県がその義務に基づいて設置し，知的障害者福祉司を置く知的障害者更生相談所に相談を仰ぐ（9条6・7項，12条，13条）．この相談所は身体障害者更生相談所と同様，障害者総合支援法の業務の一部を担っており，各種支給決定の手続きに意見聴取の形で参加する．都道府県は，市町村相互の間の連絡・調整や，市町村への情報提供などの必要な援助を行って市町村の更生援護の実施を助け，知的障害者の福祉に関し，各市町村の区域を超えた広域的な見地から実情の把握に努め，専門的な知識・技術を必要とする相談・指導や，知的障害者の医学的・心理学的・職能的判定を行う（11条）．また，民生委員も，知的障害者福祉法の制度の執行に協力するものとされている（15条）．

12 発達障害者支援法 （平成16年12月10日法律167号）

　2004（平成16）年，自閉症，アスペルガー症候群などの発達障害をもつために日常生活や社会生活に制限を受ける者を対象に発達障害者支援法が制定された．これにより，これまで障害の種別に当てはまらなかった**発達障害**についても，支援が受けられることとなった．この法律も障害者基本法の理念にのっとり，発達障害の早期発見・支援に関する国や地方公共団体の責務を明らかにしつつ，発達障害者本人の尊厳の尊重や，発達障害者支援センター*での相談・助言，教育や就労の面での支援などを通して本人の自立や社会参加を促進し，共生社会を実現することを目的としている（1条）．国と地方公共団体は，発達障害者への差別やいじめ，虐待，消費生活での被害の防止・解消対策を推進し，また発達障害者に成年後見制度が適切に利用・実施されるようにするなど，発達障害者の権利擁護のために必要な支援を行うものとされる（12条）．

---

plus α
発達障害者の定義

「発達障害」は，「自閉症，アスペルガー症候群その他の広汎性発達障害，学習障害，注意欠陥多動性障害その他これに類する脳機能の障害であって，その症状が通常低年齢において発現するものとして，言語障害，協調運動障害等の政令で定めるもの」と定義される．この発達障害を持つために生活に制限を受けるものを「発達障害者」といい，特に発達障害者のうち18歳未満の者を「発達障害児」という（発達障害者支援法2条）．

plus α
他の法律における発達障害者

発達障害者は，障害者基本法や障害者総合支援法，障害者雇用促進法などでは精神障害者に含まれており，精神障害者に関する規定の適用を受ける（障害者基本法2条1号，障害者総合支援法4条1項，障害者雇用促進法2条1号，6号）．

用語解説*
発達障害者支援センター

発達障害の早期発見・早期の発達支援などのための専門的な相談対応・情報提供・助言を行い，また発達障害者に専門的な発達支援や就労支援を行う機関．医療・保健・福祉・教育・労働などに関する業務を行う各種機関に発達障害についての情報提供や研修，これらの分野で発達障害に関する業務を行う各種機関との連絡調整を行う（発達障害者支援法14条）．

発達障害児に関して，市町村は，母子保健法における健康診査や，学校での健康診断を行う際に発達障害の早期発見に留意し，発達障害児が早期に適切な支援を受けられるよう，その児童の保護者に相談対応・情報提供・助言を行い，必要であれば発達障害者支援センターその他の医療機関を紹介する．都道府県は発達支援に必要な体制を整備し，支援の専門性を確保する（5，6条）．

市町村は，児童福祉法の規定する放課後児童健全育成事業*を発達障害児が利用できる機会を確保するよう，適切な配慮をする（9条）．また，発達障害者の希望や生活実態，特性などに応じて，地域で自立した生活を送るために必要な訓練の提供や住居の確保などの支援に努める（11条）．発達障害者の就労支援のために必要な体制を整備するのは国・都道府県の役割であり，公共職業安定所，地域障害者職業センター，障害者就業・生活支援センター，社会福祉協議会，教育委員会などの関係機関や民間団体の連携を図り，発達障害者の特性に応じた就労の機会の確保や，就労の定着などに必要な支援に努める（10条）．都道府県は，専門的に発達障害の診断や発達支援を行うことができる病院・診療所を確保しなければならない（19条）．

発達障害者の家族などへも配慮が必要であり，都道府県と市町村は，発達障害者の周囲の者が適切な対応をとれるように，児童相談所などの関係機関と連携を図りつつ，その周囲の者に対して相談対応や情報提供，助言を行い，発達障害者の家族が互いに支え合うための活動などを支援する（13条）．

13 障害者雇用促進法 （昭和35年7月25日法律123号）

障害者の雇用の促進等に関する法律（略称：障害者雇用促進法）は，障害者基本法の施策の基本方針を雇用の面から具体化するものであり，障害者がほかの者と均等な機会や待遇を得るための措置や事業主等の義務，職業訓練や職業紹介などについて定めている．2016（平成28）年の改正により，雇用分野での障害を理由とする差別の禁止や事業主への合理的配慮の提供義務が規定され，事業主には労働者の募集・採用において障害のない者と均等な機会を障害者に与える義務が課され（34条），賃金や福利厚生，教育訓練などについて，障害を理由とする差別的取り扱いが禁止されている（35条）．事業主には過重な負担が生じない限り，募集・採用の機会提供や均等待遇の確保，また障害者の能力発揮の支障とならないように必要な措置を行う義務がある（36条の2・3）．差別の禁止や均等待遇の確保などに関して，雇用する障害者から苦情が出た場合，事業主はこれを自主的に解決する努力義務を負う（74条の4）．都道府県労働局長は，当事者から援助を求められた場合，当事者に対し助言・指導・勧告をすることができ（74条の6），調停の申請があった場合は，都道府県労働局の紛争調整委員会が調停を行う（74条の7）（図5.2-2）．

国・地方公共団体や，一定規模の一般事業主には障害者の雇用義務がある（38条，43条1項）．特に国および地方公共団体に関しては，障害者を率先して

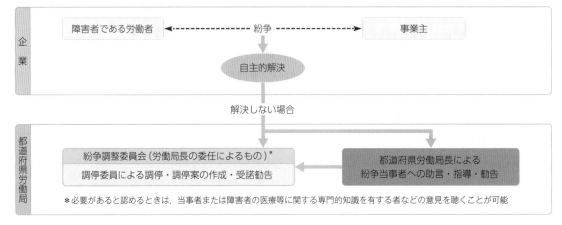

厚生労働省．障害者の雇用の促進等に関する法律の一部を改正する法律の概要．https://www.mhlw.go.jp/file/06-Seisakujouhou-11600000-Shokugyouanteikyoku/0000121387.pdf，（参照2023-11-27）．

図5.2-2　苦情処理・紛争解決の援助

雇用するよう，障害者活躍推進計画の公表や業務担当者・相談員の選任などのしくみが整備されている．常勤労働者のうち障害者がどの程度雇用されるべきかを示す法定の障害者雇用率（43条2項，障害者雇用促進法施行令9条）は，徐々に引き上げられており，特に一定規模の一般事業主にこの割合以上の障害者の雇用を義務付けることで（43条2項），障害者の雇用の機会の確保が図られている．また，就労時間が特に短い形で障害者を雇用した場合も一定の割合でこの雇用率に算定できるとされ，長時間の就労が困難な者の就労機会の拡大も図られている．障害者の雇用率が法定雇用率を下回る事業主は，不足している分だけ障害者雇用納付金を支払う義務がある（53条以下）．この納付金が，雇用率を超えて障害者を雇用する企業に支給される障害者雇用調整金やその他の助成金等（49条以下）の財源とされることで，障害者の雇用に伴う経済的負担の調整が行われている．

　この法律は，職業指導，職業訓練，職業紹介などを行うことで障害者の職業生活における自立を図る職業リハビリテーションの実施を推進している．障害者職業センターがこれを主に担い，障害者に対する職業能力・適性の評価（職業評価）や障害者が就労するための職業準備訓練，障害者を雇用する事業主への助言や支援などを行う（19条以下）．公共職業安定所（ハローワーク）は，障害者の求職情報を収集し，障害者本人が職業選択支援（➡ p.293）を受けていた場合は，就労アセスメントの結果も参考にして，事業主への情報提供や障害者にその適性に合った職業紹介等を行う（9条以下）．また，地域の就労支援関係機関が都道府県知事によって「障害者就業・生活支援センター」として指定され，就職を希望する障害者などに対する職業準備訓練の斡旋，就職活動の支援を行うほか，生活習慣や住居・年金等に関する相談にも対応し，各種関係機関との連絡調整を行うなど，就業と生活とを一体化した支援を行っている（27条以下）．

障害者の法定雇用率の引き上げ

令和5年度
・国・地方公共団体（38.5人以上の規模）：2.6%
・民間企業（43.5人以上の規模）：2.3%
令和6年度以降
・国・地方公共団体：2.8%
・民間企業：2.5%
令和8年度以降
・国・地方公共団体：3.0%
・民間企業：2.7%

民間事業主の差別に対する配慮義務

障害者雇用促進法では，雇用における支障の除去は事業主の「義務」とされる（➡「障害者差別解消法」を参照）．障害者雇用促進法に差別禁止条項が追加されたことにより，障害者の差別の禁止に雇用の分野からの補強がなされている．

法律の目的

障害者基本法4条の差別禁止規定をさらに具体化し，差別の解消のための施策実施を現実的なものとするために成立したのが，「障害を理由とする差別の解消の推進に関する法律」（通称：障害者差別解消法）である.

この法律は，障害や社会的障壁によって生活に相当な制限を継続的に受ける者を対象としており，ここでいう社会的障壁には，障害者が生活を営む上で障壁となるような，社会の事物・制度・慣行・観念その他すべてのものが含まれる（2条）.

行政機関や事業者における差別の禁止

差別の禁止について，行政機関等に関しては，障害を理由とした不当な差別的取り扱いが禁止されるだけでなく，社会的障壁を取り除く要請があった場合にはできる限りこれを除去する必要かつ合理的な配慮を行う義務が課せられている（7条）．民間の事業者に関しては，同様の合理的配慮をすることが努力義務として定められているが，2021年に公布された改正法が施行されれば，民間の事業者も義務として配慮提供を求められるようになる（8条）.

同一の事業者によって障害者の権利利益の侵害に当たる差別が繰り返し行われている場合には，その事業を担当する大臣は，その事業者から報告を求め，あるいは，助言，指導，勧告をするなどの行政措置をとることができる（12条）.

協議会の組織による差別解消の円滑化

差別があった場合の相談や紛争解決には地域の相談窓口や人権擁護委員など既存の機関が対応するが，地域レベルでこれらの機関をつなぐネットワークをつくる地域協議会を組織することができ，協議会が各機関の連携を図ることで，いわゆる「たらい回し」を防ぎ，相談や差別解消の取り組みを円滑化する（17条）．また近年では，自治体レベルでも差別禁止規定を含む条例の制定が進んできている.

14 障害者虐待防止法 （平成23年6月24日法律79号）

コンテンツが視聴できます（p.2参照）

近年，障害者への深刻な虐待事件が発生していることが注目され，障害者の権利と利益を擁護し，障害者虐待の防止を促進する目的で，障害者虐待の防止・障害者の養護者に対する支援等に関する法律（略称：障害者虐待防止法）が成立した.

虐待は，①**身体的虐待**，②**性的虐待**，③**心理的虐待**，④**放棄・放置**，⑤**経済的虐待**の五つに類型化され，虐待を行う主体としては，養護者・障害者福祉施設従事者・使用者が挙げられている（2条6〜8項）．この法律によって障害者に対する虐待が禁止され（3条），国や地方公共団体には，さらに障害者虐待の防止のための責務が課されている（4条）．国や地方公共団体のほか，障害者福祉施設や学校・保育所・医療機関は，障害者虐待を発見しやすい立場を自覚し早期発見に努めなければならず（6条），虐待を受けたと思われる障害者を発見した者は市町村等に通報しなければならない（7条）.

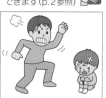

●さまざまな虐待とその通報
〈アニメーション〉

通報や障害者本人からの虐待を受けた旨の届出は，主として市町村が受け付け（使用者による虐待に関しては都道府県も受け付ける），虐待を行う主体に合わせて都道府県や労働局に報告され，必要な措置が取られる．虐待が疑われれば，必要に応じて立入調査や，障害者支援施設などへ入所しての一時保護，虐待者と被虐待者の分離などが行われる．また養護者の知識不足やストレスに配慮し，養護者の負担軽減のための支援も行われる（9条以下）．市町村や都道府県の設置する障害者虐待防止センターは，通報や届出を受け付けるほか，障

plus α

虐待の通報・届出

虐待の通報は，刑法の秘密漏洩（ろうえい）罪に関する規定や，その他の守秘義務に関する規定に妨げられることはない．また虐待を受けたと思われる障害者を発見して通報した場合，あるいは，虐待を受けたことを届け出た場合，誰が通報・届出をしたのか特定できる情報を職員が漏らしてはならず，また，通報を理由に職員や労働者を解雇してはならない（障害者虐待防止法7〜9条，16〜18条，22条，25条）.

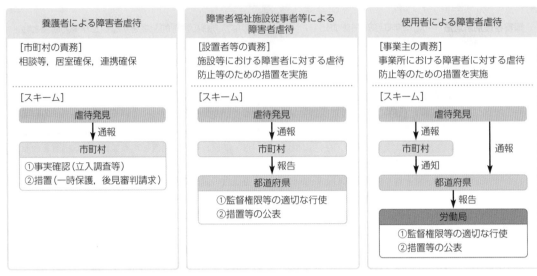

養護者による障害者虐待

[市町村の責務]
相談等，居室確保，連携確保

- - - - - - - - - - - - - - - - - -

[スキーム]

| 虐待発見 |

↓ 通報

| 市町村 |
①事実確認（立入調査等）
②措置（一時保護，後見審判請求）

障害者福祉施設従事者等による
障害者虐待

[設置者等の責務]
施設等における障害者に対する虐待
防止等のための措置を実施

- - - - - - - - - - - - - - - - - -

[スキーム]

| 虐待発見 |

↓ 通報

| 市町村 |

↓ 報告

| 都道府県 |
①監督権限等の適切な行使
②措置等の公表

使用者による障害者虐待

[事業主の責務]
事業所における障害者に対する虐待
防止等のための措置を実施

- - - - - - - - - - - - - - - - - -

[スキーム]

| 虐待発見 |

↓ 通報   通報

| 市町村 |

↓ 通知

| 都道府県 |

↓ 報告

| 労働局 |
①監督権限等の適切な行使
②措置等の公表

厚生労働省．障害者虐待の防止，障害者の養護者に対する支援等に関する法律の概要．より一部改変．https://www.mhlw.go.jp/file/06-Seisakujouhou-12200000-Shakaiengokyokushougaihokenfukushibu/0000129721.pdf，（参照2023-11-27）．

図5.2-3　障害者虐待防止施策

害者虐待に関する相談窓口としても機能する（32条）（図5.2-3）．

　学校の長（29条）・保育所の長（30条）・医療機関の管理者（31条）には，虐待に対処する措置や虐待を防止する措置をとる義務がある．また国や地方公共団体は，財産上の不当な取引による障害者の被害を防止・救済するため，成年後見人制度の利用にかかる経済的負担を軽減するなどして，成年後見制度の利用促進を図る（41条）．

15 バリアフリー新法（平成18年6月21日法律91号）

　高齢者，障害者等の移動等の円滑化の促進に関する法律（略称：バリアフリー新法）は，高齢者・障害者などが自立した生活を送れるように建築物や経路を一体的に整備して，高齢者・障害者の移動や施設利用を便利かつ安全にし，また国民の理解や協力を促そうとするものである．公共性の高い建物を対象としたハートビル法（正式名称：高齢者，身体障害者等が円滑に利用できる特定建築物の建築の促進に関する法律．平成6年法律44号）と，交通機関を対象にした交通バリアフリー法（正式名称：高齢者，身体障害者等の公共交通機関を利用した移動の円滑化の促進に関する法律．平成12年法律68号）を統合・拡充する形で成立した．

　この法律に基づき，旅客車両や道路，バスなどの停留所，公園，また学校や病院・診療所などの特定建築物*は，廊下の広さやトイレの設置などに関して各種の移動円滑化基準（バリアフリー化基準）を満たすことが求められている．また，市町村は，駅を中心とした地区や，高齢者・障害者などが利用する施設が集まった地区（重点整備地区）の移動等の円滑化を重点的かつ一体的に

用語解説*
特定建築物
学校・病院・共同住宅・老人ホームなど，多数の者が利用する建築物等．

行う基本構想を作成することができるが，高齢者・障害者などを含む協議会を設置して協議する制度や，施設を利用する高齢者・障害者等の利害関係を有する住民等が基本構想の作成・変更を提案する制度など，住民がその計画策定段階から参加できるしくみが整えられている（25～27条）．さらに市町村は，この基本構想に沿って，児童，生徒，学生や，住民その他の関係者の理解を深め，協力を促すための教育啓発特定事業を行うことになっている（第36条の2）．公共交通事業者や道路管理者などは，車椅子の乗車設備や車両の優先席などが適切に利用されるように協力しあい，また適切な利用に必要な配慮について広報・啓発するように努める（8条，10条）．

16 ユニバーサル社会実現推進法 （平成30年12月14日法律100号）

年齢や障害の有無にかかわらず自立した生活を送るためには，幅広い施策が必要になる．この理念にのっとって新たに制定された，ユニバーサル社会の実現に向けた諸施策の総合的かつ一体的な推進に関する法律（略称：ユニバーサル社会実現推進法）は，皆が自立した生活を送ることのできる社会の実現に向けたさまざまな施策を総合的・一体的に推進するため，国・地方公共団体の負う財政上の措置や法制に関する責務等や，事業者や国民に対する努力・留意事項などを定めている．

17 障害者情報アクセシビリティ・コミュニケーション施策推進法 （令和4年5月25日法律50号）

すべての障害者が社会の一員としてあらゆる活動に参加するには，必要な情報を取得・利用し，また円滑に意思疎通できることが非常に重要である．このための施策を総合的に推進できるよう，基本理念や国・地方公共団体の責務などを定めたのが，障害者による情報の取得及び利用並びに意思疎通に係る施策の推進に関する法律（通称：障害者情報アクセシビリティ・コミュニケーション施策推進法）である．

施策の推進においては，①障害の種類や程度に応じた手段が選択できること，②生活している地域にかかわらず等しく情報取得などができること，③障害者でない者と同じ内容の情報を同じときに取得できること，④デジタル技術を活用することが前提とされる（3条）．国や地方公共団体はこの基本理念にのっとって，地域の事情を踏まえつつ，障害者による情報の取得・利用・意思疎通に関する施策を策定し，実施する責務をもつ（4条）．事業者もこの施策に連携・協力し，また自らも障害者が十分に情報を取得・利用し，円滑に意思疎通できるよう努力をする（5，7条）．この法律には，機器やサービスの開発助成や障害者・介助者への情報提供といった基本的な施策が挙げられるほか（11～16条），こうした施策を行うにあたって国や地方公共団体は障害者や障害児の保護者などの意見を聴き，これを尊重するよう努めなければならないこ

特定建築物のうち，不特定多数の者や高齢者・障害者が利用するもので，移動等の円滑化が特に必要な建築物等（公立の小中学校や特別支援学校，病院，劇場，保健所，老人ホーム，老人福祉センターなど）は特別特定建築物とされる．旅客施設・旅客車両，一定の道路や駐車場・公園施設のほか，特別特定建築物を建築する場合は移動円滑化基準を満たす義務がある（特定建築物に関しては努力義務）．地域の条例により，義務を負う対象となる建築物が拡大されている場合がある．

とも記載されている（8条）.

18 身体障害者補助犬法 （平成14年5月29日法律49号）

　補助犬*の利用も，身体障害者の自立・社会参加を支えるしくみの一つである．この法律は補助犬（盲導犬・介助犬・聴導犬）を育成・訓練する事業やその事業者の義務などを定めるほか，補助犬を利用する身体障害者がさまざまな施設や交通機関へ補助犬を同伴できる措置などについて定めることで，身体障害者の生活の円滑化を図っている．

19 電話リレー法 （令和2年6月12日法律53号）

　電話リレーサービスは，サービス提供者が音声と手話・文字を双方向に翻訳することで，耳が聴こえない，聴こえづらい人の電話の利用を円滑化する．聴覚障害者等による電話の利用の円滑化に関する法律（略称：電話リレー法）は，このサービスの提供者を指定するとともに，交付金の制度を設けてサービスの運用を助けている．聴覚の障害だけでなく，言語機能や音声機能の障害によって音声言語による意思疎通を図ることに支障があるものも含む趣旨で「等」とされている．

📖 引用・参考文献

1) 本澤巳代子ほか. トピック社会保障法. 第9版, 信山社, 2015. 284p.

2) 加藤智章ほか. 社会保障法. 第6版, 有斐閣, 2015. 440p.

20 児童福祉法 （昭和22年12月12日法律164号）

　児童福祉法は，「児童の権利に関する条約の精神」にのっとり，2016（平成28）年に一部が改正され，すべての児童（18歳未満の者）の健全な養育など，児童の福祉を等しく保障することが盛り込まれた．また法の理念が明確になり，児童虐待の発生予防から自立支援までの一連の対策のさらなる強化が図られた．なお，2016年の改正により，18歳以上の者についても，自立の観点から必要と認められる場合には，里親等への委託や施設入所等の支援を20歳に達するまで継続できることとなった．

　保護を必要とする児童の通告（25条）がなされた後の児童の**一時保護**（33条）について，従来は，児童相談所長が必要と認めるときに行うと規定されていたが，2016年の改正により，一時保護の目的を「児童の安全を迅速に確保し適切な保護を図るため」または「児童の心身の状況，その置かれている環境その他の状況を把握するため」と明記した（33条1項）．一時保護委託は，一時保護所のほか，乳児院，児童養護施設，里親，医療機関などの場合もある．

　児童を養護施設等へ入所させる措置（27条1項3号）について，措置先は，戦後すぐの戦災孤児が多かった時代には，大規模施設が主流であった．その

用語解説*
補助犬

盲導犬：視覚障害のある人が街なかを安全に歩けるようサポートする．
介助犬：肢体不自由のある人の日常生活をサポートする．
聴導犬：聴覚障害のある人に生活の中の必要な音を知らせ，音源まで誘導する．

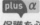

保護を必要とする児童を発見した場合の通告先

保護を必要とする児童を発見した場合の通告先は，市町村，都道府県の設置する福祉事務所もしくは児童相談所となっている（25条）．

後，児童にとっては家庭的環境の下で育てられることが望ましいという考えかたが主流となり，家庭と同様の環境における養育の推進が盛り込まれた（3条の2）。

　現在，措置先としては，①里親，②小規模住居型児童養育事業を行う者（ファミリーホーム），③乳児院，④児童養護施設，⑤障害児入所施設（福祉型，医療型），⑥児童心理治療施設（環境上の理由により社会生活への適応が困難となった児童に必要な治療および生活指導を行う施設，43条の2），⑦児童自立支援施設がある。里親については養子縁組を目指す里親という新しい類型ができ，全部で4類型（養子縁組里親，養育里親，養育里親のうち，一定の専門的ケアを必要とする児童を養育する専門里親，親族里親）となった。この措置は，親権を行う者，未成年後見人の意に反して行うことはできないとされているが（27条4項），これは親権者等が積極的に措置に反対している場合をいう。積極的な反対がある場合には，家庭裁判所の承認を得て措置を図ることになる（28条1項）。なお，措置がなされた児童が措置先で虐待を受けることを防止するための規定もある（2章7節）。

　心中以外の虐待による死亡例は，令和2年度において0歳児が全体の65.3%を占めている。妊婦等に接する機会の多い医師や看護師，学校の職員等が出産後の養育について出産前に支援を行うことが特に必要と認められる妊婦（**特定妊婦**）等を把握した場合は，市町村に情報提供するよう努力する義務がある（21条の10の5第1項）。

　同法は，このほか福祉の保障として，①療養の指導や小児慢性特定疾病*医療費の支給，②結核児童の療養給付，③居宅生活の支援（一定の要件の下，障害児通所給付費等の支給を行う等），④助産施設（経済的理由により，入院助産を受けることができない妊産婦が助産を受けるための施設），⑤母子生活支援施設，保育所への入所等に関する規定，⑥障害児が専門の施設に入所する際の医療費等の給付，⑦障害児と保護者からの相談を受ける支援事業などについて規定している。

　なお，児童虐待による子どもの死亡例が後を絶たないことから，児童虐待防止対策の強化を図るための児童福祉法等の一部を改正する法律が2019（令和元）年6月26日に公布された。この改正により，子どもの権利擁護，**児童相談所**の体制強化および関係機関間の連携強化等の措置がとられているが，具体的には以下の通りである。

　①児童の権利擁護という観点から，親権者等による体罰が禁止される（親権者につき，児童虐待防止法14条1項，児童福祉施設長や里親など，子の監護教育に関し必要な措置をとることが認められている者について，児童福祉法33条の2第2項および同47条3項）。なお，民法の懲戒権規定も削除され，子の人格尊重，および親権者による体罰その他の子の心身の健全な発達に有害な影響を及ぼす言動を禁止する規定が入った。②児童相談所の体制強化の一つとして，児童相談所の一時保護などの介入を行った児童福祉司以外の者に保護者への指導などの支援を

用語解説*
小児慢性特定疾病

児童または児童以外の20歳に満たない者（以下，児童等）が長期にわたり療養を必要とし，生命に危険が及ぶおそれがある疾病にかかっており，療養のために多額の費用を要するとして，厚生労働大臣が社会保障審議会の意見を聴いて定める疾病（児童福祉法6条の2第1項），都道府県知事が指定する医療機関（指定小児慢性特定疾病医療機関）に通い，または入院している小児慢性特定疾病の児童等に医療を提供することを，小児慢性特定疾病医療支援という（同条2項）。

plus α
医療的ケア児及びその家族に対する支援に関する法律

日常生活を営むために恒常的に人工呼吸器による呼吸管理や喀痰吸収等の医療的ケアを必要としている**医療的ケア児**（18歳未満の者および18歳以上の者であって高等学校等に在籍する者）が，学校等において医療的ケアを受けられるように，看護師の配置などの措置を講ずることを国・地方公共団体および学校等に求める法律が，2021（令和3）年に成立した。同法は医療的ケア児の成長・教育機会の保障およびその親の離職防止を目指している〔令和3年6月18日法律81号〕。

plus α
子育て支援事業

市町村は，児童の健全な育成のため，放課後児童健全育成事業，乳児家庭全戸訪問事業，養育支援訪問事業といった「子育て支援事業」が着実に実施されるよう，必要な措置の実施に努める（21条の9）。その際には，乳児訪問について定める母子保健法の下での事業との連携と調和の確保に努める（21条の10の3）。

担当させること（介入機能と支援機能の分離：児童虐待防止法11条7項），および児童相談所への弁護士の配置やこれに準ずる措置（児童福祉法12条3項），医師および保健師の配置（同12条の3第6項），**児童福祉司**や（スーパーバイザーとしての役割を負う）指導教育担当児童福祉司の配置基準の見直し（同13条）などが規定された．

　2022（令和4）年には，児童虐待の相談件数が増加するなど，子育てに困難を抱える世帯がこれまで以上に顕在化している状況を踏まえ，子育て世帯に対する包括的な支援のための体制強化を行うために法改正がなされ，その大部分は令和6年4月1日に施行されることとなった．改正法の概要は，①子育て世帯に対する包括的な支援のための体制強化 [(i) 子ども家庭総合支援拠点（児童福祉）と子育て世代包括支援センター（母子保健）の機能を維持しつつ，見直しをはかり，すべての妊産婦・子育て世帯・子どもの包括的な相談支援等を行う「こども家庭センター」を市町村が設置するよう努めること，(ii)「こども家庭センター」は妊娠届から妊産婦支援，子育てや子どもに関する相談を受けて支援をつなぐためのマネジメント（サポートプランの作成）等の業務を担うこと]，②一時保護所および児童相談所による児童への処遇や支援，困難を抱える妊産婦等への支援の質の向上（後者について，困難を抱える妊産婦等に一時的な住居や食事提供，その後の養育等に係る情報提供等を行う事業を創設），③社会的養育経験者・障害児入所施設の入所児童に対する自立支援の強化，④児童の意見聴取等の仕組みの整備，⑤一時保護開始時の判断に関する司法審査の導入，⑥子ども家庭福祉の実務者の専門性の向上，⑦児童をわいせつ行為から守る環境の整備（性犯罪歴等の証明を求める仕組み導入に先駆けた取り組みの強化）である．

■ 引用・参考文献
1) 公益財団法人全国里親会. https://www.zensato.or.jp/. （参照 2023-11-27）.
2) 第11回社会保障審議会児童部会放課後児童対策に関する専門委員会. 参考資料9 児童福祉法等の一部を改正する法律（令和4年法律第66号）の概要. 厚生労働省. 2022年.
3) 社会保障審議会児童部会児童虐待等要保護事例の検証に関する専門委員会. 子ども虐待による死亡事例等の検証結果等について（第18次報告）の概要. 厚生労働省. 2022年9月.

21 児童虐待防止法 （平成12年5月24日法律82号）

　児童虐待の防止等に関する法律（略称：児童虐待防止法）は，児童に対する虐待の禁止，児童虐待の予防・**早期発見**その他の児童虐待の防止に関する国や地方公共団体の責務，児童虐待を受けた児童の保護・自立支援のための措置等を定めることにより，児童虐待の防止等に関する施策を促進し，児童の権利利益の擁護に役立てることを目的とする（1条）．

　児童虐待とは，保護者（親権を行う者，未成年後見人その他の者で，児童を監護する者）が，監護している児童へ**身体的虐待**，**性的虐待**，**ネグレクト**＊，

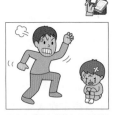

●さまざまな虐待とその通報 〈アニメーション〉

または**心理的虐待**（配偶者に対する暴力を児童の面前で行うことを含む）を行うことである（2条）.

　まず，児童虐待を早期に発見するために，医師や保健師・看護師といった児童虐待を発見しやすい立場にいる者に対して，早期発見の努力義務が課されている（5条1項）.これらの者は，児童虐待を受けたと思われる（「受けた」ではない）児童を発見した場合は，速やかに児童相談所等へ通告する義務がある（6条1項）.通告しても，刑法上の秘密漏示罪や守秘義務に関する法律の規定に反することはなく（6条3項），児童相談所等は通告者を特定する情報を漏らしてはならない（7条）.

　児童相談所等は通告を受けると，児童の安全を確認するための措置や，必要に応じて一時保護などの措置を行う（8条）.児童虐待のおそれがある場合，都道府県知事は，保護者に対して，児童を同伴しての出頭を求め，児童の福祉に関する事務に従事する職員等（以下，職員）に，必要な調査・質問をさせることができる（8条の2）.保護者が出頭の求めに応じない場合には，職員に対して，児童の住所，または居所に立ち入り，必要な調査や質問をさせることができる（9条1項）.保護者が出頭要求や立入調査を正当な理由なく拒み，妨げ，
忌避(きひ)した場合には，都道府県知事は再出頭を要求できる.

　また，再出頭要求をしなくとも，児童の安全確認・確保のため，裁判官が発する許可状により，児童の住所もしくは居所の臨検（住居等に立ち入ること）・捜索を職員に行わせることができる（9条の3第1項）.臨検・捜索に当たって必要があれば，鍵を外すなどの措置が可能であり（9条の7），警察署長への援助を要請できる（10条）.臨検・捜索は，特に児童の生命または身体に重大な危険を生じさせるおそれがあることを考慮して設けられたものであることから，慎重に運用する必要がある（9条の3第6項）.

　児童相談所や市町村から被虐待児童に関する資料や情報の提供を求められた場合，情報提供しても，原則として個人情報保護法違反とはならない（13条の4）.なお，2019（令和元）年の法改正により，関係機関の間の連携強化の重要性，とりわけ子どもが転居する場合には，その移転の前後において指導，助言その他の必要な支援が切れ目なく行われるよう，児童相談所長は，転居先の児童相談所長に対して，速やかにかつ必要な情報提供を行う義務があることが規定された（4条6項）.

　児童福祉法の入所措置がとられる場合，または一時保護において，①児童虐待の防止や児童虐待を受けた児童の保護のために必要ならば，児童相談所長，および入所措置がなされた施設の長は，児童の保護者との面会・通信の全部または一部を制限できる（12条1項）.②児童の住所，または居所が保護者に知られると児童が連れ戻されるといった，再び児童虐待が行われるおそれがある場合，児童相談所長は保護者に対し，児童の住居所を知らせないものとする（12条3項）.これは，児童福祉法で定める一時保護か施設入所等の措置が

用語解説 *
ネグレクト

児童の心身の正常な発達を妨げるような著しい減食，または長時間の放置，保護者以外の同居人による身体的虐待・性的虐待・心理的虐待行為と同様の行為を放置すること，その他の保護者としての監護を著しく怠ること（2条3号）.

plus α
児童虐待を受けたと思われる児童を発見した場合の通告先

児童虐待を受けたと思われる児童を発見した場合の通告先は，市町村，都道府県の設置する福祉事務所もしくは児童相談所となっている（6条1項）.

➡ 個人情報保護法については，p.336参照.

plus α
教育職員等による児童生徒性暴力等の防止等に関する法律

教育職員による児童や生徒への性暴力等（性行為，わいせつ行為等）により，被害を受けた者が回復しがたい心理的外傷や心身への重大な影響を生涯にわたり受けていることが問題視され，2021（令和3）年に成立した.同法は児童や生徒の人権および尊厳を守るため，教育職員による性暴力等の禁止，早期発見および対処，啓発，教員免許法の特例などについて定めている［令和3年6月4日法律57号］.

承認された場合のみに認められ，同意入所の場合は含まれない．③2017（平成 29）年の法改正により，都道府県知事または児童相談所長は児童への接近禁止命令*ができるようになった（12 条の 4 第 1 項）．命令に違反した場合には，1 年以下の懲役または 100 万円以下の罰金に処せられることがある（17 条）．

22 児童買春・児童ポルノ禁止法 （平成 11 年 5 月 26 日法律 52 号）

児童買春(かいしゅん)，児童ポルノに係る行為等の規制及び処罰並びに児童の保護等に関する法律（通称：児童買春・児童ポルノ禁止法）は，児童（18 歳未満の者）に対する性的搾取・性的虐待が児童の権利を著しく侵害することから，児童買春*，児童ポルノ*に関する行為等を規制・処罰し，これらの行為等により心身に有害な影響を受けた児童を保護することにより，児童の権利を擁護することを目的としている（1 条）．2004（平成 16）年に罰則が強化されたが，インターネットの発達により児童ポルノに関する行為の被害に遭う児童が増え続けていることや，児童ポルノの単純所持罪を設けるべきとの従前からの国内の議論や国際社会の強い要請があることなどを考慮して，さらなる改正が 2014（平成 26）年になされた．主な改正点は，自己の性的好奇心を満たす目的で，児童ポルノを所持等した者を処罰する規定を設けたことや（7 条 1 項），盗撮により児童ポルノを製造する行為を処罰する規定を設けたこと（7 条 5 項）である．

23 母子及び父子並びに寡婦福祉法 （昭和 39 年 7 月 1 日法律 129 号）

母子及び父子並びに寡婦福祉法の基本理念は，児童が置かれている環境にかかわらず，心身ともに健やかに育成されるために必要な諸条件を整え，母子家庭の母や父子家庭の父の，健康で文化的な生活を保障するものである（2 条 1項）．なお，寡婦(かふ)（配偶者と死別し，現在婚姻していない女性で，かつて子を扶養していた者）についても同様であるが（2 条 2 項），寡夫(かふ)（男性）はこの法律の対象には含まれない．

この法律はもともと，1964（昭和 39）年に母子家庭の福祉を図るために母子福祉法として制定されたが，1981（昭和 56）年に対象が母子だけでなく，寡婦にまで拡大され，母子及び寡婦福祉法へと名称が変更された．2002（平成 14）年の法改正では，就業・自立を促進することが重要とされ，①子育て・生活支援，②就業支援，③養育費確保支援，④経済的支援を四つの柱とする施策が打ち立てられた．その後，子どもの貧困問題がクローズアップされ，父子家庭も含むひとり親家庭への支援施策を見直す必要性が意識された．

2014 年の法改正では，法律の名称が「父子」を含む現在のものに変更され，ひとり親が就業し，仕事と子育てを両立しながら経済的に自立するとともに，子どもが心身ともに健やかに成長できる施策，および子どもの貧困対策に役立つような施策が盛り込まれた．すなわち，Ⅰ．ひとり親家庭への支援体制の充実，Ⅱ．ひとり親家庭への支援施策と周知の強化（例えば，①就職に有

用語解説*

接近禁止命令

都道府県知事または児童相談所長は，児童に施設入所等への措置や一時保護が行われ，かつ保護者に面会・通信の全部が制限されている場合に，虐待の防止や，虐待を受けた児童の保護のために特に必要があるときは，6 カ月以内の期間を定め，保護者に対し，児童の住所・居所・学校その他の場所で児童の身辺に付きまとったり，児童の住所や通常所在する場所（通学路など）の付近を徘徊してはならないという命令を出すことができる．

用語解説*

児童買春

①児童，②児童を周旋（しゅうせん）した者，③児童の保護者または児童をその支配下に置いている者に対し，対償を供与したりその供与の約束をするなどして，児童に対し，性交等をしたり，自己の性的好奇心を満たす目的で児童の性器等を触る・児童に自己の性器等を触らせるといった行為に及んだりすることをいう（児童買春・児童ポルノ禁止法 2 条 2 項）．

用語解説*

児童ポルノ

写真，電磁的記録に関する記録媒体その他の物であって，①児童を相手方とする，または児童による性交，または性交類似行為に関する児童の姿態，②他人が児童の性器等を触る行為，または児童が他人の性器等を触る行為に関する児童の姿態であって性欲を興奮させ，または刺激するもの，③衣服の全部，または一部を着けない児童の姿態であって，ことさらに児童の性的な部位が露出されたり強調されたりしているものであり，かつ，性欲を興奮させたり刺激したりするものを視覚により認識できる方法で描写したもの（児童買春・児童ポルノ禁止法 2 条 3 項）．

利な資格取得のために，養成機関で就業する期間の「高等職業訓練促進給付金」等を法定化し，非課税とすることにより就業支援を強化する規定（31条，31条の4，31条の10），②子どもの保育所入所に加え，放課後児童健全育成事業等についても配慮する規定（28条3項，31条の8）と子どもからの相談対応や学習支援などの事業を「生活向上事業」として法律に位置付けることによる子育て・生活支援の強化（31条の5，31条の11），③「支援施策に関する情報提供」を明確に業務と位置付け，周知の強化を促進する規定），Ⅲ．父子家庭への支援の拡大である．このほか，2014（平成26）年の児童扶養手当法の改正により，児童扶養手当と公的年金等の併給制限の見直しがなされた．

24 困難な問題を抱える女性への支援に関する法律
（令和4年5月25日法律52号）

この法律は，性的な被害，家庭の状況，地域社会との関係性，そのほかのさまざまな事情によって日常生活または社会生活を円滑に営む上で困難な問題を抱える女性またはそのおそれのある女性を「困難な問題を抱える女性」と定義付け（2条），困難な問題を抱える女性の福祉増進を図るための支援を推進し，それにより人権が尊重され，女性が安心して，かつ自立して暮らせる社会を作っていくことを目的としている（1条）．

これまで，抱える問題が困難なために売春を行うおそれのある女性に対して，その保護更生を目的とする売春防止法に基づく婦人保護事業による支援が行われてきたが，近年は女性が抱える問題が多様化，複合化，複雑化し，婦人保護事業として行われている支援の実態と乖離が生じていただけでなく，売春防止法の枠組みでは，必要としている女性に支援が届かないという実態も明らかとなった．そこで，困難を抱える女性のニーズに応じた新たな枠組みを構築するために議員立法として提案され，成立したのがこの法律である．

困難な問題を抱える女性の支援のための施策は，①困難な問題を抱える女性が，それぞれの意思を尊重されながら，抱えている問題およびその背景，心身の状況等に応じた最適な支援を受けられるように，発見，相談，心身の健康回復のための援助，自立支援援助等の多様な支援を包括的に提供する体制を整備すること，②関係機関および民間団体との協働により，支援が早期から切れ目なく実施されるようにすること，③人権擁護および男女平等の実現に役立つことを基本理念としなければならないこと（3条）という基本理念にのっとり，国と地方公共団体が行う責務を有する（4条）．

都道府県は，女性相談支援センター（現在の婦人相談所を名称変更，2024年4月1日より）を設置しなければならず，指定都市はこれを設置することができる．その主たる業務は，①相談に応ずること，②困難な問題を抱える女性および同伴家族の緊急時における安全確保および一時保護，③心身の健康を図るための医学的または心理学的な援助等を行うこと，④自立生活を促

進するための援助を行うこと，⑤居住して保護を受けることができる施設の利用について，情報提供等の援助を行うことである（9条）．地方公共団体は，関係機関や民間団体，支援に従事する者等により構成される支援調整会議を組織し，支援を適切かつ円滑に行うことが求められており，その構成員および構成員だった者には守秘義務が課されている（15条）．

■ 引用・参考文献

1) 最新法律ウオッチング 第118回 困難女性支援法. 地方財務. 2022, (817), p.188-189.

性をめぐる個人の尊厳が重んぜられる社会の形成に資するために性行為映像制作物への出演に係る被害の防止を図り及び出演者の救済に資するための出演契約等に関する特則等に関する法律（AV出演被害防止・救済法）（令和4年6月22日法律78号）

この法律は，性行為映像制作物（AV）の制作公表により，出演者の心身および私生活に取り返しのつかない重大な被害が生ずる（おそれがある）ことから，AV出演契約について特則を設けるとともに，AV出演者等のための相談体制の整備について定めるものである．2022（令和4）年4月に成年年齢が18歳に引き下げられ，それ以降，18歳，19歳の若者が未成年者であることを理由とする契約取消権を使えなくなったことがきっかけで議論が始まった．その後，年齢に関係なく，被害の防止と被害者救済を行い，性をめぐる個人の尊厳を重んじる社会をつくることが本法の目的とされた．AV出演契約は，書面または電磁的記録で行わなければならないし，制作公表者には撮影内容の詳細な説明義務が課されている．ほかにも，撮影終了から4カ月経過しないと公表できないことや，出演者は契約に問題がなくても，AV公表から1年間（令和4年6月22日の法施行後2年間は「2年間」）は契約を解除できることが定められた．

性的な姿態を撮影する行為等の処罰及び押収物に記録された性的な姿態の影像に係る電磁的記録の消去等に関する法律（令和5年6月23日法律67号）

この法律は，性犯罪に関する事案の実態に即した対処を行うための施策のあり方について検討がなされた結果，刑事法改革の一環として制定された．性的な姿態を撮影する行為およびこれにより生成された記録提供行為やネット上での送信等を処罰すること（性的な姿態を撮影する行為により生じた物を複写した物等の没収も可能）（施行済み），ならびに押収物に記録された性的姿態の映像に関する電磁的記録の消去等の措置を講じること（令和6年6月22日までには施行される）により，そのような被害の発生および拡大を防止することを目指している．

25 DV 防止法（平成13年4月13日法律31号）

1 背景と目的

|1| 背景

配偶者間の暴力については世界的な問題とされ，「あらゆる形態のドメスティック・バイオレンスに関する犯罪に対処するため，法律の制定及び適切な制度の強化」が，国連特別総会「女性2000年会議」で採択され政府に要請された．これを受け，国内では配偶者からの暴力の防止及び被害者の保護等に関する法律（案）（通称：DV防止法）が女性議員による議員立法として国会に提出され，2001年4月に成立した．**配偶者からの暴力**について，日本では男女共同参画2000年プラン（1996年12月）や男女共同参画社会基本法に基づく男女共同参画基本計画（2000年12月）において，女性に対する暴力に対

➡ 男女共同参画基本計画については，p.376参照．

する基本方針として盛り込まれていたものの，具体的な対策は遅れていた．この法律の制定により通報，相談・カウンセリングや一時保護等のしくみができあがり，被害者が保護されるようになった．

制定当時の法律は，「暴力」が身体的なものに限られ，保護命令の対象が，配偶者および婚姻はしていないが事実上婚姻関係と同様の事情にある者に限られていたが，2004（平成16）年5月の法改正によって，「暴力」に精神的な暴力が含まれ，元配偶者も保護命令の対象となった（第1次改正）．また，2007（平成19）年7月には，「生命等に対する脅迫を受けた被害者にかかる保護命令」「電話を禁止する保護命令」「被害者親族等への接近禁止命令」など保護命令制度が拡充され，また，配偶者暴力相談支援センターの役割に関する改正等が行われた（第2次改正）．さらに2013（平成25）年7月，適用対象が配偶者以外の同居する交際相手からの暴力とその被害者の保護に拡大された（第3次改正）．2024（令和6）年4月，困難な問題を抱える女性への支援に関する法律の施行に伴い，文言等について一部改正が行われた．

|2| 目的

この法律の目的は，配偶者からの暴力に関する通報，相談，保護，自立支援等の体制を整備し，配偶者からの暴力の防止および被害者の保護を図ることである．「配偶者からの暴力」とは，配偶者からの**身体に対する暴力**（身体に対する不法な攻撃であって生命または身体に危害を及ぼすもの）またはこれと同様の**心身に有害な影響を及ぼす言動**をいう．「配偶者」には，婚姻の届出をしていないが，事実上婚姻関係と同様の事情にある者を含む．「被害者」とは，配偶者から暴力を受けた者である（1条）．

2 基本方針，基本計画

内閣総理大臣，国家公安委員会，法務大臣および厚生労働大臣は，「配偶者からの暴力は，犯罪となる行為をも含む重大な人権侵害である」ことを基本的な考え方として，「配偶者からの暴力の防止及び被害者の保護等のための施策に関する基本的な方針」（以下，基本方針）を定める．

都道府県は，この基本方針に即して，都道府県における「配偶者からの暴力の防止及び被害者の保護のための施策の実施に関する基本的な計画」を定めなければならず，市町村は基本方針と都道府県の基本計画を考え合わせ，市町村における基本的な計画を定めるように努めなければならない．

3 配偶者暴力相談支援センター

配偶者暴力相談支援センターは，配偶者からの暴力の防止および被害者の保護のため，被害者の問題に関する相談や相談員もしくは相談機関の紹介，心身の健康を回復させるための医学的または心理的な指導そのほか必要な指導の実施，被害者の安全確保および一時保護，被害者の自立促進のための就業促進・住宅確保・制度利用についての情報提供や助言，関係機関との連絡調整等を行う機関である（3条3項）．この中で**一時保護**については，**女性相談支援セン**

plus α
被害者の性別

DV防止法は人権の擁護と男女平等の実現を図ることが背景にあり，配偶者からの暴力では女性が被害者になることが多いことから，前文では女性に配慮した表現がされている．しかし，男性が被害者となることもあるため，この法律は男性にも適用される．

plus α
2023年の第4次改正

接近禁止命令等の申し立てができる被害者を，自由，名誉，財産に対する加害の告知による脅迫を受けた被害者に拡大するなど，保護命令制度の拡充や違反の厳罰化，配偶者からの暴力の防止および被害者の保護に関する協議会の法定化などの改正が行われた（令和6年4月1日施行）．

plus α
配偶者からの暴力に含まれる行為

離婚や婚姻の取消後に，配偶者であった者から引き続き受ける身体に対する暴力等が含まれる．

➡ 女性相談支援センターについては，p.309 困難な問題を抱える女性への支援に関する法律を参照．

ターが行うことになっている（3条4項）．また，市町村も自らが設置する適切な施設において，配偶者暴力相談支援センターの機能を果たすよう努めることとなっている．

相談支援センターの職員に関する資格などの規定はない．しかし，相談についての十分な研修を受けていることが望ましいとされており，配偶者からの暴力の防止および被害者の保護が適切に行われるように整えることが必要である．

4 被害者の保護と保護命令

|1| 被害者の保護と医療者や関係機関の役割

配偶者からの暴力を受けている者を発見した者は，その旨を配偶者暴力相談支援センターまたは警察官に通報するよう努めなければならない（6条1項）．また，医師その他の医療関係者*は，その業務を行うに当たり，配偶者からの暴力によって負傷し，または疾病にかかったと認められる者を発見したときは，その旨を配偶者暴力相談支援センターまたは警察に通報することができる（6条2項）．通報をした医師その他の医療関係者は，秘密漏示罪や守秘義務違反の責任を問われることはない（6条3項）．

福祉事務所は被害者の自立支援のために，必要な措置を講ずるよう努めなければならない（8条の3）．また，被害者の保護のために，配偶者暴力相談支援センター，都道府県警察，福祉事務所，児童相談所その他の都道府県または市町村の関係機関その他の関係機関には，適切な保護が行われるよう相互に連携を図りながら協力する努力義務がある（9条）．

|2| 保護命令

保護命令には，接近禁止命令と退去等命令がある．

a 接近禁止命令

配偶者が身辺につきまとったり，住居や勤務先等の付近を徘徊したりしないようにしたい場合には，配偶者に対し，裁判所から接近禁止命令を出してもらうことができる（10条）．接近禁止命令の申し立てができるのは，配偶者からの身体に対する暴力または生命，身体，自由，名誉もしくは財産に対する脅迫（以下，身体に対する暴力等）を受けた者が，さらなる身体に対する暴力等により，その生命または心身に重大な危害を受ける恐れが大きいときである．この命令の期間は1年間となっている．

b 退去等命令

共に生活している住居から退去してもらい，住居の付近を徘徊しないようにしたい場合には，配偶者に対し，裁判所から退去等命令を出してもらうことができる（10条の2）．退去等命令の申し立てができるのは，配偶者からの身体に対する暴力または生命等に対する脅迫を受けた者がさらなる身体に対する暴力を受けることにより，その生命または身体に重大な危害を受ける恐れが大きいときである．この命令の期間は2カ月間となっている．

DV発見のための医療スタッフの役割

　配偶者からの暴力は，主に家庭内で行われるため外部からの発見が難しいとされている．また，被害者も配偶者からの報復や家庭の事情などの理由から保護を求めるのをためらう場合もあるため，暴力を原因としたけがや病気で医療機関を受診したときに医療スタッフによって発見される可能性もあるとされている．繰り返される受診等のサインを見逃さずに，被害者の保護に努める必要がある．

　発見した場合には被害者の意思を尊重した上で，配偶者暴力相談支援センターまたは警察に通報することが医療スタッフには求められる．また，配偶者暴力相談支援センター等の利用について，被害者に情報提供をすることも求められている．

26 老人福祉法 (昭和38年7月11日法律133号)

　老人福祉法の目的は，「老人の福祉に関する原理を明らかにするとともに，老人に対し，その心身の健康の保持及び生活の安定のために必要な措置を講じ，もつて老人の福祉を図ること」にある．これまでおよそ44回の改正が行われたが，最も大きな改正は，**介護保険制度**の創設に伴うものである．

　1997（平成9）年に成立し，2000（平成12）年に施行された介護保険法により，介護サービスは措置制度から個人の契約による利用制度に転換されることとなった．そのため老人福祉法が担ってきた，「措置」としてサービスを提供する役割は，大幅に縮小された．しかし，「やむを得ない事由」（契約者不在や虐待等）によって介護サービスを契約して利用することのできない高齢者については，老人福祉法に基づく「措置」により，市町村によって介護保険施設への入所や居宅での介護サービスを供与する手続きがなされる（10条の4）．また，判断能力が低下している高齢者の権利擁護のため，市町村長によって，**成年後見制度**の利用を開始する審判を請求できることが規定されている（32条）．認知症を伴う1人暮らしの高齢者の増加や，高齢者の虐待が問題となっている今日，その必要性の度合いは高まっているといえる．

➡ 介護保険法については，p.251参照.

➡ 成年後見制度については，p.349参照.
➡ 高齢者虐待防止法については，p.314参照.

　2020（令和2）年6月12日に公布された地域共生社会の実現のための社会福祉法等の一部を改正する法律により，高齢者向け住まいを安定確保する観点から老人福祉法についても改正がなされ，有料老人ホーム・サービス付き高齢者向け住宅の設置状況等について都道府県・市町村間の情報連携が強化された（29条4・5項）．

|1| 老人福祉計画

　市町村は，老人居宅生活支援事業・老人福祉施設による事業（老人福祉事業）の供給体制の確保に関する計画（**市町村老人福祉計画**）を定めている（20条の8）．市町村老人福祉計画においては，確保すべき老人福祉事業の目標量を定めたり，目標量を確保するための方策を定めるよう努めるとされている．

　なお，都道府県は，この市町村老人福祉計画の達成のために，各市町村を通

ずる広域的な見地から，老人福祉事業の供給体制の確保に関する計画（都道府県老人福祉計画）を定めている（20条の9）．

27 高齢者虐待防止法 （平成17年11月9日法律124号）

1 概要

　高齢者虐待の防止，高齢者の養護者に対する支援等に関する法律（略称：高齢者虐待防止法）は，高齢者の権利利益の擁護に資することを目的に，**高齢者虐待**の防止とともに高齢者虐待の早期発見・早期対応の施策，**養護者**に対する支援を，国・地方公共団体の公的責務の下で促進することを主な内容としている．高齢者虐待は介護の負担や介護疲れが大きな原因とされていることから，虐待の防止（発見，通報，保護等）だけでなく，養護者に対する支援についても法律の中に盛り込まれている．

plus α

虐待防止に関する法律

・高齢者虐待防止法
・児童虐待防止法
・DV防止法
・障害者虐待防止法

plus α

高齢者の定義

高齢者虐待防止法の「高齢者」とは，65歳以上の者をいう（2条1項）．

2 虐待の定義

　この法律は高齢者虐待が生ずる場面を，①高齢者の世話をしている家族，親族，同居人等の養護者による虐待，②養介護施設従事者等による虐待に分けた上で，①と②に共通する虐待を次の❶～❺のように定義している（2条4項，5項）．

❶ **身体的虐待**　高齢者の身体に外傷が生じ，または生じるおそれのある暴行を加えること

❷ **介護・世話の放棄・放任（ネグレクト）**　高齢者を衰弱させるような著しい減食，長時間の放置，養護者以外の同居人による虐待行為の放置など，養護を著しく怠ること

❸ **心理的虐待**　高齢者に対する著しい暴言または著しく拒絶的な対応その他の高齢者に著しい心理的外傷を与える言動を行うこと

❹ **性的虐待**　高齢者にわいせつな行為をすることまたは高齢者をしてわいせつな行為をさせること

❺ **経済的虐待**　養護者または高齢者の親族が高齢者の財産を不当に処分するこ

コラム　通報の努力義務と守秘義務との関係

　高齢者虐待防止法は，高齢者の福祉に職務上関係のある者に対して，高齢者虐待を速やかに通報する努力義務を課している．他方，医療スタッフには刑法上または資格法上守秘義務が課されている（刑法134条1項，保助看法42条の2等）．この関係をどのようにみるかであるが，高齢者虐待防止法21条6項は，「刑法の秘密漏洩罪の規定その他の守秘義務に関する法律の規定は高齢者虐待に関する通報（虚偽であるもの及び過失によるものを除く）をすることを妨げるものと解

釈してはならない」と規定している．また21条7項は，「介護従事者は通報したことを理由として，解雇その他不利益な取り扱いを受けない」と規定している．

　これら二つの規定は通報者を保護するための規定であることから，高齢者虐待に関する通報は，原則として，医療スタッフの守秘義務に優先することになり，通報者は通常免責される（責任を問われない）ことになる．

と，その他高齢者から不当に財産上の利益を得ること．

3 養護者による高齢者虐待の防止

養護者による高齢者虐待を発見した者は，速やかに市町村に通報するように努めなければならず（7条2項），高齢者の生命または身体に重大な危険が生じている場合は，速やかに市町村に通報しなければならない（7条1項）．特に，高齢者の福祉に業務上または職務上関係のある者は高齢者の虐待の徴候などを知りうる立場にあることから，虐待のおそれに気付き，早期に相談・通報につなげることが強く期待されている（5条）．

市町村は，高齢者の安全，その他事実の確認を行った上で，必要に応じて一時保護のため高齢者を老人短期入所施設へ入所させるなど，老人福祉法の規定による措置を講じ，市町村長は適切に法定後見開始等の審判を請求しなければならない（9条2項）．市町村長は，高齢者虐待により高齢者の生命や身体に重大な危険が生じているおそれがあるときは，地域包括支援センターの職員等に，高齢者の住居または居所に立ち入らせて，必要な調査または質問をさせることができる（11条）．この場合，市町村長は警察署長に対して援助を求めることができる（12条）．

➡ 老人福祉法については，p.313 参照．

➡ 法定後見制度については，p.350 参照．

4 養護者に対する支援

市町村は，高齢者虐待の防止，虐待を受けた高齢者の保護，養護者の負担軽減のため，養護者に対する相談，助言，指導その他必要な措置を講じる（6条，14条）．

5 公表

都道府県知事は，毎年度，養介護施設従事者等による高齢者虐待の状況，養介護施設従事者等による高齢者虐待があった場合にとった措置，その他所定の事項を公表することとなっている（25条）．

28 難病医療法 （平成26年5月23日法律50号）

1 背景

1967 ～ 1968（昭和 42 ～ 43）年ごろに急増したスモン*（SMON：subacute myelo-optico-neuropathy）をきっかけに，国による難病への取り組みが始まり，1972（昭和47）年には，難病対策要綱が策定された．難病研究事業が進み，対象となる疾患が拡大するにつれて，医療費助成制度の経費の膨張や研究事業に対する患者間の不公平感が指摘されるようになった．このような状況についての検討を行った難病対策委員会が2013（平成25）年12月に出した報告書を受けて，難病の患者に対する医療費助成に関して，公平かつ安定的な制度を確立し，また，基本方針の策定，調査・研究の推進，療養生活環境整備事業の実施などの措置を講じるために，2014（平成26）年に制定されたのが難病の患者に対する医療等に関する法律（略称：難病医療法）である．

用語解説 *
スモン

整腸止痢（しり）薬として使用されていたキノホルムによる中毒性神経障害．1958年に報告されてから使用禁止になった1970年までの間に，約1万人が罹患した，日本最大の薬害である．使用禁止になって以降，新たな発症は途絶えたが，有効な治療法がなく，今も多くの患者が後遺症に苦しんでいる．

❷ 目的，基本理念など

│1│ 目的

　この法律の目的は，難病の患者に対する医療や難病に関する施策に関して必要な事項を定めることによって，難病の患者に対する良質・適切な医療の確保と難病の患者の療養生活の質の維持向上を図り，これによって国民保健の向上を図ることである（1条）．

│2│ 基本理念・国や地方公共団体の責務

　難病の患者に対する医療等は，難病の克服を目指し，難病の患者が社会参加の機会の確保や地域社会における尊厳を保持しながら他の人々との共生を妨げられないことを重んじて，難病の特性に応じた社会福祉などの関連施策と有機的な連携に配慮しながら，総合的に行われなければならない，ということがこの法律の基本理念となっている（2条）．

　国や地方公共団体は，難病に関する情報の収集・整理・提供といった活動を通じた難病に関する正しい知識の普及などの必要な施策を講じるように努力し，また，難病の患者に対する医療人材の養成・資質の向上を図って，難病の患者が良質かつ適切な医療を受けられるように連携を図り，必要な施策を講ずるように努力しなければならない．特に，国には，難病に関する調査・研究や，難病の患者に対する医療のための医薬品・医療機器の研究開発の推進を図るための体制を整備して，国際的な連携を確保するように努めることを求めている（3条）．

│3│ 基本方針の策定

　厚生労働大臣は，難病の患者に対する医療費等の総合的な推進を図るための基本的な方針を定める．基本方針は，少なくとも5年ごとに再検討し，必要時に変更すること，変更するときには厚生科学審議会の意見を聴くことになっている（4条）．

❸ 医療費の助成

│1│ 指定難病

　難病のうち，厚生労働大臣が指定した**指定難病**が特定医療費助成の対象となる．

　難病とは，発生の機構が明らかではなく，かつ，治療方法が確立していない希少な疾病であって，その疾病にかかることによって長期にわたる療養が必要となるものである．指定難病は，難病のうち，患者の置かれている状況からみて良質かつ適切な医療の確保を図る必要性が高いものとして，「患者数が本邦において人口のおおむね1,000分の1（0.1%）程度に相当する人数に達しないこと」「客観的な診断基準（またはそれに準ずるもの）が確立していること」という条件の両方を満たすものを，厚生科学審議会の意見を聴いて，厚生労働大臣が指定する．

plus α
指定難病の拡大
医療費助成の対象となる指定難病は，2015年1月1日の法律施行当時は110疾病であったが，その後，指定難病検討委員会の検討によって，同年7月1日には306疾病に，2021年11月1日には338疾病となり，その数は急速に拡大している．

難病対策要綱

　難病対策要綱（1972年）は，国会による集中審議によって策定され，難病対策として取り上げるべき疾病の範囲と対策の進めかたが明記された．この要綱の策定によって，難病の病因・病態の解明研究や診療整備だけではなく，難病に対する医療費の公費負担が初めて目指された．

▶**難病の範囲**

①ベーチェット病，重症筋無力症，全身性エリテマトーデス（SLE）などの原因不明・治療法が未確立で，後遺症を残すおそれが少なくない疾病，②小児がん，小児慢性腎炎，ネフローゼ，小児喘息，進行性筋ジストロフィー，腎不全（人工透析対象者），小児異常行動，重症障害児などの，慢性の経過をたどり，単なる経済的な問題だけではなく，介護などに著しい人手が必要なために，家族の負担や精神的な負担の大きい疾病

▶**対策の進めかた**

①調査・研究の推進，②医療施設の整備，③医療費の自己負担の解消

│2│支給認定と医療費の助成

　支給認定を受けた患者が，認定を受けた指定難病について，有効期間内にその指定難病に対する医療を指定医療機関*で受けた場合，支給認定を受けた患者またはその保護者に対して，指定特定医療を受けるのに必要とした費用を**特定医療費**として都道府県が支給する（5条）．

　特定医療費の支給を受けるためには，支給認定を受けようとする指定難病の患者または保護者が，都道府県知事が定める医師（指定医）の診断書を添えて，居住地の都道府県に申請をして，都道府県から支給認定を受ける必要がある（6条）．なお，都道府県が，申請者に対する支給認定をしない場合には，指定難病審査会の審査を求める必要がある（7条2項）．

　都道府県は，難病患者の療養生活に関する問題について患者や家族等からの相談に応じて必要な情報の提供や助言を行う**難病相談支援センター**の設置や，難病患者に訪問看護を行うなどの療養環境整備事業を行うことができる（28条）．

　特定療養費の支給や療養生活環境整備事業に必要な費用は，都道府県から支払われるが，その2分の1は国が負担する（30条，31条）．

4 調査および研究

　国は，難病患者に対する良質かつ適切な医療の確保を図るための基盤となる難病の発病の機構，診断，治療方法に関する調査・研究と難病の患者の療養生活の質の維持向上を図るための調査・研究を推進することとなっている（27条）．

用語解説*

指定医療機関

難病患者に対する医療を提供する医療機関で，都道府県知事によって指定される．病院や診療所などのほかに，訪問看護事業所や指定居宅サービス事業者も指定難病に関する医療を実施する機関の指定対象になっている（14条，施行令5条）．

plus α

療養環境整備に関する訪問看護事業

難病の患者に対して，その者の居宅において看護師などの所定の者によって行われる療養上の世話または必要な診療の補助のこと（28条1項3号）．①患者の病状が安定している，もしくはこれに準じる状態であること，②指定難病の患者であること，③指定難病を主な要因として在宅で人工呼吸器を使用している患者であること，という三つの基準を満たしている場合に，患者の居宅において看護師，保健師，助産師，准看護師，理学療法士，作業療法士，言語聴覚士が行う療養上の世話・必要な診療の補助を行う（医療法施行規則47条）．

1 医療政策に関する法律

社会保障制度改革

　フランス革命（1789 ~ 1799 年）を経験した西欧世界では，すべての人間が平等であるという普遍的原理が理論的には認められるようになった．一方で，現実には多数の賃金労働者が社会を支えていながら，失業，貧困そして傷病に絶えず脅かされていることも明らかになり，人道的にも問題だが，それを放置しておくと社会自体が崩壊してしまうことがはっきりと理解されてくるようになった．

　失業・貧困・傷病という個人にとっての危機的状況が，実は個人の力を超えた社会構造そのものに由来するものだということがわかってくると，その救済もまた社会的に対応しなければならないと認識されるようになった．こういった状況の中で，個人の安全を社会全体で守ろうとする**社会保障**（social security）という考えかたが生まれてきた．

　社会保障は具体的に，時代や社会によってさまざまな形を取るが，現代の日本における社会保障は，イギリスの国営医療制度にみられるような国や公共団体が物やサービスを直接的に提供するという形ではなく，すでに社会に存在するサービスを個人が購入・利用するのを補助する形，つまり金銭給付を基本形とする．

　さらに日本の社会保障の特徴は，国民皆保険制度をはじめとする**社会保険**（social insurance）という制度を中心に形づくられていることである．保険というのは，加入者が平時に保険料を積み立てておき，その中から必要事態が発生した者に保険金を支払うという**共助**の制度であり，生命保険などの私保険がその典型である．この共助の制度を国家制度として全国民を対象にして強制的に加入させる制度が，社会保険といわれるものである（この中には年金保険，失業保険と並んで医療保険がある）．この制度の基本的な考えかたは，納入する保険料は一人ひとりの収入の多少に応じて増減するが，給付される保険金は均等に，ただし一人ひとりの必要に応じて支払われる（応能負担，応需給付），というものである．このようにして，社会保険によって，社会における収入の不平等が，医療給付の面ではいくぶんか解消されることになる（再配分機能）．

　社会保障制度としては，このほかにも，出産，育児といった人生の一段階にのみ発生する出費や，特別な状況の中で発生する困難（長期障害状況など）に対する公費（国［地域］民全員の拠出）による援助がある（**公助**もしくは公的扶助）．

　日本における社会保障は多くは金銭の給付という形であり，購入できるサービスが市場に出回っていることが前提となっている．しかし，特に医療・介護

のように高度な，あるいは大規模な人的・物的設備を必要とする事柄の場合には，それらが実際に十分に用意されていなければ，いくら金銭の援助を受けてもサービスを受けられない．そこで，社会保障制度には，サービスそのものを社会全体に供給できるよう，十分，かつ適正・円滑に創出し，機能させるための制度づくり・規制も含まれることになる．

コラム **近代の法システムが前提とする人間像とその補正**

　経済的・精神的に自立した自律的な個人は，多様ではあるが基本的に平等であり，理性的に自由意志をもって行動する，ということを理念として，近代の法体系はつくられている．これらは理念として見失ってはならないものではあるが，現実の人間は相互に依存し合う社会の中で初めて存在することができ，自然的にも社会的にも多くの格差の中で，情念（pathos）に動かされて生きている．この現実を正面から見つめて，これに即した工夫を加えることによって，近代法の目指した理念に近づこうと，現代が苦闘しているわけである．数々の工夫には，個人に対する各種支援，共助による平等化，法による自由保障などがある．ただし，この近代の理念そのものを再検討すべき時ではないかとの主張もある．

1 社会保障制度改革推進法 （平成24年8月22日法律64号）

　少子高齢化が進み，**社会保障給付費**が増大しているにもかかわらず，それを支えるべき**生産年齢人口**の減少が著しく，そのために社会保障制度の財政状況が急速に悪化してきた．このような状況に照らして，社会保障制度全体を見直す必要が生じている．この認識の下，社会保障制度改革推進法が2012（平成24）年に制定された．

　これは持続可能な社会保障制度を確立していくために，基本的な考えかたと基本事項を定めた法律で，全15条とコンパクトだが，後続する諸法律の方向性を定める重要な法律である．そこには基本的な考えかたとして，①国民の自立した生活を目指して，自助・共助・公助のしくみを組み合わせ，②税金・社会保険料を納付する者の立場に立って負担の増大を抑え，③社会保険制度を基本とし，④費用を広く公平に負担する観点から，消費税収入を財源に充てる，という政策が示されている．

2 社会保障改革プログラム法 （平成25年12月13日法律112号）

　社会保障制度改革推進法を受けて持続可能な社会保障制度の確立を図るための改革の推進に関する法律（通称：社会保障改革プログラム法）が制定され，少子化対策，医療保険，医療制度，介護保険，公的年金の各領域ごとの制度改革のプログラムが設定された．このうち医療については，①国民健康保険の運営を市町村から都道府県に移管して安定化・平等化を図ること，②難病と小児慢性特定疾患についての新制度をつくることなどのほかに，③**地域包括**

ケアシステムを構築して医療保険制度と介護保険制度との連携を図ることをうたっていることが注目される.

3 地域における医療及び介護の総合的な確保の促進に関する法律（平成元年6月30日法律64号）

社会保障改革プログラム法を受けて制定された，地域における医療及び介護の総合的な確保を推進するための関係法律の整備等に関する法律（通称：医療介護総合確保推進法）により，地域における医療及び介護の総合的な確保の促進に関する法律（通称：地域医療介護総合確保促進法）という改正法がつくられた（➡コラム「WAC法」参照）. この法律は，健康の保持と福祉の増進に関して国民のニーズが多様化していることに対応して，地域の特色・創意工夫を生かし，効率的で質の高い医療の提供体制と，地域包括ケアシステムの構築を目指すものである. 厚生労働大臣が総合確保方針を定め，それに即して都道府県および市町村がそれぞれに計画を立て，高齢者が住み慣れた地域で，その能力に応じて自立した日常生活を営むことができるよう，医療・介護・介護予防，住まい，および自立した日常生活支援を確保する体制をつくることがうたわれている. また2019（令和元）年には，高齢者保健事業と介護予防との一体的実施を図るシステムが，国民健康保険法等の改正によって導入されている.

これらを実現するためには，医療法上の医療計画，介護保険法上の事業支援計画等との連携・統合を図る必要があり，そのための前提として，医療機関の分化・連携，チーム医療や在宅医療の推進，介護職などを含む広い意味での医療関係職の人材確保など，大幅な制度の改革が必要とされた.

plus α

WAC法に基づく都道府県計画

2021年の改正で，WAC法に基づいてつくられる都道府県計画には，地域医療構想達成のための医療機能の分化および連携への支援について書かれることになった. 要するに，病床数削減をより一層進めていくということである.

➡ 国民健康保険法については，p.242 参照.

➡ 医療法については，p.207 参照.
➡ 介護保険法については，p.251 参照.

コラム　社会保障制度改革国民会議報告書（平成25年8月6日）

社会保障改革プログラム法の制定とほぼ同時に，社会保障制度改革国民会議が報告書を公表している. この国民会議は，社会保障制度改革推進法（平成24年成立）に基づく改革を行うための諮問機関であるが，この報告書において，「社会保障の21世紀モデル」を提唱している. そこでは，1970年代に社会保障が目指した「年金，医療，介護」サービスの直接的保障にとどまらず，それらの前提となる「現役世代の雇用・子育て・低所得者格差問題，住まい」などを社会保障の課題としてとらえ，そのためにはすべての世代を支援の対象とし，すべての世代がその能力に応じて支え合う，という全世代型社会保障を提唱する. 世代間の公平だけでなく，世代内の公平（例えば格差の大きい高齢者間でも，資産を含めた負担能力に応じた負担）

を図ろうとする. また子育てについても，「子どもの時の貧困格差は，教育や学習等の機会の格差となって大人になってからの貧困につながる」「子どもの〈今〉は，社会の〈未来〉である」として，「すべての世代が連携して，すべての子どもの成長を温かく見守り，支えることのできる社会の構築」を目指す.

医療介護総合確保推進法の示す諸方策についても，また子ども・子育て支援法（➡p.332）が子育ての「第一義的責任」が保護者にあるとしていることなどについても，この報告書は，慎重な筆の運びのうちに，もう一歩深みのある分析・対応を示している. これからの社会保障のありかたについて自分なりの考えかたを形づくりたい人には，これを丁寧に注意深く読み解いてみることをお勧めする.

なお，消費税法1条2項は「消費税導入については…毎年度，制度として確立された年金，医療及び介護の社会保障給付並びに少子化に対処するための施策に要する費用に充てるものとする」として，消費税率の上積みの理由とされた観があるが，社会保障は国家財政全体の課題であることを忘れてはなるまい．

医療介護総合確保推進法（平成26年6月25日法律83号）

　社会保障改革プログラム法の規定に基づいて，地域において医療と介護とが総合的に働くことを目指して，効率的で質の高い医療提供体制と，地域包括ケアシステムの構築をするために，多数の法律を一気に改正した法律．これにより医療法の改定（病床機能報告の制度，地域医療構想を明確にもった医療計画，医師確保支援のための地域医療支援センターなど），介護保険法の改定（在宅の医療・介護の連携推進，特別養護老人ホームを要介護中重度者用に重点化，保険料の再配分性の強化など），その他の制度（看護師の特定行為明確化，医療事故調査制度，医療法人制度の整備など）と並んで，本文で説明した地域医療介護総合確保促進法が制定された．

> **コラム**　　**WAC法 ―法律名の変遷―**
>
> 　1989年に制定された法律（平成元年6月30日法64号）は「民間事業者による老後の保健及び福祉のための総合的施設の整備の促進に関する法律」というものであったが，2005（平成17）年に国民健康保険法の改正法によって，「地域における公的介護施設等の計画的な整備等の促進に関する法律」と改訂・改称され，それがさらに2014（平成26）年に本文中のような改訂・改称を受けた．これらの法律名と用語の移り変わりのうちに，考えかたの変遷が見てとれ興味深い（この法律は当初より，通称でWAC〔well aging community〕法と呼ばれていた）．
>
> 　なお，このように名称まで変更された法律であっても，その正式引用に際しては，「平成元年法律64号　最終改正令和5年法律64号」という表示が用いられるものであることも，理解しておくとよい．

4 健康・医療戦略推進法 （平成26年5月30日法律48号）

　健康・医療戦略推進法は，健康・医療に関する先端的研究開発および新産業の創出を図るために，健康・医療戦略の基本理念，国等の業務，戦略推進のための基本的施策などについて定め，そのための戦略推進本部を設置するものである．これにより，研究機関・医療機関・事業者に協力義務が課され，「健康・医療戦略」が閣議決定された．その中では基本理念として①世界最高水準の技術を用いた医療の提供と，②経済成長への寄与とが挙げられている．

　さらに科学技術・イノベーションの創出に関する法律（平成20年6月11日法律63号）は産学官連携*体制を強調するものだが，その一つの柱が「次世代ヘルスケア・システムの構築」であり，これに基づいて閣議決定された「未来投

用語解説 *
産学官連携
科学技術・イノベーションの創出の活性化を通じて，国際競争力を強化し，経済社会の発展・国民生活の向上に寄与することを目的として，産（民間事業者）・学（研究開発法人や大学などの教育機関）・官（国・地方公共団体）が連携すること．

資戦略 2018」でも，新たな有望成長市場の一つとして「世界最先端の健康立国」が挙げられている．これらの示す戦略は，健康戦略というよりも，むしろ経済成長のための戦略の色彩が強いといえようか．

また，医学研究には臨床試験という段階が必然的に伴うため，その段階における被験者の保護と倫理性の確保のための制度化が進んでいる．臨床研究法（平成29年4月14日法律16号）などの特別法のほか，領域ごとに行政庁や学会等が定める倫理指針が多数出されている．

➡ 医学研究，臨床研究法については，p.418，423参照．

健康・医療戦略

▶ **健康・医療戦略の取扱事項の大綱**

① 世界最高水準の医療のための研究開発

　国が行う医療分野の研究開発の推進，そのための環境整備，国の行う研究開発の公正・適正な実施，その成果の実用化のための審査体制，その他の施策

② 健康・医療に関する新産業創出および国際展開

　新産業創出，ベンチャー企業等の事業拡大支援，国際展開の促進，その他健康長寿社会の形成に資する施策

③ 先端的研究開発および新産業創出に関する教育の振興・人材の確保

④ オールジャパンでの医療等データ利活用基盤構築・IC利活用推進に関する施策

　医療・介護・健康分野のデジタル基盤の構築，その利活用，その高度なデジタル化，医療情報・個人情報の利活用に関する制度

---

5 再生医療推進法 （平成25年5月10日法律13号）

先端医療の一大分野に関わる，再生医療推進法も視野に入れておく必要がある．**再生医療**は，これまで有効な治療方法がなかった疾病の根治治療を可能とするものとして大いに期待され，急速に発展しつつある．この法律は，再生医療の研究開発・提供・普及促進を図るためのものである．新しい治療法の開発・普及に当たっては，安全性および倫理性の面で慎重でなければならない一方で，厳しい国際競争にさらされている領域でもあるため，迅速な対応も求められている．このため，扱いが難しい領域である．

➡ 再生医療安全性確保法については，p.206参照．

基本理念として①最先端の再生医療を利用する機会が国民に提供されるべきこと，②**生命倫理**に配慮しつつ，迅速安全な研究開発・提供・普及促進のために有機的な連携と総合的な取り組みを図ること，③有識者・医療関係者・研究者・技術者その他の意見を聴き，国民の理解を得ること，④国際的な医療の質・保健衛生を向上し，研究開発を促進することが挙げられている．この法律は，関連する法令を含め，かなり厳しい規制を課しているようだが，これに従う限り活動が公認されるという点に眼目があり，まさに推進法なのである．

組織に関する法律
6 厚生労働省設置法 （平成11年7月16日法律97号）

　医療・看護は人間関係の中で提供されるべきサービスであることが大前提ではあるが，現代においては医療・看護は大きな「社会」，言い換えると国家制度の中で初めて十分に機能するものである．そのため，看護に携わる者は，医療・看護体制に関わる行政組織の全体像をも理解しておく必要がある．

　厚生労働省は，国の医療・看護体制全体に責任を負う機関であり，これを規定するものとして，厚生労働省設置法がある．そもそも，厚生労働省は，1938（昭和13）年，富国強兵政策の一環として内務省から独立した厚生省（Ministry of Health and Welfare）が，2001（平成13）年に省庁再編の一環として，同じく内務省から独立していた労働省と統合され，厚生労働省（Ministry of Health, Labour and Welfare）となったものである．同省の厚生行政の機能としては，国民生活の保障・向上，社会福祉・社会保障・公衆衛生の向上・増進が挙げられる．また社会保障審議会，厚生科学審議会，医道審議会，薬事審議会をつかさどり，全国各地に存在する検疫所等を管轄するとともに，地方厚生局および地方厚生支局を通して実務領域を管轄する．

> **こども家庭庁設置法** （令和4年6月22日法律75号，令和5年4月1日施行）
> **こども家庭庁設置法の施行に伴う関係法律の整備に関する法律** （令和4年6月22日法律76号）
>
> 　「こども」に関する権限を有する省庁は，文部科学省のほか，厚生労働省や内閣府，警察庁など，さまざまにわたっていた．菅義偉内閣（2020～2021年）のときに，これらを一元的に所管する省庁として「こども庁」構想が検討され，その後，自由民主党保守派からの，家庭教育にも配慮すべしとの声を受け，名称を「こども家庭庁」と変更した法案が2022年の2月に閣法として提出され，同6月15日に成立した．
> 　「こども家庭庁」は内閣府の外局であり，この長として，こども家庭庁長官が置かれる（2条）．「こども」が自立した個人として等しく健やかに成長することのできる社会の実現に向け，家庭における子育ての支援ならびに子どもの権利利益の養護を行うことを目指しているが，こども基本法にならい「こどもの年齢及び発達の程度に応じ，その意見を尊重し，その最善の利益を優先して考慮することを基本」としている．

7 地域保健法 （昭和22年9月5日法律101号）

　厚生行政を現実に担う地方の組織を定めるものとして，地域保健法がある．これは1937（昭和12）年に制定され，第二次世界大戦直後（昭和22年）に大改訂を受けていた保健所法が1994（平成6）年に改訂され，現在の名称となった．都道府県等は**保健所**を設置しなければならず，また市町村等は**市町村保健センター**を設置することができる．市町村保健センターは母子保健・高齢者保健を中心として，健康相談，保健指導，健康診査など直接住民に対するサービスを行う（4章）．一方，保健所は，地域保健思想の普及，人口動態統

plus α
保健所の設置主体

都道府県，政令指定都市（政令で指定する人口50万以上の都市），中核都市（政令で指定する人口20万以上の都市），その他政令で定める市，特別区（東京都の区部）．医療法・介護保険法の区域も考慮して置かれる．福祉業務も兼任するものとして，保健福祉事務所等という名称が用いられていることが多々ある．

計，栄養改善・食品衛生管理，住宅・上下水道・廃棄物処理・清掃，医事・薬事，保健師，公共医療事業，母性・乳幼児・老人保健，歯科保健，精神保健，長期療養者保健，感染症その他の疾病予防，衛生試験・検査，その他の住民の健康保持増進に関することなど，総合的で広域にわたる，あるいは特殊な技量を要する事柄，さらには市町村間の連絡調整，市町村への技術的な助言・研修などを担い，その管轄事項は多岐に及ぶ（3章）．

8 日本赤十字社法 (昭和27年8月14日法律305号)

　国の直接の機関ではないが，特殊な地位を与えられた法人に**日本赤十字社**があり，これを規定する法律として，日本赤十字社法がある．日本赤十字社は，1877年の西南戦争の際に発足した博愛社が10年後にジュネーブ条約（赤十字条約）に基づき改名したもので，その後，軍の管轄下の社団法人として，主に戦時中の傷病者保護に従事していた．この法律の制定後，認可法人*とされ，基本的に会員*の会費によって運営されている．

　業務としては，ジュネーブ4条約（戦時中の傷病者と捕虜に関する国際条約）の業務，非常災害時や感染症流行時の救護活動，常時の健康増進・疾病予防・苦痛の軽減・その他社会奉仕のための事業がうたわれており，血液事業（➡ p.203参照），病院事業，看護師教育などが通常時の主な事業となっている．

コラム　　赤十字の名称

　現在のところ，各国の内部組織としては赤十字社（Red Cross Society）あるいは赤新月社（Red Crescent Society）が192あり，国際組織としては赤十字国際委員会（International committee of the Red Cross）と国際赤十字・赤新月社連盟（International Federation of Red Cross and Red Crescent Societies）があり，これらが協同して赤十字・赤新月国際運動（International Red Cross and Red Crescent Movement）という名称の下で共同して活動に当たっている．なお，十字，新月はそれぞれがキリスト教とイスラム教の象徴である．

コラム　　「○○しなければならない」と「○○することができる」

　法律の規定のしかたとして，「○○しなければならない」（義務規定・命令規定）と「○○することができる」権限付与規定（権限を与える規定）という両端の間に，「○○するものとする」や「○○する」，さらには「○○するように努めるものとする」というような義務・命令と権限の中間的規定方法があり，その法的効果に相違がみられる．ただし，例えば薬害関係の法律などにおいて，行政庁に規制の権限を与える形をとっているが，行政庁にその権限を適正に行使させるために，権限規定でありながら義務規定のように解釈することがある．

疾病治療対策に関する法律

　現在の日本で，特に公的な対策を求められている疾患がある．それぞれに特有の理由があるから，対応のしかたもそれぞれに異なる．

9 がん対策基本法 （平成18年6月23日法律98号）

　死因の第1位であるがんに対して，がん対策基本法がある．この法律は，国として，対策の基本理念，関係者の責務，がん対策総合計画の策定などを定めるものである．国は**がん対策推進基本計画**を，都道府県はがん対策推進計画を策定して，6年ごとに見直すこととされている．

　基本理念としては，①がん克服のための研究推進・技術向上，②等しい受診機会，③患者本人の意向重視，④患者の尊厳保持のための福祉支援・教育支援，⑤それぞれのがんの特性への配慮，⑥保健・福祉・雇用・教育等の関連施策との有機的連携，⑦関係者の相互連携，⑧患者の個人情報の保護などがうたわれている．

10 がん登録推進法 （平成25年12月13日法律111号）

　がん対策基本法に関連して，がん登録等の推進に関する法律（通称：がん登録推進法）を知っておく必要がある．

　「人体実験」は厳しく規制されているから，人間の疾病の病理や治療法の研究の基礎となるデータは，主として現存する患者の診療情報から得るしかない．今日の医学の成果はすべて，過去の患者から得られた情報の上に成り立っているものであることを，医療に従事する者はよく認識しておく必要がある．しかもまたそれは患者の最も奥深いところにある個人情報であるから，その取り扱いには特別に配慮を要する．とりわけ死に至るおそれを秘めるがんについては，本人にすべての情報を開示するかどうかという問題も含めて，情報の扱いには慎重を要する．

　この法律の内容は次の通りである．全国の病院および指定診療所は，原発性のがんについて届出対象情報を知事に届けなければならず，知事はこれを審査・整理した上で厚生労働大臣に提出し，厚生労働大臣は，毎年市町村長から提出される死亡者情報票と突き合わせた情報を全国がん登録データベースに記録する．厚生労働大臣はこれを自ら利用しうるほか，他の行政機関や独立行政法人，がん対策企画・実施のための調査研究を委託された者に提供することができる．患者本人の承諾なく登録されるものであるから，目的外使用は禁止され，秘密漏示には罰則が付けられるなど，厳重な規制をしている．

---

plus α
ゲノム医療法

日本においては，一般的な差別禁止法がなく，また，遺伝情報に基づいた差別禁止法も存在していなかった．このことが，遺伝子解析研究や遺伝情報を用いた医療に対する国民の不安の一理由であるという分析もなされてきた．このため，2023（令和5）年に，良質かつ適切なゲノム医療を国民が安心して受けられるようにするための施策の総合的かつ計画的な推進に関する法律（ゲノム医療法）が議員立法で成立した．同法においては，ゲノム医療の研究開発の推進のほか，検査の実施体制の整備等や，差別等への適切な対応の確保が規定されている．

plus α
動物実験

動物の愛護及び管理に関する法律によって，近年は動物実験に関しても厳しい条件が課せられている．

plus α
届出対象情報

①がんに罹患した者の氏名，性別，生年月日，住所
②病院等の名称，病院等に関して厚生労働省令で定める事項
③がんの診断日として厚生労働省令で定める日
④がんの種類に関して厚生労働省令で定める事項
⑤がんの進行度に関して厚生労働省令で定める事項
⑥がんの発見の経緯に関して厚生労働省令で定める事項
⑦病院等が行ったがんの治療の内容に関して厚生労働省令で定める事項
⑧がんの罹患者の死亡を確認した場合は，その死亡日
⑨その他，厚生労働省令で定める事項
（がん登録推進法5条，施行規則1条〜9条）

> **コラム　がん登録推進法制定以前の状況**
>
> 　実はがん登録推進法が成立する以前から，がんの罹患・診療に関するデータを都道府県単位で任意に報告してもらい登録する制度はあった．しかし，患者本人の同意を得ていない点，しかも患者の転帰（最終的にどうなったか）と結びつける必要からデータの完全な匿名化ができない点，さらに任意の登録であるために偏りがありデータとしての価値に乏しい点など，問題が多かった．
>
> 　この不安定な状態で，賛否両論の中で揺れてきた領域に踏み込み，登録を義務付けるとともに情報の保護規制を明確にしたのががん登録推進法である．

11 循環器病対策基本法 （平成30年12月14日法律105号）

　脳卒中や心臓病等の循環器病が，「国民の疾患による死亡の原因及び国民が介護を要する状態となる原因の主要なもの」になっていることから，健康寿命の延伸等を図るための脳卒中，心臓病その他の循環器病に係る対策に関する基本法（通称：循環器病対策基本法）が新設された．この法は，①喫煙，食生活，運動その他の生活習慣の改善による循環器病の予防，②発症者の搬送，医療機関の受け入れ，リハビリテーションを含む医療，後遺症者への福祉サービスなどの継続的・総合的提供，③循環器病に関する専門的研究のための研究機関の連携，技術の向上・研究成果の普及・成果情報の提供，企業等による成果の活用，という3点を基本理念とし，国には循環器病対策推進基本計画の策定を，都道府県には都道府県循環器病対策推進計画の策定を義務付けた．またそれぞれに循環器病対策推進協議会が設置される（都道府県のそれは努力義務）．その上で，基本的施策として①循環器病の予防推進，②発症者の搬送・受入体制整備・研修，③医療機関の整備，④患者の生活の質の維持向上，⑤保健・医療・福祉機関の連携協力体制整備，⑥保健・医療・福祉従事者の育成，⑦情報の収集・提供体制整備，⑧治療法・医薬品等の開発研究の促進，製造販売の迅速審査体制の整備が挙げられている．

12 肝炎対策基本法 （平成21年12月4日法律97号）

　肝炎対策基本法は，血液凝固製剤にC型肝炎ウイルスが混入した薬害肝炎事件，および集団予防接種の際にB型肝炎ウイルスの感染被害を出した予防接種禍事件で，国に責任があることが認められたことをきっかけにして成立した．肝炎はいまや国内で最も脅威である感染症の一つであり，放置すると肝臓癌に進行するなどの重篤な結果をもたらすこと，未解決な問題が多く，国民の理解が不足していること，感染に国の責任が認められていることがこの法律の制定理由である．

　基本理念として，①研究の推進，成果の普及，②感染検査・肝炎医療を等しく受けられるようにすること，③患者の人権・差別への配慮がうたわれ，

肝炎対策基本法成立のきっかけとなった二つの事件

薬害肝炎事件（C型肝炎ウイルスへの感染被害）

血液製剤はもともと肝炎ウイルス等を含む恐れがありながらも，この製剤の特殊性から感染因子の不活化処理には限界がある．1971年から1990年ごろにかけて，出産時の止血のためにフィブリノゲン製剤または血液凝固第Ⅸ因子製剤を投与されたため，C型肝炎ウイルスに感染したとして，国および製薬企業に対する損害賠償訴訟が各地で起こり，最終的には，賠償か補償かを厳格に問わずに国の支払責任を認めた「特別措置法」（2008年）により，一律に救済が行われることになった（➡p.263 特定C型肝炎ウイルス感染者救済特別措置法）．

集団予防接種禍事件（B型肝炎ウイルスへの感染被害）

集団予防接種の際の注射器の使い回しによるB型肝炎ウイルスの感染被害に対する損害賠償訴訟が各地に頻発し，最高裁平成18年6月16日判決によって，国の責任が認められて決着した．現在では，ディスポーザブルの注射器の使用に切り替えられて収束している．

plus α

国家補償

行政庁に対して，その行為に故意・過失があったとして金銭の支払いを命ぜられるのが**賠償**（例えば，違法な注射針の使い回しによる事故），行政主体の合法的な行為によって相手方に特殊な損害を与えてしまった場合に支払いを命ぜられるのが**補償**（例えば，集団予防接種の際の異常副反応事案）といわれる．特別の行為が介在してはいないが，経済的救済を必要とする場合に支払われるものが**保障**（例えば，傷病手当）と称せられる．

理念に即した肝炎対策基本指針が定められた．これに基づいて，肝炎対策推進協議会（医療者＋患者代表），肝炎情報センター，都道府県に置かれた拠点病院が稼働している．

保健・予防対策

21世紀に入るころから特に疾病予防対策，保健，健康増進に至る一連の法律の成立が顕著になっており，その基本ともいうべきものが健康増進法（2002年制定，2012年大改定，➡p.229参照）である．

➡ ナーシング・グラフィカ『健康と社会・生活』も参照．

一見，新しい時代に積極的に呼応している対策のようであり，そのような面を含むものではあるが，実は，個人的には対応しきれないほど大きな自然的・社会的な変化に伴って生じてきた健康問題に，社会として対応せざるを得なくなってきた，という状況が根本にあることを見逃してはならない．したがって，法律を見る場合にも，個々の対応策の裏に，社会のありかたを再検討する，という視点を常にもっているべきであろう．

13 食育基本法（平成17年6月17日法律63号）

食育基本法は，子どもの健全な心と身体を培（つちか）うために，知育，徳育，体育の基礎に食育を位置付け，食に関する知識と，食を選択する力を養い，健全な食生活を実践できる人間を育てるべく制定された．基本理念として，①食育は心身の健康増進と人間形成に資すべきこと，②自然と人間への感謝の念を深めるべきこと，③自発的意思・地域の特性の尊重，④保護者と教育関係者が食育の重要性を認識すべきこと，⑤体験活動の重要性，⑥伝統的食文化と

地域の特性に配慮し，農山漁村活性化を推進すべきこと，⑦食品の安全を挙げた上で，基本的施策が定められている．さらに食育推進会議が農林水産省と都道府県・市町村に設けられ，推進計画を立てることとされている．

14 アレルギー疾患対策基本法 （平成26年6月27日法律98号）

いまや全国民にとっての慢性疾患ともいえるアレルギー疾患に対して制定された，アレルギー疾患対策基本法も，社会のありかたに深く関わった問題を扱うものである．アレルギー疾患が国民生活に多大な影響を及ぼしている現状，それが多様かつ総合的要因によっていることなどを考慮し，アレルギー疾患対策を一層充実させるために制定された基本法である．基本理念としては，①アレルギー疾患の性格に照らし，重症化の予防，軽減のために施策の総合的実施を図るべきこと，②アレルギー疾患医療の均てん*を図るべきこと，③国民が適切な情報を入手し，生活の質の維持・向上のための支援を得られるべきこと，④アレルギー疾患そのものに関し，重症化の予防・診断・治療に関する研究とその成果の普及を推進すべきことが挙げられ，その実現のための基本的施策が定められている．厚生労働大臣がアレルギー疾患対策推進協議会の意見を聴きつつ，アレルギー疾患対策基本指針を策定し，それに沿って地方が推進計画を策定する．

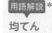
用語解説 *
均てん
医療サービスなどが地域などによる格差がなく行き渡ること．

15 歯科口腔保健の推進に関する法律
（平成23年8月10日法律95号）

やや特殊ではあるが，日常生活に深く関わるものとして，歯科口腔保健の推進に関する法律（略称：歯科口腔保健法）を挙げておく．口腔の健康は質の高い生活を営む上で基礎的かつ重要な役割を果たしていること，歯科疾患の予防に向けた取り組みが口腔の健康の保持に有効であることから，歯科口腔保健の推進のために制定された．基本理念としては，①歯科疾患の予防のための取り組みと，歯科疾患の早期発見・早期治療の促進，②人生のそれぞれの時期に応じた歯科口腔保健の推進，③保健，医療，社会福祉，労働衛生，教育その他の関連施策との連携を図りつつ総合的な歯科口腔保健の推進が挙げられている．また国および地方公共団体の基本的事項の策定義務，都道府県・保健所を設置する市および特別区等の口腔保健支援センター設置の権限を定める．

16 アルコール健康障害対策基本法
（平成25年12月13日法律109号）

酒類は国民の生活を豊かにし，潤いを与えるものであり，これに関する伝統と文化は国民の生活に深く浸透している一方で，不適切な飲酒は本人の心身の健康に障害を来すのみならず，家族・社会への問題を生じさせる危険性が高い．これらの背景を踏まえて制定されたのが，アルコール健康障害対策基本法

である．基本理念としては，①アルコール健康障害の発生・進行・再発の各段階ごとの防止対策を実施し，すでに健康障害が発生している場合には本人と家族への支援がなされるべきこと，②アルコール健康障害に関連して生じる飲酒運転，暴力，虐待，自殺等の問題の根本解決のため，各問題に対する施策の有機的な連携が必要なことがうたわれている．

　このほか，アルコール関連問題啓発週間（11月10～16日）を設けること，政府がアルコール健康障害対策推進基本計画を，地方公共団体が対策推進計画を策定すべきこと，さらに，国・地方公共団体は知識の普及・飲酒誘引防止・健康診断・保健指導・医療の充実・相談支援業務，人材確保，調査研究推進などの基本的施策を実施することが挙げられている．内閣府には，アルコール健康障害対策関係者会議が置かれている．

17 ギャンブル等依存症対策基本法
（平成30年7月13日法律74号）

　ギャンブル等依存症（公営競技，パチンコ屋に係る遊技その他の射幸（しゃこう）行為にのめり込むことにより日常生活または社会生活に支障が生じている状態）である者が，本人および家族の生活に障害を生じさせ，また多重債務，貧困，虐待，自殺，犯罪等の重大な社会問題を生じさせていることから，その依存症対策のために創設された．

　国の対策推進基本計画策定義務，都道府県の対策推進計画策定努力義務を通して，基本的施策（教育振興，予防に資する施策，医療提供体制整備，相談支援，社会復帰支援，民間団体の活動支援，連携協力体制，人材確保，調査研究など）が図られることになっている．さらには政府内にギャンブル等依存症対策推進本部が設けられるなど大がかりとなっているのは，この法律成立の14日後にいわゆるIR整備法（特定複合観光施設区域整備法）が成立することに対応する措置であったから，とみることもできよう．

2 福祉政策に関する法律

「医薬」に直接的には関わらないかもしれないが，確実に個人の心身・福祉 (welfare) に関わるものであり，それゆえに医療者，とりわけ看護者の職務には大きな意味をもつ事柄について見ておこう．

1 自殺対策基本法 (平成18年6月21日法律85号)

自殺対策基本法は，誰も自殺に追い込まれることがない社会の実現を目指して，自殺対策を総合的に推進し，自殺の防止や自殺者の親族の支援を図るものである．基本理念として，①すべての人が個人として尊重され，生きがいや希望をもって暮らせるよう，その環境の整備充実を図るべきこと，②自殺には社会的要因があることを踏まえ対応すべきこと，③単に精神保健的観点からのみならず自殺の実態に即した対策を要すること，④自殺の事前予防，自殺の発生危機への対応，発生後の対応など各段階に応じた施策を要すること，⑤保健，医療，福祉，教育，労働その他の関連施策と連携すべきことが挙げられている．基本的施策や総合対策会議の設置を定め，自殺予防週間*および自殺対策強化月間*を置く．

2 障害者基本法 (昭和45年5月21日法律84号)

障害者*基本法は，1981（昭和56）年の国際障害者年以降，改定が繰り返され，さらに2004（平成16）年，2011（平成23）年に大幅改定がなされている（➡ p.286 参照）．

3 成育基本法 (平成30年12月14日法律104号)

成育過程にある者及びその保護者並びに妊産婦に対し必要な成育医療等を切れ目なく提供するための施策の総合的な推進に関する法律（通称：成育基本法）は，成育医療等（妊娠，出産および育児に関する問題，成育過程の各段階において生ずる心身の健康に関する問題を包括的にとらえて，これに適切に対応する医療・保健・教育・福祉に関するサービス）につき，その基本理念を定め，国や地方公共団体，保護者および医療関係者等の責務をうたい，必要なサービスを切れ目なく提供するための施策を総合的に推進することを目的とする，現代的要請に応える法律である．

基本理念としては，①成育過程にある者の心身の健やかな成育が保障される権利の尊重，②その施策は少子高齢化，環境の変化に即応した，需要に適確に対応したものであるべきこと，③成育過程にある者がその居住する地域にかかわらず等しく科学的に適切な医療等を受けられるべきこと，④成育過程にある者に情報が適切に提供され，社会的経済的状況にかかわらず，安心して子どもを生み，育てることができる環境が整備されるべきこと，が挙げられ

plus α
自殺の統計

2022年の自殺者は21,881人．前年比874人増であった．男女とも増加傾向となった．

用語解説*
自殺予防週間

9月10日の世界自殺予防デーにちなみ，毎年9月10日からの1週間，国・地方公共団体が連携して自殺予防のための啓発活動を集中的に推進している．自殺や精神疾患に対する国民の偏見をなくし，命の大切さや自殺を示すサインへの対応方法等の理解・促進を図っている．

用語解説*
自殺対策強化月間

政府は「いのちを守る自殺対策緊急プラン」を策定し（2010年），例年，月別自殺者数が最も多い3月を自殺対策強化月間と定めた．関係団体の協賛の下，悩みを抱えた人やその周囲が支援を求めやすい環境づくり（生きる支援）を展開している．

用語解説*
障害者

身体障害，知的障害，精神障害（発達障害を含む），その他の心身の機能の障害（以下，障害）があり，障害と社会的障壁により継続的に日常生活や社会生活に相当な制限を受ける状態にある者のこと（障害者基本法2条）．

ている。このため政府は，成育医療等協議会の意見を聴き，基本方針を定め，国および地方公共団体はこれに沿った基本施策を講ずる義務を負う。また，保護者や医療関係者等は努力義務を負う。

4 こども基本法 (令和4年6月22日法律77号)

　1989年11月に国連総会で採択された「児童の権利に関する条約」（子どもの権利条約）を，日本は翌1990年9月に署名し，1994年4月に批准した（発効はその1カ月後）。しかし，その後も，民法の親権の規定は大きく見直されることはなく，さらに，家庭内にとどまらず学校における子どもの権利にも問題があったところであった（例えば，いわゆる「ブラック校則」の問題を考えてみよう。文部科学省が12年ぶりに改訂した「生徒指導提要（改訂版）」では，個としての自己存在感や自己決定の場の提供をうたっている[1]）。そのため，子どもの権利に関する「基本法」として，こども基本法が議員立法として提案され，2022年6月15日に成立した。

　同法は「日本国憲法及び児童の権利に関する条約の精神にのっとり」，こども（「心身の発達の過程にある者」）が「自立した個人として」「権利の養護が図られ」ながら育つため，社会全体として「こども施策」（教育，就労・結婚・妊娠・出産・育児支援等）に取り組むこと等を目的としている。

　「こども施策」の基本理念として，①個人としての尊重・基本的人権の保障・差別的取り扱いがないこと，②適切に養育されること等，③意見表明及び社会的活動への参画の機会の確保，④意見の尊重および最善の利益が優先して考慮されること，⑤父母等への支援・家庭での養育が困難な場合の養育環境の確保，⑥子育ての支援，を定めている。さらに，国の責務として，「こども施策」の総合的策定・実施および「こども大綱」の作成，地方公共団体の義務として，施策の策定・実施および「都道府県こども計画」の作成，事業者の努力として，職業生活および家庭生活の充実のための雇用環境の整備，国民の努力として，「こども施策」に対する関心と理解，「こども施策」への協力をそれぞれ定めている。なお，国および地方公共団体が「こども施策」を策定・実施・評価する際には，子どもや養育者の意見を反映させる措置を講ずることとされている。

　同法は，今まで政策の「対象」であった子どもについて，その主体性を前面に押し出す点で，大きな発想の転換がみられる。一方で，自由民主党保守派からの反対を理由とした家庭教育の取り込みによる子育てを家庭に押し込める（自己責任にする）ことへの危惧や，親権とこどもの権利との調整原理がないこと（ぶつかった場合にどうすべきか）が問題点として挙げられる。

　教員による児童・生徒に対する体罰は学校教育法11条で禁止されている．一方でかつての民法は，親権者は子の監護・教育に必要な範囲内で自らその子を懲戒することができるとしており，懲戒という名の体罰が問題となっていた．平成23年の改正で，そもそも親権は子の利益のために行使されるべきで，懲戒についてもこのために必要な範囲であるべきことが規定された．しかし，親による体罰の問題は残り続けたため，令和4年の改正で懲戒権の規定が削除された一方，親権者は子の人格を尊重し，年齢・発達の程度に配慮すべきことや体罰その他の子の心身の健全な発達に有害な影響を及ぼす言動をしてはならないと規定されることになった（民法820条，821条）．なお，法制審議会家族法制部会においては，父母が子どもの意見を考慮するよう努めるものとするかどうかについて引き続き検討を行うとされている（2023年9月現在）．

■ 引用・参考文献
1）文部科学省．生徒指導提要（改訂版），2022.

5　認定こども園法／子ども・子育て支援法

　急速な少子化と家庭・地域環境の変化という状況への対策として，二つの法律を挙げておく．

1　認定こども園法（平成18年6月15日法律77号）

　その一つが就学前の子どもに関する教育，保育等の総合的な提供の推進に関する法律（通称：認定こども園法）である．この法律は小学校就学前の子の教育・保育の制度と，保護者に対する支援の総合的提供を推進するためのものである．認定こども園法という通称の通り，幼稚園や保育所の外に幼保連携型認定こども園という制度を新設したことが特徴で，併せてそのサービスを利用する可能性のある者への情報提供を義務付けている．

2　子ども・子育て支援法（平成24年8月22日法律65号）

　保育所の絶対的不足が続く状況の中で，やや急場しのぎ的に，子ども・子育て支援法が定められた．これは，子育てについては父母その他の保護者が第一義的責任（すなわち，最も重要な責任）を負っているとした上で，社会のあら

　子ども・子育て支援法はその「基本理念」のうちに，子育てについての「第一義的責任が父母その他の保護者」にあり，法が用意するものは「それを支援するもの」と位置付けている（2条）．もちろんそこには，「社会のあらゆる分野におけるすべての構成員が，相互に協力すべきこと」もうたわれており，一見したところ「社会保障制度改革国民会議報告書」の主張と同一であるかのようである．しかし，例えば親のない子を想定してみた場合に，その違いは歴然としないだろうか？　親の子育ての権利・自由という事柄と，子育ての責任という事柄とは，現代社会の中でどういう関係に立つべきなのであろうか．社会保障の原点に立ち戻って考えてほしい．

ゆる分野の構成員がそれぞれに役割を果たすべきであることから，社会保険の事業者等からの拠出金を原資として，子どもとその養育者に必要な支援をするための法律である．内閣府が基本指針を定め，市町村が実施主体として事業計画を定め，都道府県がそれを支援するという形をとる．具体的には，一定の基準値を満たした認定こども園，幼稚園，保育園という教育・保育施設を利用する子どもの保護者に対しては施設型給付費を，家庭的保育・小規模保育・居宅訪問型保育・事業所内保育という市町村が認可した保育事業を利用している子どもの保護者に対しては地域型保育給付費を支払う，という「支援法」にとどまる．

3 災害政策に関する法律

災害政策に関する主要な法律には，災害対策基本法と災害救助法がある．災害対策基本法は災害対策に関する法律の親法である．災害対策法制は，災害対策基本法を中心に，災害類型に応じてそれぞれの法律により対応するしくみとなっている．

➡ 親法については，p.329 コラム「基本法」参照．

災害対策基本法は1959（昭和34）年の伊勢湾台風を契機に，災害対策の最も基本となる法律として1961（昭和36）年に制定された．1995（平成7）年には阪神・淡路大震災の教訓を踏まえて，また2013（平成25）年には東日本大震災の教訓を踏まえて，災害対策の強化を図るために改正されている．災害救助法は，災害時の救護・救援事業について規定する．特に，応急期における応急救助に対応する主要な法律であり，1947（昭和22）年に制定された．災害対策基本法が制定されたのち，災害救助法の一部が災害対策基本法に移管された．2013年の災害対策基本法の改正により，発災後のより迅速な対応を行うため災害救助法の所轄官庁が厚生労働省から内閣府に移管・統一された．

2018（平成30）年の改正により，被災した都道府県からの応援の求めを受けた都道府県は，その区域内の市町村に対し被災した市町村への応援を求めることができることが明確化されたほか，地方共同団体間の広域応援体制も強化された（74条の2，74条の3）．

2021（令和3）年には，令和元年台風第19号の被害などをふまえ，災害対策基本法等の一部改正が行われた．避難勧告・指示が一本化され，従来の勧告の段階から避難指示を行うこととされ，市町村長が必要と認める場合には，緊急安全確保措置を指示できるようにするとした（60条1項・3項）．個別避難計画については，市町村に作成が義務付けられた（努力義務）（49条の14～17）．また，災害救助法の一部改正により，国の災害対策本部が設置された場合には，災害が発生する前段階においても，災害救助法の適用と可能とした（2条の2）．

1 災害対策基本法 （昭和36年11月15日法律223号）

1 目的と基本理念

災害対策基本法の目的は，国民の生命，身体，財産を災害から保護するため，防災に関する基本理念を定め，国，地方公共団体，その他の公共機関を通じて必要な体制を確立し，責任の所在を明確にするとともに，総合的かつ計画的な防災行政の整備と推進を図り，これによって社会の秩序の維持と公共の福祉の確保に資することにある（1条）．基本理念の一つとして，人材，物資その他の必要な資源を適切に配分することによって，人の生命と身体を最も優先して保護することを掲げている（2条の2第4号）．

2 担い手と取り組み

この法律は，防災に関する責務を明確化している．国，都道府県，市町村，指定公共機関および指定地方公共機関には，防災に関する計画の作成と実施とともに，相互協力等の責務がある．災害の応急対応の第一次的責任は市町村が負い，市町村長は被災者に対する救助や応急措置を行う（5条，5条の2，5条の3，62条）．都道府県は，市町村の事務・業務の実施を助け，総合調整を行う（4条）．国は，市町村・都道府県等の事務業務の実施の推進と，総合調整を行う（3条）．

大規模災害による犠牲者，被害者のうち，高齢者の占める割合は約6割以上とされる．災害時の高齢者等の安否確認や状況把握，情報提供等，支援のありかたが問われている．災害対策基本法は，緊急時の安否確認や避難支援に役立てるために，全国の市町村に避難行動要支援者名簿の作成を義務付けている（49条の10）．内閣府は，名簿を活用した避難支援ができるよう「避難行動要支援者の避難行動支援に関する取組指針」（令和3年5月改定）を策定している．

各機関における防災計画

厚生労働省の防災業務計画

厚生労働省防災業務計画（令和3年9月修正）は，災害対策基本法36条1項等に基づき，厚生労働省の所掌事務について，防災に関して講じるべき措置と地域防災計画の作成基準となるべき事項等を定めている．この目的は防災行政事務の総合的かつ計画的な遂行に資することである．

都道府県や市町村は，地域防災計画に基づいて地域医療計画を策定し（災害対策基本法40条，42条），災害拠点病院，市民病院，二次救急医療機関などの災害時の役割や連携，医薬品や衛生材料の備蓄と供給体制，医療班の編成と要請，広域患者搬送などについて取り決めている．

内閣府・中央防災会議の防災基本計画

被災地方公共団体は，内閣府・中央防災会議の防災基本計画（災害対策基本法34条1項，令和3年5月25日修正）に基づき，被災地域内の医療機関による医療活動について，自らの公的医療機関において医療活動を行う．また必要に応じて，その区域内の民間医療機関に対し，医療活動の協力を求める．国（厚生労働省，文部科学省，防衛省），日本赤十字社，独立行政法人国立病院機構等は，被災地域内の国立大学病院，自衛隊の病院，日本赤十字社の病院，国立病院機構の病院等において医療活動を行う．

2 災害救助法 (昭和22年10月18日法律118号)

1 目的と基本理念

災害救助法の目的は，災害が発生し，または発生するおそれがある場合において，国が地方公共団体，日本赤十字社その他の団体と国民の協力の下，応急的に必要な救助を行い，災害により被害を受け，または被害を受けるおそれのある者の保護と社会の秩序の保全を図ることにある（1条）.

2 担い手と取り組み

災害救助法が適用される場合の救助は都道府県知事が行い，市町村長が補助する（2条，13条）. 市町村は，都道府県から事務委任を受けた救助を実施する. 内閣総理大臣により，災害時に円滑かつ迅速な救助を行うことができるとして指定された救助実施市については，救助実施市の長が救助の実施主体となる（2条の2）. 救助の種類には避難所・応急仮設住宅の供与・医療・助産や被災者の救出等がある（4条）. 医療の対象は，医療を必要とする状態であるにもかかわらず，災害のために多くの医療機関が消失したか，あるいは機能が停止して，医療を受けられなくなった者である. 助産の対象は災害発生の日以前または以後7日間以内に分娩した者で，災害のために分娩の介助やその後の処置等の助産を受けられなくなった者である（災害救助法による救助の程度，方法及び期間並びに実費弁償の基準5条）. 救護班は，都道府県または市町村立の病院，診療所，日本赤十字社などの医師，薬剤師，看護師等で編成され，都道府県知事，日本赤十字社が派遣する.

■ 引用・参考文献
1) 酒井明子ほか編. 災害看護. 第5版, メディカ出版, 2022, 312p, （ナーシング・グラフィカ 看護の統合と実践, 3）.

4 情報政策に関する法律

1 個人情報保護法制

1 個人情報保護法制の意義と展開

|1| 個人情報保護

個人情報保護というのは，個人に関する情報の収集・利用等により，個人の権利利益が侵害されることを防ごうという考え方のことをいう. 「自己の情報の流れをコントロールする権利（自己情報コントロール権）」としてのプライバシーの権利を実現するための制度であると言い換えることもできる. 自己情報コントロール権の確保という側面のみならず，より広い意味で，個人情報を技術的・組織的な措置により保護するデータセキュリティーも併せて，個人情報の保護という言葉を用いることも多い.

情報化社会の進展により，個人情報を大量かつ迅速に処理することが可能になり，公的部門（国・地方公共団体等）と民間部門（民間事業者等）とを問わず，個人情報の有用性が増している．けれども，その有用性は個人の人格的，財産的な権利利益の侵害と背中合わせであるともいえる．すなわち，個人情報が，本人の知らないところで収集，蓄積，提供されることの問題性が顕在化するとともに，これに対する国民の不安も高まっている．今日の個人情報保護制度は，このような不安に対応し，併せて高度通信情報社会・**デジタル社会***の**進展**を促すという狙いをもつ制度である．

｜2｜ 制度の展開

　データバンク社会という言葉に象徴される問題に対応すべく，欧米諸国では，1970年代から80年代にかけて個人情報保護立法が制定された．また，1980年には，経済協力開発機構*（Organisation for Economic Co-operation and Development：OECD）の「プライバシー保護と個人データの国際流通に関するガイドライン」についての**理事会勧告**が出された．この勧告は，個人データ保護の基本となる**8原則***を示すとともに，国際的ルールの必要性を説いた．さらに近時では，2018（平成30）年5月から施行されている**EU一般データ保護規則***（General Data Protection Regulation：GDPR）が世界標準となりつつある．

　一方，わが国の個人情報保護法制は，住民基本台帳の電算化等に伴う市町村の電算条例から出発し，情報公開と同様，個人情報保護についても法整備は地方公共団体が先行した．国のレベルでも，1988（昭和63）年には，公的部門について行政機関電算個人情報保護法が制定された．その後，2003（平成15）年には個人情報保護法制の基本原則を定めるとともに，民間部門を規律する個人情報保護法（以下，個情法）が公布され，2005（平成17）年から全面施行された．この法律は2015（平成27）年に全面改正され，2021（令和3）年には公的部門の二つの法律（行政機関個人情報保護法［以下，行個法］および独立行政法人等個人情報保護法［以下，独個法］）がこの法律に統合されたこと，そしてすべての部門を**個人情報保護委員会***（以下，**個情委**）が所管するようになったことにより，わが国の個人情報保護法制は一元化された．

▉2▉ 個人情報保護法（平成15年5月30日法律57号，令和2年6月12日法律44号改正）

｜1｜ 令和3年法改正以前の法体系

　わが国の個人情報保護法制は，国のレベルでは，公的部門と民間部門をそれぞれ別の法律が規律しており，さらに地方公共団体は独自の条例を制定するなど，やや複雑な構成となっていた．すなわち，令和3年法改正前のわが国の個人情報保護法制は，個情法の大きな傘（基本法的部分）の下に，個情法の民間部門（個人情報取扱事業者）に対する規律，公的部門である行個法と独個法，そして地方公共団体の条例が縦割りで存在するものである（**図6.4-1**）．また法の所管は，公的部門は総務省（番号法の特定個人情報および行政機関非

plus α

医療分野における情報化

情報化は医療分野においてもみられ，例えば，レセプトの電子化，特定保健指導（➡p.250参照）の電子化（2008年），マイナンバーカードによる医療保険者，自治体間での情報連携（2017年），健康保険証としてのマイナンバーカードの利用（2021年）というように進んでいる．

用語解説*

デジタル社会

デジタル社会とは，インターネットその他の高度情報通信ネットワークを通じて，自由かつ安全に多様な情報または知識を世界的規模で入手し，共有し，または発信するとともに，人工知能関連技術やインターネット・オブ・シングス活用関連技術，クラウド・コンピューティング・サービス関連技術その他の情報通信技術を用いて，電磁的記録として記録された多様かつ大量の情報を適正かつ効果的に活用することにより，あらゆる分野における創造的かつ活力ある発展が可能となる社会をいう（デジタル社会形成基本法2条参照）．

用語解説*

経済協力開発機構（OECD）

ヨーロッパ諸国を中心に発足した機関で，先進国間の自由な意見交換・情報交換を通じて，①経済成長，②貿易自由化，③途上国支援に貢献することを目的としている．

個人情報保護法の基本的部分（第1章～第3章）

〔基本理念　国・地方公共団体の責務　基本方針〕

民間部門　←→　公的部門

一元化以前の個人情報保護法制

個情法第4章～第6章〔規制の対象〕：
個人情報取扱事業者（民間企業，学校，NPO法人や
自治会・町内会，同窓会，PTAのほか，サークルや
マンション管理組合等）（法2条5項〔現行法16条
2項〕）

主務大臣制（各府省庁の縦割り）⇒
27分野40本のガイドライン（2013年当時）＊1

学術研究は一律適用除外

所管… 個人情報保護委員会＊2

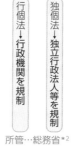

行個法→行政機関を規制

独個法→独立行政法人等を規制

所管…総務省＊2

条例→地方公共団体等が制定

所管…各地方公共団体＊3

＊1 法律外の制度であるが，JIS規格を根拠とする認証制度であり各分野を横ぐしに刺すプライバシーマーク制度がある.
＊2 番号法（マイナンバー法）の特定個人情報および行政機関非識別加工情報に係る部分は個人情報保護委員会.
＊3 公的部門に分類されるが，事業者に対する行政指導，行政としての苦情処理対応などの根拠条文を置く自治体が多いこと，
民間の事業者に対するマーク制度を運用していた自治体（神奈川県など）があること等，民間部門に対する規律は府省庁
縦割りの国よりも規律の密度が高かった場合もあるということを指摘しておく.

↓

令和3年の法改正後の個人情報保護法制は個人情報保護法に一本化

① 行政機関個人情報保護法，独立行政法人等個人情報保護法は廃止され，これらの内容は個人情報保護法の第5章に移動
② 地方公共団体の条例も国の全国共通ルールでほぼ統一
③ 所管はすべて個人情報保護委員会に一元化

図6.4-1　一元化以前の個人情報保護法制の概要

識別加工情報に係る部分は個情委），民間部門は個情委，条例は各地方公共団体となっている.

|2| デジタル化

わが国の社会のデジタル化を促進，改革すべく，デジタル改革関連法として，2021（令和3）年5月にデジタル社会形成基本法（令和3年法律35号），デジタル庁設置法（令和3年法律36号），デジタル社会の形成を図るための関係法律の整備に関する法律（令和3年法律37号）（以下，整備法）が成立，公布された.整備法の主な内容が，個情法およびマイナンバー制度の利用に係る法制度の改正である.デジタル社会の形成に必要不可欠という政策判断の下，整備法によって個情法の大改正が行われた.なぜなら，デジタル社会の定義にある，適正かつ効果的に活用されるべきビッグデータの大半は行動履歴を含む個人情報だからである.すなわち，「デジタル社会の形成に関する施策の策定に当たっては，情報通信技術の進展の状況並びに個人情報の有用性及び保護の必要性を踏まえた規制の見直し」（デジタル社会形成基本法26条「経済活動の促進」），官民や地域の枠を超えたデータの利活用の推進が必要であり，従来の縦割りの法体系によって生じる問題等を解決する必要があるのである.

このような問題認識の下，整備法は，個情法，行個法および独個法の3法を個情法に一本化し，地方公共団体の個人情報保護制度についても全国的な共

用語解説＊
OECD8原則

1980年9月にOECDの理事会で採択された「プライバシー保護と個人データの国際流通についての勧告」にある以下八つの原則.
・収集制限の原則
・データ内容の原則
・目的明確化の原則
・利用制限の原則
・安全保護の原則
・公開の原則
・個人参加の原則
・責任の原則
のこと. この8原則は，以後，多くの国・地域における個人情報保護法の内容の柱となっている.

通ルールを定め，国と地方の全体の所管を個情委に一元化する等の措置を講ずる，とするものである．3本の法律を一本にするだけではなく，その解釈，運用も一体的に行うという点も重要である．

|3| 2021（令和3）年に一元化された後の個人情報保護法制

2021（令和3）年の改正後の個人情報保護法は，全8章，計185条からなる法典となった．その大まかなイメージは，基本法的部分（第1章~第3章）と民間事業者に対する規律（第4章）というこれまでの個人情報保護法の中に，必要な微修正を行いつつ公的部門に対する規律（従前の行個法・独個法に相当する規律）が新たに第5章として挿入され，この規律が原則として地方公共団体にも適用されるというものである．同時に，個情委が法の解釈権を有し，国や地方公共団体を一元的に所管することとなる．

例えば医学の分野において，改正前の3法によって規律する法制度は，国立大学医学部（独個法）と市立大学医学部（条例）と私立大学医学部（行個法）とが共同研究する場合，あるいは設置主体の異なる病院が医療連携をする場合の支障になると言われてきた．個情法の制定直後からガイドライン（法的拘束力はない）による対応がなされてきたが，ガイドラインは共同研究等において試料・情報のやり取りに支障が出ないようにするという配慮から各法律の趣旨を包含したものとならざるを得ず，使い勝手の良いものとはいえないため，法的対応を整えるのが望ましいことは言うまでもなかった．

結果として，改正法は，広く医療分野全体（学術分野も）について，公的部門にも民間部門にも，民間部門の個情法に係る規律を適用している．また，公的部門に属する医療機関の大半は独個法の適用を受けているが，独個法の規律対象となっている独立行政法人等のうち，民間部門において同種の業務を行う法人（民間のカウンターパート）との間で個人情報を含むデータを利用した共同作業を行うもの等，本人から見て官民で個人情報の取り扱いに差を設ける必要が乏しいもの（国立研究開発法人，独立行政法人国立病院機構，国立大学法人，大学共同利用機関法人等）については，原則として，民間事業者と同様の規律が適用されることとなる．

地方公共団体の個人情報保護制度については，地方公共団体の機関および地方独立行政法人は「行政機関等」（法2条11項）として，国の行政機関等や独立行政法人等と同じく個情法の規律の対象となる．個人情報の定義も取り扱いの規律も国と同じである．そして，個情委が，地方公共団体における個人情報の取り扱い等に関し，国の行政機関に対するものに準じた監督を行う．なお改正法は，地方公共団体については，その準備作業に配慮して，令和5年4月から施行されている．

|4| 個情報の主な内容

ⓐ 個人情報・個人データ・保有個人データ（図6.4-2）

法律においてはその法律内で用いる用語について定義をする定義規定が重要

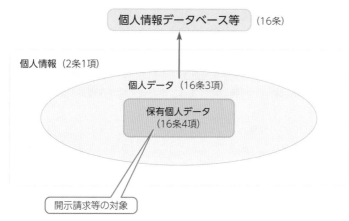

図6.4-2　個人情報保護法の基本概念—個人情報・個人データ・保有個人データ

であるが，一本化された個情法では2条，16条，60条に定義規定が分散している．

①**個人情報**とは，生存する個人に関する情報であって，氏名や生年月日等により特定の個人を識別することができるものをいう．個人情報には，他の情報と容易に照合することができ，それにより特定の個人を識別することができることとなるものも含む．例えば，「氏名」のみであっても，あるいは，「生年月日と氏名の組合せ」でも個人情報になる（2条1項1号）．

　また，当該情報だけでも特定の個人を識別できる文字，番号，記号，符号等すなわち**個人識別符号**を含む情報も個人情報である（2条1項2号，2項）．

②個人情報をデータベース化したり，検索可能な状態にしたものが「**個人情報データベース等**」である（16条1項）．この個人情報データベース等を構成する情報が「**個人データ**」である（16条3項）．個人データのうち，事業者に修正，削除等の権限があるものを「**保有個人データ**」という（16条4項）．個人情報データベース等を事業のために使っている者が「**個人情報取扱事業者**」（➡ p.337 **図6.4-1**参照）であり（16条2項），この者が個人情報保護法の規律の対象となる．本人は保有個人データについて個人情報取扱事業者に対して開示・訂正等・利用停止等（見せろ・直せ・止めろ）の請求をすることができる（33条以下）．

③法は，個人情報の中で特に慎重な取り扱いが求められているものを「**要配慮個人情報**」（2条3項）としている．要配慮個人情報とは，本人の人種，信条，社会的身分，病歴，犯罪の経歴，犯罪の被害を受けた事実その他本人に対する不当な差別，偏見その他の不利益が生じないようにその取り扱いに特に配慮を要するものとして政令で定める記述等が含まれる個人情報をいう（3項）．

④法は，また，個人情報の取り扱いよりも規律を緩やかにして，自由な流通・利活用を促進することを目的とする**匿名加工情報***という制度を導入している．すなわち，個人情報を本人が特定できないように加工した上で，この個人

plus α
個人識別符号の具体例

DNA，顔，虹彩，声紋，歩行の態様（姿勢や腕の振りかたなど），手指の静脈，指紋・掌紋がある．その他公的な番号として，パスポート番号，基礎年金番号，免許証番号，住民票コード，マイナンバー，各種保険証などが挙げられる（個情法施行令1条）．

plus α
政令で定めるその他の要配慮個人情報

人種，信条，社会的身分，病歴，犯罪の経歴，犯罪により害を被った事実等のほか，身体障害，知的障害，精神障害等の障害があること，健康診断その他の検査の結果，保健指導，診療・調剤情報等が含まれる．要配慮個人情報を取得する場合は，利用目的の特定，通知または公表に加え，あらかじめ本人の同意が必要となる（施行令2条，法2条3項，17条2項）．

用語解説 *
匿名加工情報

個人情報を本人が特定できないように加工をしたもので，その個人情報を復元できないようにした情報をいう．個人情報の取り扱いよりも緩やかな規律の下，自由な流通・利活用を促進することを目的に個人情報保護法の改正により新たに導入された．匿名加工情報の作成方法の基準は，個人情報保護委員会規則で定められている．

コラム **個人情報を不正に利用した例**

利用が目的に縛られるというのは個人情報保護法制の柱である．以下のような事例もある．

- ある自治体で，医師が患者の個人情報約1万2,000名分が入ったDVDを持ち出し，新しい勤務先の案内を兼ねた年賀状8,700枚を送ったことが発覚．市は告訴し，警察署は窃盗と市の個人情報保護条例違反の疑いでこの医師を書類送検した．
- 女性患者（知人）の電子カルテを業務目的外で閲覧し，自分の家族に内容を漏らしたとして，30歳代と40歳代の女性看護師2人が停職4カ月の懲戒処分となった．

情報を復元できないようにした情報のことである．

b 目的による拘束（取得・利用）

①個人情報取扱事業者は，個人情報を取り扱うに当たって，利用目的をできる限り特定しなければならない（17条1項）．特定した利用目的は，あらかじめ公表しておくか，個人情報を取得する際に本人に通知する必要がある（21条1項）．また，個人情報を書面で取得する場合は，利用目的を本人に明示する必要がある（21条2項）．もっとも，取得の状況から見て利用目的が明らかである場合は，通知・公表する必要はない（21条4項4号，商品配送のために配送伝票に氏名・住所等を記載する場合）．

②取得した個人情報は，特定した利用目的の範囲内で利用しなければならず，特定した利用範囲以外のことに利用する場合は，あらかじめ本人の同意を得る必要がある（18条1項）．

c 安全管理措置

個人情報取扱事業者は，個人データの安全管理のために必要かつ適切な措置を講じなければならない（23条）．**表6.4-1** のような措置等をとることが望まれる．

d 第三者提供（第三者への提供／第三者からの提供）

個人情報取扱事業者は，個人データを第三者に提供する場合，原則としてあ

表6.4-1　個人データの安全管理のためにとるべき措置

組織的安全管理措置	・組織体制の整備 ・個人データの取り扱いに係る規律に従った運用 ・個人データの取り扱い状況を確認する手段の整備 ・漏えい等の事案に対応する体制の整備 ・取り扱い状況の把握および安全管理措置の見直し
人的安全管理措置	・従業者の教育
物理的安全管理措置	・個人データを取り扱う区域の管理 ・機器および電子媒体等の盗難等の防止 ・電子媒体等を持ち運ぶ場合の漏えい等の防止 ・個人データの削除および機器，電子媒体等の廃棄
技術的安全管理措置	・アクセス制御 ・アクセス者の識別と認証 ・外部からの不正アクセス等の防止 ・情報システムの使用に伴う漏えい等の防止

らかじめ本人の同意を得なければならない（27条1項）．また，第三者に個人データを提供した場合，第三者から個人データの提供を受けた場合は，一定事項を記録する必要がある（29条，30条）．ただし，一定の場合には，例外的に，第三者提供の本人の同意が不要になる．例えば，法令に基づく場合（例：警察等からの照会），人の生命・身体・財産の保護に必要な場合（本人の同意取得が困難な場合．例：災害時の被災者情報の家族・自治体等への提供），公衆衛生・児童の健全育成に必要な場合（本人の同意取得が困難な場合．例：児童虐待のおそれのある情報を関係機関で共有する）などである．

2 次世代医療基盤法 （平成29年5月12日法律28号）

1 背景

医療分野の研究開発に資するための匿名加工医療情報に関する法律すなわち次世代医療基盤法は，別名医療ビッグデータ保護法と呼ばれる．この法律は，その名の通り，医療情報を集めて利活用するために構想されたものである．医療の情報化の進展に伴い，医療情報を電子データとして大量に蓄積することが可能となる時代であるが，一方で，医療情報は極めて機微性の高い（センシティブな）個人情報である．本法律は，医療情報の保護に配慮しながら研究開発などに医療情報を役立てようとする試みといってよい（図6.4-3）．

2 個人情報保護法の特則

2017（平成29）年5月に施行された改正個人情報保護法では，病歴をはじめとする要配慮個人情報を第三者に提供するに当たっては，学術研究等を例外として，**オプトイン***によらなければならず，**オプトアウト***によることができないこととなっている．他方で，特定の個人を識別できないように加工さ

用語解説 *

**オプトイン/
オプトアウト**

個人データの第三者提供のためには本人の事前の同意（**オプトイン**）が必要であるのが現行の個人情報保護法の原則である．これに対して，**オプトアウト**制度においては，本人の事前の同意がなくても，本人が「NO」と言う（停止を求める）まで個人データを第三者に提供できる．

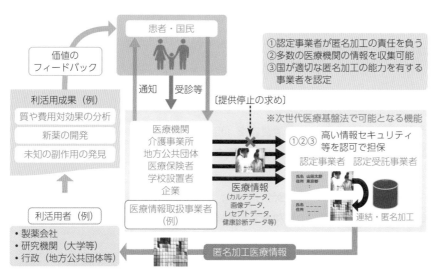

内閣府健康・医療戦略推進事務局．"「次世代医療基盤法」とは"．内閣府．
https://www8.cao.go.jp/iryou/gaiyou/pdf/seidonogaiyou1.pdf，（参照2023-11-29）．

図6.4-3 次世代医療基盤法の全体像

れた匿名加工情報については，個人情報と異なり同意なく第三者に提供できることとなった．しかしながら，医療情報の利活用においては，匿名加工情報は有用であるものの，個別の医療機関が保有する医療情報（個人情報）の匿名加工を自らまたは事業者に委託して行わなければならず，医療機関側に匿名加工の責任が残る，個別医療機関単位の匿名加工が必要，適切な匿名加工能力を有する事業者の判断が困難といった使い勝手の悪さがあった．

そこで，個人情報保護法の特則として次世代医療基盤法が制定され，2018（平成30）年5月に施行されたのである．すなわち，次世代医療基盤法では，オプトインのほか，一定の要件を満たすオプトアウト（あらかじめ通知を受けた本人またはその遺族が停止を求めないこと）により，医療機関等から認定事業者へ要配慮個人情報である医療情報を提供することができる，認定事業者から利活用者へ匿名加工医療情報を提供することができる，というしくみをつくったのである．

plus α
**医療機関における
オプトアウト**
医療機関等の場合には，最初の受診時に書面により行うことが基本である．

しかしながら，匿名加工医療情報の場合には，個人情報保護法の匿名加工情報の場合と同様に，加工の要求レベルが高いため，医学研究上有用なデータであっても数が少ない症例や特異値等を削除しなければいけない場合がある，また，個別の匿名加工医療情報の信頼性を確認したいときに，カルテなど元となる医療情報に立ち戻って検証することができないなど，医療情報の利活用が十分にできなかった．そのため，2023（令和5）年5月に次世代医療基盤法が改正され（施行は1年以内），新たに仮名加工医療情報という医療情報利活用の仕組みが創設された．すなわち，一定の措置を講じてほかの情報と照合しない限り個人を特定できないように加工した情報であることは，匿名加工医療情報と同じであるが，特異値や希少症患名等の削除などが不要であり，加工のレベルが緩和された類型をつくったのである．

5 食品安全政策に関する法律

1 消費者基本法の制定

従来の「消費者像」からの転換を図るために，消費者を「自立した主体」としてとらえることを目的として，2004（平成16）年，消費者保護基本法が消費者基本法に改められた．消費者の権利として，例えば，「消費者の安全の確保」の尊重が規定されている（2条）．一般的に「安全」とは，消費者の生命・身体の安全性を指す．この法律では，消費者の権利を実現するために，国が必要な施策を講ずべきであるということが求められている．

2 食品衛生法 （昭和22年12月24日法律233号）

これまでの日本は，食品衛生法に基づいて食品の安全に関する規制が行われ

「消費者像」は消費者基本法を方向付ける重要な概念である．昭和43年に制定された消費者保護基本法では，「国家が福祉国家的な観点から法律で保護する存在としての消費者（弱者としての消費者）」が前提とされていたが，消費者基本法では，「理想的な状況で事業者の提供する商品やサービスの選択を自ら決定し，その責任を負う存在としての消費者」への転換がなされている．

このため，事業者は消費者に自己決定の前提として十分な情報提供を行う必要がある．ただし，自己決定ができない高齢者，未成年者，精神障害者等の「社会的弱者としての消費者」に対しては一般的な消費者以上の支援が必要となる．

てきた．この法律の目的は，「飲食に起因する衛生上の危害の発生を防止し」，「国民の健康の保護を図ること」である（1条）．国と地方公共団体の責務（2条）・事業者の責務（3条）や，食品等に関する規制（6条），飲食店などの営業許可（52条），食品衛生管理者の設置（48条），食品衛生監視員による監視・指導（30条）などが定められている．またポジティブリスト制度によって，農薬等が基準値を超えて残留している食品の販売・輸入等が禁止されている．

2020（令和2）年に開催が予定されていた東京五輪（新型コロナウイルス感染症の世界的流行のため1年遅れの2021年7月に開催された）を踏まえた食品衛生管理の国際標準化に向けて，2018（平成30）年に食品衛生法等の一部を改正する法律が成立し，2019（平成31）年4月に施行された．特に，事業者は，HACCP*の考えかたに基づく取り組みが求められることになった．加えて，健康食品における健康被害情報の収集等の制度化，食品リコール情報の報告制度の創設も盛り込まれている．

3 食品安全基本法 （平成15年5月23日法律48号）

高度経済成長期以降，大量生産・大量消費社会が到来し，欠陥商品が出回って大きな社会問題となった．そこで，1973（昭和48）年には商品安全3法（消費生活用製品安全法，化学物質の審査及び製造等の規制に関する法律，有害物質を含有する家庭用品の規制に関する法律）が，1995（平成7）年には製造物責任法が制定された．そして，BSE（牛海綿状脳症）問題*をきっかけとして，2003（平成15）年に食品安全基本法が制定された．

食品安全基本法では，食品の安全性の確保のために，「国民の健康の保護が最も重要である」（3条）という旗印の下で，国と地方公共団体の責務（6条，7条）として，食品の安全性の確保に関する施策の策定が求められている．また，食品関連事業者は，食品の安全性の確保について第一義的責任をもつことを認識して，食品を供給する行程の各段階において食品の安全性を確保するために必要な措置を適切に講じる責務を負う（8条）．また，食品健康影響評価を行う機関として，「食品安全委員会」が内閣府に設置された（22条，23条）．

用語解説 *

HACCP

食品等事業者が食中毒菌汚染等の危険要因を把握した上で，原材料の入荷から製品の出荷に至る全工程において，その危険要因を低減させるために重要な工程を管理し，製品の安全性を確保する手法．

用語解説 *

BSE問題

牛海綿状脳症（BSE）は，BSEプリオンという病原体に感染した結果，脳組織がスポンジ状になって異常行動等を示し死亡する，という牛の病気の一つである．イギリスを中心に，BSEに感染した牛の脳や脊髄等を原料とした餌を食べた牛への感染が拡大し，2001年以降，日本でも感染牛が発見された．

消費者契約法（平成12年5月12日法律61号）

　事業者と消費者との間には情報の質・量や交渉力などに格差が存在する．これに付け込んで，事業者が有利に消費者と取引を行う危険性がある．そこで，消費者を守るために，民法の特別法として消費者契約法（平成12年5月12日法律61号）が制定された．消費者契約法は，事業者と消費者の間で結ばれるすべての契約を対象としており，消費者の誤認や困惑等に基づくトラブルから消費者を保護するための法律である．このため，訪問販売，電話勧誘販売，マルチ商法など対象となる契約や指定された商品などのみに限って，一定期間内に消費者が契約を解除することができるクーリング・オフとは異なる．

　例えば，事業者による不当な勧誘（事実と異なる説明をする，不安をあおるなど）によって，消費者が誤認したり困惑したりして締結した契約については，消費者は取り消すことができる（4条1項～4項）．ただし，この取消権の行使には，期間制限（追認をすることができる時から1年，契約の締結の時から5年）がある（7条1項）．また，事業者に責任があっても「損害賠償義務を負わない」といった契約内容や消費者の利益を不当に害する契約内容（購入後の一切のキャンセルや返品・交換には応じないなど）が契約書に記載されていたら無効（8条，8条の2，8条の3，9条，10条）とされる．なお，事業者は，消費者に対して，勧誘時の情報提供（3条1項など）や解約料の算定根拠などの説明（9条2項など）に努める必要がある．加えて，消費者の被害の発生や拡大を防止するために，事業者に不当な行為をやめるように求める（差止請求）ことができる（12条）．

　2022（令和4）年には，旧統一教会による一連の被害の救済を目的に，消費者契約法及び独立行政法人国民生活センター法の一部を改正する法律（令和4年12月16日法律99号）が成立し，霊感等による告知を用いた勧誘に対する取消権（4条3項8号）の行使期間（追認をすることができる時から3年，契約の締結の時から10年）が延長（7条1項）された．また，同年，寄附の不当な勧誘による被害の救済等につき，法人等による寄附の不当な勧誘の防止等に関する法律（令和4年12月16日法律105号）も成立している．

　なお，今後，国境を越えた消費者取引（例えば，オンラインによる外国事業者との取引）が増えることも予想されるので，紛争解決に向けた国際的な連携が必要となるだろう．

■ 引用・参考文献
1) 正田彬. 消費者の権利. 新版. 岩波書店. 2010.
2) 宮下修一ほか. 消費者法. 有斐閣. 2022. 318p. (有斐閣ストゥディア).
3) 消費者庁. 知っていますか？消費者契約法：早分かり！消費者契約法. 2023. https://www.caa.go.jp/policies/policy/consumer_system/consumer_contract_act/public_relations/assets/consumer_system_cms101_231107_01.pdf. (参照 2023-11-27).
4) 後藤巻則. 消費者行政職員が押さえておきたい消費者法の基礎. ウェブ版国民生活. 2023. (127). p.5-10. https://www.kokusen.go.jp/wko/pdf/wko-202303_03.pdf. (参照 2023-11-27).
5) 松本恒雄. グローバリゼーションの中の消費者法. 信山社. 2023. 112p.
6) 内閣府大臣官房政府広報室. 政府広報オンライン. https://www.gov-online.go.jp/. (参照 2023-11-27).

4　食品表示法（平成25年6月28日法律70号）

　従前，食品表示を規制する法律には，食品衛生法，（旧）農林物資の規格化等に関する法律，健康増進法があった．事業者がこれら複数の法規制による表示基準を確認する手間を省くために，包括的かつ一元的な食品表示制度の確立の一環として，2013（平成25）年に食品表示法が制定された．

　この法律は，食品表示が「食品を摂取する際の安全性の確保及び自主的かつ合理的な食品の選択の機会の確保に関し重要な役割」を果たしていることを踏まえて，一般消費者の利益の増進を図るとともに，国民の健康の保護・増進，食品の生産・流通の円滑化，消費者の需要に即した食品の生産の振興に寄与することを目的とする（1条）．特に，食品表示基準を定めて（4条1項），食品関

plus α
食品表示をめぐる動き

消費者庁は，健康食品に関する広告等の表示について「健康食品に関する景品表示法及び健康増進法上の留意事項について」を定めて，誇大表示を禁止するなどしている．2022年から，法執行の方針の明確化を図るための一部改定に向けた検討がされている．

連事業者にこの基準に従って表示することを求めている（5条）. 従わない場合には, 内閣総理大臣等の指示・命令（6条）, 立入検査（8条）がなされる. また, 消費者契約法2条4項に規定された適格消費者団体による事業者への差し止め請求も認められている（11条）.

2018（平成30）年の法改正によって, 事業者に対しては, アレルギー表示が食品表示基準に従っていない食品を自主回収する場合, 行政機関への届出が義務化され（10条の2第1項）, 届出をしないまたは虚偽の届出をした者に対する罰則規定が設けられた（21条3号）. この情報は行政機関から消費者に提供される（10条の2第2項）.

■ 引用・参考文献
1) 落合誠一. 消費者契約法. 有斐閣, 2001.
2) 正田彬. 消費者の権利. 新版, 岩波書店, 2010.
3) 宮下修一ほか. 消費者法. 有斐閣, 2022,（有斐閣ストゥディア）.
4) 法令解説 食を取り巻く環境変化や国際化に対応：HACCP の制度化, 営業許可制度の見直し, 健康食品による健康被害情報の収集や自主回収報告制度の創設等：食品衛生法等の一部を改正する法律（平成30年法律第46号）平30. 6. 13 公布／令2. 6. 1他施行. 時の法令. 2019, no.2078, p.19-37.

6 人口政策に関する法律

2022（令和4）年の日本の出生数は77万759人と, 1899（明治32）年の調査開始以来最少となり, 合計特殊出生率も1.26と, 2005（平成17）年と並び過去最低となった. 年間出生数の推移を見ると, 第一次ベビーブーム期の1949年（269万6,638人）をピークに, 第二次ベビーブーム終了後の1975年には200万人を下回り, 以降は減少傾向が続いている. 一方で, 高齢化率（総人口に占める65歳以上人口の割合）は2021年に29.1%に達し, 世界で最も高い水準にある. 今後も高齢化率は上昇を続け, 2065年には38.4%に達すると予想されている.

本節で取り上げる法律は, いずれもこうした人口構造の変化（少子高齢化の進展）に伴う諸問題に関わる施策のありかたを定めた法律である. このうち高齢社会対策基本法, 少子化社会対策基本法は施策を総合的に推進することを目的とする, いわゆる「基本法」である. 構成には共通点が多く, いずれも, 施策の基本理念や施策の推進に関わる国や地方公共団体の責務や体制を中心とした内容になっている. 具体的には, 政府には法制上の措置等を講じることに加え, 関係省庁間の調整や施策の指針（大綱）作成を担う組織の設置や国会への年次報告の提出が義務付けられる. なお, 少子化社会対策基本法では, 国と地方公共団体の責務だけでなく, 雇用環境の整備について事業主の責務（5条）を定めている点が特徴である.

plus α
社会の高齢化

高齢化率（65歳以上人口の割合）によって以下のように定義されている.
7%超：高齢化社会（1970年〜）
14%超：高齢社会（1995年〜）
21%超：超高齢社会（2010年〜）
高齢社会対策基本法は, 日本が高齢社会に突入した1995年に制定された.

1 高齢社会対策基本法 （平成7年11月15日法律129号）

高齢社会対策基本法の基本理念（2条）は，①国民が生涯にわたって就業その他の多様な社会的活動に参加する機会が確保される公正で活力ある社会の構築，②国民が生涯にわたって社会を構成する重要な一員として尊重され，地域社会が自立と連帯の精神に立脚して形成される社会の構築，③国民が生涯にわたって健やかで充実した生活を営むことができる豊かな社会の構築である．さらに，六つの基本的施策が定められている（**表6.6-1**）．

2 少子化社会対策基本法 （平成15年7月30日法律133号）

1990（平成2）年の1.57ショック（➡用語解説「**合計特殊出生率***」参照）を受け，政府は90年代以降，エンゼルプラン（1995〜1999年），新エンゼルプラン（2000〜2004年）を策定し，少子化対策を講じてきたが，出生数の減少傾向は続いている．現在の国の少子化対策は，2003年に成立した少子化社会対策基本法が定める枠組みに基づいて行われている．この法律では基本的施策として，①雇用環境の整備，②保育サービス等の充実，③地域社会における子育て支援体制の整備，④母子保健医療体制の充実等，⑤ゆとりのある教育の推進等，⑥生活環境の整備，⑦経済的負担の軽減，⑧教育および啓発，の八つが定められている（10条〜17条）．

こども基本法の制定に伴い，少子化対策は2023（令和5）年4月に内閣府からこども家庭庁に移管された．具体的な施策のありかたは，こども家庭庁に設置されたこども政策推進会議で検討され，こども大綱の一部として閣議決定される．近年の具体的な施策としては，子ども・子育て支援新制度が2015（平成27）年に始まった．

3 次世代育成支援対策推進法 （平成15年7月16日法律120号）

次世代育成支援対策推進法（以下，次世代法）は，次代の社会を担う子どもが健やかに生まれ，かつ育成される社会環境の整備を図ることを目的として2003（平成15）年に制定された．職業生活と家庭生活の両立の観点から，雇用環境整備を中心とした次世代育成支援対策のありかたを定めている．この法

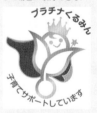

表6.6-1　**高齢社会対策基本法が定める六つの基本的施策**

就業および所得（9条）	①就業の機会の確保，②公的年金の給付水準の確保，③資産形成の支援
健康および福祉（10条）	①生涯にわたる自らの健康の保持増進，②総合的施策保健医療サービスと福祉サービスの総合的提供体制の整備，③介護サービスの基盤整備
学習および社会参加（11条）	①生涯学習の機会の確保，②社会活動への参加促進・ボランティア活動の基盤整備
生活環境（12条）	①高齢者に適した住宅・公共的施設の整備，②交通安全の確保，犯罪被害・災害からの保護
調査研究等の推進（13条）	高齢者特有の疾病の予防・治療についての調査研究，福祉用具の研究開発
国民の意見の反映（14条）	国民の意見を国の施策に反映させるための制度の整備

律の下で地方公共団体および事業主には，国が定める指針に基づいて次世代育成支援対策に関する行動計画を策定することが求められる．雇用環境の整備に関して計画目標を達成し，一定の基準を満たした企業は，申請により子育てサポート企業として厚生労働大臣の認定（**くるみん認定**）を取得できる．

　次世代法は，当初は2015（平成27）年3月末までの時限立法（有効期間の定めがある法律）として成立したが，2014（平成26）年の改正により有効期限が10年間延長された．なお，2015（平成27）年8月に女性活躍推進法（➡ p.376参照）が成立した（平成28年4月施行）．この法律により，従業員数101人以上の事業主には，次世代法に基づく行動計画とは別に，管理職に占める女性労働者の割合など女性の活躍に関する状況の把握と課題の分析を行い，数値目標を含む行動計画を策定することなどが求められている．

7 社会的弱者政策に関する法律

1 犯罪被害者等基本法 （平成16年12月8日法律161号）

1 背景

　地下鉄サリン事件*や大阪池田小学校児童殺傷事件*などの凶悪犯罪をはじめとして，さまざまな犯罪等が後を絶たない．犯罪被害者等の多くは，これまでその権利が尊重されるどころか十分な支援が受けられず，社会における孤立を余儀なくされてきた．また，犯罪によって命を奪われる，傷害を負う，財産を失うといった直接的な被害にとどまらず，その後も過剰な報道などにより，名誉や生活の平穏を害されたり，場合によっては再被害を受けるなどの副次的な被害に苦しめられることも少なくなかった．

　こうした被害の回復に対して，第一に責任を負うのは加害者である．しかし，国民の誰しもが犯罪に巻き込まれ，被害者になる可能性がある現状では，国としても犯罪被害者等の視点に立った施策を講じ，犯罪被害者等の権利・利益の保護が図られる社会の実現のために積極的に取り組む必要がある．このような認識の下，犯罪被害者等基本法が成立した．

2 目的と定義

　犯罪被害者等基本法は，犯罪被害者等のための施策の基本理念と基本事項を定め，これを推進することで犯罪被害者等の権利・利益を保護することを目的とする（1条）．具体的には，基本的施策を通じて犯罪被害者等の保護が図られる（11〜23条）．そのための国や地方公共団体の責務も定められている（4〜6条）．

　犯罪等は，①犯罪と②犯罪に準じる心身に有害な影響を及ぼす行為をいう（2条1項）．**犯罪**とは，刑法，その他の刑罰が定められている法令に触れる行為をいい，殺人，窃盗などを指す．

　犯罪に準じる心身に有害な影響を及ぼす行為とは，犯罪には当てはまらない

用語解説*

地下鉄サリン事件

1995年3月20日，東京の複数の地下鉄で発生した同時多発テロ事件．宗教団体のオウム真理教によって，帝都高速度交通営団（現：東京メトロ）の地下鉄車両内で神経ガスのサリンが散布され，乗客，乗務員，係員，さらには被害者の救助に当たった人々に至るまで，多数の被害者が出た（死者13人，被害者約6,300人）．

用語解説*

大阪池田小学校児童殺傷事件

2001年6月8日，大阪府池田市の大阪教育大学附属池田小学校で発生した小学生無差別殺傷事件．1，2年生を中心に無差別に包丁で襲われた．〔死者8人（1年生1人，2年生7人），被害者15人（児童13人，教諭2人）〕．

が，相手方の心身に重大な影響を及ぼす行為をいい，ストーカー行為に準じる
つきまとい，DV（ドメスティックバイオレンス）に準じる言動，児童虐待に
準じる減食などを指す．

　犯罪被害者等とは，犯罪などにより害を被った者とその家族または遺族をい
う（2条2項）．この対象には外国人も含まれ，家族・遺族には内縁関係にある
者等も含まれる．犯罪被害者等のための施策とは，犯罪被害者等が受けた被害
を回復，または軽減し，再び平穏な生活を営めるよう支援する施策である．例
えば相談，情報の提供等（11条），経済的支援（12条，13条），身体的，精神的
支援（14条，15条），その他の生活支援（16条，17条）である．

③ 基本理念

　基本理念では，すべての犯罪被害者等が個人の尊厳を重んじられ，その尊厳
にふさわしい処遇を保障される権利を有すると定められている（3条1項）．ま
た関係者が犯罪被害者等のためにとるべき行動指針が示されている．犯罪被害
者等のための施策は，被害の状況と原因，犯罪被害者等が置かれている状況そ
の他の事情に応じて適切に講じられる（3条2項）．さらに，同施策は，犯罪被
害者等が，被害を受けたときから再び平穏な生活を営めるようになるまでの
間，必要な支援などが途切れることなく受けられるように講じると定められて
いる（3条3項）．

④ 基本的施策

　この法律では犯罪被害者等が心身に受けた痛手から回復できるように，心身
の状況に応じた適切な保健医療サービスや福祉サービスが提供されるよう必要
な施策を講じることが定められている（14条）．例えば，心的外傷後ストレス
障害（post traumatic stress disorder：PTSD）に対する専門的なケアを行
うことなどが想定されている．また，加害者やその関係者による再被害を防止
し，犯罪被害者等の安全を確保するために必要な施策を講じる（15条）．いわ
ゆる「お礼参り*」の防止，児童虐待，ストーカー，DVなど継続性・反復性
の強い事案を未然に防止することなどが想定されている．

　基本的施策の内容は，相談・情報の提供等（11条），損害賠償の請求につい
ての援助等（12条），給付金の支給に係る制度の充実等（13条），保健医療サー
ビス・福祉サービスの提供（14条），安全の確保（15条），居住の安定（16条），
雇用の安定（17条），刑事に関する手続きへの参加の機会を拡充するための制
度の整備等（18条），保護，捜査，公判などの過程における配慮等（19条），国
民の理解の増進（20条），調査研究の増進等（21条），民間の団体に対する援助
（22条），意見の反映と透明性の確保（23条）である．

　基本的施策を実現するために，犯罪被害者等施策推進会議が内閣府の特別機
関として設置されている（24～30条）．

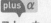

plus α
ストーカー規制法の改正

ストーカー行為等の規制等に関する法律（平成12年5月24日法律81号，通称：ストーカー規制法）とは，「つきまとい等」を繰り返すストーカー行為者に警告を与えたり，悪質な場合は逮捕することで被害を受けている人を守る法律である．
2021年の改正により，①GPS機能等を用いた位置情報の無承諾取得等，②実際にいる場所における見張り等，③拒まれたにもかかわらず連続して文書を送る行為が，新たに規制対象となった．
なお，2024年4月1日より，ストーカー規制法に対応した婦人保護事業のうち，「婦人相談所」の名称が「女性相談支援センター」に変更された．

用語解説*
お礼参り

刑期を終えて釈放された犯罪者が，自分の悪事を告発した者に仕返しをすること．

2 成年後見制度の利用の促進に関する法律

（平成28年4月15日法律29号）

成年後見制度の利用の促進に関する法律（以下，利用促進法）は，成年後見制度の利用の促進に関する施策を総合的かつ計画的に推進するため，本制度の基本理念や基本計画を定めるものである．この法律のしくみを成年後見制度の内容とともに解説する．

1 成年後見制度

1 制度の概要

成年後見制度は，認知症，知的障害や精神障害などで判断能力の不十分な人（以下，本人という）を保護，支援するための制度である．判断能力*が不十分なために意思決定が困難だと，本人にとって不利益な内容の契約だとしても，その判断ができずに契約を結んでしまったり，だまされてしまったりすることがある．そのために，成年後見制度は本人の判断能力を補い損害を受けないよう，本人の権利を守るための制度である．

成年後見制度では，本人の判断能力の程度に応じて選任された成年後見人，保佐人，補助人や，本人が選任した任意後見人が，代理権*，取消権*，同意権*を適切に行使することにより，本人の判断能力を補い，本人の生命，身体，自由，財産などの権利を擁護する．本人を支援するために，本人の意思を尊重し，心身の状態と生活の状況に配慮しながら財産管理と身上監護を行う．その際，本人の自己決定権の尊重と保護の調和を図ることに特徴がある．

2 高齢者の権利擁護と成年後見制度

介護保険法や障害者総合支援法などにより，福祉サービス利用のための契約のしくみが導入されて以降，福祉サービス利用者の権利擁護が重要になってきた．その理由は，①福祉サービスの対象者は，認知症高齢者，知的障害者，精神障害者などの判断能力が不十分な人が多く，必要な福祉サービスが活用できない，利用の際に虐待などの権利侵害を受けやすいといった状況にあること，②サービス利用者側と提供者側の立場が対等とはいえず，サービス利用者側に十分な情報がない，福祉サービスの選択肢が限られているといった場合があること，③判断能力が不十分な人が福祉サービスの利用契約を結ぶ際に適切な支援が必要とされるようになったこと，などである．

権利擁護とは，福祉サービス利用者に対する権利侵害を排除し，利用者本人の意思を可能な限り汲み取ってその権利行使を支援するための諸制度と，それに基づく一連の取り組みをいう．成年後見制度はこのような権利擁護のための制度の一つである．また，本人の気持ちを代弁して利益の主張を支援するアドボカシー*は権利擁護の取り組みの一つである．

3 成年後見制度の種類

成年後見制度には，法定後見制度と任意後見制度がある．**法定後見制度**は，

plus α

成年後見制度促進関連二法

「成年後見制度の利用の促進に関する法律」とほぼ同時期に，「成年後見の事務の円滑化を図るための民法及び家事事件手続法の一部を改正する法律」（平成28年4月13日法律27号）が制定された．これらを合わせて「成年後見制度促進関連二法」と呼ぶことがある．この改正により，成年後見人等は家庭裁判所の許可を得て郵便物の管理や相続財産の保存行為，成年被後見人の債務の弁済，火葬または埋葬に関する契約の締結ができるようになった．

用語解説*

判断能力

自分の行為（法律行為）が，自分にとって利益か不利益か，行為の結果を正しく認識して判断する能力．民法上，事理弁識能力という（民法7条）．

用語解説*

代理権

本人に代わって本人のためにすることを示して法律行為を行い，その結果を本人に帰属させる権限．

取消権

本人がした法律行為が本人にとって不利益と判断した場合に，その法律行為をしたときにさかのぼって本人がした法律行為を無効にする権限．

同意権

本人の法律行為を本人以外の人が肯定する意思を示すことにより，法的な効果を認めるための権限．

➡ 介護保険法については p.251参照.
➡ 障害者総合支援法については p.290参照.

本人の判断能力が不十分になったときに,家庭裁判所に審判の申し立てをして,家庭裁判所が本人の能力に応じて成年後見人,保佐人,補助人(以下,成年後見人等)を選任する制度である.

　任意後見制度は,本人に十分な判断能力があるうちに,将来の判断能力の減退に備えて,あらかじめ本人が選んだ人(任意後見人)と,財産管理や本人の生活,療養看護に関する代理権の内容を決めて契約を結ぶ制度である.

　ここでは法定後見制度について解説する.

| 4 | 法定後見制度のしくみ

　法定後見制度には,本人の判断能力や状態に応じて,**後見**(重度),**保佐**(中度),**補助**(軽度)の類型がある.後見の対象者は,精神上の障害により常に判断能力が不十分で,ほぼ全面的に法律行為を代行してもらう必要のある人である.保佐の対象者は,精神上の障害により判断能力が著しく不十分な人であり,不動産取引などの一定の法律行為をするためには保佐人の同意が必要である.補助の対象者は,多くのことは自分で判断できるが,精神上の障害により難しい事項については援助が必要な人であり,同意を必要とする法律行為,代行してもらう法律行為の内容について,本人が決められる.

| 5 | 法定後見制度の手続きの流れ

　法定後見制度を適用するには,法定後見(後見・保佐・補助)の開始の審判を受けるために,家庭裁判所に申し立てる必要がある.手続きは次の通りである.

①申立権者が家庭裁判所に対し,後見(保佐,補助)の審判の開始を申し立てる.

②家庭裁判所が本人の能力などの事実を調査し,必要に応じて審問や鑑定を行い,後見(保佐,補助)を開始するための審判を行う.

用語解説 *

アドボカシー

本人の身上面に関する権利の主張を補助したり,利益を弁護したりすること.例えば認知症などで言いたくても言えないことを代弁したり,緊急に入院する必要があるときに,成年後見人等が補助したり,本人の健康に配慮して弁護したりすることがある.

➡ 任意後見制度に関しては,「任意後見契約に関する法律」(➡ p.354)で説明する.

plus α

申立権者

法定後見制度を利用するために審判の申し立てができる人は,本人(正常な判断能力が回復しているときに限る),配偶者,四親等内の親族(親,子,孫,祖父母,兄弟姉妹,叔父,叔母,甥,姪,いとこなど),検察官,市区町村長(本人の身寄りがなく,申し立てをする人がいない場合)である.

③②と同時に成年後見人等を選出する審判も行う.

④審判が確定すると成年後見人等は法定後見制度における権限と義務を負う.

　本人は審判に従って，成年被後見人，被保佐人，被補助人となる.

│6│成年後見人等の権限と義務

　成年後見人等には，法定後見制度（民法）の規定の範囲内で，財産管理と身上監護に関する法律行為の代理権，取消権，同意権が与えられる一方，本人の利益のために善管注意義務*を負う.善管注意義務の内容を具体的に示したのが本人の意思を尊重する義務と身上配慮義務である（民法858条，876条の5第1項，876条の10）.法定後見制度の概要は表6.7-1の通りである.

　本人の自己決定権を尊重するために，日常生活に関する行為については本人が単独で行うことができる（9条ただし書，13条1項ただし書，17条1項）.したがって，食料品などの購入は，本人が単独でできる.つまり成年後見人等は取消権を行使して，本人が購入したものを無効にすることはできない.

② 法律の目的や概要など

│1│目的

　利用促進法はその目的の中で，認知症，知的障害その他の精神上の障害のある人たちを社会全体で支え合う共生社会の実現のために成年後見制度が重要な手段であると位置付けている.しかし，成年後見制度が十分に利用されていな

plus α

「身上監護」と「身上の保護」

成年後見人等の職務の内容を指す言葉に「身上監護」があるが,「監護」の用語やネーミングが威圧的な印象を与えるため,利用促進法では身上監護を「身上の保護」（身上保護ともいう）と言い換えた.身上の保護と身上監護の意味内容は同じである.

用語解説 *

善管注意義務

客観的に見て，その地位にある，思慮分別（しりょふんべつ）のある通常の人が払う注意義務のこと.

6

政策に関わる基本法等の関連法令　社会的弱者政策に関する法律

表6.7-1　成年後見制度（後見・保佐・補助）の概要

	後 見	保 佐	補 助
対象者 （要件, 対象者の名称）	精神上の障害により判断能力が欠けているのが通常の状態の人（成年被後見人）（7条）	精神上の障害により判断能力が著しく不十分な人（被保佐人）（11条）	精神上の障害により判断能力が不十分な人（被補助人）（15条）
申し立ての際の 本人の同意	不要（7条）	保佐人に代理権を与える審判をする場合必要（13条）	補助人に代理権，同意権を与える審判をする場合必要（17条）
成年後見人等の 同意が必要な行為	×	13条1項所定の行為.申し立てにより13条1項所定の行為以外についても同意権，取消権を広げることができる	申し立ての範囲内で家庭裁判所が審判で定める「特定の法律行為」（13条1項所定の行為の一部）
取消が可能な行為	日常生活に関する行為以外の行為（9条）	同意を得なければならない行為を同意なしに行った行為（13条4項）	同意を得なければならない行為を同意なしに行った行為（17条4項）
成年後見人等に 与えられる代理権	財産に関するすべての法律行為（859条）	申し立ての範囲内で家庭裁判所が審判で定める「特定の行為」（13条1項）（876条の4第1項，876条の9第1項）	
成年後見人等の義務	本人の意思を尊重する義務，本人の心身の状態と生活の状況に配慮する義務（身上配慮義務）（858条，876条の5第1項，876条の10第1項）		
本人が単独でできる 行為	日用品の購入その他日常生活に関する行為（成年後見人等は取り消すことができない）（9条ただし書，13条1項ただし書，17条1項）		

※各条文は民法のものである.
※民法改正（2020年施行）により，新たに「被保佐人が①〜⑨の行為を制限行為能力者の法定代理人としてする場合に，保佐人の同意を必要とする」旨が加えられた.
①元本の領収または利用，②借財または保証，③不動産やその他重要な財産に関する権利の得喪を目的とする行為，④訴訟行為，⑤贈与，和解または仲裁合意，⑥相続の承認もしくは放棄または財産分割，⑦贈与の申込みの拒絶，遺贈の放棄，負担付の贈与の申込みの承諾，または負担付の遺贈の承認，⑧新築，改築，増築または大修繕，⑨民法602条の期間を超える賃貸借.

表6.7-2　利用促進法における基本理念と基本方針

基本理念（3条）	対応する基本方針（11条）
成年後見制度の理念の尊重（1項） ①ノーマライゼーション ②自己決定権の尊重 ③身上の保護*の重視	・保佐及び補助の制度の利用を促進する施策の検討 ・成年後見人等の権利制限に係る見直し ・成年被後見人等の医療等に係る意思決定が困難な者への支援等の検討 ・成年被後見人等の死亡後における成年後見人等の事務の範囲の見直し ・任意後見制度の積極的な活用 ・国民に対する周知等
地域の需要に対応した成年後見制度の利用の促進（2項）	・地域住民の需要に応じた利用の促進 ・地域において成年後見人等となる人材の確保 ・成年後見等実施機関の活動に対する支援
成年後見制度の利用に関する体制の整備（3項）	・関係機関等における体制の充実強化 ・関係機関等の相互の緊密な連携の確保

*身上の保護　➡ p.351 plus α「身上監護」と「身上の保護」参照.

plus α

精神上の障害と高次脳機能障害

成年後見制度の対象となる「精神上の障害」とは, 身体上の障害を除くすべての精神的障害を含む広義の意味であり, 認知症, 知的障害, 精神障害のほか, 自閉症, 事故による脳の損傷または脳の疾患に起因する精神上の障害を含む. そのため, 高次脳機能障害も成年後見制度の対象となる.

いため, その利用促進を図るために基本理念を定めて国の責務などを明らかにするとともに, 基本方針その他の基本事項を定めることにした. そして, 成年後見制度利用促進会議及び成年後見制度利用促進委員会を設置し, 利用促進に関する施策を総合的かつ計画的に推進することを目的としている（1条）.

|2| 概要

利用促進法では基本理念に対応して基本方針（11条）が立てられている（表6.7-2）. この基本方針に基づく施策を実施するための, 法制上, 財政上の措置を講じるものとされる（9条）. そのための国や国民の責務・努力について定めており（4～8条）, 毎年施策の実施状況を公表する（10条）.

利用促進法の目的を実現するため, 政府は「成年後見制度利用促進基本計画」を策定する必要がある（12条）. この計画の主な内容は, ①制度の周知, ②市町村計画の策定, ③利用者がメリットを実感できる制度の運用, ④地域連携ネットワークづくり, ⑤不正防止の徹底と利用のしやすさとの調和, ⑥成年後見人等の医療・介護等に関する意思決定が困難な人への支援等の検討, ⑦成年後見人等の権利制限の措置の見直し, である. 施策の進捗状況については, 随時, 国が把握・評価し必要な対応を検討する（➡「第二期成年後見制度利用促進基本計画」参照）.

基本計画の作成や関係行政機関の調整等のため, 内閣府に成年後見制度利用促進会議（13条, 14条）と, 有識者で構成される成年後見制度利用促進委員会（15～22条）が置かれた. これらの組織は, ともに2018（平成30）年4月1日をもって廃止され, 成年後見制度利用促進委員会の後継の成年後見制度利用促進専門家会議が置かれている（担当は厚生労働省）. また同年, 厚生労働省は成年後見制度利用促進室を設置し, 成年後見制度利用促進基本計画に基づき, これらの施策を総合的かつ計画的に推進していくこととした.

第二期成年後見制度利用促進基本計画

（令和4年3月25日閣議決定）

　第一期成年後見制度利用促進基本計画における課題に対応するために，第二期成年後見制度利用促進基本計画が閣議決定された．主な内容は①成年後見制度の見直しに向けた検討と権利擁護支援策の総合的な充実，②成年後見制度の運用の改善，③後見人への適切な報酬の付与，④地域連携ネットワークづくりの推進である．成年後見制度の利用促進に対する基本的な考え方と，成年後見制度の運用改善等に関して主に以下の内容が示された．

▶ **1　成年後見制度の利用促進に当たっての基本的な考え方**

● 地域共生社会の実現に向けて，権利擁護支援を推進する．

● 成年後見制度の利用促進は，全国どの地域においても，制度の利用を必要とする人が，尊厳のある本人らしい生活を継続することができる体制を整備して，本人の地域社会への参加の実現を目指すものである．以下を基本として成年後見制度の運用改善等に取り組む．

・本人の自己決定権を尊重し，意思決定支援・身上保護も重視した制度の運用とすること．

・成年後見制度を利用することの本人にとっての必要性や，成年後見制度以外の権利擁護支援による対応の可能性も考慮された上で，適切に成年後見制度が利用されるよう，連携体制等を整備すること．

・成年後見制度以外の権利擁護支援策を総合的に充実すること．任意後見制度や補助・保佐類型が利用される取り組みを進めること．不正防止等の方策を推進すること．

● 福祉と司法の連携強化により，必要な人が必要なときに，司法による権利擁護支援などを適切に受けられるようにしていく必要がある．

▶ **2　尊厳のある本人らしい生活を継続するための成年後見制度の運用改善等**

● 本人の特性に応じた意思決定支援とその浸透

・都道府県等は，意思決定支援研修等を継続的に行う．

国は，意思決定支援の指導者育成，意思決定支援等に関する専門職のアドバイザー育成，専門的助言についてのオンライン活用支援などに取り組む．

● 「意思決定支援を踏まえた後見事務のガイドライン」のほか，各種意思決定支援ガイドライン等について，普及・啓発を行っていく．

● 意思決定支援の取り組みが，保健・医療・福祉・介護・金融等，幅広い関係者や地域住民に浸透するよう，各ガイドラインに共通する基本的な意思決定支援の考え方についての議論を進め，その結果を整理した資料を作成し，研修等を通じて継続的に普及啓発を行う．

▶ **3　権利擁護支援の地域連携ネットワークづくり**

● 権利擁護支援の地域連携ネットワークの基本的な考え方

・権利擁護支援を必要としている人は，その人らしく日常生活を送ることができなくなったとしても，自ら助けを求めることが難しく，自らの権利が侵されていることに気付くことができない場合もある．身寄りがないなど孤独・孤立の状態に置かれている人もいる．このため，各地域において，現に権利擁護支援を必要としている人も含めた地域に暮らすすべての人が，尊厳のある本人らしい生活を継続し，地域社会に参加できるようにするため，地域や福祉，行政などに司法を加えた多様な分野・主体が連携するしくみ（権利擁護支援の地域連携ネットワーク）をつくっていく必要がある．

● 地域連携ネットワークづくりの方向性（包括的・多層的なネットワークづくり）

・第二期計画では，地域連携ネットワークの趣旨として，地域社会への参加の支援という観点も含めることから，地域包括ケアや虐待防止などの権利擁護に関するさまざまな既存のしくみのほか，地域共生社会実現のための支援体制や地域福祉の推進などと有機的な結び付きをもって，地域における多様な分野・主体が関わる「包括的」なネットワークにしていく取り組みを進めていく必要がある．

|3| 利用促進法における基本理念と基本方針

　基本理念は，①成年後見制度の理念の尊重，②地域の需要に応じた成年後見制度の利用促進，③関係機関や団体などとの連携による体制の整備である（3条）．基本理念とそれに対応する基本方針は**表6.7-2**の通りである．

　成年後見制度の利用の促進は，**表6.7-3**の成年後見制度の理念の内容を踏

表6.7-3　成年後見制度の理念

①ノーマライゼーション	成年被後見人等が，成年被後見人などでない者と等しく，基本的人権を享受する個人として尊厳が重んぜられ，その尊厳にふさわしい生活を保障されるべきであること
②自己決定権の尊重	成年被後見人等の意思決定の支援が適切に行われるとともに，成年被後見人等の自発的意思が尊重されるべきであること
③身上の保護の重視	成年被後見人等の財産の管理のみならず，身上の保護が適切に行われるべきであること

成年被後見人等の欠格条項の見直しに関する法律

利用促進法に基づく措置として審議されていた「成年被後見人等の権利の制限に係る措置の適正化等を図るための関係法律の整備に関する法律」が2019（令和元）年に成立した（令和元年6月7日法律37号）.

成年後見制度を利用していることで資格等から一律に排除する扱いを改め，資格等にふさわしい能力の有無を個別的・実質的に審査・判断するしくみへと見直された.

具体的には，医師・歯科医師，薬剤師の免許の絶対的欠格事由としていた「成年被後見人または被保佐人」といったこれまでの形式的な条項を削除し，「心身の故障により業務を適正に行うことができない」等の個別審査規定を整備し，これに該当するかを審査・判断することとなった.

まえて行われる（3条1項）. この内容は，成年後見人等や任意後見人が職務を行う上での行動の指針となる.

|4| 成年被後見人等の医療等に係る意思決定が困難な者への支援

成年後見人等や任意後見人の法律行為に対する代理権，取消権，同意権などの権限は，医療や介護の現場における診療契約や福祉サービス利用契約に対しても認められる. ただし，手術や延命措置などの医療行為に関しては，成年後見人等や任意後見人に同意権はない.

医療等に対する意思決定が困難な人の自発的な意思を尊重しながら必要な医療を行うことは重要な課題だが，医療同意権のない成年後見人等や任意後見人が同意を求められて，実際には苦慮する場合がある. そこで，成年被後見人等で医療等に対して意思決定が困難な者への支援のありかたについて，利用促進法で成年後見人等の事務の範囲を含め検討することになった（11条3号）. この検討は，成年後見制度利用促進基本計画で行われている（➡囲み 参照）.

なお，成年後見制度利用促進基本計画は令和3年度までを計画期間としていたが，令和4年度より，変更が加えられた第二期成年後見制度利用促進基本計画が施行されている.

3 任意後見契約に関する法律 （平成11年12月8日法律150号）

1 制度の趣旨

任意後見契約に関する法律（以下，任意後見契約法）は，成年者の後見事務を委任する任意後見契約について定めた民法の特別法である.

任意後見制度とは，自分が十分な判断能力があるうちに，将来，判断能力が

plus α

意思決定支援ガイドライン

成年後見制度に関連して，意思決定支援のためのガイドラインがいくつか策定されている. 現時点では，「障害福祉サービス等の提供に係る意思決定支援ガイドライン」「認知症の人の日常生活・社会生活における意思決定支援ガイドライン」「身寄りがない人の入院及び医療に係る意思決定が困難な人への支援に関するガイドライン」がまとめられている. また，成年後見制度利用促進基本計画に基づいて，「意思決定支援を踏まえた後見事務のガイドライン」が策定された.

不十分な状態になった場合に備え，あらかじめ自分が選んだ代理人（任意後見人）に，自分の生活，療養看護や財産管理に関する事務について代理権を与える契約（任意後見契約）を結んでおくものである．

これにより，本人の判断能力が低下した後に，任意後見人が任意後見契約で決めた内容について，家庭裁判所が選任する任意後見監督人の監督の下，本人に代わって契約などを結ぶことにより，本人の意思に従った適切な保護や支援を受けることが可能になる．

❷ 任意後見制度の概要

|1| 任意後見契約

任意後見制度を使用するためには，まず本人が任意後見人になる人と任意後見契約を結ばなければならない．任意後見契約とは，本人が任意後見人に対し，精神上の障害（認知症，知的障害，精神障害等）により，判断能力が不十分な状況における自己の生活，療養看護，財産の管理に関する事務の全部，または一部について代理権を与える委任契約であり，任意後見監督人が選任されたときから契約の効力が発生することを特約で定めたものをいう（2条1号）．任意後見契約の委任者を本人という（2条2号）．任意後見監督人が選任される前の任意後見契約の受任者を任意後見受任者といい，任意後見監督人が選任された後の受任者を任意後見人という（2条3・4号）．

任意後見契約は，公証人が作成する公正証書によって交わす必要がある（3条）．任意後見契約の公正証書*が作成されると，公証人から登記所へ依頼することにより，任意後見登記がなされるしくみになっている（図6.7-1）．

|2| 任意後見監督人選任の申し立て

任意後見監督人選任の申し立てをするためには，有効な任意後見契約が結ばれ，さらに任意後見契約の登記がなされていなければならない．

任意後見契約が登記されている場合，精神上の障害により本人の判断能力が不十分な状況にあるときは，本人，配偶者，四親等内の親族または任意後見受任者は，家庭裁判所に対し，任意後見監督人の選任を申し立てできる（4条1項）．家庭裁判所が本人の判断能力が不十分な状況にあると認めるとき，任意後見人に問題がなければ任意後見監督人を選任し，任意後見契約の効力を発生させることになる．

自己決定を尊重するために，任意後見監督人の選任は，本人の申し立てまたは同意が要件とされている（4条3項）．

|3| 任意後見人の監督

任意後見監督人は，任意後見人の事務を監督して家庭裁判所に定期的に報告するとともに，随時，任意後見人に対し事務の報告を求め，その事務や本人の財産の状況を調査することができる（7条1・2項）．家庭裁判所は，必要があるときは任意後見監督人に対し報告を求め，調査を命じるなど，必要な処分をすることができる（7条3項）．このように，任意後見人は家庭裁判所の選任，監

plus α

後見監督人等

成年後見人等は通常，家庭裁判所が監督するが，家庭裁判所が必要と認めたときに，成年後見人等の活動状況を監督するために後見監督人等を選任する．成年後見人等に与えられた権限は適切に行使されないと本人に不利益が生じるおそれがあるためである．成年後見人を監督する人を成年後見監督人，保佐人を監督する人を保佐監督人，補助人を監督する人を補助監督人という．

用語解説*

公正証書

法務大臣が任命する公証人が作成した，法律上の行為や権利についての証書のこと．公証役場で作成する．公証人は，裁判官，検察官，弁護士などを長年務めた人の中から選ばれる．

plus α

任意後見契約が有効であるための要件

①委任者（本人）の後見事務（生活，療養看護または財産の管理に関する事務）を委任事務の内容とすること
②任意後見監督人が選任されたときから契約の効力の発生特約があること
③公正証書の契約書を作成すること

plus α

任意後見人と成年後見人等との違い

法定後見制度において成年後見人等に与えられた権限は代理権，取消権，同意権だが，任意後見制度における任意後見人には代理権のみが与えられる．職務内容が財産管理と身上監護で医療同意権が含まれないことは法定後見制度と任意後見制度で同じである．

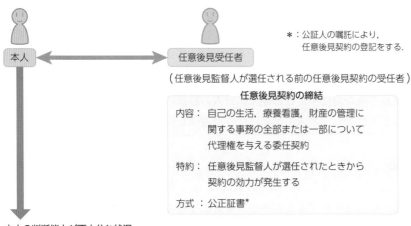

＊：公証人の嘱託により，
　　任意後見契約の登記をする.

本人 ⟷ 任意後見受任者
（任意後見監督人が選任される前の任意後見契約の受任者）

任意後見契約の締結

内容： 自己の生活，療養看護，財産の管理に
　　　 関する事務の全部または一部について
　　　 代理権を与える委任契約

特約： 任意後見監督人が選任されたときから
　　　 契約の効力が発生する

方式： 公正証書＊

本人の判断能力が不十分な状況
○法定後見制度の補助に当てはまる程度の精神上の障害

家庭裁判所の任意後見監督人選任の申し立て
○申し立てができるのは本人，配偶者，四親等内の親族，任意後見受任者

任意後見監督人の選任
○本人の同意が必要（同意の意思表示ができない場合を除く）

任意後見人の代理権の効力発生 ⟵ 任意後見監督人による監督
（契約の効力が発生し，契約内容の支援開始）　○任意後見人の事務の監督
　　　　　　　　　　　　　　　　　　　　　　　家庭裁判所に対する報告

**任意後見人の不適任による解任，法廷後見開始の審判，任意後見契約の解除があった場合，
任意後見契約の終了**

小林昭彦ほか編. わかりやすい新成年後見制度. 有斐閣, 1999, 132p. より作成.

図6.7-1　任意後見制度の概要

督する任意後見監督人から直接監督を受けるのと同時に，任意後見監督人を通
じて家庭裁判所の間接的な監督を受けることにより，事務処理の適性が保証さ
れるしくみになっている.

　監督という職務の性質上，任意後見人の配偶者や兄弟姉妹は，任意後見監督人
になることはできない（5条）. 家庭裁判所は，第三者である弁護士等を選任する.

|4|　任意後見人の義務

　任意後見人は，判断能力が不十分な状況における本人の生活，療養看護，財
産の管理に関する事務の全部または一部を行うに当たっては，本人の意思を尊
重し，かつ本人の心身の状態や生活の状況に配慮しなければならない（6条）.

|5|　任意後見人の職務

　任意後見人は，任意後見契約により本人から代理権が与えられた範囲内で職
務を行う. 代理権の内容は，生活，療養看護または財産の管理に関する事務
（後見事務）で，事務の対象は，生活，療養看護または財産に関する法律行為
である.

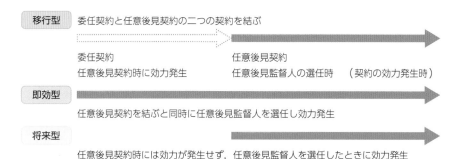

矢印は効力を示す.

図6.7-2　任意後見契約の利用形態

|6| 任意後見人の解任

　任意後見人に不正な行為等がある場合には，委任者（本人）やその親族の請求を受けて，家庭裁判所は任意後見人を解任することができる（8条）.

|7| 任意後見契約の解除

　任意後見監督人が選任された後で任意後見契約を解除する場合，本人を保護するため，正当な事由と家庭裁判所の許可が必要である（9条2項）. 任意後見監督人を選任する前に任意後見契約を解除する場合は，本人と任意後見受任者の真意を確認するため，公証人の認証を受けた書面によって契約を解除することが必要である（9条1項）.

|8| 任意後見制度から法定後見制度への移行

　任意後見契約で定めた内容以外に本人への支援が必要になった場合は，法定後見開始の審判を申し立て，法定後見制度を適用する.

❸ 任意後見契約の利用形態

　任意後見契約には，①**移行型**，②**即効型**，③**将来型**という三つの形態がある（図6.7-2）.

|1| 移行型

　本人の判断能力が十分でも，身体機能が衰えて生活に不自由を感じている場合に，受任者（将来任意後見受任者となる者）に現在の財産管理などの事務を委任し，本人の判断能力が不十分になったときに受任者が任意後見監督人の選任を請求する契約である. ①本人の判断能力が低下する前に事務処理を行うための委任契約と，②判断能力が低下した後に事務処理を行うための任意後見契約の二つの契約を同時に結ぶ.

　本人の判断能力が衰えた段階でも，判断能力があるときに委任した事務をそのまま同じ受任者に継続して処理してもらうことが可能である（委任契約から任意後見契約への移行）. 委任契約は，契約が定められた時点から効力を生じ，任意後見契約は，家庭裁判所が委任者（本人）に任意後見監督人を選任した時点から効力を生じる.

|2| 即効型

本人の契約を結ぶ能力が失われていなくても，判断能力が衰え始めている場合に，契約締結後，直ちに任意後見契約の効力を発生させることを目的として，委任者（本人）が受任者（任意後見受任者となる者）と結ぶ契約のことである．

委任者または受任者が，委任者の事理弁識能力（判断能力）が不十分な状況にあるとして，家庭裁判所に任意後見監督人の選任を請求することになる．家庭裁判所が，委任者に任意後見監督人を選任したときから，任意後見契約の効力が生じる．

|3| 将来型

本人の判断能力が正常な時点で，委任者（本人）が選んだ受任者（任意後見受任者となる者）に，財産管理や療養看護などの事務を委任しておき，将来委任者の判断能力が不十分となったときに，受任者らが家庭裁判所に任意後見監督人の選任を請求し，任意後見監督人が選任されたときから任意後見契約の効力が発生する契約である．任意後見制度の基本理念である「自己決定権の尊重」から導き出される基本の契約である．

コラム　　「親なき後」のための任意後見制度の活用

知的障害者・精神障害者などの「親なき後」（親の老後・死後）の保護のために，次の方法で任意後見制度を活用することができる．
①子（知的障害者・精神障害者等）本人は，意思能力がある限り，自ら任意後見契約を結ぶことができ，親の老後，死後に任意後見受任者が任意後見監督人の選任を申し立てることにより，任意後見人の保護を受ける
②親自身の老後の財産管理などについて，親自身が任意後見契約を結ぶとともに，親の老後，死後における子の保護およびそのための財産管理などの方法をあらかじめ決めておく

共生社会の実現を推進するための認知症基本法（令和5年6月16日法律65号）

認知症の人が尊厳を保持し希望をもって暮らすことができるよう，国，地方公共団体等の責務を明らかにして，認知症施策を総合的かつ計画的に推進し，認知症の人を含めた国民が，相互に人格と個性を尊重し支え合い共生する社会の実現を図ることを目的に制定された．

基本理念として，①本人やその家族の意向の尊重，②国民の理解による共生社会の実現，③本人の社会活動参加の機会確保，④切れ目ない保健医療・福祉サービスの提供，⑤本人のみならず家族への支援，⑥予防・リハビリテーション等の研究開発推進，⑦関連分野の総合的な取り組みを挙げている（3条）．

国・地方公共団体は，基本理念にのっとり，認知症施策推進基本計画等を策定する義務を負う（11〜13条）．策定するときには，本人・家族等から意見を聴取すること，地域福祉計画，介護保険事業計画との調和を図ることが求められる．

基本的施策として，①国民の理解の増進等，②バリアフリー化の推進，③社会参加の機会の確保等，④意思決定支援及び権利利益保護，⑤保健医療・福祉サービスの提供体制の整備等，⑥相談体制の整備等，⑦研究等の推進等（14〜25条）が規定された．

引用・参考文献

1) 井川良. 犯罪被害者等基本法. ジュリスト1285号. 2005. p.39-43.
2) 高山善裕.「成年後見制度の利用の促進に関する法律」の概要. 法律のひろば. 2017, 2月号. p.24-30.
3) 大口善徳ほか編. ハンドブック成年後見2法：成年後見制度利用促進法，民法及び家事事件手続法改正法の解説. 創

英社／三省堂書店. 2016.
4) 厚生労働統計協会編. 2020/2021年 国民の福祉と介護の動向. 厚生労働統計協会, 2020.
5) 小林昭彦ほか編. 新成年後見制度の解説. 改訂版, 一般社団法人金融財政事情研究会, 2017.

8 労働政策に関する法律

　日本の労働政策に関する法律（以下，労働法）の大きな特色の一つは，基本原則（ないし権利）が，労働基本権として，日本国憲法27条（1項：勤労の権利・義務，2項：勤労条件の法定，3項：児童の酷使の禁止）および28条（労働三権〔団結権，団体交渉権，団体行動権〕の保障）に明記されていることである．これらの規定は，日本国憲法25条が定める**生存権**の保障という要請を労働に関して具体的に定めたものである．つまり，生存権に関わる基本権の一種として，国家に対して国民が一定の行為を請求することができるという社会権の一つとして，労働者の健康で文化的な生存を実質的に保障するために設けられたものである．

　働く人と雇い主との関係（労働契約に基づく関係であることが多い）は，さまざまな法律によって規制されている（例えば，労働基準法，労働安全衛生法，男女雇用機会均等法，育児・介護休業法など）．看護師などの医療従事者は，働く者の健康を守る医療スタッフとして働く者という立場と，医療などを提供して働いている者という立場とを有している．こうしたことから，これらのさまざまな法律の基礎的知識を身に付けておくことが必要となる．本節では，これらの法律のうち主なものについて，その基本的な内容を紹介する．

1 労働基準法 （昭和22年4月7日法律49号）

　労働基準法（以下，労基法）は，労働法の中で最も代表的な法律の一つであり，広く**労働条件**に関する規制を定めている（公務員として働く場合，労基法の適用が排除される場合がある．これについては後述する）．

1 基本理念

　労基法には，労働条件に関する基本理念の規定が置かれている．具体的には，労働者保護のために，労働条件は，労働者*が人間らしい生活を営むための必要を充たすものであることを保障し，この法律で定める労働条件は最低基準であることを明らかにしている（1条）．また，労働条件は，労働者と使用者が対等の立場に立って決定すべきもので，両者は，労働協約，就業規則および労働契約を守り，誠実にそれぞれの義務を果たさなければならないこと（2条），労働者の国籍，信条または社会的身分を理由とする労働条件の差別的取り扱いの禁止（3条），男女同一賃金の原則（4条）を定めている．このほか，

憲法27条

1項：すべて国民は，勤労の権利を有し，義務を負ふ.
2項：賃金，就業時間，休息その他の勤労条件に関する基準は，法律でこれを定める.
3項：児童は，これを酷使してはならない.

憲法28条

勤労者の団結する権利及び団体交渉その他の団体行動をする権利は，これを保障する.

憲法25条

1項：すべて国民は，健康で文化的な最低限度の生活を営む権利を有する.
2項：国は，すべての生活部面について，社会福祉，社会保障及び公衆衛生の向上及び増進に努めなければならない.

用語解説 *
労働者
職業の種類を問わず，事業または事務所に使用されて賃金を支払われる者（9条）.

強制労働の禁止（5条），中間搾取の排除（6条），選挙権その他の公民権を行使する時間や 公 の職務を執行するための時間の保障（7条）に関する規定も置かれている．

2 労働契約

労働契約とは，労働者が使用者に雇われて働き，使用者がこれに対して賃金を支払うことを内容とする契約である．労働者と使用者の間の関係は，法的には，それぞれの労働者と使用者の間の「労働契約」に基づいている．労基法では労働時間，休日，賃金など，さまざまな労働条件の「最低基準」が定められており，いかなる労働契約も労基法の基準を下回ってはならない．つまり，労働契約の中に労基法で定める基準に達しない労働条件があった場合は，その部分については無効となり，無効となった部分は労基法で定める基準に置き換えられる（13条）．

1 労働契約と就業規則との関係

賃金や労働時間などの労働条件が個別的な合意により決定される場合もあるが，日本の企業では伝統的に，**就業規則***という集団的・画一的に決定された労働条件が重要な役割を果たしてきた．就業規則は，職場のルールブックといえるものであるが，これは使用者により一方的に作成される．労基法は，就業規則が職場でルールとしての役割を果たしていることから，使用者に対し，常時10人以上の労働者を使用する事業場は就業規則を作成し，行政官庁に届け出ること，また，掲示（や備え付け）などによって労働者に就業規則を周知させることを義務付けている（89条，106条）．

労働契約の中で就業規則の定めた基準に達しない労働条件については無効となる．無効となった部分の労働条件は就業規則で定める基準に置き換えられる（93条，労働契約法12条）．このように，就業規則は，個別の労働契約に対して，労働契約の最低基準として労働者を保護する役割を果たしている．

2 解雇

解雇とは，使用者が一方的に労働契約を解約することである．一般的に不当な解雇は無効になる（労働契約法16条）．また，差別的な解雇・取扱の禁止〔例えば，国籍・信条・社会的身分を理由とした差別的取扱の禁止（3条），性別を理由とする不利益取扱の禁止（均等法6条），女性の婚姻・妊娠・出産等を理由とする不利益取扱の禁止（同9条）など〕，法令で認められている権利を行使したことを理由とする解雇の禁止〔例えば，育児・介護休業等の申出・取得を理由とする解雇その他不利益な取扱い（育児・介護休業法10条，16条など），公益通報者保護法上の公益通報をしたことを理由とする解雇（公益通報者保護法3条）など〕，手続的規制（20条）等がある．

使用者は，労働者を解雇する場合には，少なくとも30日前にその予告をしなければならず，30日前に予告をしないときには，30日分以上の平均賃金（予告手当）を支払わなければならない．ただし，天災事変その他やむを得な

用語解説*
就業規則

使用者は，始業および終業の時刻，休憩時間，休日，休暇，交替時間，賃金，退職などに関する事項などについての就業規則を作成しなければならない．また，就業規則は，法令または労働協約に反してはならない（89条，92条）．

plus α
解雇が禁止となるケース

労基法をはじめとする種々の労働法は部分的に一定期間・一定事由による解雇を制限してきた．労基法は，業務災害の場合の療養休業期間中およびその後の30日間，そして，産前産後休業期間中およびその後の30日間，労基法や労基法に基づく命令違反の事実があることを，労働基準監督署へ申告したことを理由とする解雇を原則禁止している（19条1項，104条2項）．

plus α
解雇予告の対象外になる労働者

解雇予告の適用除外になる者は，原則として，①日々雇い入れられる者，②2カ月以内（季節的業務の場合は4カ月以内）の期間を定めて使用される者，③試用期間中の者（21条）である．

い事由のために事業の継続が不可能となった場合や，労働者が責任を負わなければならないような理由に基づいて解雇する場合には，即時解雇することができる（20条1項）．

3 雇用関係終了後の法規制

労働契約が終了すると，労働者と使用者間の権利義務関係の多くは消滅する．もっとも，労働契約が終了した後も，元使用者の退職金の支払義務，元労働者の競業避止義務*，不正競争防止法等に基づく秘密保持義務が存在するほか，退職時等の証明*（22条），金品の返還（23条），年少者（満18歳に満たない者）の帰省旅費の負担（64条）についてなどの規定がある．

4 その他の規定

以上のほかにも，労働契約の不履行についての違約金や損害賠償額の予定を定める契約の禁止（16条），前借金その他労働することを条件とする労働者への前貸しの債権と賃金との相殺の禁止（17条），強制貯金の禁止（18条）等，労働者の前近代的な待遇を防止するための規定などが含まれている．

3 賃金

労基法は，「**賃金**」を，賃金，給料，手当，賞与その他名称が何であるかを問わず，労働の対償として使用者が労働者に支払うすべてのものとしている（11条）．

賃金の支払いに関しては，①通貨で，②直接労働者に，③その全額を，④毎月1回以上，一定の期日を定めて支払わなければならないという四つの原則が定められている（24条）．また，使用者は，労働者が出産，疾病，災害など，所定の非常の場合の費用に充てるために賃金を請求する場合には，支払期日前であっても，すでに働いた分の賃金を支払わなければならない（25条）．

1 休業手当

使用者が責任を負わなければならない理由による休業の場合，使用者は，労働者の最低限の生活を保障するために，休業期間中，平均賃金*の6割以上の休業手当を支払わなければならない（26条）．

使用者が責任を負わなければならない休業とは，使用者側に起因する経営，管理上の障害である．典型的な例は，経済的その他の事情で原料などが供給されなかったための休業，不況の場合の一時帰休などである．

4 労働時間・休憩・休日および年次有給休暇

1 労働時間規制

長時間労働防止のため，労基法は，労働時間に規制を設けている．労基法が定める労働時間の最長限度は，例外を除き，1日8時間および週40時間である（法定労働時間という．32条）．これを超える労働をさせるときには，一定の要件を満たすこと，かつ，割増賃金を支払うことが求められる（33条，36条，37条）．こうした要件を満たさずに法定労働時間を超えて労働させた場合，使用者は6カ月以下の懲役または30万円以下の罰金を科されることがある（119条）．なお，2018年の働き方改革関連法は，日本の法律上初めて，罰則付きで

用語解説*
競業避止義務

使用者と労働者が特別に契約を結んだ場合の使用者と競合する業務を行わない義務をいう（退職後は，特約がある場合を除けば，原則として競業避止義務はない）．自ら競業事業を起こすことのみならず，競業他社への就職も競業避止義務の違反となる．

退職時等の証明

労働者が退職する場合に，使用期間，業務の種類，その事業における地位，賃金または退職の事由（退職の事由が解雇の場合には，その理由を含む）について証明書を請求した場合，使用者は，遅滞なく証明書を交付しなければならない．解雇等の退職をめぐる紛争を防止し，労働者の再就職活動に役立てるため，退職時の証明書の交付義務を定めるとともに，労働者の再就職を妨害するいわゆるブラックリストを禁止したものである．

plus α
賃金との相殺の禁止

労働者への前貸しの債権と賃金との相殺の禁止（前借金相殺の禁止）：使用者は，前借金（労働契約の締結の際またはその後に，労働することを条件として使用者から借り入れ，将来の賃金により弁済することを約束する金銭をいう）その他労働を条件とする前貸しの債権と賃金を相殺してはならない．前借金と賃金とを相殺することを禁止し，金銭貸借関係と労働関係を完全に分離することにより金銭貸借に基づく身分的拘束の発生を防止するためである．

用語解説*
平均賃金

平均賃金を算定すべき事由の発生した日以前3カ月間にその労働者に対し支払われた賃金の総額を，その期間の総日数で除した金額（12条）．

時間外労働の上限時間を設けた（36条）．そのほか，フレックスタイム制の見直し（32条の3），高度プロフェッショナル制度の創設（41条の2）等を規定した（➡ p.374 働き方改革を推進するための関係法律の整備に関する法律参照）．

2 時間外・休日・深夜労働の割増賃金

時間外労働（残業）とは，1週または1日の法定労働時間を超える労働をいい，**休日労働**とは，法定休日における労働（後述）をいう．法定労働時間の枠を超えて時間外労働を行わせること，法定休日に休日労働を行わせることは原則として違法であるが，一定の要件を満たす場合，例外的に法定労働時間を超えて，あるいは，法定休日に労働をさせることが認められる．ただし，使用者が労働者をそれらの労働に従事させた場合，**割増賃金**＊を支払わなければならない．割増率は，時間外労働については2割5分以上5割以下（月60時間を超える時間外労働部分については割増率は5割以上），休日労働については3割5分である（37条1項）．また，午後10時から午前5時までの時間帯に労働（**深夜労働**）をさせた場合には，通常の労働時間の賃金の2割5分以上の割増賃金を支払わなければならない（37条4項）．

3 休憩・休日

使用者は，労働時間が6時間を超え8時間以内の場合には少なくとも45分，8時間を超える場合は少なくとも1時間の**休憩時間**を労働時間の途中に与えなければならない（34条1項）．休憩時間は原則として，事業場の全労働者に一斉に与えることになっている（34条2項）．ただし，病院・保健衛生（別表第13号）など，サービス業については，業務の性質上，全労働者に対して一斉に休憩時間を与えるという原則は適用されない（施行規則31条）．休憩時間は，労働者に自由に利用させなければならない（34条3項）．また，使用者は労働

表6.8-1 勤続期間と年休付与日数

勤続期間	6カ月	1年6カ月	2年6カ月	3年6カ月	4年6カ月	5年6カ月	6年6カ月
年休付与日数	10日	11日	12日	14日	16日	18日	20日

※通常の労働者の付与日数（パートタイム労働者など，労働時間の少ない場合は別に定められている）．

者に毎週少なくとも1回の**休日**を与えなければならない（35条1項）．

｜4｜年次有給休暇（表6.8-1）

　年次有給休暇（年休，有休）は，労働者が，有給で1年間に一定日数の休暇を取得することを保障する制度である．年次有給休暇は，①6カ月間継続勤務し，②全労働日の8割以上出勤という二つの要件を満たせば，当然に生じる法律によって保障された権利である（39条）．

　年休権を具体的にいつ行使するかは，原則として，労働者の自由である．ただし，労働者から請求された時季に有給休暇を与えることが事業の正常な運営を妨げる場合に限って，使用者は，労働者の請求した年休指定日を変更することができる（時季変更権．39条5項）．また，使用者は，10日以上の年次有給休暇が付与される労働者に対し，年次有給休暇の日数のうち5日については，基準日から1年以内の期間に，労働者ごとに時季を定めることにより付与しなければならない（年休付与義務．39条7項）．

5 年少者

　未成年に対する保護は対象者の年齢によって，未成年者（満18歳未満），年少者（満18歳に満たない者），児童（満15歳に達した日以後の最初の3月31日が終了するまでの者，すなわち義務教育期間中の者）に分けられ，それぞれに対する特別な保護内容が定められている．

｜1｜未成年者に対する保護

　年少者については，働かせることのできる最低年齢を設けている．工場，鉱業などの，いわゆる「工業的事業」は児童を使用することを禁止している（56条1項）．工業的事業以外のいわゆる「非工業的事業」については，行政官庁の許可を受けることを条件として，児童の健康および福祉に有害でなく，かつ，労働が軽易な職業については，満13歳以上の児童をその者の修学時間外に使用することを認め，また，映画の制作または演劇の事業については，満13歳未満の児童の使用を認めている（56条2項）．

｜2｜労働時間，休日など

　災害等の場合を除き，児童については1日7時間，1週間40時間，18歳未満の年少者については1日8時間，1週間40時間を超えて労働させることは原則として禁止される．休日に労働させることおよび午後10時から翌日の午前5時までの深夜に労働させることも原則として禁止されている（60条, 61条）．

plus α
パートタイム労働者等の年休取得

パートタイム労働者等，週の所定労働時間や所定労働日数が短い労働者も，要件を満たせば，年休を取得する権利をもつ．ただし，年休が付与される日数は，週の所定労働時間，週の所定労働日数，労働者の勤続年数に応じて異なる．

plus α
成年年齢の引き下げ

2018年6月の民法改正により，2022年4月1日から成年年齢が20歳から18歳に引き下げられ，未成年者＝満18歳未満となった．

6 女性等

|1| 妊産婦の就業制限

1985（昭和60）年の男女雇用機会均等法の制定以来，労基法の女性一般に対する保護についての規定は縮小しているが，妊産婦が坑内業務や，妊娠・出産・哺育等に有害な一定業務（重量物を取り扱う業務，有害ガスを発散する場所における業務等）に就業することについては，労基法で制限している（64条の2第1号，64条の3）．

|2| 産前産後休業・育児時間

使用者は，6週間（多胎妊娠の場合には14週間）以内に出産する予定の女性が休業を請求した場合には，就業させてはならない．

また，産後8週間を経過しない女性は就業させてはならない（強制休業）．ただし，産後6週間を経過した女性が請求した場合には，医師が支障ないと認めた業務に限って，就業させることが許される（65条1項・2項）．

その他，生後満1年に達しない生児を育てる女性は，原則として1日2回，それぞれ少なくとも30分，その生児を育てるための時間を請求することができる（育児時間．67条）．

|3| 生理休暇

使用者は，生理日の就業が著しく困難な女性，生理に有害な業務に従事する女性が休暇を請求したときは，その者を生理日に就業させてはならない（68条）．生理休暇中の賃金については，法律に規定はなく，労働協約，就業規則，労働契約などの定めによる．

7 監督

労基法を実施するための監督機関として，都道府県労働局および労働基準監督署が置かれている（97条）．

8 罰則

労基法は，労働条件の最低基準を定めたものであるため，その基準に違反した者に対しては刑罰が科せられる（117条〜121条）．

<aside>
plus α

出産手当金

産前産後の休業中は，就業規則等に有給とするという定めがない限り，無給となる．もっとも，健康保険制度から，一定期間（出産予定日前42日，出産の日翌日以後56日のうち，労務に服さなかった期間）については，出産手当金が支給される（健康保険法102条）．
</aside>

最低賃金法

最低賃金法（昭和34年4月15日法律137号）は賃金の最低額を保障することを目的として定められた法律である．使用者は，最低賃金の適用を受ける労働者に対して最低賃金額以上の賃金を支払わなければならず，これに反する労働契約部分は無効で，無効となった部分は最低賃金が契約内容となる（4条1項・2項）．

---

2 労働契約法 （平成19年12月5日法律128号）

労働契約法は，文字通り労働契約に関する法律である．労基法と同じよう

に，この法律で定められたほとんどの規定は遵守することが求められる（ただし罰則はなし）．労働者と使用者が自主的に交渉して，合意によって労働契約が成立・変更されるという合意の原則や，その他の労働契約に関する基本的事項を定めることにより，合理的な労働条件の決定・変更の円滑化と，そのことを通じて労働者を保護し，個別の労働関係の安定を図ることを目的としている（1条）．

合意原則の下で，就業規則が労働契約を規律するための要件を明らかにしている（7条，9条〜13条）．また，使用者が権利を濫用して出向命令，懲戒，解雇をしたと認められる場合には，それらの命令や行為は無効としている（14条〜16条）．期間の定めのある労働者（有期労働者）を期間の途中で解雇することを制限し，また期間を定めて労働者を雇うという目的に照らして，必要以上に細切れとなる期間を設定しないよう配慮することを使用者に求めている（17条）．

労働契約の基本理念と共通原則

　労働者と使用者が労働契約を締結・変更する場合の基本理念，共通原則は次の五つである（3条）．
①対等な立場に立って合意すべきである
②就業の実態に応じて，均衡を考慮すべきである
③仕事と生活の調和にも配慮すべきである
さらに，労働者と使用者は，
④労働契約を遵守するとともに，信義に従い誠実に，権利を行使し，義務を履行しなければならない
⑤労働契約に基づく権利を行使するに当たっては，それを濫用することがあってはならない

---

3 労働安全衛生法 （昭和47年6月8日法律57号）

| 1 | 背景と目的

　労働者の安全や健康を確保するためには，労働者のけがや病気の発生を事前に防止する**労働安全衛生**が重要である．1947（昭和22）年に制定された労働基準法には「安全及び衛生」という章（5章）が設けられ，労働安全衛生に関する規定が定められていた．しかし1960年代の高度経済成長期に重大事故が頻発し，また，技術の高度化等によって新たな職業病が増加したことによって，法制度の不十分さが浮き彫りにされた．そこで，1972（昭和47）年に労基法とは別個の独立した法律として労働安全衛生法（以下，労安衛法）が制定され，「安全及び衛生」について定めていた労基法5章は削除された．

　この法律の目的は，職場における労働者の安全と健康の確保とともに，快適な職場環境の形成を促進することである（1条）．この法律でいう労働災害は，

「業務に起因して，労働者が負傷し，疾病にかかり，又は死亡すること」である（2条1号）．アクシデントによる災害のみならず，職業病等の疾病も含まれる．

　この法律の目的を実現するために，国には労働災害防止計画を策定する義務があり，また，その実施のための勧告・要請をする権限がある．事業者には，安全衛生管理体制の整備として，各事業場に総括安全衛生管理者，安全に関する技術的事項を管理する安全管理者，衛生に関する技術的事項を管理する衛生管理者の選任，議長を除く委員の半数が労働者の過半数代表の推薦に基づいて指名される安全委員会ないし衛生委員会の設置等や（3章），機械等，爆発物，作業方法・作業場所等，労働者の危険・健康障害防止のための措置（4章），機械等，危険物・有害物に関する製造の許可や種々の検査の義務（5章），労働者に対する安全衛生教育や就業制限等の労働者の就業に当たっての措置（6章），健康診断，保健指導，面接指導等の労働者の健康保持増進のための措置（7章），快適な職場環境形成のための措置（同7章の2）等の義務を課している．

| 2 | 安全委員会・衛生委員会・安全衛生委員会

　安全委員会は，一定の業種のうち業種の区分に応じて常時50人または100人以上の労働者を使用する事業場について設置が義務付けられ，**衛生委員会**は，業種に関係なく常時50人以上の労働者を使用する事業場について設置が義務付けられる（施行令8条，9条）．これらの委員会の役割は，安全衛生に関する事項を調査・審議し，事業者に意見を述べることである．委員会の委員のうち，議長を除く半数は，労働者の過半数による代表の推薦に基づき，事業者が指名しなければならない（17条，18条）．これは，安全衛生管理への労働者参加を保障しようとするものである．安全委員会と衛生委員会の両方を設置する義務のある事業場では，**安全衛生委員会**を設置すれば，二つの委員会を設置しなくてもよい（19条1項）．

| 3 | 健康診断とその受診義務

　事業者は，労働者に対し，定期的な一般健康診断と，有害業務についての特殊健康診断を実施し（66条1項〜4項），その結果を労働者に通知しなければならない（66条の6）．健診の結果，異常所見がある場合，医師の意見を勘案し，必要があると認めるときは，就業場所の変更，作業の転換，労働時間の短縮，深夜業の回数の減少等の措置を講じたり，作業環境測定の実施，施設または設備の設置または整備，（安全）衛生委員会・労働時間等設定改善委員会への医師の意見の報告等といった適切な措置を講じなければならない（66条の4，66条の5，健康診断結果措置指針）．

　労働者は，労安衛法に基づいて事業者が行う健康診断を受けなければならないが，指定された医師等の健康診断を受けることを希望しない場合には，他の医師等による健康診断を受け，その結果を証明する書面を事業者に提出してもよい（66条5項）．

plus α

特殊健康診断の対象となる業務

特殊健康診断を行う必要のある有害な業務には以下のようなものがある．
1. 高圧室内業務および潜水業務
2. 放射線業務
3. ①特定化学物質のうち第1類物質，第2類物質を製造しもしくは取り扱う業務，②石綿の取り扱い等の業務
4. 鉛業務
5. 四アルキル鉛等業務
6. 屋内作業場等における有機溶剤業務
（施行令22条）

| 4 | 過労死防止のための面接指導など

2005年の改正では，過労死防止の一環として，一定時間を超える時間外労働等を行った労働者（週40時間を超える労働が月100時間を超え，かつ，疲労の蓄積が認められる者．労働安全衛生規則52条の2）で申し出た者に対して，事業者には医師の面接指導を行うことが，労働者には面接指導を受けることが義務付けられた（66条の8第1項・2項）．2018年に成立した働き方改革関連法（➡ p.374 参照）では，この面接指導の実施義務の要件を，①時間外・休日労働が月80時間を超え疲労の蓄積が認められる労働者について労働者の申出による面接指導（66条の8第1項，規則52条の2以下），②研究開発業務に従事する（時間外労働の上限規制の適用が除外された）者について時間外・休日労働が月100時間を超える場合の（労働者の申出なしで遅滞なく行う）面接指導（66条の8の2，120条，規則52条の7の2），③労働時間規制が適用除外される高度プロフェッショナル制度適用者について健康管理時間が一定時間（週40時間を超える時間が月100時間）を超える場合の面接指導（66条の8の4）に改めた．また，事業者は，面接指導を実施するため，すべての労働者の労働時間の状況を，タイムカードの記録，パーソナルコンピュータ等の使用時間の記録等の客観的な方法その他の適切な方法により把握しなければならないとされた（66条の8の3，規則52条の7の3）．事業者は，医師の意見を考慮し，必要があると認めるときは，就業場所の変更，作業の転換，労働時間の短縮，深夜業の回数の減少等の適切な措置を講じなければならない（同条5項）．

| 5 | メンタルヘルス対策

深刻化するメンタルヘルス問題に対応するため，2014年6月に労働安全衛生法の一部を改正する法律（平成26年法律82号）が成立した．

この改正によって，通常50人以上の労働者を使用する事業主は，**産業医**を選任して**ストレスチェック**といわれる「心理的な負担等を把握するための検査など」を毎年実施しなければならないことになった（66条の10）．

検査結果通知を受けた労働者のうち，検査の結果，医師等によって，心理的な負担の程度が医師による面接指導を受ける必要があるレベルにあると認められた者が面接指導を希望した場合，事業者は遅滞なく面接指導を行わねばならず，申し出を理由に不利益な取扱いをしてはならない（66条の10第3項，施行規則52条の16）．事業者は，面接指導の結果，その労働者の健康保持に必要な措置について医師の意見を聴かねばならず，必要がある場合には，その労働者の実情を考慮して，就業場所の変更，作業の転換，労働時間の短縮，深夜業回数の減少等の措置などの適切な措置を講じなければならない（66条の10第5項，6項）．なお，ストレスチェックの主たる目的は，精神疾患の発見ではなく，メンタルヘルス不調の未然防止にある．

plus α

ストレスチェック後の対応

医師または保健師による精神的健康状況を把握するための検査，労働者の受診，検査を受けた労働者の申し出による面接指導の実施，必要に応じて医師の意見を聴き，適切な事後措置をとることになっている．

4 労働者災害補償保険法 （昭和22年4月7日法律50号）

　労働者災害補償保険法（以下，労災保険法）に基づく労災保険制度は，労働災害を被った労働者やその遺族に対して使用者の無過失責任（損害の発生につき，故意・過失がなくても損害賠償責任を負うこと）に基づき一定の補償を与える労基法に基づく災害補償制度とともに，その補償を社会保険として行うことで使用者の災害補償責任の履行を確保するためのものである．労災保険法は，労基法とともに 1947（昭和 22）年に制定された．労災保険法による給付内容は労基法の補償内容を相当程度カバーしているため，現在では労災補償の主要部分は労災保険制度が担っており，労基法の機能は限定的なものになっている．

1 適用範囲

　労災保険法は，政府を保険者とし，使用者を加入者とする強制保険の制度とすることによって，労働災害の補償ができるだけ迅速かつ公正に実施されることを目的としている．労災保険は，労働者を 1 人でも使用するすべての事業主に適用される（3条1項）．ただし，国の直営事業，官公署については適用されない．また，常時 5 人未満の労働者を使用する等の個人経営の農林水産業は暫定的に除外され，適用されている．

2 労災保険給付の内容

　労災保険給付には，①業務災害に関する保険給付，②複数業務要因災害に関する保険給付，③通勤災害に関する保険給付，④二次健康診断等給付の 4 種類がある（7条）．

　このうち①の業務災害に関する給付には，a. 傷病の療養のための療養補償給付（13条，22条），b. 療養のための休業補償としての休業補償給付（14条），c. 治癒しても障害が残った場合の補償としての障害補償給付（15条），d. 被災者が死亡した場合の遺族補償給付（16条），e. 死亡した場合の葬祭料（17条），f. 1年6カ月を経過しても治癒していない場合の補償としての傷病補償年金（18条），g. 障害補償年金または傷病補償年金を受ける者の介護費用としての介護補償給付（19条の2）の七つがある．

---

labor 労災保険の対象

　労災保険法の保護を受ける労働者の範囲については，法律で定められていないが，一般的には，労基法の労働者と同一と解されている（業種・規模・就労形態によって異なって扱われることはない．アルバイトや派遣労働者であっても労災保険の対象となる）．

　もっとも，労基法の労働者とは認められなくても，労災保険法では，その業務の実態等に照らして，労災保険制度による保護が必要であると考えられる者については，任意的に加入を認める「特別加入制度」が設けられている．中小企業事業主等，一人親方その他の自営業者（個人タクシー運転手や大工など），特定作業従事者，海外派遣者等が対象となる．

---

plus α
通勤災害に関する給付

通勤災害は，例えば使用者が通勤専用バスなどの交通機関を提供しているなどの特別の事情がある場合を除いて，業務上災害とは認められなかった．しかし，自転車の普及による通勤災害の増加，通勤が労務提供と密接な関連があること等から，なんらかの補償を行う必要性が認識され，昭和48年の労災保険法改正によって，通勤災害に対する保障の制度が創設され，業務災害と同様の給付がなされることになった（労災保険法21条以下．ただし，ここでは「補償」の言葉は使われない）．

plus α
労災保険法の改正

令和2年の法改正により，けがをしたときや病気になったときなどに，二つ以上の会社等に雇用されている場合，休業をした場合等の給付額はすべての勤務先の賃金額を基礎に決定されるようになった．また，すべての勤務先の負荷（労働時間やストレス等）が総合的に評価され労災認定されるようになり，業務災害と同様の給付がなされることになった（労災保険法20条の2以下．ただし，ここでは「補償」の言葉は使われず，「複数事業」の給付となる）．

国家公務員災害補償法（昭和26年6月2日法律191号）

　戦後直後は，公務員も原則として労基法と労働組合法（以下，労組法）の適用対象とされていたが，公共部門の労働運動の高まりを受けて占領政策が転換され，公務員については労働法の適用から原則排除する法改正が行われた．公務員も憲法28条によって労働基本権を保障される「勤労者」（労組法の「労働者」と同じ意味）に含まれるという判例が確立しているが，実際には，公務員法等によって公務員の労働基本権は大幅に制約されている．

　例えば，一般職の国家公務員には労基法は適用されない（国家公務員法附則16条）．これは，これら公務員への労組法と労働関係調整法（以下，労調法）が適用除外（団体交渉原理の排除）とされていることに対応したものである．これに対し，団体交渉原理が適用される現業職員には労基法が適用される．また，労組法・労調法の適用が除外されている一般職の地方公務員については，労基法の一定の条文が適用されない（地方公務員法58条3項）．地方公営企業職員および単純労務職員については，労基法はほぼ全面的に適用される（地方公営企業法39条1項，地方公営企業者の労働関係に関する法律附則5項）．

　一方，一般職の国家公務員（非常勤職員，行政執行法人の職員等を含む）が公務上または通勤による災害（負傷，疾病，障害または死亡）を受けた場合には，被災職員・遺族に対し災害によって生じた損害を補償し，併せて被災職員の社会復帰の促進，被災職員およびその遺族の援護を図るために必要な福祉事業を行う制度として国家公務員災害補償制度が設けられている（国家公務員法2条）．地方公務員等の災害補償には，地方公務員災害補償法が適用される．

5 男女雇用機会均等法（昭和47年7月1日法律113号）

　雇用の分野における男女の均等な機会及び待遇の確保等に関する法律（略称：男女雇用機会均等法，以下，均等法）は，2006（平成18）年改正により，男性・女性の双方を保護の対象（男女双方に対する性別を理由とする差別の禁止）とし，雇用のさまざまな場面での差別を禁止する法律となっている．

1 募集・採用に関する差別

　事業主は，労働者の募集・採用について，性別にかかわりなく均等な機会を与えなければならない（5条）．厚生労働大臣が定めた指針では，例えば，募集・採用に当たって男女のいずれかを排除すること，募集において男女別の枠を設けるなどが禁止されている（平成18年厚労省告示614号．平成27年厚労省告示458号改正）．

2 配置・昇進・退職などに関する差別

　事業主は，労働者の配置（業務の配分や権限の付与を含む）・昇進・降格・教育訓練，住宅資金の貸付およびこれに準ずる福祉厚生，労働者の職種・雇用形態の変更，退職勧奨・定年・解雇・労働契約の更新について，性別を理由とした差別的な取扱いをしてはならない（6条）．

業務によって新型コロナウイルスに感染した場合

労働者が業務によって新型コロナウイルスに感染した場合，労災保険給付の対象となる．具体的には，①感染経路が業務によることが明らかな場合や，②感染経路が不明な場合でも，感染リスクが高い業務に従事し，それにより感染した蓋然性が強い場合，③医師・看護師や介護の業務に従事する者（業務外で感染したことが明らかな場合を除く），④症状が持続し（罹患後症状があり），療養等が必要と認められる場合である．業務に起因して感染した労働者またはその遺族の請求により，正社員，パート等の雇用形態によらず，療養補償給付，休業補償給付，遺族補償給付を受けられる．

LGBT理解増進法

2023（令和5）年6月23日，いわゆるLGBT理解増進法と呼ばれる「性的指向及びジェンダーアイデンティティの多様性に関する国民の理解の増進に関する法律」（令和5年法律68号）が公布され，同日施行された．この法律は，国や自治体，企業，学校などに対して，性的指向やジェンダーアイデンティティの多様性に関する理解の増進のための施策を求めている．

3 婚姻・妊娠・出産等を理由とする不利益取扱い

　事業主は，女性労働者について，①結婚・妊娠・出産を退職の理由として定めること，②婚姻したことを理由とした解雇，③妊娠，出産，または産前産後休業の取得などを理由とした解雇などの不利益取扱いが禁止される．また，③に関連して，妊娠中および出産後1年以内の解雇は禁止されている（9条）．妊娠中および出産後の女性労働者の健康管理に関して事業主がとるべき措置も定められている．例えば，事業主は，雇用する労働者が母子保健法の規定に基づく保健指導または健康診査を受けるために必要な時間を確保することができるようにしなければならない（12条）．また，事業主は，保健指導または健康診査に基づく指導事項を守ることができるようにするため，勤務時間の変更，勤務の軽減等必要な措置を講じなければならない（13条）．

4 間接差別

　差別をめぐる状況が複雑化する中で，性別を直接の理由とする差別（直接差別）以外の実質的な差別（間接差別）についても規制の対象とするために，2006（平成18）年に均等法が改正され，新たに間接差別に関する措置を定めることの禁止が導入された．これにより事業主は，業務の遂行上特に必要である場合や，雇用管理上特に必要である場合など合理的な理由がある場合以外は，労働者の性別以外の事由を要件とする措置のうち，男性および女性の比率その他の事情を勘案して実質的に性別を理由とする差別となるおそれがある所定の措置を講じてはならないとされた（7条）．

　なお，事業主には性別を理由とした嫌がらせ行為である「セクシュアルハラスメント（セクハラ）」を防止するための措置を講ずべき義務（平成18年厚労告615号．最終改正令和2年厚労告6号）や，妊娠・出産等に関する就業環境を害する行動全般を称する「マタニティーハラスメント（マタハラ）」を防止するための雇用管理上必要な措置を講ずることが義務付けられている（均等法11条の2）．

6 育児・介護休業法 （平成3年5月15日法律76号）

　働くことと家庭生活との調和を図る社会的な要請を受けて成立したのが，育児休業，介護休業等育児又は家族介護を行う労働者の福祉に関する法律（通称：育児・介護休業法，以下，育介法）である．同法は，これまでの度重なる法改正を経て，育児・介護休業，子の看護休暇・介護休暇，その他の育児・介護支援措置等の充実が図られている．

1 育児休業

　満1歳未満の子を養育する労働者は，男女を問わず，子が満1歳に達するまでの期間，育児休業を取得することができる（5条1項）．なお，1歳の時点で保育所への入所ができないなど特別の事情がある場合には1歳6カ月まで，2017（平成29）年改正により，同様の事情がある場合にはさらに6カ月（最

長で 2 歳まで）延長可能となった（5 条 4 項）．これらの期間延長の開始日は各期間の初日に限定されていたが，2021（令和 3）年改正は，夫婦交代での取得を可能とするため，配偶者が休業をする場合には，休業終了予定日の翌日以前の日を開始日とすることを可能とした（5 条 6 項 1 号・2 号）．

2021（令和 3）年改正では，男性の育児休業取得を促進するための特別の措置として，**出生時育児休業（産後パパ育休）**制度が創設された（9 条の 2 以下．施行日は令和 4 年 10 月 1 日）．これは，子の出生後 8 週間以内に 4 週間以内の期間を定めて休業することができるとするもので，従来の育児休業より柔軟な制度である．また，育児休業の申し出について，原則として，それぞれの子につき 1 回のみ認められ，連続した 1 つの期間のものでなければならないとされていたが，法改正により，育児休業を分割して 2 回まで取得することができるようになった（5 条 2 項，施行日は令和 4 年 10 月 1 日）．

その他にも，有期雇用労働者の育児・介護休業取得要件を緩和すること（5条 1 項ただし書，2022 年 4 月施行），妊娠・出産の申し出をした労働者に対する個別の周知・意向確認の措置および育児休業を取得しやすい職場環境を整備する措置をすること（21 条・22 条．2022 年 4 月施行），常時労働者数が 1000 人を超える事業主には育児休業の取得状況の公表を義務付けること（22 条の 2．2023年 4 月施行）等を内容とする改正が行われた．

事業主は，労働者から育児休業の申し出があった場合は拒否できない（6 条1 項）．ただし，事業場の過半数代表（労働者の過半数を代表する者）との労使協定を締結した場合，①勤続 1 年未満の者，②休業の申し出から 1 年以内に雇用関係が終了することが明らかな者や週の所定労働日数が 2 日以下の者など（施行規則 8 条）については，事業主は，休業の申し出を拒むことができる（6条 1 項ただし書）．

その他，2009 年改正で，仕事と家庭を両立させられるような柔軟な働き方を可能にするために，3 歳未満の子を養育する労働者が請求した場合，所定外労働の制限（残業免除）と短時間勤務制度（勤務時間を 1 日 6 時間程度とする措置を含む）を設けることが義務付けられている（16 条の 8，23 条 1 項）．

2 介護休業

介護休業は，要介護状態にある家族を介護するための休業をいい，休業の必要な労働者は，（男女を問わず）対象家族*の介護のために，要介護状態に至るごとに介護休業を取ることができるが，要介護者 1 人につき 3 回が上限であり，かつ通算 93 日を超えて取ることはできない（2 条 2 号〜4 号，11 条，15 条）．

ただし事業主は，事業場の過半数代表との労使協定を締結した場合，①継続雇用期間が 1 年未満の者，②休業の申し出から 93 日以内に雇用関係が終了することが明らかな者や週の所定労働日数が 2 日以下の者については，休業の申し出を拒むことができる（12 条 2 項）．

plus α

出生時育児休業中の賃金

育児休業中と同様に，法令上その支払いを義務付ける規程は置かれておらず，当事者に委ねられている．出生時育児休業取得者のうち，一定の要件を満たす者には，雇用保険法により，休業前賃金の 67％（出生時育児休業給付金）を支給する（雇用保険法 61 条の 8）．

plus α

育児・介護支援措置を理由とする不利益取扱いの禁止

育介法は，労働者が育児休業・出生時育児休業，介護休業，子の看護休暇，介護休暇を事業主に申し出たことまたはこれらを行ったことを理由として，事業主が労働者に対して解雇その他の不利益な取り扱いをすることを禁止している（10 条，16条，16 条の 4，16 条の 7）．

用語解説 *

対象家族

配偶者（事実婚も含む），父母，子，配偶者の父母．さらに，祖父母，兄弟姉妹，孫も対象となっている（2 条 5 号，施行規則3 条）．

❸ 子の看護休暇

　小学校就学の時期に達するまでの子を養育する労働者は，1年に5日（対象となる子が2人以上の場合は10日）まで，病気，けがをした子の看護または子に予防接種，健康診断を受けさせるための看護休暇を取得することができる．2019（令和元）年12月に育児・介護休業法施行規則等が改正され，2021（令和3）年1月1日からは，育児を行う労働者が，子の看護休暇を時間単位で取得することができるようになった．また，改正前は1日の所定労働時間が4時間以下の労働者は育児休業を取得できなかったが，この改正により，すべての労働者が取得できるようになった．申し出は口頭でも可能である（16条の2，施行規則35条）．

　事業主は原則として，労働者の申し出を拒むことはできない（16条の3第1項）．ただし，事業場の過半数の代表者と協定を締結した場合，①勤続6カ月未満の者，②1週間の所定労働日数が2日以下の者については，申し出を拒むことができる（16条の3第2項，施行規則36条）．

❹ 介護休暇

　2009（平成21）年改正によって，介護休業に加えて，要介護状態にある家族の世話を行うための短期の介護休暇が新たに導入された．要介護状態の家族をもつ労働者は，男女を問わず，1年に5日（対象家族が2人以上の場合は10日）を限度として，介護その他の世話を行うための休暇を取得することができる（16条の5）．2019（令和元）年12月に育児・介護休業法施行規則等が改正され，2021（令和3）年1月1日からは，介護を行う労働者が，介護休暇を時間単位で取得することができるようになった．また，改正前は1日の所定労働時間が4時間以下の労働者は介護休業を取得できなかったが，今回の改正により，すべての労働者が取得できるようになった．

　事業主は，こうした申し出があった場合には拒否できない．ただし，事業主は，過半数組合または過半数の代表者との労使協定によって，①勤続6カ月未満の者，②1週間の所定労働日数が2日以下の者については，申し出を拒むことができる（16条の6第2項・6条1項ただし書，施行規則30条の6）．

育児休業給付金
　育児休業給付金は，原則1歳に達する日前までの子を養育するための育児休業を取得した場合に支給される．平成29年10月から，保育所等における保育の実施が行われないなどの理由により，子が1歳6カ月に達する日後の期間についても育児休業を取得する場合，その子が2歳に達する日前までの期間，育児休業給付金の支給対象となった．

介護休業給付金
　育児休業の場合と同様に，事業主は介護休業の期間中に賃金を支払う義務はない．なんらかの金銭的保障を行うか否かは当事者間の合意に委ねられ，合意がなければ無給となる．もっとも，雇用保険制度から介護休業期間中について介護休業給付金が支給されることになっている（雇用保険法61条の6）．

7 過労死等防止対策推進法 （平成26年6月27日法律100号）

　過労死等防止対策推進法は，近年，過労死等*が多発して大きな社会問題になっていることなどから，過労死等に関する調査研究，防止対策の推進などを定めたものである．政府に過労死等を防止するための施策等を義務付けて，政府が主体的に過労死等の問題に取り組むことを促進することによって労働者が健康で充実して働き続けることのできる社会を実現することを目的とした法律である（1条）．

　国や政府は，過労死防止の国の責務（4条），毎年11月を過労死等防止啓発月間とすること（5条），過労死等の防止のために講じた政策の状況に関する報告書の提出（6条），過労死等に関する調査研究，情報収集・整理・分析・提供（8条），相談体制の整備（10条），過労死等防止対策推進協議会の設置（12条）などの過労死等を防止するための対策を講じることが求められている．

用語解説*
過労死等
「過労死等」とは，「業務における過重な負荷による脳血管疾患もしくは心臓疾患を原因とする死亡もしくは業務における強い心理的負荷による精神障害を原因とする自殺による死亡またはこれらの脳血管疾患もしくは心臓疾患もしくは精神障害」と定義されている（2条）．

8 雇用保険法 （昭和49年12月28日法律116号）

1 雇用保険制度

　雇用保険法では失業者の生活を支えるために，雇用保険制度の一環として，一定の給付（求職者給付と就職促進給付）を支給する制度を定め（10条），失業状態に陥った場合の事後的な保障だけでなく，失業の予防や労働市場への（再）参入までをカバーしている．

　雇用保険制度の保険者は政府であり（2条1項），規模に関係なく，常時5人以上の労働者を雇用していない農林水産業の零細個人事業を除く労働者を雇用するすべての事業に強制的に適用される（5条1項，附則2条1項）．雇用される労働者は被保険者（4条1項）となる．ただし，①1週間の所定労働時間が20時間未満の者，②同一事業主での雇用見込みが30日以内の者，③短期または短時間で季節的に雇用される者，④学生または生徒で①から③に準ずる者等

plus α
雇用保険料
雇用保険に要する費用は，被保険者と事業主が負担する保険料と国庫負担とで賄われる．保険料は，一般事業の場合，原則として賃金の総額の1.55％である．このうち，失業等給付に充てられる保険料は，賃金総額の1.2％で，労使で折半する．残りの0.35％は雇用保険二事業（➡p.374用語解説）のためのものであり，事業主のみが負担する．

は，雇用保険制度の対象外とされている（6条）.

2 保険給付および事業

　雇用保険法は，失業等給付と雇用保険二事業*の2本立てになっている．まず，失業等給付などの給付は，政府が保険者となって労使から保険料を徴収し，被保険者（および元被保険者）である労働者が失業した場合に，公共職業安定所を通じて支給するもので，失業等給付と育児休業給付がある．失業等給付には，①求職者給付，②就職促進給付，③教育訓練給付，④雇用継続給付（高年齢雇用継続給付，介護休業給付）がある（10条）.

　一方，雇用保険二事業は，事業主がその費用を負担する特別の事業で，事業主に対する各種助成金，雇用促進，能力開発のための特殊法人や自治体などへの補助等が主なものである（62条，63条）.

用語解説*

雇用保険二事業

雇用安定事業と能力開発事業の2事業のこと．2007年の法改正でそれまであった雇用福祉事業は廃止された.

働き方改革を推進するための関係法律の整備に関する法律（平成30年7月6日法律71号）

　平成30年に成立したこの法律は，労働施策を総合的に講ずることにより，労働者の多様な事情に応じた雇用の安定および職業生活の充実，労働生産性の向上を促進して，労働者がその能力を有効に発揮することができるようにし，その職業の安定等を図ることを目的としている．主な内容は次の通りである.

1）働き方改革の総合的かつ継続的な推進のために，国は，改革を総合的かつ継続的に推進するための「基本方針」を定めなければならない.

2）①長時間労働の是正のために，ⅰ）時間外労働の上限規制の導入（時間外労働の上限について，月45時間，年360時間を原則とし，臨時的な特別な事情がある場合でも720時間，単月100時間未満の規制等）と，ⅱ）割増賃金の見直し（月60時間を超える時間外労働に係る割増賃金率〔50%〕について，中小企業への猶予措置を廃止），ⅲ）多様で

柔軟な働き方の実現のための高度プロフェッショナル制度の創設等，②勤務間インターバル制度の普及促進等，③産業医・産業保健機能の強化（産業医の選任義務のある労働者数50人以上の事業場の事業主は，衛生委員会に対し，産業医が行った労働者の健康管理等に関する勧告の内容等を報告しなければならず，また，産業医に対し産業保健業務を適切に行うために必要な情報を提供しなければならない）等を行う．自動車運転の業務，医師等，一部の事業・業種は改正法施行5年後に上限規制が適用される.

3）雇用形態にかかわらない公正な待遇の確保のために，①不合理な待遇差を解消するための規定の整備，②労働者に対する待遇に関する説明義務の強化（短時間労働者・有期雇用労働者・派遣労働者について，正規雇用労働者との待遇差の内容・理由等に関する説明を義務化），③①の義務や②の説明義務について，行政による履行確保措置および裁判外紛争解決手続（行政ADR）の整備.

---

9 労働者派遣法 （昭和60年7月5日法律88号）

　労働者派遣事業の適正な運営の確保及び派遣労働者の保護等に関する法律（通称：労働者派遣法）は，労働者の派遣について定めたものである．**労働者派遣**とは，派遣元が雇用する労働者を（労働者派遣契約を結んだ）派遣先の指揮命令の下で働かせる労働形態である（2条1号）．労働者派遣の特徴は，指揮命令者と労働者の間に労働契約が存在しないことにあり，この点で，求人および求職の申し込みを受け，求人者と求職者との間における雇用関係の成立をあっせんする職業紹介と異なる．労働者派遣は，戦後の職業安定法では全面的に禁

公益通報者保護法（平成16年6月18日法律122号）

　近年，事業者内部からの通報（いわゆる内部告発）をきっかけに，国民の安心や安全を損なうような企業の不祥事が相次いで明らかになった．このため，労働者がそのような通報（公益通報*）をした場合に解雇その他の不利益な扱いから保護し，事業者の法令遵守（いわゆるコンプライアンス）を強化するために制定されたのが公益通報者保護法である．

　公益通報をしたことを理由とした通報者の解雇の無効や不利益な取り扱いの禁止，通報に関して，事業者や行政機関がとるべき措置等を定めることによって，通報者を保護すると同時に，国民の生命・身体・財産，その他の利益の保護に関わる法令の遵守を図って，国民生活の安定・社会経済の健全な発展に資することを目的とした法律である（1条）．個人の生命・身体の保護，消費者の利益の擁護，環境の保全，公正な競争の確保などの国民の生命，身体，財産などの利益の保護にかかわる刑法や食品衛生法，大気汚染防止法，廃棄物処理法，個人情報保護法などの所定の法律で刑罰を科している犯罪行為の事実などが通報対象事実となる（2条3項）．なお，病院などの医療提供施設で通報対象事実が発生した場合も，公益通報の対象となる．

　社会問題化する事業者の不祥事が後を絶たないことから，早期是正による被害の防止を図るための改正がされた（公益通報者保護法の一部を改正する法律〔令和2年6月12日法律51号〕．令和4年6月1日施行）．例えば，①事業者自ら不正を是正しやすくするとともに，安心して通報を行いやすくする，②行政機関等への通報を行いやすくする，③保護対象を労働者だけでなく退職後1年以内の退職者や役員に拡大し，刑事罰に加えて行政罰の対象も通報対象事実とし，さらに，通報に伴う損害賠償責任を免除するなど通報者がより保護されるようになった．　　　　　　　（和泉澤千恵）

*公益通報：労働者・派遣労働者・退職者・役員が，労務提供先や労務提供先の事業に従事する役員・従業員・代理人その他の者について，通報の対象となるような事実が生じたり，生じようとしているということを，労務提供先等，処分や勧告等の権限をもつ行政機関等，通報対象事実の発生・被害拡大の防止のために必要と認められる者に通報すること（2条1項）．

plus α
**複数就業者への
セーフティネットの
整備**

改正雇用保険法は，複数就業者へのセーフティネットの整備として，複数の事業所に雇用される65歳以上の労働者が，二つの事業所の労働時間を合算し，週の所定労働時間が20時間以上である場合，雇用保険を適用する（37条の5，2022年1月施行）．

plus α
**雇用保険法の
特例措置等**

新型コロナウイルス感染症等の影響により休業させられた労働者のうち，休業中に（全部または一部の）賃金を受けることができなかった者に対して，新型コロナウイルス感染症対応休業支援金を支給する事業等を行えるようにするとともに，雇用保険の基本手当の給付日数を延長する雇用保険法の特例措置等が講じられている（新型コロナウイルス感染症等の影響に対応するための雇用保険法の臨時特例等に関する法律〔令和2年法律54号〕を参照）．

止されていたが，1985（昭和60）年の労働者派遣法の制定によって解禁された．その後，数度の改正を経て，2015（平成27）年に大幅に改正された．また，2018（平成30）年には，働き方改革関連法による改正がなされている．

　2015年改正の主なポイントは，①労働者派遣事業の健全化のために，すべての労働者派遣事業を許可制の下に置いたこと，②有期雇用派遣労働者の雇用の安定とキャリアアップのために，派遣元事業主に対し，雇用安定措置を講じることおよびキャリア形成支援を義務付けたこと，③派遣期間制限についてわかりやすい規制とするため，これまでの専門26業務とそれ以外という業務区分に基づく規制を廃止して，派遣可能期間の上限を一律に3年にした上で，事業所単位と派遣労働者個人単位の新たな派遣期間制度を導入したことである．

　2018年改正では，正規・非正規雇用労働者の待遇改善を図ることを目的として，短時間・有期雇用労働者に関するパートタイム・有期雇用労働法の諸規定と同様に，派遣労働者について，派遣先の通常の労働者との差別的（不利益）取り扱いの禁止（30条の3第2項），不合理な待遇の禁止（30条の3第1項，

30条の4），均衡を考慮した賃金決定（30条の5），就業規則の作成・変更時の意見聴取（30条の6），事業主の説明義務（31条の2），派遣先事業主による教育訓練，福利厚生施設の付与等の措置・配慮義務（40条の2項以下）等の規定を定め，派遣労働者の待遇改善を図っている．

■ 引用・参考文献

1) 労働関係法規集2023年版．労働政策研究・研修機構，2023.
2) 荒木尚志．労働法．第4版．有斐閣，2020.
3) 菅野和夫．労働法．第12版．弘文堂，2019.
4) 水町勇一郎．詳解労働法．第3版．東京大学出版会，2023.
5) 山川隆一編．プラクティス労働法．第3版．信山社，2022.

9 女性政策に関する法律

1 男女共同参画社会基本法 （平成11年6月23日法律78号）

1 背景

戦前の日本では女性に参政権はなく，夫は妾（愛人）をもてるが妻が浮気をすれば姦通罪とする法律も存在していた．戦後，新たに制定された日本国憲法は性差別を禁じたが，20世紀終盤においても日本の男女平等は「なお一層の努力が必要」であり，「男女が互いにその人権を尊重しつつ責任も分かち合い，性別にかかわりなく，その個性と能力を十分に発揮することができる男女共同参画社会の実現」が「21世紀の我が国社会を決定する最重要課題」であるとして，男女共同参画社会基本法が制定された（前文）．

2 目的と実現方法

この法律の目的は，男女共同参画社会の形成を総合的かつ計画的に推進することであり（図6.9-1），国と地方自治体に基本計画の策定を求めている（1条，13条，14条）．「参画」とは単なる参加ではなく，より積極的に意思決定過程へ加わる意味をもつ．また，歴史的な差別の是正には，法律で抽象的に平等を定めるだけでは足りず，実質的な平等を促進する措置が必要であるため，基本計画には積極的改善措置（ポジティブアクション：PA）を含めなければならない（2条，8条，9条）．

3 日本の積極的改善措置（PA）の実効性

国は2020年までに，社会のあらゆる分野において指導的地位に占める女性の割合を30%とする目標を掲げていたが，その実現方法を各事業主等の自主的なPAに委ねるだけで，罰則もないため，目標は達成できなかった．国際的なジェンダー平等ランキングにおける日本の順位は極めて低い．

2 女性活躍推進法 （平成27年9月4日法律64号）

1 背景

男女共同参画社会基本法の制定後も，長時間労働を前提とした男性中心型労

plus α

ジェンダー・ギャップ指数の順位

ジェンダー・ギャップ指数とは，男女の社会進出の格差を国別に示した数値で，数値が高いほど格差が小さい．日本は146カ国中125位である．

順位	国名	指数
1	アイスランド	0.912
2	ノルウェー	0.879
3	フィンランド	0.863
4	ニュージーランド	0.856
5	スウェーデン	0.815
15	英国	0.792
43	米国	0.748
105	韓国	0.680
125	日本	0.647

世界経済フォーラム．Global Gender Gap Report 2023. p.11.

図の中央・周囲のテキスト：

基本理念
男女共同参画社会を実現するための5本の柱

男女の人権の尊重
男女の個人としての尊厳を重んじ，男女の差別をなくし，男性も女性もひとりの人間として能力を発揮できる機会を確保する必要があります．

国際的協調
男女共同参画づくりのために，国際社会と共に歩むことも大切です．他の国々や国際機関と相互に協力して取り組む必要があります．

社会における制度又は慣行についての配慮
固定的な役割分担意識にとらわれず，男女が様々な活動ができるように社会の制度や慣行の在り方を考える必要があります．

家庭生活における活動と他の活動の両立
男女が対等な家族の構成員として，互いに協力し，社会の支援も受け，家族としての役割を果たしながら，仕事や学習，地域活動等ができるようにする必要があります．

政策等の立案及び決定への共同参画
男女が社会の対等なパートナーとして，あらゆる分野において方針の決定に参画できる機会を確保する必要があります．

内閣府男女共同参画局．男女共同参画社会とは．https://www.gender.go.jp/about_danjo/society/index.html，（参照2023-11-29）．

図6.9-1　男女共同参画社会を実現するための5本の柱（基本理念）

働慣行が続き，女性は出産を機に辞職することが多く，女性管理職は少なく，職場での女性の活躍は十分ではない．そこで，事業主（企業や病院等）に対して，働く女性に関する状況の把握，課題の分析，行動計画の策定，情報公表を義務付けるものとして，女性の職業生活における活躍の推進に関する法律が制定された（10年間の時限立法）．取り組みが優良な一般事業主は3段階の**えるぼし認定**を受けることができ，認定を受けた事業者は**えるぼしマーク**を商品等に付与することができる．2019年の法改正で，特に優良な事業主にはプラチナえるぼしが認定されることとなった．

2 事業主行動計画

事業主行動計画の具体的な内容を**表6.9-1**に示す．なお，労働者が101人以上の事業主は，**表6.9-2**に示す①および②の各区分から1項目以上公表する．

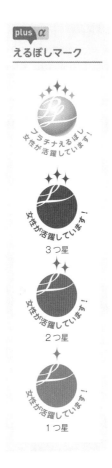

plus α
えるぼしマーク

3つ星

2つ星

1つ星

10 環境政策に関する法律

環境政策に関する法律（以下，環境法）は，環境基本法を中心に，①a - 主に公害をきっかけにして展開した公害規制の法分野や，b - 水道の整備などの環境衛生や公衆浴場・旅館などの環境衛生と関連深い営業の衛生について定める生活環境を保全するための法分野，②自然を守り，また生物多様性を保全するための法分野，③温暖化対策をはじめとする地球環境を守るための法分

表6.9-1 事業主行動計画の策定に関する規定

		一般事業主 （常時雇用する労働者が101人以上）	特定事業主 （国，地方公共団体）〔政令で規定〕
事業主行動計画の＊策定		義務	義務
	女性の活躍状況の把握・分析＊	義務	義務
	行動計画の届出	義務	—
	行動計画の労働者／職員への周知	義務	義務
	行動計画の公表	義務	義務
取り組みの実施状況の公表		—	義務
取り組み実施・目標達成		努力義務	努力義務
職業選択に資する情報の公表		義務	義務

＊：女性の活躍状況の把握・分析を踏まえ，数値目標や取組内容などを盛り込んだ「事業主行動計画」の策定.

内閣府. 特集「女性の職業生活における活躍の推進に関する法律」が成立しました. 共同参画. 2015, 82, p.4. を一部改変.

表6.9-2 労働者101人以上の事業主に課せられた主な情報公表項目

①女性労働者に対する職業生活に 関する機会の提供	②職業生活と家庭生活との両立に 資する雇用環境の整備
・男女別の採用における競争倍率（区） ・労働者に占める女性労働者の割合（区）(派) ・男女別の将来の育成を目的とした教育訓練の受講の状況（区） ・管理職に占める女性労働者の割合 ・セクシュアルハラスメント等に関する各種相談窓口への相談状況（区）(派) ・男女別の職種又は雇用形態の転換実績（区）(派) ・男女別の再雇用又は中途採用の実績（区） ・男女の賃金の差異（区）	・男女の平均継続勤務年数の差異 ・男女別の育児休業取得率（区） ・男女別の職業生活と家庭生活との両立を支援するための制度（育児休業を除く）の利用実績（区） ・雇用管理区分ごとの労働者の一月当たりの平均残業時間（区）(派) ・有給休暇取得率（区）

常時101人以上労働者がいる事業主は，①②の各区分から1項目以上公表する必要がある.
（注）（区）の表示のある項目については，雇用管理区分ごとに公表を行うことが必要.（派）の表示のある項目については，労働者派遣の役務の提供を受ける場合には，派遣労働者を含めて公表を行うことが必要.

厚生労働省. 女性活躍推進法に基づく一般事業主行動計画を策定しましょう！. 2021-12. https://www.mhlw.go.jp/content/11900000/000614010.pdf,（参照2023-11-29）. を一部改変.

野に分かれている（図6.10-1）.

環境政策の基本となる法

1 環境基本法 （平成5年11月19日法律91号）

1 背景

1960年代からの高度経済成長により，**公害問題**が急速に激化・深刻化した．それに伴って，それまで制定されていた水質保全や大気保全などに関する個別の法律による規制では事態に十分対処できなくなった．このため，公害防止のための総合的な施策の必要性が指摘されるようになったことを受けて，1967年に公害対策基本法（昭和42年8月3日法律132号）が成立した．

この法律は，公害対策の基本的な方向を宣言し，国が対策を講じるべき典型

plus α
四大公害病

公害病	原因物質
水俣病 （熊本県）	メチル水銀化合物
新潟 （第二） 水俣病 （新潟県）	メチル水銀化合物
イタイイタイ病 （富山県）	カドミウム
四日市ぜんそく （三重県）	硫黄酸化物

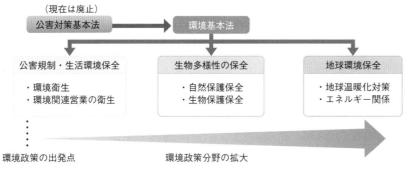

図6.10-1　環境政策に関する法の全体像

的な七つの公害（大気汚染，水質汚濁，土壌汚染，騒音，振動，地盤沈下，悪臭）について，国や地方公共団体の目標と施策の基本的な方向性を定めるものであった．しかし，時代の移ろいとともに，公害対策だけではなく，自然保護対策なども必要になり，1992年に環境と開発に関する国際連合会議でリオ宣言*が採択されたことをきっかけに，環境基本法が制定された．公害対策基本法は，この法律に統合されて廃止された．

2 目的と理念

　環境基本法の目的は，環境保全の基本理念を定め，国・地方公共団体・事業者・国民それぞれの責務を明らかにするとともに，環境保全に関する施策の基本となる事項を定めて，環境保全のための施策を総合的・計画的に推進し，現在・将来にわたって国民の健康で文化的な生活を確保するとともに，人類の福祉に貢献することである（1条）．基本理念として，①現在および将来の世代の人間の健全で恵み豊かな環境の恵沢享受と，人類の存続の基盤である環境の将来にわたる維持，②環境への負荷の少ない持続的発展が可能な社会の構築，③国際的協調による地球環境保全の積極的推進が示されている（3条，4条，5条）．この基本理念に従って，政府は，環境基本計画や環境基準を定める（15条，16条）．

3 環境基準

　政府は，人の健康を保護し生活環境を保全する上で維持されることが望ましい基準として，**環境基準**を定める（16条）．この法律に基づいて設定される環境基準は，**大気汚染**，**水質汚濁**，**土壌汚染**，**騒音**の四つである．これらの環境基準は，常に適切な科学的判断が加えられ，必要な改定がなされなければならない（16条3項）ものであり，「維持されることが望ましい基準」としての行政上の政策目標となっている．

　現在，この法律に基づき，大気汚染では，二酸化硫黄，一酸化炭素，浮遊粒子状物質，光化学オキシダントに加えて，二酸化窒素，ベンゼン・トリクロロエチレン等の有害大気汚染物質，微小粒子状物質が，水質汚濁では，カドミウム，シアン，鉛，ヒ素，水銀などが，土壌汚染については，水質汚濁で例に挙げたものや有機リンなどが環境基準として定められている．また，騒音につい

用語解説*
リオ宣言

1992年に各国の首脳がブラジルのリオ・デ・ジャネイロに集まって，地球環境を健全に維持するための国家と個人の行動原則を示した宣言．

plus α
環境基本法が定義する公害

「公害」とは，環境の保全上の支障のうち，事業活動その他の人の活動に伴って生ずる相当範囲にわたる大気の汚染，水質の汚濁，土壌の汚染，騒音，振動，地盤の沈下，悪臭によって，人の健康や人の生活に密接な関係のある財産や人の生活に密接な関係のある動植物とその生育環境を含む生活環境に関わる被害が生ずること（環境基本法2条3項）．

plus α
予防原則

環境問題はさまざまな要因が重なって生じるため，原因が不明確な場合もある．一方で，原因が明らかになるまで手を打たずにいると，原因物質は排出され続ける．そこで，環境に重大かつ不可逆的な影響を及ぼす（仮説上の）おそれがある場合，因果関係が科学的に証明されない状況でも，規制措置を取ることができる．これを予防原則という．環境基本法も予防原則の考え方が根底にあるといわれている．

ては，a-療養施設・社会福祉施設等が集合して設置される地域などの特に静穏を必要とする地域では，昼間50dB，夜間40dB，b-居住のために使用されている地域では，昼間55dB，夜間45dB，c-相当数の住居とともに商業・工業等のために使用されている地域では，昼間60dB，夜間50dBと定められており，加えて，航空機騒音や新幹線騒音についても設定されている．

なお，大気汚染，水質汚濁，土壌汚染の原因となるものとして，ダイオキシン類に関する環境基準も定められているが，その根拠となる法律はダイオキシン類対策特別措置法（➡ p.382参照）である．

2 環境影響評価法 （平成9年6月13日法律81号）

環境影響評価（環境アセスメント）とは，事業者が事業の実施に当たり，あらかじめ環境への影響を自ら調査・予測・評価し，その結果に基づいて，事前の実施における適正な環境への配慮がなされるようにすることである．環境影響評価法（通称：環境アセスメント法）は，環境影響評価を行うことによって環境保全に関する支障を未然に防止し，適正な配慮がなされることを確保するための法律であり（1条），事業者と行政機関に環境に配慮することを求めている．所定の事業については，事業者が作成した環境影響評価に基づいて行政が許認可を与えるという方法をとることによって，国の環境への配慮義務を実現している．

公害の規制に関連する分野：公害規制

1 大気汚染防止法 （昭和43年6月10日法律97号）

大気汚染防止法は，工場や事業場における事業活動，建築物等の解体等に伴うばい煙*・揮発性有機化合物*および粉じん*の排出等の規制，工場や事業場における事業活動に伴う水銀等の排出の規制，有害大気汚染物質対策の実施の推進，自動車排出ガス*に関する許容限度を定めている．この法律の目的は，大気の汚染に関する国民の健康の保護，生活環境の保全，大気の汚染により人の健康に関わる被害が生じた場合の事業者の損害賠償の責任について定めて，被害者の保護を図ることにある（1条）．ばい煙については，施設単位で基準が守られていたとしても，地域全体での排出量が基準を超えていると被害が発生するおそれがあるため，総量規制が導入されている（4条，5条）．都道府県知事は，工場または事業場が集合している指定地域について，指定ばい煙の総量削減計画を作成し，これに基づいて総量規制基準を定めて，排出の制限を特定工場等に課すことができる（5条の2，5条の3）．また，自動車排出ガスについて，環境大臣は，自動車が一定の条件で運行する場合に発生し大気中に排出される排出物に含まれる自動車排出ガスの量の許容限度を定めなければならない（19条）．

都道府県知事は，大気の汚染が著しくなり，人の健康や生活環境に被害が生ずるおそれがある場合には，その事態を一般に周知させ（いわゆるスモッグ警

ばい煙

① 燃料その他の物の燃焼に伴い発生する硫黄酸化物
② 燃料その他の物の燃焼または熱源としての電気の使用に伴い発生するばい塵（じん）
③ 物の燃焼，合成，分解その他の処理（機械的処理を除く）に伴い発生する物質のうち，カドミウム，塩素，フッ化水素，鉛その他の人の健康または生活環境に関する被害を生ずるおそれがある所定の物質（大気汚染防止法2条1項）

揮発性有機化合物

大気中に排出され，または飛散したときに気体である有機化合物（浮遊粒子状物質およびオキシダントの生成の原因とならない所定の物質以外の物質）（大気汚染防止法2条4項）．

粉じん

物の破砕，選別その他の機械的処理または堆積（たいせき）に伴い発生し，または飛散する物質のことで，石綿その他の人の健康に関する被害を生ずるおそれがある所定の物質である「特定粉じん」と特定粉じん以外の粉じんである「一般粉じん」とに分けられる（大気汚染防止法2条7項，同条8項）．

自動車排出ガス

自動車の運行に伴い発生する一酸化炭素，炭化水素，鉛その他の人の健康または生活環境に関する被害を生ずるおそれがある所定の物質（大気汚染防止法2条16項）．

報），加えて，ばい煙を排出する者，揮発性有機化合物を排出・飛散させる者，自動車の使用者や運転者として大気の汚染をさらに著しくするおそれがある者に対し，ばい煙の排出量・揮発性有機化合物の排出量・飛散の量の減少や自動車の運行の自主的制限について協力を求めなければならない（23条1項）.

なお，建築物等の解体工事等において，石綿（アスベスト➡ p.264 用語解説参照）の飛散が問題になっていたことから，対策が強化されている.

2 水質汚濁防止法 （昭和45年12月25日法律138号）

水質汚濁防止法は，工場や事業場から公共用水域に排出される水の排出および地下に浸透する水の浸透を規制し，生活排水対策の実施を推進するものである. また，この法律は，公共用水域および地下水の水質の汚濁（水質以外の水の状態が悪化することを含む）の防止を図って国民の健康を保護するとともに生活環境を保全し，また，工場や事業場から排出される汚水および廃液に関して人の健康に関する被害が生じた場合の事業者の損害賠償の責任について定めて，被害者の保護を図ることを目的としている（1条）.

3 土壌汚染対策法 （平成14年5月29日法律53号）

土壌汚染対策法は，土壌の特定有害物質*による汚染の状況の把握に関する措置やその汚染による人の健康に関わる被害の防止措置を定めて，土壌汚染対策の実施をするものである. 例えば，ある土地に汚染状況調査義務を課し，基準を超える汚染の存在が判明した場合に，その土地を要措置区域と指定し，一定の基準に従って土壌汚染対策措置を命じ，また，要措置区域内の土地の形質・変更を制限する（6条, 7条, 9条）. 土壌汚染が発生した場合，その後の事後的対応には相応の費用を要するため，この法律は，汚染を未然に防ぐような措置を促すのに効果を発揮している.

用語解説*
特定有害物質

鉛，ヒ素，トリクロロエチレンその他の物質（放射性物質を除く）のうち，それが土壌に含まれることによって人の健康に関わる被害を生ずるおそれがある所定のもの（2条1項）.

4 騒音規制法 （昭和43年6月10日法律98号）
／振動規制法 （昭和51年6月10日法律64号）

工場や事業場における事業活動・建設工事に伴って発生する相当範囲にわたる騒音や振動についての必要な規制や，自動車騒音に関わる許容限度や道路交通振動に関する要請の措置を定める法律として，騒音については騒音規制法が，振動については振動規制法がある（各法律1条）. この二つはほぼ同じ対象について騒音・振動を規制するための規定を，それぞれの法律の中に置いている. 例えば都道府県知事や市長は，住居が集合している地域，病院や学校の周辺の地域などの，騒音や振動を防止して住民の生活環境を保全する必要があると認める地域を，著しい騒音や振動を発生させる特定工場等や特定建設作業が発生する騒音・振動を規制する地域として指定しなければならないと定めている（各法律3条）. なお，騒音については，飲食店営業による深夜の騒音，拡声

器による放送の騒音等について住民の生活環境を保全するために必要がある場合，地方公共団体は，その地域の自然的，社会的条件に応じて，営業時間を制限する等の必要な措置を講ずるようにしなければならない（騒音規制法28条）．

5 悪臭防止法 （昭和46年6月1日法律91号）

悪臭防止法は，工場や事業場における事業活動に伴って発生する悪臭について必要な規制を行い，その他の悪臭防止対策を推進することで生活環境を保全し，国民の健康を保護することを目的としたものである（1条）．国民の責務として，住居が集合している地域において，飲食物の調理やペットの飼育などの日常生活上の行為によって悪臭が発生したり，周辺地域の住民の生活環境が損なわれることのないように努めること，また，みだりに，ゴム，皮革，合成樹脂，廃油などを燃焼することによって悪臭が生ずる物を野外で多量に焼却してはならないことなどが定められている（14条，15条）．

6 ダイオキシン類対策特別措置法 （平成11年7月16日法律105号）

ダイオキシン類は，人の生命および健康に重大な影響を与えるおそれがある物質である．ダイオキシン汚染問題を契機に，環境の汚染の防止とその除去等のために，ダイオキシン類に関する施策の基本とすべき基準を定め，必要な規制や汚染土壌についての措置等について定めているのがダイオキシン類対策特別措置法である（1条）．この法律が対象としているダイオキシン類は，①ポリ塩化ジベンゾフラン，②ポリ塩化ジベンゾ-パラ-ジオキシン，③コプラナーポリ塩化ビフェニルである（2条）．政府は，この法律に基づいて，ダイオキシン類による大気の汚染，水質の汚濁（水底の底質の汚染を含む），土壌の汚染に関する環境基準を定めている（7条）．

公害の規制に関連する分野：公害による被害者補償

7 公害健康被害の補償等に関する法律
（昭和48年10月5日法律111号）

公害健康被害の補償等に関する法律は，事業活動などの人の活動に伴って生ずる，相当範囲にわたる著しい大気汚染や水質汚濁の影響による健康被害に関わる損害を塡補するための補償と，被害者の福祉に必要な事業や大気汚染の影響による健康被害を予防するために必要な事業を行うことによって，健康被害に関する被害者等の迅速かつ公正な保護と健康の確保を図ることを目的としている（1条）．大気汚染や水質汚濁による健康被害が多発している地域や疾病を指定し，健康被害者の認定や認定者に対する補償給付，健康を回復させるための福祉事業，これらに必要な費用の負担等について定めている（2～4条，46条，47条，52条，62条）．

生活環境を保全するための法：環境衛生分野

1 水道法 （昭和32年6月15日法律177号）

　水道法は，清浄・豊富・安価な水の供給を図り，公衆衛生の向上と生活環境の改善を目的としている（1条）．水道水は，①病原生物に汚染されていないこと，②シアンや水銀等の有害物質を含まないこと，③銅，鉄，フッ素，フェノール等の物質を許容量を超えて含まないこと，④異常な酸性またはアルカリ性を示さないこと，⑤異常な臭味がないこと，⑥ほとんど無色透明であること，という六つの要件を満たす必要がある（4条）．

　水道事業は国土交通大臣の許可なく休止，または廃止してはならず，給水契約の申し込みがあったときは，正当な理由なく申し込みを拒絶してはならない（11条，15条）．水道事業については，コンセッション方式が導入され，運営の民営化が可能となっている．

plus α

コンセッション方式

水道事業の経営は，原則として市町村が経営するとしつつも（6条），水道の基盤強化のため，官民連携の選択肢を広げて水道施設の運営権を民間事業者に設定することもできるようになっている（24条の4）．

2 下水道法 （昭和33年4月24日法律79号）

　下水*道の整備を図って，都市の健全な発達および公衆衛生の向上に寄与し，また公共用水域の水質の保全に資することを目的としている（1条）．都道府県知事は，流域別下水道整備総合計画を策定し，下水道の整備などの事業を実施する（2条の2）．公共下水道については，国土交通大臣の認可の下，市町村が管理する（3条）．排水区域内の土地・建築物の所有者は，下水道に接続する排水設備を設置しなければならない（10条）．

用語解説*

下水

生活や耕作以外の事業によって（あるいはそれに付随して）出る，廃水（汚水）や雨水のこと（2条1号）．

3 有害物質を含有する家庭用品の規制に関する法律
（昭和48年10月12日法律112号）

　有害物質を含有する家庭用品の規制に関する法律は，水銀化合物その他の人の健康に関する被害を生ずるおそれがある所定の有害物質を含有する家庭用品について，保健衛生上の見地から必要な規制を行っている（1条, 2条2項）．例えば，厚生労働大臣は，厚生労働省令で，毒物及び劇物取締法（昭和25年法律303号）が規定する毒物や劇物のうち所定の有害物質を含有する家庭用品を指定して，その家庭用品の容器や被包に関して必要な基準を定めることができる（4条2項）．

4 廃棄物処理法 （昭和45年12月25日法律137号）

　廃棄物の処理及び清掃に関する法律（略称：廃棄物処理法）は，廃棄物の排出を抑制し，廃棄物の適正な分別，保管，収集，運搬，再生，処分等の処理をし，生活環境を清潔にすることで，生活環境の保全と公衆衛生の向上を図ることを目的としている（1条）．

　廃棄物とは，ごみ，粗大ごみ，燃え殻，汚泥，ふん尿，廃油，廃酸，廃アルカリ，動物の死体その他の汚物または不要物で，固形状または液状のものをいうが，

放射性物質や放射線物質に汚染された物についてはこの法律の廃棄物には含まれない（2条1項）．廃棄物は，事業活動に伴って生じた，燃え殻，汚泥，廃油，廃酸，廃アルカリ，廃プラスチック類などの所定の20種類の**産業廃棄物**と，産業廃棄物以外の**一般廃棄物**に分けられる（2条2項，2条4項）．さらに，産業廃棄物と一般廃棄物のうち，爆発性，毒性，感染性その他の人の健康または生活環境に関わる被害を生ずるおそれがある性状を有する所定のものを，それぞれ，特別管理産業廃棄物と特別管理一般廃棄物としている（2条3項，2条5項）．

特別管理一般廃棄物を含む一般廃棄物については市町村の責任の下で，特別管理産業廃棄物を含む産業廃棄物については事業者が自らの責任の下で，それぞれの廃棄物を処理する（6条，15条）（図6.10-2）．産業廃棄物の処理は都道府県知事の許可を受けた処分業者に委託できるが，その際には産業廃棄物管理票（マニフェスト）による追跡調査が必要となる（マニフェスト制度，12条の3）．

また，病院，診療所，衛生検査所，介護老人保険施設，介護医療院，助産所など，人が感染しまたは感染するおそれのある病原体を取り扱う所定の施設（施行令別表第1・4，施行規則1条7項）から発生し，感染性病原体が含まれ，もしくは付着している廃棄物またはこれらのおそれのある廃棄物を感染性廃棄物として定めて，特別管理一般廃棄物と特別管理産業廃棄物の派生として，それぞれ，感染性一般廃棄物と感染性産業廃棄物としている（法2条3・4項，施行令1条8号・2条の4第4号，別表第1の四の項，別表第2）．

医療関係機関等の管理者等は，施設内で発生する感染性廃棄物を適正に処理するために，特別管理産業廃棄物責任者を配置して，管理体制の充実を図らなければならない（12条の2第8項）．感染性廃棄物についての特別管理産業廃棄物責任者は，医師，歯科医師，薬剤師，獣医師，保健師，助産師，看護師，臨床検査技師，衛生検査技師，歯科衛生士等の所定の者でなければならない（施行規則8条の17）．感染性廃棄物は他の廃棄物と分別して排出し，施設内での保

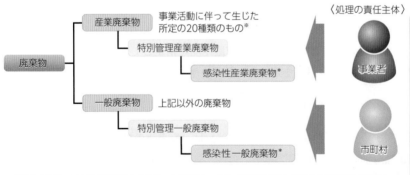

＊感染性廃棄物　医療関係機関等から生じ，人が感染し，もしくは感染するおそれのある病原体が含まれ，もしくは付着している廃棄物またはこれらのおそれのある廃棄物

環境省. 廃棄物処理法に基づく感染性廃棄物処理マニュアル（令和4年6月）を一部改変. https://www.env.go.jp/content/000044789.pdf,（参照2023-11-29）.

図6.10-2　廃棄物の分類

●感染性廃棄物の処理〈動画〉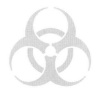

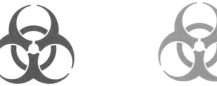

赤：液状や泥状のもの
（血液など）

橙：固形状のもの
（血液が付着したガーゼなど）

黄：鋭利なもの
（注射針など）

図6.10-3　バイオハザードマーク

医療関係機関から発生する感染性廃棄物

▶ 感染性廃棄物の分類

　病院などの医療関係機関から発生する産業廃棄物には，血液（廃アルカリまたは汚泥），注射針（金属くず），レントゲン定着液（廃酸），ディスポーザブル手袋（ゴムくず），合成樹脂の機器・ガラス製の器具（廃プラスチック類・ガラスくず），ギプス用石膏（コンクリートくず）などがあり，このうち，感染性廃棄物であるものが**感染性産業廃棄物**となる．

　同様に医療機関から発生する事業系の一般廃棄物には，包帯・ガーゼ・脱脂綿・リネン類などの繊維くずや，紙くず類などがあり，このうち感染性廃棄物であるものが**感染性一般廃棄物**となる．

▶ 感染性廃棄物処理のためのマニュアル

　医療機関等では，患者の血液が付着した注射針による針刺し事故や，感染源を含む吐物・血液が付着した衣類等による院内感染が起きることがあるため，これらの感染性廃棄物に関して慎重な取り扱いが必要になる．

　近年，在宅医療が進み，以前は感染性廃棄物として医療機関等が処理していた，感染性病原体が含まれたり付着またはそのおそれのあったりする廃棄物を患者や家族が処理しなくてはいけない状況になっており，その負担が問題になっている．

　そこで，環境省は「廃棄物処理法に基づく感染性廃棄物処理マニュアル」（令和4年6月改訂）を作成して，感染性廃棄物を適正に処理するために必要な保管，収集運搬，処理に関する手順を示している．最新の改訂では，新型コロナウイルス感染症を踏まえた内容になっている．

管は短時間として，他の廃棄物と区別して表示することが求められている（**図6.10-3**）．

生活環境を保全するための法：環境衛生に関する営業・建物の衛生分野

　国民の日常生活に極めて深い関係のある生活衛生関係の営業をするにあたって，公衆衛生の見地から，衛生施設の改善向上，経営の健全化，振興等を通じて衛生水準の維持向上を図り，加えて利用者や消費者の利益を擁護する必要がある．このような生活衛生関係を営む職種（飲食店営業，理容業，美容業，公衆浴場業，旅館業，クリーニング業など22業種）の組合である生活衛生同業組合の自主活動の促進，営業についての料金等の規制，営業の振興の計画的推進，経営の健全化の指導，苦情の処理体制の整備，営業方法・取引条件に関わる表示の適正化等に関する制度の整備等を行うのが，生活衛生関係営業の運営の適正化及び振興に関する法律（昭和32年6月3日法律164号）である．

　このほかに生活衛生関係の営業について定めた法律として，温湯（温かいもの）・潮湯（塩分を含んだもの）・温泉（温泉法に定められたもの）などを使用して公衆を入浴させる施設の営業を行う場合に都道府県知事の許可を得ること

plus α

伝染病にかかっている者の入浴

公衆浴場の営業者は伝染性の疾病にかかっていると認められる者の入浴を拒まなければならない（療養のために利用される所定の公衆浴場で，都道府県知事の許可を受けたものは例外である）（公衆浴場法4条）．

plus α

感染性の疾病にかかっている者の宿泊

旅館業の営業者は，宿泊しようとする者が伝染性の疾病にかかっていると明らかに認められる場合以外は，宿泊を拒んではならない（旅館業法5条1号）．

や，施設の営業に当たり衛生や風紀などの面で必要な措置を講じることなどを定めた公衆浴場法（昭和23年7月12日法律139号），施設を設け，宿泊料を受けて人を宿泊させる営業を行う旅館業（ホテル営業，旅館営業，簡易宿泊営業，下宿営業の四つの形態がある）を営む者について，都道府県知事の許可を受ける必要があることなどを定めた旅館業法（昭和23年7月12日法律138号），洗濯物の処理や受け取り・引き渡しを営む施設であるクリーニング所には都道府県知事が行うクリーニング師試験に合格したクリーニング師を置くことなどを定めたクリーニング業法（昭和25年5月27日法律207号）などがある．

この他，建築物における衛生的環境の確保に関する法律（昭和45年4月14日法律20号）は，多数の者が使用・利用する建築物の維持管理に関し環境衛生上必要な事項等を定めて，その建築物の衛生的な環境の確保を図っている（1条）．**特定建築物***については，建築物環境衛生管理基準に従い，維持管理することが義務付けられている（4条1項）．

自然の保全や生物を保護するための法

優れた自然の風景地を保護し，その利用を増進して，国民の保健・休養・教化や生物の多様性の確保に寄与することを目的とする自然公園法（昭和32年6月1日法律161号）や，自然環境を保全することが特に必要な区域等の生物の多様性を確保するなど，自然環境の適正な保全を総合的に推進して，広く国民が自然環境の恵沢を享受し，将来の国民に継承できるようにすることを目的とした自然環境保全法（昭和47年6月22日法律85号）などによって，自然環境の保護と利用の好循環が図られている．

ところで，現在，私たちは人間の行う開発等によって，深刻な危機にひんする生物種の絶滅，生態系の破壊，急速に進む地球温暖化等の気候変動などの課題に直面している．人類は，生物の多様性がもたらす恵沢を享受することによって生存しているため，人類共通の財産である生物の多様性を確保し，これによってもたらされる恵沢を将来にわたっても享受できるように，次世代に引き継ぐ責務がある．このことから，生物の多様性の保全と持続可能な利用についての基本原則や方向性を示して，関連する施策を総合的かつ計画的に推進し，もって豊かな生物の多様性を保全し，その恵沢を将来にわたって享受できる自然と共存する社会の実現を図り，併せて地球環境の保全に寄与するために，生物多様性基本法（平成20年6月6日法律58号）が制定されている（前文, 1条）．

地球環境を保護するための法

1 エネルギー政策基本法（平成14年6月14日法律71号）

エネルギーは，国民生活の安定向上や国民経済の維持・発展に欠くことのできないものである．一方で，その利用については地域や地球の環境に大きな影

伝染性の疾病の病原体による汚染のおそれのある洗濯物

クリーニングの営業者は，伝染性の疾病の病原体による汚染のおそれがあるとして指定された所定の洗濯物を取り扱う場合，その洗濯物は他の洗濯物と区分して，洗濯する前に消毒する必要がある．ただし，消毒の効果を有する方法で洗濯がされる場合には，事前の消毒はしなくてもよい（クリーニング業法3条3項5号）．

用語解説*
特定建築物

興行場，百貨店，店舗，事業所，学校，共同住宅等のために提供される相当程度の規模を有する建築物で，多数の者が使用・利用し，かつ，その維持管理について環境衛生上特に配慮が必要なもの（2条1項）．

響を及ぼす．エネルギー政策基本法は，このような多面性をもつエネルギーについて，安定供給の確保，環境への適合，市場原理の活用などの理念に基づいて，政府がエネルギー基本計画を定めること，国・地方公共団体，事業者の責務，国民の努力を明らかにすることなど，エネルギーの需給に関する基本的な施策を定めて，施策を長期的・総合的・計画的に推進して，地域や地球の環境を保全し，また，わが国と世界の経済社会の持続的な発展に貢献することを目的としたものである（1条）．

2 地球温暖化対策の推進に関する法律

（平成10年10月9日法律117号）

地球温暖化は，地球全体の環境に深刻な影響を及ぼす．そのため，大気中の**温室効果ガス**[*]の濃度を一定の水準内に安定化させて，地球温暖化を防止することが人類共通の課題となっている．地球温暖化対策の推進に関する法律（略称：地球温暖化対策推進法）は，地球温暖化対策について，国・地方公共団体，事業者や国民の責務を明らかにして，それぞれが取り組みを促進するための枠組みが設けられており，政府による地球温暖化対策計画の策定，社会経済活動などによる温室効果ガスの排出の抑制等を促進するための措置を講じ，これによって，地球温暖化対策の推進を図って，現在および将来の国民の健康で文化的な生活の確保に寄与するとともに人類の福祉に貢献することを目的としている（1条）．

国際社会では，**パリ協定**[*]によって，世界の平均気温上昇を産業革命前から2℃未満に抑え，1.5℃に抑える努力をするなどの取り決めがなされている．この法律では，パリ協定を踏まえて，脱炭素社会（2050年までに温室効果ガスの排出をゼロにするカーボンニュートラル）の実現を基本理念として，実現に向けた具体的な方策が規定されている．

3 気候変動適応法 （平成30年6月13日法律50号）

近年，気温の上昇や大雨の頻度の増加，熱中症リスクの増加など，気候変動の影響と思われる事態が全国各地で起きており，これは長期にわたって拡大するおそれもある．そこで，気候変動適応法により気候変動への適応を推進するため，①適応の総合的推進，②情報基盤の整備，③地域での適応の強化，④適応の国際展開について定めて，気候変動の影響による被害の防止や軽減などの生活の安定，社会や経済の健全な発展と自然環境の保全を推進している（1条）．気候変動への適応対策には，例えば，将来どのような影響が起こりうるのか，科学的な知見に基づく，高温耐性の農作物品種の開発・普及や堤防・洪水調整施設等の着実なハード面での整備，ハザードマップ作成の促進，熱中症予防対策の推進などがある．

この法律が定める気候変動の影響による被害の回避・軽減対策や適応策と地球温暖化対策推進法による温室効果ガスの排出削減対策は，車の両輪として位置付けられている．

plus α

環境への適合

エネルギーの需給については，エネルギーの消費の効率化，太陽光・風力等の化石燃料以外のエネルギーの利用への転換，化石燃料の効率的な利用の推進などによって，地球温暖化の防止と地域環境の保全が図られたエネルギーの需給を実現し，また，循環型社会を形成するための施策を推進すると定められている（エネルギー政策基本法3条）．

用語解説[*]

温室効果ガス

地球温暖化対策の推進に関する法律によって定められている温室効果ガスは，①二酸化炭素，②メタン，③一酸化二窒素，④所定のハイドロフルオロカーボン，⑤所定のパーフルオロカーボン，⑥六フッ化硫黄，⑦三フッ化窒素である（2条3項）．

用語解説[*]

パリ協定

2015年12月の国連気候変動会議（COP21）で採択されたもので，2020年以降の地球温暖化対策の国際的枠組みである．京都議定書では先進国のみが温室効果ガスの排出削減義務を負ったが，パリ協定ではすべての国を対象に削減が求められている．

　循環型社会形成推進基本法は，循環型社会の形成についての基本原則を定め，国・地方公共団体，事業者や国民の責務を明らかにし，循環型社会形成推進基本計画の策定などのほか，循環型社会の形成に関する施策の基本事項を定めて，循環型社会の形成に関する施策を総合的・計画的に推進することを目的としている（1条）．循環型社会とは，循環資源の適正な循環的な利用が促進され，あるいは，循環的な利用が行われない循環資源については適正な処分が確保されることによって，天然資源の消費を抑制し，環境への負荷ができる限り低減される社会のことである（2条1項）．この法律では，3Rといわれる，発生抑制（Reduce）・再使用（Reuse）・再資源化（Recycle）という処理によって，大量生産・大量消費の社会構造を転換していくことが図られている．そして，廃棄物の問題を消費者の責任にせず，生産者が製品の使用後までのサイクルを考え責任を負う拡大生産者責任という考えかたが示されている．

4 水銀による環境の汚染の防止に関する法律

（平成27年6月19日法律42号）

　水銀は，環境中を循環して残留し，生物の体内に蓄積する特性があり，しかも，人の健康や生活環境に関わる被害を生じさせるおそれがある物質である．水俣病はその被害の典型といえる．水銀等の環境への排出を抑制するには，国際的な協力も必要となるため，2013（平成25）年に「水銀に関する水俣条約」が採択された．この条約の的確かつ円滑な実施を確保し，水銀による環境の汚染を防止するため，水銀による環境の汚染の防止に関する法律（略称：水銀環境汚染防止法）が制定された．この法律では，水銀の掘採，特定の水銀使用製品の製造，特定の製造工程における水銀等の使用などを禁止するとともに，水銀等の貯蔵や水銀を含有する再生資源の管理等について定めている（1条）．例えば，水銀を使用した体温計や血圧計は製造が禁止されている．

　これにより，この法律は，水銀を使った製品の製造や暫定的な保管といった水銀の使用を規制しているにすぎず，水銀の環境への排出や汚染された場所については，大気汚染防止法や水質汚濁防止法，土壌汚染対策法で，廃棄については，廃棄物処理法で対応することになる．

コラム　看護と環境法

　多くの環境に関する法律は，看護と関係ないものだと思うかもしれない．しかし，患者の治療を行う上では，良好な生活環境を保持することが大前提となる．それを現実にしているのが，一連の環境法である．大気や水や土壌が汚染されていると感染症が流行する危険性が高くなり，それを防ぐためにも環境の整備などをする法律が必要となる．そして，自然環境を保全する法律などによって守られる自然の中で人々がストレスを発散することが，病気の予防にもつながる．

　もっとも，こうした環境を誰が守り育てていくのだろうか．看護師などの医療スタッフも一人の国民であるということを考えれば，環境への負荷を減らし，地球環境を保全するという環境基本法の基本理念を実現するため，看護師をはじめ国民一人ひとりの努力が求められる．この考えかたは，現在だけではなく，将来の国民の健康で文化的な生活を確保するためにも必要となる．より良い環境はより良い看護にもつながるのである．

法制度を取り巻く考えかた

ここで学ぶこと

「生命の尊重」と「個人の尊厳の保持」という医療提供の理念は，たんに額に入れて掲げておくものではない．日々の看護実践の中で，患者とその家族のもつ多様な価値観や死生観にふれ，時に葛藤を抱えたり，何が対象者にとっていちばん良いことなのか，簡単には答えの出せない場面に踏みとどまる経験を通して，看護師自身もまた，自らの価値観や死生観を養いつづけていかなければならない．

第3部では，法律の枠組みにはおさまりきらない，こうした個々の患者・家族とのあいだに生じる課題や，生命倫理に関わるテーマを学ぶ．

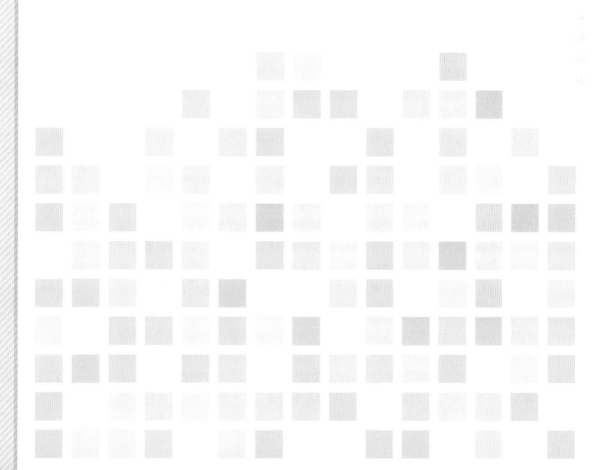

:::: 7章 インフォームドコンセント

それまでの日本の医療の姿を一変させた考えかたが，1960年代中ごろにドイツとアメリカから本格的にもち込まれた．**インフォームドコンセント**（以下，IC）である．それから約半世紀．ICは，今日の医療関係者の間では，誰もが知る，いわば常識とでも言うべき考えかたになった．それだけではない．ICは，もはや医療の世界を飛び出して，社会のいろいろなところで用いられるキーコンセプトにまでなった．もっとも，今の状況を見回してみると，そのほとんどが，ICに込められている本当の意味や役割をきちんと理解しないまま用いているというのが実際のところである．そこで，ここでは，ICの核に存在する考えかた——人という存在は，かけがえのない慈しまれるべきものであり，それはその人がどのような存在のしかたであれ，そこに存在している，ただそのことだけで何よりも大切に，そして尊重されねばならない——を中心に，ICの意味や役割について読み解いていくことにする．

1 医療行為における患者の同意と自己決定

医師の治療，特に肉体への侵襲行為には，原則として患者の同意を必要とする[1]——これは，ICを法の視点から最も少ない文字数で説明したものである．つまりICとは，①医師が，患者に対して，これから実施しようとする医療行為について適切な説明をし，②その説明を十分に理解することができた患者が，自分になされようとしている医療を受けるか否か考え決断して，医師に対して，その医療を受ける場合には自発的にOKという返事（＝同意）をしない限り，医師はその医療行為を実施できないとする考えかたなのである[2]．

これを，医療行為を実施する前に患者に説明してOKをもらえばいいだけ，と考えるのであれば簡単なことのように感じるかもしれない．しかし，ことはそう簡単ではない．知的障害者や認知症患者を例に考えてみよう．それらの人たちに，どのように説明すれば，自分になされようとしている医療について十分に理解してもらえるだろうか．日常生活を送る上での理解力や判断能力にさほど支障をきたしていない人に対して，簡単な医療を実施しようとするのであれば問題ないかもしれない．しかし，理解力や判断能力が相対的により低い状況にある患者に対して，しかも，例えば脳神経外科手術のような非常に難しい内容を説明しなければならないとき，どのようにすれば理解してもらえて，自発的な同意を得ることができるだろうか？　結局のところ，どのような説明をしても理解してもらえないかもしれない．そうすると，今度は別の想いが湧き上がってこよう——そもそも，誰のためでもなく，その患者本人のために治療するのだから，なぜいちいちその患者からOKをもらわなければならないのか？　こんなことに時間をかけていたのでは，まともに仕事ができない……．確かにそうかもしれない．しかし，ICは省略できることでもなく，省略して

ICの構造

ICは，本文の②の要素（患者の同意に関する要素＝consentに該当する要素）と，①の部分（患者の同意を得るための説明に関する要素＝informに該当する要素）という二つの要素から成立している．そこで法律学では，②を同意原則，①を説明原則と呼び，ICに関するさまざまな理論上の問題を，それぞれの原則ごとに考えていく形をとっている．

同意の一身専属性

ICにおける同意は法律学上，その内容が同意をする患者の生命・身体・健康と非常に密接に関わる内容であることから，患者本人と分離させることができない（＝患者本人以外の者が同意できない）ものと理解されている．これを同意の一身専属性という．法律学上，この理解のしかたは，一般的にもっともなものとして見られているが，医療が必要であるけれども理解力・判断能力が十分ではない患者から，どのように同意を得るかが問題となってしまう．

いいものでもない．理由は二つある．

一つ目は，医療行為が本来もち合わせている性質にある．医療行為として行われるものを思い出してみよう．注射器で針を刺して採血をしたり薬剤を注入したりする，手術にメスなどの鋭利な刃物で患者の身体を切り開き，組織や臓器を取り出すなど，程度の差はあるものの，医療行為は，多かれ少なかれ，かけがえのない人の生命・身体・健康——それらは，法律上も最も大切に保護されなければならない重要なもの（保護法益）として位置付けられている——に対して，一歩間違えれば取り返しがつかない事態を招く化学的・物理的な侵襲性や危険性を有するという性質をもっている．それゆえに，いくら治療のためとはいっても，患者本人がこのような侵襲や危険を理解することもなく，また，十分に考えることもなく医師に言われるがまま医療行為を受けるのは問題があることになる．

もう一つは，IC の根底に流れている理念に基づく理由である．この点については，少々丁寧に見ていくことにしよう．

IC は，なされようとする医療行為について同意するかしないかの自己決定を患者に認めるものである．例えばがんの治療を受けるときに，手術による治療を受けるか，抗がん薬を中心とした化学療法を受けるか，それとも治療を受けることなく自然の経過に任せるか，それらの決定を患者に認めることになる．つまり，IC は，医療の場において患者の価値観・考えかた・ライフスタイルを尊重し，それらに基づいて患者が自己決定するチャンスを確保し，さらにはその決定を医療に反映させるための役割を果たしている．

しかし，ここで問題が生じることに気付くだろう．

病によって心身ともに病んでいる患者は，一般的に，病んでいるがゆえに，いつもより理解力や判断能力が低下し，ごく簡単なことでも理解や判断ができなくなる場合が少なからずある．重い病気の場合，より一層深刻になる．患者は自分の生命・身体・健康が病魔によって，あたかも人質に取られたような状況になっている．そのような立場にある患者は，そもそも理解力や判断能力が低下しているだけではなく，一刻も早く人質の立場から解放されたいがために，しばしば思考そのものが停止してしまい，医師が選択し決定した治療方針に対して，自ら積極的に考えることなく盲目的に従ってしまうことがある．

問題となるのはそのような場合だけではない．先に取り上げたように未成年者（特に乳幼児や年少者）・認知症患者・精神障害者・知的障害者・意識不明者などの自己決定の問題である．それは要するに，そもそも自己決定できるのかできないのか，できるとしてどの程度できるのか，できない場合，その後どうすればいいのか——という問題である．この問題に対応するために医療の現場で一般的に行われているのが代諾という方法である．

ICの原始的役割

ICは，この考えかたが誕生したアメリカやドイツ，そして日本においても，そもそもは裁判における法律論の中で育ってきたという生い立ちをもっている．そこでICが最初に果たした役割は，医的侵襲の違法性阻却（そきゃく）という役割であった．法は，人の生命・身体・健康を最も重要な保護の対象として取り扱うため，たとえ医療行為であっても，その性質上，形式的に違法なものと位置付けざるを得なかった．そこで，患者本人がこのような侵襲や危険を治療のために受け入れるという意思表示，つまり同意をすることによって，その違法性が阻却されるという回路の役割をICは担っていた（同意の消極的役割といえよう）．

ICの応用的役割

ICは，訴訟の場において，原始的な役割（医的侵襲の違法性阻却）から始まり，やがて患者の自己決定権を保証する役割も担うようになっていった（同意の積極的役割といえよう）．法律学における現在のIC論は，この役割に関する議論が中心となっている．

2 代 諾

待ったなしの医療の現場では，理解力や判断能力が不十分であるため，同意できない患者に対しても治療をしなければならないことがある．その場合，緊急時を除き，医療現場で慣習的に行われているのが，患者の普段の言動等から価値観・考えかた・ライフスタイルなどその人のことをよく知る家族や近親者等が，本人に判断能力があったらこうするだろうと思いをめぐらせ，かつ患者本人の最善の利益を考えながら代わりに判断し同意をする**代諾**という方法である．

一般的に代諾者は，日ごろから本人の価値観・考えかた・ライフスタイルなどをよく把握していると考えられる者（例えば配偶者・子・父母等の家族や近親者など）や，患者を監督し保護する法律上の義務を負う者（未成年者の場合には親権者など）がなることが多い．

先に触れた通り，代諾という方法は，基本的に法律に基づいて行われている方法ではない．医療の現場で自然と形づくられ行われるようになってきたものである．そして実際に，今もほとんどの施設は，この方法で対応している状況にある．その限りで，代諾という方法を用いることによって，無事，問題が解決できているかのように思うかもしれない．しかし，このやりかたは，ICの核に関わる部分で大きな問題を引き起こしてしまっていることを指摘しておきたい．

というのも，代諾という方法が，しばしば現場では時間のなさ・面倒くささなどの理由から，いつも理解力・判断能力が完全に欠ける状態にある患者にならまだしも，決して十分ではないが，だからといって理解力・判断能力を完全に欠く状況にはない患者にまで最初から理解力・判断能力がない者として取り扱い，本人ではなく家族や近親者に判断を安易に委ねてしまうという状況──要するに，家族に聞けばいい，家族から同意をもらえばいい，という考えかた──を招いてしまったからである．それはまた，「この人は，判断能力が十分ではないか，存在していない．そのために周囲のことはもちろん自分のことに

plus α
同意能力の定義と評価

法律学上，同意能力とは，患者本人において自己の状態，医療行為の意義・内容，およびそれに伴う危険性の程度について認識できる程度の判断能力といわれている[3]．なお，精神医学・心理学の立場から，この同意能力は，①選択を表明する能力（選択の表明），②治療の意思決定に関する情報を理解できる能力（理解），③自分自身の状況，特に自分の病気とその治療を選択した場合に起こりうる結果に関する情報の重要性を認識する能力（認識），④関連情報をもとに論理的な過程で治療の選択を比較考察するような論理的に考える能力（論理的思考），という四つの機能的能力の観察を基本として評価するとされている．

ついても適切な判断をすることができない．その結果……とても困難な状況に置かれることになりがちである．だから他の人がその人に代わって，その人のことについて判断をしてあげなければならない」[4] という発想をも根付かせる状況を導き出してしまったのである．

極めて重大な誤りが，そこにある．

医療現場の現実を見ると，確かに，最初から理解力・判断能力がない患者として取り扱わねばならず，それゆえに家族や近親者の代諾でなければ対応できない場合がある．しかし，判断能力が十分ではない，あるいは不安定な状態にあるだけでしかない患者を理解力・判断能力がない患者として取り扱い，代諾で済ませようとすることは適切ではない．患者本人の自己決定を──ひいては患者本人の存在そのものを──無視することになるからである．言い換えるならば，それは，病気やけがで苦しみ悩んでいる患者を救うことを第一の目的としている医療という場において，そして，そのために活動している医療者が，自身で患者を傷つけ苦しませている──あえて極端な言いかたをすると，患者の存在を無視することは，医療者が寄ってたかってその患者を精神的にも肉体的にも殺している──というのと同じことになるからである．医療に携わる者は，断じて，してはならないことである．

3 IC が志すもの，求めるもの

そろそろ IC という考えかたが志すもの，あるいは求めるものが感じられてきたのではないだろうか．IC，とりわけ同意の核にある考えかたは，かけがえのないある人の存在そのものを慈しみ大切にするということなのである．それはただ単に患者の自己決定を保障するということだけではない．もちろんそれは大切なことであるが，それ以上に，自己決定ができるかできないか，同意をすることができるかできないかにかかわらず，人間は人間としてのひとかたまりの肉体が精神と共にここにあるという，ただそのことだけで存在自体が保護され尊重されるという考えかたが何よりも大切なポイントであり，それを実現するための一つの手段が IC なのである．

4 IC における説明のポジション

次に，IC においてなされる説明について見ていこう．まずは，同意のプロセスをさかのぼる形で，少し考えてみよう．

患者は，医師から提案された医療行為に対して同意をする際，通常，まず自分の病状を理解した上で，医師が提示した医療行為がどのようなものであるのか，結果がどうなるのかなどについて理解し，その医療行為を受けるか否か判断するというプロセスをたどることになるだろう．つまり，医師から，自分の病気に関する情報とこれからなされようとする医療行為に関する情報とが提供されなければ，患者は自分の価値観・考えかた・ライフスタイルを真に反映さ

plus α
意思決定支援

近年,「どんなに重い認知症の人であっても，その人なりの人生を生きてきた経緯があり，その人なりの思い，そして判断がありうる……適切な判断が自分ではできないと周囲から見られていた人々も，支援さえ受ければ，その人なりの決定ができる」[5] という意思決定支援の視点からアプローチすることが求められるようになってきている．

plus α
bodily integrity の保障

「自分のことは自分が決めるという精神的問題ではなくて，〈その人の身体はその人のものだ，身体の全体はまとまったものとしてその人のものなのだ〉という考え」[5] を bodily integrity の保障（心身の一体的な保障）という．IC の核には，bodily integrity の保障という理念があることを忘れてはならない．

せることのできる同意ができないことになる．したがって，医師の説明は，患者がその医療行為に同意するか否かについて判断するための情報を提供するという意味をもつことになり，それはまた IC の成否の鍵を握っていることになる．

さて，医師から提供される自分の病気に関する情報とこれからなされようとする医療行為に関する情報は，今日では患者自身がインターネット等を用いて自分で収集することができると言えるかもしれない．しかし，医療の専門家ではない患者は，一般的に医師から提供された情報や自分で収集した情報の意味や重要性や価値などについて，自分だけで的確に判断することができる知識や経験をもち合わせていない．それゆえに，結局のところ患者は，それらを判断する際の手掛かりとなるような医学的な知識や医師の見解などを併せて医師から得なければならない――そしてそれらの情報は，患者にとって自分の生命・身体・健康に直接関わってくる重要な情報でもあることを忘れてはならない――ことになる．その意味で，IC の説明において提供される情報は，スマートフォンや自転車などを買うときに店員から提供される情報とは，質的に全く異なるものなのである．

・コラム　医療の場における自己決定と私事一般の自己決定

　私たち一人ひとりが日々織りなす自己決定が尊重されるべきであるという考えかたが，近代以降の社会では，誰もが認めるいわば常識とでもいうべき考えかたになっており，自己決定が私たちのいつもの生活の中で，例えば，リンゴを食べるかミカンを食べるか，どのようなデザインの服を買うか……などのように，意識する・しないにかかわりなく常に私たちのそばにあって，いつも行っていることも，経験上，理解できるだろう．

　ICにおける同意は，日々私たちが行っている自己決定が医療の場面で登場したものであるということができる．

　しかし，日常生活における私事一般の自己決定と医療の場における自己決定とでは，自己決定をする患者が，そもそも病にかかっているという特殊な状況（非日常）下にあることを忘れてはならないだろう．

---

5 説明内容

それでは，どのようなことをどこまで患者に説明すればいいのだろうか．法の視点から，簡単に枠組みを示しておこう．

1 説明の種類

説明は一般的に，①患者の同意のための説明（同意の前提としての説明）と，②悪い結果が生じないようにするための説明（結果回避のための説明）の二つに大きく分類されている．①については，さらに a. 医療行為の侵襲性や危険性についての同意が有効となるための説明と，b. ライフスタイル選択

の前提としての説明にグループ化され，②については，a. 療養指導のための説明，b. 転医を勧めるための説明，c. なされた医療行為に関わる一連の出来事を報告するための説明，の三つにグループ化されることが多い．IC と関わる説明として位置付けられるのは，①のタイプである．

2 説明すべき事項

患者に説明するとき，どのようなことをどこまで説明すればいいのだろうか．法的には，これまで，①疾患の診断（病名と病状），②実施しようとする医療行為の目的と内容と必要性，③実施しようとしている医療行為に伴う危険（特に副作用について），④その医療行為を実施したときの改善の見込み・程度，実施しなかった場合の予後，⑤代替可能な他の医療行為の有無，などがしばしば挙げられている．しかし実際は，この五つの項目をベースに，患者ごとに説明すべき項目とその強弱が変化することになる．

3 説明の程度

その時代において，ごく一部の医師しか知らないような最先端の医療技術や知識，それらを用いても予測できないような副作用などについての説明を，一般的な医療の場において求めるのは無理難題を求めることになり適切とはいえないだろう．つまり，説明すべき事項をどの程度まで説明すればいいのかということも問題となるのである．

この点については，①一般的な医師であれば，どのような説明をするだろうか，という観点から考える説（合理的医師基準説），②一般的な患者であれば，どのような説明を必要としたか，という観点から考える説（合理的患者基準説），③医療を受けようとするその患者が重要視する情報について説明がなされたかどうか，という観点から考える説（具体的患者基準説），④医師と患者とのコミュニケーションの状況全体を見て，その患者が自己決定をする際に重視するだろうと考えた情報を医師が説明したかどうか，という観点から考える説（具体的患者基準修正説），の四つが示されている．近年は，④が支持を集めてきている．

コラム　ナーシングアドボカシー

ここで，ナーシングアドボカシーという看護倫理を思い出してほしい．この考えかたは，看護師は患者の利益の側に立つべき職種であり，患者の利益に反するような指示が医師から出された場合には，看護師は医師の側ではなく患者の側に立って，そのような指示を拒否すべき責務を負っている――言い換えれば，看護師は患者の人格を擁護し代弁すべき役割を担っている――というものである．

近年，IC の場面で看護師が同席することが増えてきているが，その多くはただ同席しているだけでしかない．ナーシングアドボカシーは，IC の場面において看護師が果たさなければならない重要な役割の一つであることを忘れないでいてほしい．

4 説明の軽減・免除

　説明の軽減とは，内容を部分的に省略したり，説明すべき事項の一部を省略することであり，説明の免除とは，説明そのものが全面的に免除されることである．説明が軽減あるいは免除される理由は，①公衆衛生上の理由等から強制的に医療行為が行われなければならない場合（この場合は，法令上，それぞれ具体的に規定されている），②患者に説明をしていては患者の生命・身体・健康が危険な状況に陥ってしまうような緊急事態の場合，③その医療行為の危険性の程度が小さい場合，④患者自身が説明を受けることによって悪影響を受ける場合，⑤説明の内容が医学の知識がない患者にとっても常識に属するようなものである場合や，患者が説明されるべき危険等も含めて治療の内容についてすでに十分な知識をもっていると考えられる場合，⑥患者が説明を受けることを放棄している場合などが挙げられる．

　これらは，確かに，説明が軽減されたり免除されたりするにもっともな理由があるといえよう．しかし，同時に同意を意味のないものにしてしまう――繰り返しになるが，それは患者本人の存在そのものを無視することになる――ことにもなることから，十分に注意しなければならないだろう．

6 これからの IC

　IC は，今日，医療の場で広く普及したものとなった．しかしながらその一方で，IC は，「それが本来持つ深い趣旨を必ずしも充分に考えることなく，安易に『何となく説明し，何となく同意して貰えれば，それで良い』という扱い方になっていないであろうか．もっと強く言えば，それが単なる通過儀礼になったり，木戸口をすり抜ける為の切符」[7] に堕してはいないだろうか．

　2025 年，65 歳以上の高齢者人口は約 3,500 万人，そのうち認知症高齢者の数は，約 700 万人にも達すると推計されている．そのような社会状況の中では，これまで以上に IC の役割―― IC の核にある考えかた――は，大切なものとなってくるだろう．これからの医療を担うあなた方の心の中に，どうか IC の核・理念を忘れず，ずっととどめておいてほしい．

plus α

木戸口をすり抜ける為の切符

「木戸口」とは，家でいうと，セキュリティーのしっかりした正面入口ではなく，庭などに設けられた木戸の出入口である．つまり「木戸口をすり抜ける」という言葉が意味するのは，たとえルールがあってもどこかに抜け道があり，上手にすり抜けてしまうことととらえられる．

ほんのつい最近まで，「医学の進歩のため」という大義名分（たいぎめいぶん）の下，被験者を人とは思わないような非人道的な扱いをすることがしばしばあった．医学研究において過去に問題となった事件の多くは，いずれも目を覆いたくなるようなものであり，医学が，研究という名の衣をまとい，これほどまでに悪魔のごとき残酷な存在になれることを証明してしまった出来事でもあった．しかし，研究がなされなければ医学の進歩がなくなり，結果として，救える生命が救えないままになってしまうことも，誰もが理解できるところである（それゆえに，医学研究は「道徳的に必要なものであるが，必然的に非道徳的である」といわれることがある[6]）．そこで，この問題を解決するために，全世界的に医学研究に関するルールづくりがなされてきた（海外ではヘルシンキ宣言やベルモントレポート，日本では「人を対象とする生命科学・医学系研究に関する倫理指針」など〔➡p.420参照〕）．それらのルールを作成する際，重要なキーコンセプトの一つとなったのがICであった．

研究では，臨床で実施される医療とは異なり，効くのか効かないのか，そもそも安全であるのかないのかが確かではないものが実施されることになる．また，必ずしも患者が被験者とはならず，健常者が被験者となるときもある．ほかにも臨床と研究の間にはさまざまな違いがあるが，いずれにせよ研究のそのような特徴を踏まえると，ICのありかたが臨床とは異なるものにならざるを得ないことになる．

研究の場面でICに特に求められる性質が，その研究に参加するかしないかを含め，被験者本人が自由に決めることができるという性質（自由性）である．それゆえに，臨床研究では，研究者（医学研究では医師であることが多い）は，被験者に対して文書もしくは口頭で説明を行い，被験者からの同意を得て研究に参加してもらうことを原則としている（この方法を「オプトイン」という）．それだけではない．被験者の心身ではなく，被験者の診療情報だけを用いて行うような研究であったとしても，研究の目的を含めて研究の実施についての情報を通知・公開し，被験者が自分の知らないところで自分の情報を用いられてしまうことに対する拒否の機会――言い換えれば，自分の知らないところで研究に参加させられないようにするための機会――を可能な限り保障することが求められるようになってきている（この方法を「オプトアウト」〔➡p.341 用語解説〕という）．

引用・参考文献

1) 唄孝一．"インフォームド・コンセント"．生命倫理とは何か．平凡社，2002，p.37．
2) 新美育文．現代社会と民法学の動向：加藤一郎先生古稀記念．上．不法行為．星野英一ほか編．有斐閣，1992，p.417．
3) トマス・グリッソほか．治療に同意する能力を測定する：医療・看護・介護・福祉のためのガイドライン．北村總子ほか訳．日本評論社，2000，p.33．
4) 佐藤彰一．振舞いとしての法：知と臨床の法社会学．アドボケイト活動と『意思決定支援』．西田英一ほか編．法律文化社，2016，p.222．
5) 唄孝一．志したこと，求めたもの．日本評論社，2013，p.51．
6) 宇都木伸．"臨床研究"．現代医療のスペクトル．宇都木伸ほか編．尚学社，2001．p.169．（フォーラム医事法学；1）．
7) 唄孝一．特別寄稿　真正のインフォームド・コンセントを求めて：第2回HAB機能研セミナーに参加して．科学と個の尊厳（第2回HAB機能研セミナー），2000，p.3．

リンク **G** 医療安全，看護学概論9章

1 医療事故と医療過誤

　「**医療事故**」とは，医療行為が開始してから終了するまでのすべての過程において，予想外の事態が発生し，患者の生命や身体になんらかの損害が生じた場合をいう．もっとも，患者に損害が生じたからといって，生じた損害すべてに対する「法的な責任」が問われるわけではない．法的責任が問われるのは，医療機関や医療スタッフに，その責任を問うような事由（帰責事由），言い換えると，医療機関が約束したことを行わなかった場合や，医療スタッフ等に「過失」と評価されるような行為がある場合だけであると言ってよい．このように，医療事故のうち，医療スタッフ等に帰責事由があるものが，一般に「**医療過誤**」と呼ばれている．

　この章では，医療スタッフのうち，看護師の過失によって生じた看護過誤（医療過誤）を素材に，法的責任のありかたについて考えていく．

2 三つの法的責任

　医療事故が発生した場合，民事上の責任，刑事上の責任，行政法上の責任の三つの法的責任が問題となる．

❶**民事上の責任**　事故によって発生した損害を誰が金銭で賠償するかの問題である．民法415条の「債務不履行責任」と民法709条の「不法行為責任」があるが，実務上，この二つの責任が併せて問われることが多い．

❷**刑事上の責任**　事故を起こした本人の行為が，国家の刑罰権を発動して制裁を科すべきものであるかの問題である．主として，刑法211条の「業務上過失致死傷罪」が成立するか否かが問われる．

❸**行政法上の責任**　関係する医療スタッフが，医療提供者として適格であるかの問題である．看護師等については，保健師助産師看護師法第14条以下に基づく「行政処分」の対象になるか否かが問われる（➡ p.408参照）．

1 民事責任：債務不履行責任

　病気にかかったりけがをしたりした患者が，病院（または診療所）を訪れ，診療をしてほしいと「申し込み」，これに対して病院等が「承諾」することによって「契約」が成立し，この「医療契約」に基づいて医療が開始される．

　このとき，病院が，契約によって生じる義務（債務）をきちんと行わず（これを「債務者がその債務の本旨に従った履行をせず」という），患者に損害を与えた場合，患者は債権者として，債務者である病院に対して損害賠償を請求

することができる．これが，民法415条の定めている「**債務不履行責任**」である．

　債務の本旨に従った履行がされない場合に損害賠償責任が認められる根拠は，「契約の拘束力」（すなわち，契約あるいは約束は守らなければならない，ということ）にある．問題は，医療契約における「債務の内容」，言い換えると，医療側がどのような医療を提供すると約束しているかである．

　医療契約において，医療側は，契約を結んだ時点で，患者の病気やけがの治癒や完治を約束しているわけではない．そこで約束されているのは，傷病状態にある患者に対し，期待可能な合理的な注意を尽くして適切な治療を行うということである．したがって，医療契約が結ばれ，治療が開始された時点で，債務の内容は具体的に決まっておらず，患者の容態とその変化，医療を施したことによって生じる生体反応などによって具体的に定まってくる．このようにして定まってきた具体的な債務の内容を履行しなかった場合に，債務不履行と評価され，損害賠償が認められることになる．

　ところで，債務不履行責任は，契約を結んだ者がその相手方に対して負担する損害賠償責任である．したがって，例えば，A病院に勤務しているB看護師の債務不履行によって患者Cに損害を与えた場合，患者Cに対して債務不履行責任を負うのは患者Cと契約を結んでいるA病院（正確には，A病院の開設者）である．B看護師はA病院の履行補助者*となり，患者Cに対して債務不履行責任を直接負うことはない（これに対し，患者Cは，B看護師に対し，次に述べる不法行為責任を直接問うことができる）．

2 民事責任：不法行為責任

　不法行為責任は，民法709条に規定されている要件を満たした場合に，加害者（医療機関・医療スタッフ）が被害者（患者・その家族）に対して負う損害賠償責任のことである．

　民法709条によると，①故意または過失による行為，②権利又は法律上保護される利益の侵害，③損害の発生，④行為と権利侵害（損害）の発生との間の因果関係という，四つの要件がすべて満たされた場合にのみ，加害者は，被害者に対して損害賠償責任を負うことになる．①〜④の要件のうち，看護過誤（医療過誤）の場合，①の過失と④の因果関係が問題となることが多い．

1 不法行為の成立要件

|1| 故意または過失

❶**故意**　**故意**とは，「結果がわかっていながら，わざとその行為をすること」をいう．患者に危害を加えることを意図して行為をすることを意味するため，看護過誤（医療過誤）では，故意が問題とされることはほとんどない．

❷**過失**　**過失**とは，「結果発生の予見可能性がありながら，結果の発生を回避するために必要とされる措置（行為）を講じなかったこと」をいう．すなわ

民法415条1項
（債務不履行による損害賠償）

債務者がその債務の本旨に従った履行をしないとき又は債務の履行が不能であるときは，債権者は，これによって生じた損害の賠償を請求することができる．ただし，その債務の不履行が契約その他の債務の発生原因及び取引上の社会通念に照らして債務者の責めに帰することができない事由によるものであるときは，この限りでない．

用語解説＊
履行補助者

債務者が債務を履行するために使用する者を履行補助者という．

民法709条
（不法行為による損害賠償）

故意又は過失によって他人の権利又は法律上保護される利益を侵害した者は，これによって生じた損害を賠償する責任を負う．

ち，悪い結果が生ずることがわかっている以上，その悪い結果が生ずるのを避けるために必要な行為をすべき注意義務（結果回避義務）があるにもかかわらず，その義務に違反して必要な行為をしなかった（＝注意義務違反があった）場合に，過失ありと評価されることになる．

❸ **過失の判断基準**　過失があったか否かは，平均的な人（これを「合理人*」ということがある）ならば尽くしたであろう注意を基準に判断される．ここでいう平均人（合理人）の尽くすべき注意の内容は，行為者が従事する職業（看護），その者が属する社会的地位（師長かスタッフナースか，あるいは特定行為にかかる看護師の研修を修了しているか否か），経験（ベテランか新人か）などを考慮にいれてグルーピングし，問題となっているその状況の下で，行為者が属しているグループにおいて平均的な人（合理的な人）がとるべき行為を基準に定められる．

| 2 | 権利（または法律上保護される利益）の侵害

人の生命や身体は，法律上保護される利益であることはいうまでもない．看護過誤（医療過誤）は，患者の生命や身体になんらかの損害が生じた場合をいうので，この要件が問題となることは少ない．

| 3 | 損害

損害とは，不法行為がなければ存在したであろう財産状態と現在の財産状態との差額である．具体的には，看護過誤（医療過誤）のために余分にかかった治療費や介護費，元気ならば得たはずの給料（これらを財産的損害という），あるいは，精神的なショックに対する慰謝料（これを非財産的損害という）などがそれに当たる．裁判実務上，損害の額が争われることが多い．

| 4 | 因果関係

因果関係とは，ある行為（P）を行った場合，その行為（P）が原因となって，ある結果（Q）を生じさせたと言えれば，PとQとの間に因果関係があるとされる．すなわち，看護師の過失ある行為（P）が原因となって，患者の生命を奪ったり・身体を傷つけたりする等の損害を与えるという結果（Q）を生じさせた場合に，PとQとの間に因果関係があるとされる．

あるいはまた，ある行為（P'）を行わなかった場合，仮にその行為（P'）をしていたら，ある結果（Q'）が生じなかったであろうという関係が認められるときにも，この両者の間に因果関係があるとされる．すなわち，看護師が注意義務を尽くしていたら（P'），患者の生命が奪われたり・身体が傷つけられたりする等の損害（Q'）が生じなかったであろうといえる場合である．

東京高等裁判所平成15年9月29日判決（判例事報1843号69頁）

　Aさん（72歳・女性）は，多発性脳梗塞と診断され，平成13年5月7日に被告Y病院に入院した．Aさんの麻痺の程度は，診察室に入ってきたときの様子や徒手筋力テストによって，6段階評価の4であると診断された（この6段階評価は，5が正常，0が全く動かない状態，3が横にした場合重力に抗してなら持ち上げられる状態，4は3と5の中間であり，Aさんは，どうにか独歩は可能で足は上がるが正常な筋力はないという状態であった）．B医師は，一般に，Aさんと同程度の麻痺がある場合には，患者に対して自分では歩かないで誰かを呼ぶようにと指示し，看護師に対しても，同様の指示をしていた．

　入院時のAさんの意識は清明であった．C看護部長は，入院時オリエンテーションにおいて，転倒等による外傷の危険性があるので，トイレに行くときは必ずナースコールで看護師を呼ぶように注意した．

＜担当看護師の行為とAさんの転倒の経緯＞
・入院当日の午後6時ごろ，Aさん担当のD看護師は，3時間毎に実施する定時の見回りに際し，Aさんの運動機能ついて，左上下肢にの6段階評価で4のやや軽い程度の麻痺を確認した．また，Aさんがトイレに行きたいというので，介助しながら病室から約15m離れたトイレに連れて行った．Aさんは，歩けるが左足に力が入らず，足をするような歩きかたをしていた．
・午後7時ごろおよび翌8日の午前1時，D看護師は，Aさんのナースコールで病室に赴き，Aさんを介助しながらトイレに連れて行った．D看護師は，トイレの外で待ち，Aさんが帰室してベッドに横になるまで付き添った．
・午前3時，D看護師が定時の訪室をしようとしたとき，Aさんが点滴スタンドを押しながら自力で歩行し，トイレから戻る途中であることを現認したので，今後トイレに行くときにはナースコールを押すように指導し，病室まで付き添った．
・午前5時10分，D看護師は，Aさんがトイレの前を点滴スタンドを押しながら自力歩行しているのを発見し，トイレに行くときは看護師を呼ぶよう，再度指導し，病室まで付き添った．その際Aさんは，D看護師の指導に対し，「一人で何回か行っているので大丈夫」と答えた．

　そのころ，ほかの看護師も，Aさんが一人で歩いてトイレに行っているところを現認していた．
・午前6時ごろ，D看護師は，定時の訪室のためにAさんの病室に赴き，トイレに行きたいというAさんが点滴スタンドを押しながらトイレに行くのに同行したが，直接介助はしなかった．トイレの前でAさんから「一人で帰れる．大丈夫」と言われたので，トイレの前で別れ，ほかの患者の介護に向かった．
・午前6時30分ごろ，ほかの病室の患者の体位の変換等を終えてAさんの病室を訪室したD看護師は，Aさんがベッドの脇で転倒しているのを発見した．
・Aさんは，急性硬膜下血腫と診断され，午前8時15分，左減圧開頭硬膜下血腫除去を受けた．
・5月12日，Aさんは，急性硬膜下血腫により死亡した．

この事例において，Aさんの遺族であるXら（夫と子ども）がY病院（正確には，Y病院の開設者）を相手に，不法行為に基づく損害賠償を請求した．裁判では，看護師の過失と因果関係が争われた．

看護師の過失について　問題となったD看護師の行為は，午前6時ごろにトイレまでAさんに同行したにもかかわらず，用を済ませたAさんから「一人で帰れる．大丈夫」と言われたので，トイレの前で別れ，病室まで同行しなかったことである．

　裁判所は，①Aさんが72歳の高齢であり，多発性脳梗塞のために軽度ではあるが左上下肢の片麻痺が認められていたこと，②このため，医師および看護師らは，Aさんが転倒等によって外傷を負う危険性があることを認識し，③入院時のオリエンテーションで，トイレに行く際は必ずナースコールを押すようAさんに指導していたこと，④また，入院後もAさんが一人で歩いてトイレに行っているのを発見するたびに，トイレに行くときにはナースコールを押すように指導していたこと，⑤Aさんは入院したばかりであったので，その麻痺の程度，歩行能力の有無等について，的確な情報を病院はもっていなかったが，Aさんの症状の程度等から，Aさんが歩行してトイレに行き来しても，看護師の介助，付き添いがされれば，転倒の危険を回避できると判断していたことなどの事情を認めている．

　以上の事情を前述の「過失」の定義に当てはめてみると，次のようになる．

　病院は，片麻痺によってAさんが歩行時に転倒するという「悪い結果」の生ずる危険性があることを予見していた（①・②結果発生の予見可能性があった）．その悪い結果が生ずるのを避けるため，Aさんが歩行してトイレに行き来するときには看護師に介助・付き添いをさせるという方針をたて（⑤），Aさんに対して，繰り返し，トイレに行きたくなったらナースコールを押すように指導していた（③・④）．したがって，このような状況における看護師には，Aさんが歩行してトイレに行き来するときには必ずAさんに付き添い，Aさんがトイレで用を済ませて病室に戻るまで同行し，転倒を防止すべき注意義務があるということになる（結果回避義務があった）．

　ところが，D看護師は，その義務に違反して必要な行為をしなかった（午前6時ごろ，トイレまでAさんに同行しながら，その前でAさんと別れ，Aさんがトイレで用を済ませて病室まで戻るのに同行しなかった）という注意義務違反があるので，D看護師には過失があるという結論になるのである．

因果関係について　ここでは，前記の注意義務を尽くしていればAさんは転倒しなかった（結果の発生を防止することができた）といえるかが問題となる．

　転倒が発見されたとき，Aさんは，ほぼベッドに対し直角に，足をベッドのほうに，頭をベッドから遠いほうに仰向けに横たわっており，点滴スタンドは立っていたが，点滴袋の一つは管が抜け，他方はつながっていた．また，スリッパはいずれも足先がベッドのほうを向き，片方が他方より前方にあった．

この状況から，Aさんの転倒が，D看護師と別れて一人で帰室し，ベッドに戻る際に生じたといえるのであれば，D看護師が病室まで同行するという注意義務を尽くしていれば，転倒という悪い結果の発生を防止できたといえたであろう．

しかし本件では，Aさんがどのように転倒したかを見た人はいなかった．そこで裁判所は，AさんがD看護師と別れた後，一人でベッドに支障なく戻れたものの，その後，ナースコールをしないまま，自力でベッドから起き上がってトイレに行こうとした際に転倒した可能性も否定できないという．

そうすると，この場合にも，Aさんに付き添うという注意義務が尽くされていれば本件転倒を防止できたかが問題になる．

裁判所は，この場合であったとしても，AさんがナースコールをしていればD看護師は付き添い義務を果たせたのに，Aさんはナースコールをしていない．なぜAさんがナースコールをしなかったかというと，午前6時ごろトイレに行った際に，D看護師から一人で用を済ませて帰室することを容認されたことが原因になったからだと考えられる．したがって，「D看護婦の……過失と，Aの転倒との間には，因果関係を認めることができる」という．

ここでは，「D看護師の付き添い義務違反（Aさんが一人で帰室することの容認）」という原因行為と「Aさんの転倒」という結果とをつなぐ「中間項」として「Aさんがナースコールをしなかった」という事実を介在させ，原因行為と中間項との因果関係を認めることで，原因行為と結果との因果関係を認めるという論理がとられている．

なお裁判所は，Aさんが老齢とはいえ，意識は清明であり，医師らから転倒の危険性があることの説明を受けていたのであるから，自らも看護師の介助，付添いによってのみ歩行するように心掛けることが期待されていたこと，Dは看護師としてAさんの状態を比較的よく観察しており，また，Aさんの意思を尊重したという側面もあったことなどを考慮し，Aさんの過失を8割と認めて過失相殺*をし，Y病院は，損害額の2割（約620万円）の限度で損害賠償責任を負うと判示した．

💭 考えてみよう

・あなたがD看護師だったら，どのような点に注意して行動しただろうか．
・Aさんには，脳梗塞の治療のために複数の点滴が同時に実施されていた．この事実から，何が予想されるだろうか．
・Aさんは，入院したばかりだった．この事実は，看護師の行動にどのように影響するだろうか．
・事例①では，ナースコールがポイントになっているが，どのような理由からだろうか．

用語解説*

過失相殺

民法722条2項は，「被害者に過失があったときは，裁判所は，これを考慮して，損害賠償の額を定めることができる」と規定している．過失相殺の制度は，自分に生じる損害を回避したり，減少させたりするための行動が被害者に期待できるときには，そうした行動をとらなかったことによる不利益を被害者に負担させるのが公平にかなうとする考えかたに基づいている．

2 使用者責任

　看護師の過失によって患者が損害を被った場合，患者は，看護師に対し不法行為責任を追及することができる．契約の当事者である病院などの開設者の責任しか追及できない債務不履行責任との違いである．それでは逆に，不法行為では，病院などの開設者の責任を問うことはできないのだろうか．この点について，患者側は，民法715条1項に基づいて，病院の開設者に対しても，生じた損害について不法行為法上の責任を追及できる．

　すなわち，ある事業（病院経営）のために他人（看護師）を使用する者（病院開設者）は，被用者（看護師）が事業の執行（医療提供）をするに当たり，第三者（患者）に加えた損害を，看護師に代わって賠償する責任を負うとされている．この使用者責任が認められるためには，被用者である看護師に不法行為責任が成立していることが必要である．

　このように，不法行為による損害については，直接の加害者である看護師だけでなく，その使用者も賠償責任を負うことになっているが，どちらを選択するか，あるいは，双方を相手取って訴訟を起こすかは，被害者である患者側が決定できる．実際に裁判で不法行為責任が追及される場合，病院の開設者に対する使用者責任が選択されることが多い．その理由は，仮に訴訟において看護師の損害賠償責任が認められたとしても，その看護師に賠償する資金がなければ，判決は「画に描いた餅」に終わってしまう．そこで，被害者である患者側は，より資金力のある病院の開設者に対して使用者責任を追及することによって，勝訴判決が画餅に帰さないようにするのである（いわゆるディープポケット論*）．

3 民事責任の手続き

　民事責任では，医療事故が生じた場合，患者本人やその家族（または遺族）等の患者側から，医師や看護師等の医療者側に対し，原因や経緯などについての説明を求めるところから始まることが多い．医療者側の説明で，医療者側に非がないと患者側が納得すれば，事故は紛争に発展しない．両者の話し合い（交渉）の過程で，医療者側が非を認め，損害を賠償すると申し出て患者側がそれに納得すれば，紛争は示談という形で解決する．示談が患者側・医療者側がお互いに譲り合って争いをやめるという内容である場合，これを（裁判外の）和解（和解契約・民法695条）という．

　しかし，患者側が医療者側の説明に納得できず，また，示談の内容にも納得できない場合，当事者だけでは紛争の解決は不可能になり，第三者の関与が必要になる．訴訟によらずに紛争を解決するための制度として，裁判外紛争解決手続（alternative dispute resolution：ADR）があるが，そこでも解決できない場合は，最終的に民事訴訟（裁判）で問題の解決を図ることになる．

　裁判所での手続は，患者側が原告となって被告（医療者側）に対して損害賠償を求めるという形で始まる．その際，誰を被告とするか（病院か医師・看護

民法715条
（使用者等の責任）

1項：ある事業のために他人を使用する者は，被用者がその事業の執行について第三者に加えた損害を賠償する責任を負う．ただし，使用者が被用者の選任及びその事業の監督について相当の注意をしたとき，又は相当の注意をしても損害が生ずべきであったときは，この限りでない．

2項：使用者に代わって事業を監督する者も，前項の責任を負う．

3項：前2項の規定は，使用者又は監督者から被用者に対する求償権の行使を妨げない．

用語解説 *
ディープポケット論

関係者の中で，いちばん財力のある者から損害賠償金を取るというもの．ディープポケットは，財力や資力が十分にあるさまをいう．

plus α
裁判上の和解

証拠調べが終わった時点で，裁判官から「話し合い（和解）で解決できないか」という打診がある場合が多い．両当事者がこの打診を受けて，互いに譲歩して問題の解決を図ることに合意すれば，裁判上の和解が成立する．この場合，和解内容が調書に記載され，その調書は裁判所の判決と同一の効力を有する．最高裁判所の統計によれば，医事関係訴訟事件の約半数が和解によって解決している．

師個人か，あるいは両方か），医療者側のどこに過失があると主張するか，損害はいくらであると主張するか等は，原告（患者側）が決める．

訴訟では，まず，当事者双方の主張を整理し，何が争われているかを明らかにした上で，事実を認定するための証拠調べが行われる．多くは，医療者側の過失の有無，因果関係の有無，損害額などが争いになる．これらの争点については，原則として，原告（患者側）が証明しなければならない．証拠調べ（医療過誤・看護過誤の事件では，鑑定が行われることが多い）が終わり，双方の言い分を聞き終わると，裁判官はそれらを総合的に検討し，自らの自由な判断によって，「事実についての主張を真実と認めるか否かを判断」し（民事訴訟法247条・自由心証主義），判決を言い渡す．判決は，原告の請求に対する裁判所の判断であるので，原告の請求をすべて認める（認容）か，一部だけを認める（一部認容）か，全く認めない（棄却）か，という形で言い渡される．

4 刑事責任

刑事責任は，違法な行為を類型化して「犯罪」とし，これを犯した者に対して，国家権力を発動して，人の最も重要な価値である生命を奪う（死刑）と

> **コラム** 裁判外紛争解決手続（ADR）

裁判外紛争解決手続の利用の促進に関する法律（略称：ADR法）（平成16年法律151号）が平成19年4月1日から施行されている．裁判外紛争解決手続（ADR）とは，裁判によらない民事上の紛争解決の方法であって，公正な第三者が関与して，当事者の合意に基づいてその解決を図る手続をいう（1条）．その基本理念は「紛争の当事者の自主的な紛争解決の努力を尊重しつつ，公正かつ適正に実施され，かつ，専門的な知見を反映して紛争の実情に即した迅速な解決を図るもの」である（3条1項）．

● 裁判所における調停

裁判外紛争解決手続の一つであり，患者側あるいは医療者側のどちらかが裁判所に調停の申立てをすることによって始まる（民事調停法2条）．調停は，調停主任（裁判官）と民事調停委員2人以上で構成される調停委員会で行われる（同法5条，6条）．調停の特色は，当事者の譲り合いにより条理にかない・実情に即した解決を図る点にある（同法1条）．

調停委員会の仲介により，当事者が合意しその内容が調書に記載されると，調停が成立したものとされ，その記載は，裁判上の和解と同じ効力（すなわち，確定判決と同じ効力）をもつものとされる（同法16条）．当事者が合意しない場合は，調停は不成立となる．

● 医療ADR

裁判外紛争解決手続の一つであり，患者側あるいは医療者側のどちらかが，日本弁護士会や地方の弁護士会が設置している医療ADR部門に申立てをすることによって始まる．医療ADRでは，患者側と医療者側の立場で医療訴訟・医事紛争の解決経験が豊富な弁護士が中心となって仲裁 *・和解あっせんが行われる．また，医師が調停委員や専門委員として関与する場合もある．両当事者間で和解が成立した場合，和解契約書が作成されるが，これを仲裁判断とすることによって，裁判所の判決と同じ効力をもたせることが可能となる．

> **用語解説** *
> **仲裁**
>
> 紛争を訴訟によらずに解決する方法の一つで，当事者が第三者（仲裁人）による紛争の解決（仲裁判断）に服することを合意し（仲裁合意），これに基づいて進められる手続をいう．当事者の合意がなければ行われない点で訴訟と異なるが，他方，第三者の示した解決に当事者が拘束される点では，裁判上の和解や調停とも異なる．

か，身体を拘束してその自由を奪う（懲役・禁錮）等の「刑罰」を科することによって，その責任を問うものである．

その目的は，違法な行為をした者に相応の報いを受けさせることにあると同時に，これによって将来の犯罪を予防することにある．

また，国家権力が恣意的に発動されることを防ぐために，どのような行為が犯罪となるか，これにどのような刑罰が科せられるかは，あらかじめ，国会が制定する法律によって定められていなければならないという考え方がとられている．これを「罪刑法定主義」という（日本国憲法31条）．

どのような行為が犯罪となり，これにどのような刑罰が科せられるかを一般的に定めているのが刑法である．医療（看護）事故が起きたとき，主として問題となる刑法上の犯罪は，刑法211条の「業務上過失致死傷罪」である．

この犯罪が成立するためには，業務上必要な注意を怠ったこと（過失）によって人を死傷させることが必要である．看護事故の場合でいうと，看護師という「社会生活上の地位」に基づいて行う業務（看護行為）において必要とされる注意を怠ったこと（すなわち，業務上の過失）により患者を死傷させてしまったことが必要となる．ここでいう「過失」も「注意義務違反」であり，その基本的な考えかたは，民事法上の不法行為における過失と変わらない．注意しなければならないのは，判断基準が異なるということである．民事法上の不法行為責任では，平均人が尽くすであろう注意義務の内容を基準に過失の有無が判断される（この意味での注意義務違反を「抽象的過失」という）のに対し，刑事法上の過失は，行為者本人の具体的な注意能力を基準にその有無が判断される（この意味での注意義務違反を「具体的過失」という）という点である．

事例②：薬剤の取り違えによる消毒薬の誤点滴事故

東京地方裁判所平成12年12月27日判決（判例時報1771号168頁）

　Aさん（58歳，女性）は，関節リウマチの治療のため入院し，1999（平成11）年2月10日，左中指の滑膜を切除する手術を受けた．翌11日の朝8時ごろ，B看護師は，処置室にてAさんに点滴投与するための抗生剤（ビクシリン，以下，抗生剤）と静脈内に留置しているカテーテルで血液が固まるのを防ぐためのヘパリンナトリウム生理食塩水と，別の患者に使用するための消毒薬（20％ヒビテングルコネート液10mL，以下，消毒薬）とを同時に準備していた．このとき，B看護師は，ヘパリンナトリウム生理食塩水入りであることを示す，「ヘパ生」と手書きで書かれた無色透明の注射器を保冷庫から取り出して処置台に置き，その後に同型の注射器で計量した消毒薬を同じ処置台に置いた．その後，B看護師は「ヘパ生」の表記を確認せず，これを消毒薬だと誤信して，消毒薬とメモ紙にサインペンで手書きし，実際はヘパリンナトリウム生理食塩水が入っている注射筒にセロハンテープで貼り付けた．また，実際には消毒液が入っているもう一本の注射器をヘパリンナトリウム生理食塩水入りの注射器であると誤信し，この注射筒には何も書かずに，これを抗生剤とともにAさんの病室に持って行った．B看護師はそのまま，8時35分ごろ，Aさんに抗生剤の点滴を開始した．

9時過ぎ，C看護師がAさんの病室を訪れ，抗生剤の投与が終わったことを確認してからヘパリンナトリウム生理食塩水を注入した．ところがこれは，B看護師が取り違えた消毒薬であった．Aさんは胸が苦しいと訴えたのち，血圧が急激に低下して意識を失った．すぐに当直医が呼ばれ救急救命処置が行われた．

一方，B看護師は薬剤を取り違えた可能性に思い至り，処置室に行き，そこで初めて，「ヘパ生」と書かれた注射筒に，自らが消毒薬と書いたメモを貼ってしまったことに気付き，応急措置中の医師にそのことを告白した．

Aさんは9時半過ぎに心肺停止状態となり，10時44分に死亡した．

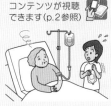

コンテンツが視聴できます（p.2参照）

●医療過誤の事例と法的責任
〈アニメーション〉

裁判所の判断

B看護師の刑事責任：禁錮1年，執行猶予3年（業務上過失致死罪）
C看護師の刑事責任：禁錮8カ月，執行猶予3年（業務上過失致死罪）

患者に投与する薬剤を準備するに際し，薬剤の種類を十分確認して準備すべき業務上の注意義務がB看護師に科せられることは明らかである．また，患者に薬剤を投与するに際し，薬剤の種類を十分確認して投与すべき業務上の注意義務がC看護師に科せられることも明らかである．B看護師もC看護師も，薬液を取り違えてはならないという，基本的な注意義務を怠ったものであって，「通常は考えられない初歩的な過誤」を犯したものである以上，業務上過失致死罪の成立が認められても仕方のないところである．

裁判所は，B看護師については，禁錮1年（執行猶予3年），C看護師については，禁錮8カ月（執行猶予3年）の判決を下した．

💭 **考えてみよう**

・あなたがB看護師だったら，あるいは，C看護師だったら，消毒薬の取り違えにどの時点で気付けただろうか．
・この事件が起きた当時と現在では，注射器など医療現場に多くの変化がみられる．それはどのような変化だろうか．また，なぜ変化したのだろうか．

5 刑事責任の手続き

刑事責任では，犯罪に当たる行為がなされたことが明るみに出た場合，まず，警察による捜査がなされ，実況見分，関係者への事情聴取，必要に応じて司法解剖等が行われ，証拠が収集される．警察による捜査が終了すると，事件は検察官に送られる（これを検察官送致といい，送検と略される）．送検された事件について，公訴を提起（起訴）して刑罰を科すことを裁判所に求めるか否かは，検察官だけが決定できる（これを起訴独占主義という）（刑事訴訟法247条）．ま

---

plus α
拘禁刑の創設

刑法等の一部を改正する法律（令和4年6月17日法律67号）により，懲役と禁錮が一本化され，拘禁刑（無期または1カ月以上20年以下の有期）が創設された．拘禁刑に処せられた者は，刑事施設に拘置されるが，刑務作業は義務ではなくなった．受刑者の特性に応じて，その改善更生を図るため，必要であれば刑務作業を行わせることもできるし，また，再犯防止に向けた必要な指導や教育プログラムなどを実施することもできるようになった．このように，「刑事施設における受刑者の処遇のより一層の拡充を図る」ことが，改正の理由である．施行日は，2025年6月1日である．また，これに伴い，刑法等の一部を改正する法律施行に伴う関係法律の整理等に関する法律（令和4年6月17日法律68号）により，本書記載の各法律においても，懲役と禁錮が拘禁刑に一本化されることになる．

plus α
執行猶予

情状（実刑か執行猶予かの判断に際し，裁判官が考慮する事情．具体的には，その人の性格，年齢，境遇，犯罪に至るまでの背景，犯罪後の態度など）により，必ずしも現実的な刑の執行を必要としない場合に，一定期間その執行を猶予し，その猶予期間を無事経過したときは，刑の言い渡しの効力がなくなる制度．事例②では，B看護師が本件後，直ちに自らの薬剤取り違えの過誤に気付き，勇気を出して応急措置中の医師にその過誤を告白したこと，C看護師も薬剤をよく確認していなかったことを正直に述べていること，B,Cのいずれもこれまで誠実に看護業務を遂行してきたこと，すでにBは停職処分，Cは戒告処分を受けていること等の情状が考慮され，二人とも3年の執行猶予が付いた．

た，検察官は，被疑者の性格・年齢・境遇，犯罪の軽重や情状，また，犯罪後の情況等を考慮して，その事件を訴追する必要がないと判断したときは，起訴しないことができる（これを起訴便宜主義という）（刑事訴訟法248条）.

なお，捜査機関から犯罪の疑いをかけられ捜査対象となっているが，まだ起訴されていない段階の者を「被疑者」という．起訴前に捜査を受けている段階では，身体拘束の有無にかかわらず「被疑者」である．その後，検察官によって起訴された段階で「被疑者」は「被告人」となる.

事件が起訴されると，原則として公開の法廷で審理される．裁判所は，検察官が証拠に基づいて，被告人の犯罪を「合理的な疑いを超えて（beyond the reasonable doubt）」証明しているか否かを判断し，有罪か無罪の判決を下す．また，有罪の場合には，どの程度の重さの刑に処することが妥当か判断する.

6 行政上の責任

看護師について，相対的欠格事由のいずれかに該当するに至ったとき，あるいは，「品位を損するような行為」（医療過誤は，これに該当することがある）があったとき，免許付与者である厚生労働大臣（准看護師については都道府県知事）は，医療提供者として不適格であると判断し，①戒告，②3年以内の業務停止，③免許の取消のいずれかの「行政処分」をすることができる．これが行政上の責任である（➡ p.38，63参照）.

■ 引用・参考文献
1) 潮見佳男. プラクティス民法 債権総論. 第5版補訂, 信山社, 2021, p.96-104.
2) 潮見佳男. 債権各論Ⅱ：不法行為法. 第4版, 新世社, 2021, p.27・30-31・41-45.
3) 井田良. 講義刑法学・総論. 有斐閣, 2008, p.4-11.
4) 荒井俊行ほか. 裁判例から読み解く看護師の法的責任. 日本看護協会出版会, 2010, p.7-19.

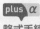
略式手続

100万円以下の罰金や科料に相当する軽微な犯罪で，簡易裁判所の管轄事件であり，かつ，本人が起訴事実を認めそれに合意している場合，検察官は，略式命令の請求をすることができる（刑事訴訟法461条以下）．この場合，審理は書面のみで行われ，公開の法廷は開かれない．なお，被告人・検察官は，略式命令に対して異議がある場合，14日以内に正式裁判を請求することができる．このように，簡易裁判所が，検察官の請求により公判手続きによらないで罰金または科料を科す手続きを「略式手続」という．また，この略式手続において下される簡易裁判所の判断を「略式命令」という．

容疑者

マスコミ用語として使われることが多い「容疑者」という言葉は，被疑者のことを意味している．

被告人

刑事事件の場合は，「被告」ではなく「被告人」であることに注意が必要である．

::::: 9章　法と生命倫理

　1節「生命倫理総論」・2節「生命倫理各論」では，医療の臨床現場において問題領域が近年ますます広がってきている生命倫理をめぐるトピックの中で，特に法との関係が深いものについて学習する．生命倫理の基本原則と，その原則の間で対立が生じる倫理的ジレンマの状況を理解し，裁判所の司法判断も含めた法規制やガイドライン規制にはどのようなものがあるのかを見ていく．また，患者や家族に対して全人的な看護ケアの実践を行うに当たって必要不可欠な倫理的な感受性や洞察力を養うことが，生命倫理や臨床倫理の学習の主なねらいである．

　3節「研究倫理」では，2000年代に急速に進展したさまざまな医科学系研究と，それに伴う諸問題を規律するために作成された倫理指針のうち最も代表的なものや，2018（平成30）年に施行された，特定臨床研究を規制する臨床研究法などの法制化の動きやその内容を詳しく解説する．そこでは，患者などを被験者とする臨床研究をめぐる研究倫理の問題，そして研究の科学性や利益相反管理や被験者保護が十分かを審査する委員会の構成や役割について学習する．

　倫理について学生が誤解しがちなことは，「何が倫理的に正しいかはすでに決まっていて，授業ではその答えを教えてもらって暗記すればよい」と考えていることである．しかし，実際には，何が倫理的に正しいかははっきりとわかっているものではなく，専門家の間でもいろいろな議論や論争がある．反対に，「倫理観は人によって異なる．特に医療に関わる倫理問題は，個々人の死生観や価値観に関わるので，正しい答えなどなく，いくら考えても答えは得られず考えるだけ無駄ではないか」と思っている学生も少なからずいる．

　学問の役割は，議論を発展させることで，その時代社会や文化に適した合意としての適切なルール（法もそのうちの一つである）を導いていくことにある．同時に，時代社会の公共道徳や人々の倫理観（社会通念）の変遷を踏まえて，現行の法制度の在り方を批判的に検討していくことが重要である．生命倫理を学ぶことの一つの意義は，医療をめぐる法（規制）の倫理的な存在根拠（理由）を理解するとともに，自ら主体的に現行の法制度の是非を考えていくことで，同時代を生きる人々の多様な価値観や倫理観に触れ，自らの価値観や倫理観も見つめ直していくことにほかならない．

plus α

日本における生命倫理と生命倫理学会

日本では，1980年代以降に生命倫理に関する文献が多く見られるようになり，現在では，「学際的」な学問領域になっている．例えば，1988年に日本生命倫理学会が設立されている．2023年11月現在約1,100名いる会員は，生命科学，哲学・倫理学，法律学，社会学，宗教学などのさまざまな学問分野の研究者から構成されている．

1　生命倫理総論

1　生命倫理（バイオエシックス）とは

　医療倫理は，医師の職業倫理の原点とされる古代ギリシャの「ヒポクラテス

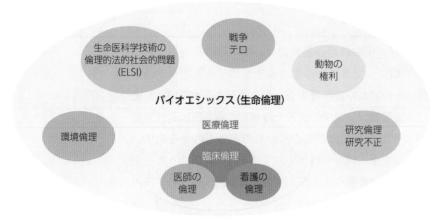

図9.1-1　生命倫理の対象

の誓い」にさかのぼる長い歴史を有している．**生命倫理（バイオエシックス）**は，アメリカでの患者の権利運動や裁判実務などの影響を受け，1960年代に誕生した．

　バイオエシックスは，生命（いのち）に関わる倫理問題を広く対象としたもので，医師の倫理や看護倫理などの医療スタッフの職業倫理にとどまらず，研究不正や医科学技術の軍事転用などを含む研究倫理，さらには将来世代の生存可能性に関わる環境倫理，テロリズムや平和問題などをも含んだ幅広い問題領域を有している（図9.1-1）．

2　生命倫理の基本原則

　それぞれの学問分野には，基本となる原理原則や方法論がある．ここでは生命倫理の4原則について理解しておこう．

1　米国型の4原則

　アメリカでは黒人に対するタスキギー梅毒人体実験*（1932～72年）の非人道的な医学研究の反省の下，1974年に国家研究法が制定された．この法律に基づいて設置された委員会の報告書（**ベルモントレポート**：研究における被験者保護のための倫理原則と指針）において1979年に提唱された「人格の尊重（respect for persons）」「善行（恩恵）」「正義」の3原則に，「無危害の原則」を加えた生命倫理4原則を，ビーチャムとチルドレスが提唱した（『生物医学倫理の諸原則』）．これが，医学研究倫理のみならず臨床における生命倫理の基本原則とされてきている．

❶自律尊重の原則（Principle of Autonomy）　患者の自己決定権，医療現場での十分な説明（情報提供）の上での同意を求めるインフォームドコンセントの根拠となっている原則．

❷無危害の原則　医療者に，患者に危害を与えないような配慮と注意を求めるもの．患者が望んでも致死薬を与えないとする「ヒポクラテスの誓い」にすで

用語解説*

**タスキギー
梅毒人体実験**

アメリカのアラバマ州タスキギーにおいて，1972年までの40年間にわたって，梅毒患者と健常者の計約600人の黒人男性に，同意を得ずに行われた非人道的な人体実験．特に治療をしない群には，梅毒の特効薬とされる抗生物質ペニシリンが開発されてからも，これを投薬治療せずに自然経過させ，その影響を観察したデータを収集していた．

plus α

**徳倫理学
Virtue Ethics**

アリストテレスの倫理学に起源をもつ倫理学であり，人が有すべき徳を重んじ，倫理的な正しさをその帰結ではなく，徳の実践に求める．ベンサムやミルなどの「最大多数の最大幸福」を基本原理とし，人々の効用の増大を求める功利（こうり）主義などの帰結主義的な倫理学や，人格を重んじ人を単なる手段としてのみに扱ってはならないとするカントなどの義務論的倫理学と対比される倫理学潮流として，徳倫理学は位置付けられている．看護師に品格と高い徳とを求めたナイチンゲールは，徳倫理学の立場の実践者といわれている．

コラム　　**自由制約の根拠となる4原理**

　自己決定や自由や行動が法によって制約・規制・禁止されることを正当化する理由（根拠）として4原理が提示されている（**表**）.

　生命倫理の4原則の善行の原則やケアの実践もパターナリズムに基づいているところが少なくない.

● **自律とパターナリズム**

　パターナリズム（父権主義，温情的干渉主義）は，①～③の原理と規制根拠が異なり，自己決定の価値や行動とそれを認めることでの本人自身への影響を問題としている点が特徴である. 医療の場面で自己決定がそのまま認められないなど，倫理的に問題があるとされるとき，その規制を正当化する根拠として，パターナリズムが用いられる場合が少なくない. 例えば，自発的な代理母出産や臓器売買などは，本人は代理母になることや臓器ドナーになることを望んでいても，それが認められないのは，本人自身を守るためというパ

ターナリズムが規制の一つの根拠になっているからである.

　伝統的な医師－患者関係では，パターナリズムが横行していた. 現代の医療倫理や生命倫理では，患者の自己決定権や自律を中心とした医療が重視され，「パターナリズムからインフォームドコンセントへ」がキャッチフレーズのように聞かれるようになった. しかし，1980年代以降の英米でのパターナリズム論においては，個々の自己決定は，その本人の長期的な自律を阻害する場合も少なからずあることが指摘され，例えば，教育のように，むしろ一定の自律的な判断ができる能力を育むには，教育を受けることを義務付けるなどのパターナリズムが必要であり，自律とパターナリズムは必ずしも対立するものではなく，補完的な面もあるとの見解が有力になってきている.

表　自由制約の根拠となる4原則

4原理	概　要	例
①危害防止原理	自己決定や行動が他者になんらかの危害を及ぼす場合に法的禁止や規制を正当化する原理	副流煙からの従業員や患者の健康被害を防ぐための，バーや病院などでの喫煙の禁止など
②不快防止原理	物理的な危害まではないが受忍限度を超える不快なものの規制を正当化する原理	夜間における飛行機の離発着禁止といった騒音規制など
③モラリズム	社会に共有される公共道徳に反する行為や行動を禁止する原理	性風俗規制やわいせつな写真や映像規制など
④パターナリズム	本人自身への危害防止や利益増進のためにその人の行動の自由に対して干渉・介入・制約・情報操作することを正当化する原理	喫煙禁止などの未成年者に対する法規制や，がんの不告知，安楽死の処罰（自殺幇助罪）など ＊本人が同意している場合でも，その同意や承諾を違法性免除の抗弁として認めない場合など

コラム　　**法と倫理と薬**

　薬は病気を治療・予防する役割を担うが，法制度や法規制は，人権侵害や紛争などの社会的問題を解決したり予防するためにある. 多くの薬にはなんらかの副作用がある. 法規制もまた，その主な目的を達成するものであっても，望ましくない波及効果を生じさせる「副作用」を有する場合がある. 例えば，医療過誤の損害賠償を補てんする保険は，医師の注意義務を低下させ（モラルハザードと呼ばれる），医療過誤を誘発する結果につながる可能性がある. もちろん，このような法規制や制度に一定の副作用などの問題があるとしても，法規制がないほうがよいということにはならない. 副作用が許容限度内であれば，薬はその存在意

義がなくならないのと同じである.

　このように，法と薬は似通っている部分が少なくない. さらに，現代のグローバル社会においては，代理母などの生殖補助医療を日本で規制しても，代理出産契約が認められている国に渡航して行われると（生殖ツーリズム），発展途上国の低所得者層などの女性の身体が搾取されることにつながり，いわば日本での倫理的な問題のつけを海外の女性に転嫁することになる. このように，法的規制は社会的な病を治す万能薬ではなく，法規制が有する副作用や波及効果などの問題性や限界を認識しておく必要がある.

に示された原則でもある．本人の同意を取得して行うことの原則を導き出すものでもある．

❸善行（仁恵・与益・恩恵）の原則　患者のために最善を尽くすという原則で，ケアや一定のパターナリズム（後に説明）の正当化根拠にもなる．宗教上の理由による輸血拒否の事例などで，自律尊重の原則と対立する場合が少なくない．

❹正義（公正）の原則　限りのある医療資源の配分の問題，複数の負傷者が出ている事故現場での救命のためのトリアージ，がん治療薬の免疫チェックポイント阻害薬オプジーボ®（一般名ニボルマブ）などの高価な薬の保険適用対象の問題，裕福な者のみが先端医療へアクセスできる医療格差や不平等の問題などにおいて，何がフェア（公正）かという観点で援用される原則．

　自律尊重の原則のみが生命倫理の基本原則であると思われることがしばしばある．しかし，これらの基本原則はいずれも重要で，どれか一つが上位に位置付けられるというものではない．個別の場面や事例に応じて，前面に出てくる原則は異なり，各原則の重み付けも変わってくる．重要なことは，医療現場での倫理的葛藤（ジレンマ）のほとんどは，基本原則が相互に対立し，その調整が求められている状況で発生しているということである．

欧州型の4原則（バルセロナ宣言）
　バルセロナ宣言とは，EUの欧州委員会に提出された「生命倫理と生命法における基礎的倫理原則」という提言文書（1998年）の中で定式化されている4原則のこと．

①自律（Autonomy）
　人生と生活の目標を創造でき，自発的に責任をもって行動でき，政治参加やインフォームドコンセントができる能力を可能とする社会環境を与えられていることを求める原則．
②尊厳（Dignity）
　人間の尊厳のみならず，実験動物の権利や受精卵などのヒト胚の道徳的地位の尊厳も包摂する原則．
③統合体・不可侵性（Integrity）
　統合とはその人のライフヒストリーや物語としての人生と生活の一貫性を意味し，このような生命の統一体への人為的な介入や改変に歯止めをかける原則．
④傷つきやすさ・脆弱性（Vulnerability）
　人の生の弱さや脆さといった有限性や壊れやすさを保護し配慮を求める原則で，ケアなどに関わる原則．

---

2 SOL（生命の尊厳）とQOL（生命の質）

　生命を尊いものと考える**生命の尊厳**（Sanctity of Life：**SOL**）という概念は，生命倫理を考える上での重要な概念の一つである．

　医学や公衆衛生の発展により平均寿命は延び続け，「超高齢・多死社会」や「健康寿命」という言葉を聞くようになった．人工呼吸器や胃瘻造設による栄養補給，その他の医学的な介入により延命ができるようになってきている．寿命を少しでも延ばし長く生きていられるように医学的な治療や介入を行うこと

は生命至上主義（バイタリズム）と呼ばれ，医療の目的は，少しでも寿命を延ばすことであると思い込んでいる医療者も少なくない．

しかし，命が助かる見込みがないのに，寝たきりで体にたくさんのチューブがつながれ，日常的な生活もできず，苦痛を伴う終末期の医学的介入が，単に命をながらえさせるためだけに，本人の意に反して続けられるのは，本当に倫理的に正しいことなのであろうか．

高齢者は「ピンピンコロリ」を望んでいる者が少なくないといわれる．死を迎える前に長い苦痛を伴う闘病生活はごめんだ，というわけである．また，手術をすれば長く生きられる可能性が高い場合であっても，リスクが高いとか重度の後遺症が残るのであれば手術をしたがらない患者もいる．高齢であれば，手術は成功しても，侵襲的な手術によって体が衰弱してしまい寝たきりになったり，寿命が短くなってしまう場合もある．それを恐れて手術をしない選択をする患者もいるだろう．

そのような患者の決定を正当化する概念として**生命の質**（Quality of Life：QOL）が引き合いに出される．また，生涯の医療費の多くは，終末期にかかるということが統計データで明らかになっており，本人が望まないのに患者の命を QOL が低い状態で延ばして膨大な医療費を使うことを避けることを正当化するためにも QOL が引き合いに出されることもある．さらに，スピリチュアルな面も含めた緩和ケアや看護ケアは，患者の QOL を維持・向上させることを主な目的としている．このように，現代の医療やケアにおいて，QOL は重要な概念の一つとなっている．

2 生命倫理各論

次に，いくつかの各論的問題を取り上げ，総論で解説した倫理原則が，どのように取り扱われているかを具体的に検討することとしよう．

1 臨床倫理

医療の臨床現場では，さまざまな価値観を有する多様な患者が存在する．人生の最終段階における治療方針をめぐる意思決定において，患者と医師の意見は一致するとは限らない．医師と看護師間や医師同士の間，患者と家族，家族間であっても，どうあるべきかは，経験やその人の置かれている状況やライフヒストリーなどによっても異なる．生命倫理の4原則が相互に対立することは少なくない．

4原則の中でどれを重視するかも，人によって考え方や価値観が異なる．それが臨床というものであろう．4原則を当てはめて，すんなりと関係者の見解が合意に至るわけではない．現場の医療スタッフが，どのような方法によって，臨床現場での個々の事例において意思決定のありかたに向き合うことがで

臨床倫理のアプローチ

　代表的なものとして，主治医だけではなく，看護師，ソーシャルワーカー，臨床心理士，場合によっては法律家や倫理の専門家などを含めた多職種のスタッフが，四つの項目（ボックス）にそれぞれに関わる要因や情報を記入していき，多様な視点から事例を考察していく，ジョンセンらによる4分割アプローチや，当事者の関係や相互作用などの「文脈」に着目し，当事者が相互の考え方を理解して解決策を模索する「対話（dialogue）」を重要視する物語論（ナラティヴ）アプローチが有名である.

▶ ジョンセンらによる4分割アプローチ

①医学的適応：患者の医学的治療の選択肢のリスクとベネフィット，予後や看護的ケアなど，4原則のうち仁恵の原則や無危害の原則に関わる観点や側面を記入する.

②患者の選好・意向：患者の判断や同意能力のレベルや事前指示，代理決定などの自律尊重の原則に関する観点や側面を記入する.

③生命の質（Quality of Life）：治療の有無による予後の予測，治療で損なわれる精神的・身体的・社会的要素，生命の質など，善行原則・無危害原則・自律尊重原則に関わる観点や側面を記入する.

④周囲の状況（外的要因）：公正の原則に関わる側面で，医療経済的要素や家族などの利害関係当事者の状況，また法的な論点，文化や信仰などの宗教上の観点など，患者の置かれている周囲のコンテクストに関する要因を記入する.

▶ 物語論（ナラティヴ）アプローチ

　ナラティヴ論とは，文学研究から生まれた臨床倫理の方法論で，当事者の関係や相互作用，状況や背景などの「文脈」に着目する．ナラティヴとは，その人のライフヒストリー全体であり，アイデンティティの本質であると定義され，当事者が相互の考えかたを理解して解決策を模索する「対話（dialogue）」が重要となる．患者の価値観や置かれた立場やライフヒストリーの違いにより，病への姿勢や意思決定のありかたは異なってくる．医療スタッフと患者のナラティヴ（ライフヒストリー）における病や治療方針の意味付けの不調和（ズレ）とそれらを共約（対話によって解消し，調和）していく重要性に着目する．また，医療スタッフ間でも医師のナラティヴと看護師のナラティヴの不調和（ズレ）が生じ，さらには患者のナラティヴと家族のナラティヴの不調和（ズレ）が生じる．それらを共約していく営みがこのアプローチの特色である.

きるのか．事例の個別性，患者と家族が置かれている状況や特異性などを考慮して，より望ましい意思決定にアプローチしていこうとするのが臨床倫理といえる．その意味で原理原則のみならず，実践知が求められる臨床倫理ではさまざまなアプローチ（方法論）が提唱され，現場で活用され始めている.

2 臓器売買と有償の代理出産契約

　臓器移植法（➡ p.192）では，臓器売買が禁止されているので，渡航して海外で臓器売買を行うという事例が一定数見受けられる．また，日本では有償の代理出産契約は認められていないので，海外渡航生殖ツーリズムも少なくない．近代法の基本原則には，「契約自由の原則」があり，自己決定権は最大限尊重されるべきであるにもかかわらず，なぜ，臓器売買契約や代理出産契約は，倫理的に問題とされるのであろうか.

　まず，他人の臓器を買ってまで移植を受けて生き続けることや，他人の子宮を借りてまで子どもをもうけることは人身売買にほかならず，自然や倫理に反

plus α

リバタリアンパターナリズム

2017年にノーベル経済学賞を受賞した，リチャード・セイラー教授の認知心理学の知見を取り入れた行動経済学は，リバタリアンパターナリズムを正当化する理論として，キャス・サンスティーンなどにより今世紀初めから提唱されている．強制するのではなく，拒絶する選択の自由を残しつつ，健康に導くといったアメリカ等の医療政策にそのアイデアは取り入れられてきている．臓器提供者（ドナー）の推定同意（反対の意思を示していない限りドナーになることを認めているとみなすオプトアウト方式）などもリバタリアンパターナリズムが推奨する政策の一つである.

　　代理出産と親子関係

　日本においては，代理出産は，認められていない．そのため，これが認められている他の国や地域に渡航して代理出産を行うケースが少なからず存在する．最高裁判所で争われた芸能人のMさんとTさん夫妻のケースは有名である．Mさんは，病のため子宮を摘出したので，アメリカの女性と契約し，Mさんの卵子と夫のTさんの精子を使って双子の子どもを授かった．日本に連れて帰り，出生届を役所に出そうとした際，戸籍上，自らの子どもとして認められなかった．日本で

は，分娩した者が母とされているからである．このため，自分たちの子どもとして認めてほしいと訴えて，訴訟を起こした．従来，代理出産は想定されておらず，地方裁判所は，Mさんを母と認めない判断をしたが，高等裁判所では，反対に，Mさんを母と認める判決が下された．しかし，最高裁判所ではその高等裁判所の結論がひっくり返され，結局，Mさんは，母と認められなかった（最高裁判所平成19年3月23日決定〔最高裁判所民事判例集61巻2号619頁〕）．

するという直観に基づく理由が考えられる．次に，低所得者層や貧困者がドナーになる，あるいは子宮を提供するという傾向があることから，彼らが搾取されるのは社会の公共道徳に反するので禁止されるべきであるという，モラリズムに基づく理由が考えられる．さらに，経済的に恵まれた人だけが臓器を買うことができる，あるいは他人の子宮を借りることができるので，公平性の観点から，正義の原則に反するという理由が考えられる．そして，生体間移植などでは，仮にドナー本人が望んでいるとしても，本人自身の健康を守るために禁止されなければならないとか，あるいは，子宮を貸すことを本人が承諾していたとしても，妊娠・出産に伴うリスクから本人を守るために禁止されなければならないとする，パターナリズム（無危害の原則）の原理に基づく禁止理由が考えられる．

　他方，これを法政策論の観点から見ると，臓器売買や代理出産契約を禁止することで取引がアンダーグラウンドに潜り不可視化され，そのような非合法的な闇市場では臓器や代理母の値段が高騰し，マフィアなどの仲買人の搾取により，ドナーや代理母にも少ない報酬しか支払われない．また，不衛生な状況で危険の伴う移植が行われ，術後の管理なども十分でなくなる．むしろ一定の闇市場が横行しているところでは，一定の条件で合法化することにより規制をかけることができるので，ドナーとレシピエントの人権を保護するチャンスが増し，倫理的には，よりましではないかとする見解もある．また日本で臓器売買や代理出産契約を禁止することは，国内の低所得者が搾取されることは防ぐことはできても，海外でこれらが行われると発展途上国のより深刻な貧困者が搾取されることになり，倫理問題の根本的な解決にはならない．日本での規制のつけを，海外に転嫁しているに過ぎないといえる．グローバル化した現在においては，問題を分析する視点として，このような構造にも気付いておく必要がある．

3　積極的安楽死の法制化と違法性阻却要件

　2002年にオランダとベルギーで，2009年にルクセンブルクで，2021年

plus α
弁護士会の提言書

日本弁護士会は，代理母や精子卵子提供などの第三者が関わる生殖補助医療のありかたについて提言書を出している．日弁連「第三者の関わる生殖医療技術利用の法制化」提言（2014年4月17日），大阪弁護士会意見書（2014年11月6日）．これらにおいては，子どもの出自を知る権利の保障や有償の契約の禁止を提言している．

plus α
消極的安楽死と倫理性

人工呼吸器などの生命維持装置の取り外しや治療の停止は，消極的安楽死と呼ばれている．持続的な深い昏睡状態や意識が戻らない植物状態の場合がほとんどである．一般に積極的安楽死は要件が厳しく，実際に行われることはまれである．これに対して，消極的安楽死については，日常の臨床でも行われてきており許容する意見も多い．しかし，致死量の塩化カリウムなどを投与して作為的に死をもたらす積極的安楽死と，栄養補給を中止し，1週間以上かけて餓死状態にして死を迎えさせる消極的安楽死とでは，どちらが倫理的な方法といえるか疑問を呈する意見もある．

日本産科婦人科学会では，代理懐胎の実施や斡旋を認めないということを会告で示している．このような立法によらない自主規制のことをソフトローという．これに対して，立法による規制をハードローという．

● ソフトロー規制

日本産科婦人科学会などの関連学会の自主規制である会告（指針）や，厚生労働省などの国による指針（ガイドライン）などでの規制（レギュレーション）は，必ずしも法的拘束力がなく，ソフトロー規制と呼ばれる．ソフトローは，比較的短時間ででき，また状況の変化により修正や改正も柔軟に対応できるメリットがある．特に生命倫理に関わる問題は，医科学技術の進歩はめまぐるしく，できるだけ早く規制したりいったん作ったガイドラインを適宜修正や変更するなどの対応が求められるので適している場合もある．しかし，日本において代理出産や卵子提供など第三者の関わる生殖補助医療，安楽死・尊厳死に関する立法などは，これまでソフトロー規制のみであり，立法化の必要が指摘されてきたが，2020年12月に超党派の議員立法により，夫婦以外の第三者から卵子や精子の提供を受けて生まれた子どもの親子関係を民法の特例で定める生殖補助医療の関連法が成立した．しかし，代理出産や生まれた子どもの「出自を知る権利」については先送りの課題のままとなっている．また，遺伝子差別禁止法などを制定すべきかについても国民的な議論が必要である．

● ハードロー規制

立法府である国会で法案が審議され成立・施行した法律によるレギュレーションは，ハードロー規制と呼ばれる．その利点は，一部の専門家だけではなく，民主主義過程で選ばれた議員を中心に審議し広く国民の意見を反映するところにあるが，制定に時間がかかる．また，個々人の死生観の違いにより，合意（コンセンサス）形成は容易ではなく，反対派の賛同を得るために折衷案になる場合が少なくない．臓器移植法（平成9年➡p.192）は，生命倫理に関する数少ない立法の一つであるが，脳死臓器移植の要件が厳しく，提供者ドナーの数が極めて限定される結果になり改正まで10年以上かかった．また，らい予防法（昭和28年8月15日法律214号，平成8年廃止）や優生保護法（昭和23〜平成8年➡p.269）のように，いったん制定されると社会状況が変化し，その存在意義が疑われたり，人権侵害等の倫理的な問題があるにもかかわらず，長く存続する場合もある．再生医療等の安全性の確保等に関する法律（平成26年施行）や臨床研究法（平成30年施行）など，医科学技術と医学研究に対する規制のハードロー化が生じている．

にスペインにおいて安楽死法が制定され，医師が刑事訴追を受けない法整備が行われた．回復の見込みのない患者に対する苦痛緩和を目的に，年齢制限を設けた上で，自発性を担保すること，複数医師が関わること，報告義務を課すことといった一定の条件下での安楽死でなければならない．アメリカでは，回復の見込みがない成人の末期患者に対し医師が致死薬を処方して，自殺を幇助（手伝う）することを合法化する法律がオレゴン州，ワシントン州，カリフォルニア州，バーモント州，ニューメキシコ州，モンタナ州などで成立している．

日本では，このような安楽死立法はいまだに存在しない．患者の嘱託（依頼）や承諾があっても，医師や家族などが安楽死（自殺幇助）を行うと，刑法202条の自殺関与および同意殺人罪が成立する．安楽死に関する裁判では，いずれも安楽死を実行した者は有罪（執行猶予付き）とされているが，その判決文の中で，安楽死を行うことが違法ではなくなる（阻却の）ための要件を示している．裁判所が示したような一定の条件などに基づいて安楽死を合法化するための立法（ハードロー）が必要であるかが問われている．

plus α
自殺幇助の事件

2019年11月に，筋萎縮性側索硬化症（ALS）の京都市の女性から依頼を受け，薬物投与により死に至らしめた医師2名が嘱託殺人の容疑で逮捕・起訴されている．

安楽死に関する裁判例で示された違法性阻却の要件

● 名古屋高等裁判所昭和37年12月22日判決
  （高等裁判所刑事判例集15巻9号674頁）

　家族による積極的安楽死の事例で裁判所は違法性阻却のための六つの要件を提示した．①不治の病で死が目前に迫っている，②病者の苦痛が甚だしく何人（なんびと）も見るに忍びない程度である，③もっぱら死苦緩和の目的である，④病者が意思を表明できる場合には本人の真摯な嘱託又は承諾がある，⑤原則として医師の手による，⑥その方法が倫理的にも妥当である．安楽死法が存在しない日本においては，これらの裁判所が提示した違法性阻却のための要件が，事実上，法律と同じような役割を果たしているといえる．

● 横浜地方裁判所平成7年3月28日判決
  （判例時報1530号28頁）

　医師による積極的安楽死が争われた東海大学安楽死事件において，違法性阻却4要件が示されている．①患者が耐えがたい肉体的苦痛に苦しんでいる，②患者は死が避けられず，その死期が迫っている，③患者の肉体的苦痛を除去・緩和するために方法を尽くし，ほかに代替手段がない，④生命の短縮を承諾する患者の明示の意思表示がある．横浜地方裁判所の4要件は，「承諾する患者の明示の意思表示」を求めている点が，名古屋高等裁判所の「病者が意思を表明できる場合には本人の真摯な嘱託または承諾がある」とする要件より厳格になっている．これらの要件は，緩和医療が発達した現代では，違法性阻却要件を充たす事例はほとんどなく，厳しい要件になっているとの指摘もある．

事前の意思表示

▌ リビングウィル（生前発効遺言）

　判断能力を失ったり意思表示ができなくなったりした場合に備えて，意思決定能力のあるうちに自らに対する延命措置などの医療行為についての意向を示しておくことをアドバンスディレクティブという．代理判断者を指名しておき，その人に終末期の治療に関する判断をあらかじめ委任しておくなど，いくつかの形態がある．リビングウィルは，その中でも終末期において望む治療などの医療行為と望まない医療措置とを書面として残しておき，それが死亡前の生前に効力を有するものをいう．

▌ アドバンス・ケア・プランニング（ACP）

　将来，意思決定する能力を失った場合に備えた終末期の治療等に関する方針のプランであり，患者本人と家族，そして医療・ケア提供者の話し合いのプロセスをいう．そこでは患者の希望や価値観に沿った，将来の医療・ケアを具体化することが目標とされ，一度決めたら終わりではなく継続的な話し合いによってプランは上書きされていく点で，一度書いて残しておくことで終わるリビングウィル（生前発効遺言）などのアドバンスディレクティブとは異なったものとされる．厚生労働省は，ACPの愛称を「人生会議」と発表している．

　厚生労働省のウェブサイトには，芸能人・タレントが出演する人生会議インタビュー・座談会の動画が掲載されている．

▌ DNAR（Don't Attempt Resuscitation）

　いかなる治療にも反応しない不治の進行性病変で目前に死が迫っている患者や救命の可能性のない患者などが，心臓あるいは呼吸が停止したときには，一切の心肺蘇生を行わないことを前もって指示しておくことをいう．死が目前に迫っていない患者に対して，可能な治療法があるにもかかわらず，それを行わないことがDNARであると間違って認識しないように留意する必要がある．

コラム 人生の最終段階における
医療・ケアの決定プロセスに関するガイドライン（2018年3月改定）

厚生労働省は，2006年に起きた富山県射水市における人工呼吸器取り外し事件を契機に，2007年5月に「終末期医療の決定プロセスに関するガイドライン」を策定した．2015年3月には，名称が変更され「人生の最終段階における医療の決定プロセスに関するガイドライン」となり，さらに2018年3月には「ケア」が表題に追加され，人生の最終段階における医療のありかたに関し，在宅医療・介護の現場も想定されたものに改変されている．特に心身の状態の変化等に応じて，本人の意思は変化しうるものであり，医療・ケア

の方針や，どのような生きかたを望むかなどを，日頃から繰り返し話し合うこと（＝ACPの取り組み）の重要性が強調されている．

また，医師等の医療スタッフから適切な情報提供と説明がなされ，それに基づいて患者が医療スタッフと話し合いを行った上で，患者本人による決定を基本とすることや，人生の最終段階における医療およびケアの方針を決定する際には，医師の独断ではなく，医療・ケアチームによって慎重に判断することなどが盛り込まれている．

■ 引用・参考文献

1) 石垣靖子，清水哲郎編．臨床倫理ベーシックレッスン：身近な事例から倫理的問題を学ぶ．日本看護協会出版会，2012，161p.
2) 服部健司，伊東隆雄編．医療倫理学のABC＝A Core Text for Health Care Ethics．第3版．メヂカルフレンド社，2015，298p.
3) 村松聡，松島哲久，盛永審一郎編．教養としての生命倫理．丸善出版，2016，214p.
4) 霜田求ほか編．テキストブック生命倫理．法律文化社，2018，202p.
5) 鶴若麻理ほか編．看護師の倫理調整力：専門看護師の実践に学ぶ．日本看護協会出版会，2018，144p.
6) 丸山マサ美編．バイオエシックス：その継承と発展．川島書店，2018，245p.
7) 箕岡真子．臨床倫理入門：ケースから学ぶ臨床倫理．日本臨床倫理学会編集．へるす出版，2017，140p.
8) 塚田敬義ほか編．生命倫理・医事法．医療科学社，2015，259p.
9) 大竹文雄ほか編著．医療現場の行動経済学：すれ違う医者と患者．東洋経済新報社，2018，292p.
10) 那須耕介ほか編著．ナッジ！？：自由でおせっかいなリバタリアン・パターナリズム．勁草書房，2020，256p.
11) 村岡潔，山本克司編著．医療・看護に携わる人のための人権・倫理読本．法律文化社，2021，182p.
12) 箕岡真子．エンド・オブ・ライフケアの臨床倫理．日総研出版，2020，160p.
13) 日本臨床倫理学会編．臨床倫理入門Ⅱ．へるす出版，2020，202p.
14) 清水哲郎ほか編．臨床倫理の考え方と実践：医療・ケアチームのための事例検討法．東京大学出版会，2022，p.162.
15) 沖永隆子．終末期の意思決定：コロナ禍の人生会議に向けて．晃洋書房，2022，p.207.

3 研究倫理

1 人を対象とする生命科学・医学系研究に関する
倫理指針（令和3年文部科学省・厚生労働省・経済産業省告示1号）

1 研究倫理とは何か

「倫理」という言葉は，次の（a）（b）の二つの意味をもつ．（a）「専門職業人がその仕事を行う上で守るべき規範（ルール）」であり，看護倫理，医療倫理，法曹倫理などが例に挙げられる．（b）「人として守り行うべき道」というような「道徳・モラル」に近い意味である．これを踏まえると，研究のありかたを示す研究倫理は，（a）' 研究に従事する者が研究という高度な専門的活動を行う上で守るべき規範といえる．そして，（b）' その中心的内容は①被験者の人格の尊重，②善行，③正義・公正という三つの基本原則であり，「人とし

plus α

研究者倫理，研究不正

研究倫理と似た言葉，テーマに「研究者倫理」「研究不正」がある．これは，ねつ造（存在しないデータの作成），改ざん（研究データの変造），盗用（他人のアイデアやデータを適切な引用表示なしに使用）に代表される研究不正行為を防ぐという課題である．

て守り行うべき」内容に通じるものがある.

　①②③の基本原則を通じて実現しようとする研究倫理の基本精神は「被験者の保護」に尽きる. ②の善行の原則を具体化する手段が, 被験者の害になることを最小限にし, 研究によって得られる利益がその害を上回る科学的に妥当な研究計画であることを確認する「リスク・ベネフィット評価」である. ③の正義・公正の原則を研究において具体化するためには, 「被験者の公正な選出」が重要になる. 科学的に妥当な研究計画に基づいて, 科学的に正当な基準で選出された被験者（候補）に対して, 研究者による十分な説明・被験者の理解・被験者の自発的な同意によって構成される「インフォームド・コンセント」を得ることが, ①の人格の尊重の原則に通じる.

　こうした考えかたや手段を通じて被験者を保護しなくてはならない理由は, 過去に国内外を問わず, 医学研究が被験者になんの利益も与えずに, ただ被験者の生命・身体に多大なる損害を与えるだけの人体実験の事例が無数にあるからである.

　また, そうした過去と比べて現代では非人道的な人体実験は行われないであろうが, 患者を被験者とする研究には本質的に避けることが難しいジレンマがある. 医療者は自身が担当する患者を対象に研究を行うことも多いが, そもそも医療者は担当患者に最善の利益となる治療を行う義務を負う. 本来, 研究一般は将来の社会に役立つ知識の獲得を目指して, 未知の仮説を検証するために行われる. 医療系の研究では, 将来の患者のためになる治療法などを検討する目的で, 安全性・有効性が未確立な行為を, すでに一定の安全性・有効性が確立した治療法と比較する目的で行うことになる. ここに, 担当患者に最善の医療を提供する医療者としての義務と, 将来の患者のためのよりよい医療を研究する研究者としての責務（社会的使命）が一人の医療者の中で衝突し, 場合によっては, 担当患者を保護すべき医療者がその職責を果たすことができないかもしれない. そして, 研究によって得られるベネフィット（利益）は将来の患者のためのものであるのに対して, 安全性・有効性が未確立な研究に伴うリスクは現在の患者にしか生じないという不公平な構造が研究にはある.

　こうした本質的構造をもつ医療系の研究において, （身体的・精神的能力が低下しており, 医師・患者関係がある中で研究協力の依頼を断りにくいという意味で）, 弱い立場にある患者であり被験者である人を保護するのが, 研究倫理の基本精神である. そして, 看護師は自らが中心となって実施する看護学研究において, 患者・被験者を保護するだけでなく, 医師が中心となって行う医学研究においても, 患者・被験者を保護する立場にあることを認識してほしい. なお, 被験者を保護するのは医療者・研究者および被験者自身といった当事者だけではない. 第三者的な立場から, さまざまな専門的知識や能力を有するメンバーから構成される研究倫理審査委員会が, これから行われると計画されている研究が科学的・倫理的に妥当なものであるかを審査し, 実施の可否を

plus α

三つの基本原則

アメリカの国家研究法という法律に基づいて設置された国家生命倫理委員会の「ベルモント・レポート」（1979年）において示された. アメリカではそのときの大統領の諮問組織として, 国家レベルの生命倫理委員会が存在する. 日本にはこれと同様の, 国家レベルで生命倫理政策を検討するところはない.

➡ 生命倫理については
　p.409 参照.

判断する.

（a）または（a）'の意味を重視すれば，研究倫理は本来，研究者またはその集団が自発的に作成し，遵守し，違反を自己規律するしくみを準備すべきである．世界医師会が作成・採択し，日本医師会も推奨する「**ヘルシンキ宣言—人間を対象とする医学研究の倫理的原則**」がその代表例である．しかし，日本の医療関係者の間で現在最も意識されているルールは，いくつかのいわゆる**研究倫理指針**である．それらの多くは国の行政機関の「告示*」という形式でつくられた他律的なルールである．研究倫理指針はそれ自体では法律と違って強制力をもたないが，違反すると国の支給する研究費の停止や社会的ペナルティが課されるために，実際には対象となる研究を実施する者は必ず遵守しなければならないルールである．

用語解説 *

告　示

公の機関が公示（一定の事項を周知させること）を必要とする事柄などを，公式に，広く知らせる行為．または，その行為の形式の一種．

2 人を対象とする生命科学・医学系研究に関する倫理指針

いくつかの研究倫理指針のうち最も基本的であり，看護学分野の研究にも関係するのは，人を対象とする生命科学・医学系研究に関する倫理指針（以下，生命科学・医学系指針）であろう．この指針は2021（令和3）年4月16日に公表され，最新版は2023（令和5）年3月27日に改正されたものであるが，その前身は人を対象とする医学系研究に関する倫理指針とヒトゲノム・遺伝子解析研究に関する倫理指針の二つの研究倫理指針であった．従来，ヒトゲノムや遺伝子を扱う研究には特別な配慮を要するということから，前者の指針が一般的な研究に関するルール，後者の指針が特別な研究に関するルールという関係にあったのだが，その区別を廃止して，研究全般に関するルールを一本化した．むろん，倫理指針が一本になったからといって，ヒトゲノムや遺伝子を扱う研究に配慮を要しなくなるわけではなく，ルールとしては一本で規制可能であろうという考えに基づく．

plus α

生命科学・医学系指針ガイダンス

生命科学・医学系指針にはその内容を理解するのを助ける長大なガイダンスが別途存在する．

|1| 生命科学・医学系指針の基本方針

生命科学・医学系指針には，基本方針が8項目挙げられている（第1章第1. 目的及び基本方針）．すなわち，①社会的及び学術的な意義を有する研究の実施，②研究分野の特性に応じた科学的合理性の確保，③研究対象者への負担及び予測されるリスクと研究によって得られる利益の総合的評価，④独立かつ公正な立場に立った倫理審査委員会による審査，⑤事前の十分な説明及び研究対象者の自由意思による同意，⑥社会的に弱い立場にある者への特別な配慮，⑦個人情報等の保護，⑧研究の質及び透明性の確保である．指針の解釈や運用に迷った場合には，これらの基本方針に立ち戻って考えることも有用かつ必要であろう．

|2| 生命科学・医学系指針の対象となる研究

生命科学・医学系指針の適用を受ける研究は「人を対象として，次の（ア）又は（イ）を目的として実施される活動をいう．

（ア）次の①②③又は④を通じて，国民の健康の保持増進又は患者の傷病から

の回復若しくは生活の質の向上に資する知識を得ること.

① 傷病の成因（健康に関する様々な事象の頻度及び分布並びにそれらに影響を与える要因を含む.）の理解

② 病態の理解

③ 傷病の予防方法の改善又は有効性の検証

④ 医療における診断方法及び治療方法の改善又は有効性の検証

（イ）人由来の試料・情報を用いて，ヒトゲノム及び遺伝子の構造又は機能並びに遺伝子の変異又は発現に関する知識を得ること.」と定義される（第1章第2. 用語の定義（1））. 看護研究が該当するのは基本的に（ア）に限定されると考えられるので，この（ア）の定義を解説すると，目的，対象，方法に分けて考えることができる. 目的については「国民の健康の保持増進又は患者の傷病からの回復若しくは生活の質の向上に資する知識を得ること」であるので，多くの医学研究や看護研究が該当するであろう. 対象については，試料・情報を用いる研究は「人を対象とする研究」に該当すると整理されているので，生身の人間だけでなく，人間から採取した生体試料（血液や尿など）と個人情報（患者のカルテ情報など）を利用することも該当する. 方法については①②③④に該当するものが生命科学・医学系指針の対象になる.

　したがって，特に患者を対象にした，または，生体試料，カルテあるいは看護記録などを利用した研究を行う場合には，生命科学・医学系指針の遵守が求められるのが基本であると理解しておくべきである. ただし，生命科学・医学系指針の適用対象外になる研究も明示されている（第1章第3. 適用範囲）. また，研究のうち「侵襲」（同章第2. 用語の定義（2））「介入」（同章第2. 用語の定義（3））を伴うものを実施する場合には，それ以外の研究を実施する場合と比べて，指針上の特別な配慮や義務が求められる.

生命科学・医学系指針の「介入」

　生命科学・医学系指針の定義によれば，「介入」とは「研究目的で，人の健康に関する様々な事象に影響を与える要因（健康の保持増進につながる行動及び医療における傷病の予防，診断又は治療のための投薬，検査等を含む.）の有無又は程度を制御する行為（通常の診療を超える医療行為であって，研究目的で実施するものを含む.）」である. ガイダンスには「人の健康に関する様々な事象に影響を与える要因」の例として，看護ケア，生活指導，栄養指導，食事療法，作業療法等も挙がる.「研究目的」で，「有無又は程度を制御する行為」の好例は，無作為割付比較試験（randomized controlled trial：RCT），プラセボ（偽薬）の使用がある. 例えば，通常1日1回行う褥瘡ケアを，研究目的で2日に1回に減らすこと（そうすることの判断）も「介入」に該当する.

|3| 研究者らのさまざまな責務

　生命科学・医学系指針の対象になる研究を実施する研究者らには，次のような責務が課せられている（第2章. 研究者等の責務等）．まず，研究計画に関わるすべての研究者の基本的な責務として，「研究対象者等への配慮」「教育・研修」がある（第2章第4. 研究者等の基本的責務）．研究対象者等への配慮の具体的内容は，①研究対象者の生命・健康及び人権の尊重，②法令・指針の遵守，倫理審査委員会と機関の長の許可を受けた計画の実施，③インフォームド・コンセントの取得，④研究対象者とその関係者からの相談等への対応，⑤知り得た秘密情報の保持，⑥地域住民等の一定の特徴を有する集団を対象にした研究実施時の配慮が挙げられる．

　研究の科学的妥当性の要となる研究計画書に関しては，研究計画書の作成・変更，倫理審査委員会への審査，研究機関内の許可，研究概要の登録（情報公開），研究の終了といった「研究計画書に関する手続」（第3章第6）が定められている．研究計画書のレベルも一定水準のものが求められるので，「研究計画書の記載事項」（同章第7）に基本的記載事項が定められる．

　また，研究の倫理的妥当性の要となる被験者の研究協力の意思確認の方法は，本人のインフォームド・コンセント（➡ p.390）を得ることが基本である．ただし，実施しようとする研究Aとは別の活動（研究Bや診療活動）において研究Aに二次利用できる生体試料または個人情報があるが，個別に対象者に研究Aへの二次利用を説明することが困難な場合には，研究Aの概要を研究機関の施設内やウェブサイトに公開したり，概要を記した文書を対象者に通知したりして，自分に由来する試料や情報が研究Aに利用されることが嫌な場合には，拒否を申し出ることができる手続き・しくみ（通称オプトアウトという）を設けて，拒否されなかった試料・情報のみを使う研究を実施できる．また，ある機関Cが保有する試料・情報を別組織である研究機関Dに移転する場合にも，インフォームド・コンセントが原則的に求められ，例外的にオプトアウトが許容される（以上の手続きについては，第4章第8の1）．インフォームド・コンセントで説明する事項とオプトアウトで通知または公開する事項は，それぞれ「説明事項」（同章第8の5）と「研究対象者等に通知し，又は公開すべき事項」（同章第8の6）に定められている．

　研究を実施する過程で有害事象〔「実施された研究との因果関係の有無を問わず，研究対象者に生じた全ての好ましくない又は意図しない傷病若しくはその徴候（臨床検査値の異常を含む.）（第1章第2（36））」〕が発生する可能性もあり，そのうち重篤な有害事象（「①死に至るもの②生命を脅かすもの③治療のための入院又は入院期間の延長が必要となるもの④永続的又は顕著な障害・機能不全に陥るもの⑤子孫に先天異常を来すもの（第1章第2（37））」）には，特に対応をすることが研究者らに求められている（第7章第15. 重篤な有害事象への対応）．研究機関として重篤な有害事象が発生したときの対応のための手順書

plus α

健康被害への補償

生命科学・医学系指針のガイダンスによれば，補償の内容は，保険への加入に基づく金銭の支払いに限らず，実際に生じた被害・障害に対する医療の提供などの手段でもよい.

をあらかじめ作成し，実際の発生時にはその手順書に従った対応や，研究機関内外への情報共有が求められる．

その他，研究に対する信頼性を確保するために，研究者らに「利益相反の管理」（第6章第12），「研究に係る試料及び情報等の保管」（同章第13），「モニタリング及び監査」（同章第14）といった責務が課される．いずれも，研究開始前，研究終了後，研究実施中に研究の適正な実施を保証し，裏付けるための措置である．

2 臨床研究法（平成29年4月14日法律16号）

1 背景

前項において述べたように，科学的・倫理的に妥当でない医学研究に参加することで被験者の生命・身体に被害が発生した事例は数多い．そうした研究を防止し，被験者を保護するためには法規制が必要であることは長らく主張されてきた．また，医薬品等の開発を行うための臨床試験であって薬機法が規制する「治験」，再生医療等の安全性の確保等に関する法律が規制する「再生医療研究」，そして生命科学・医学系指針が規制する「人を対象とする生命科学・医学系研究」といったように，研究の種類が変わるごとに，その規制が変わることに合理性があるのかという疑問も投げかけられてきた．

それら従来の主張や疑問以上に，より直接的に臨床研究法の成立に影響したのは，いわゆる「ディオバン事件」である．この事件によって医学研究における研究不正と利益相反について厚生労働省が危機感をもって，立法したのがこの法律である．しかし，この立法によって，前述した従来からの主張や疑問に十分に対応することができているかについては，なお，疑問が残る．

2 目的と構造

「臨床研究の実施の手続，認定臨床研究審査委員会による審査意見業務の適切な実施のための措置，臨床研究に関する資金等の提供に関する情報の公表の制度等を定めることにより，臨床研究の対象者をはじめとする国民の臨床研究に対する信頼の確保を図ることを通じてその実施を推進し，もって保健衛生の向上に寄与すること」がこの法律の目的である（1条）．「保健衛生の向上に寄与すること」は医療に関係するすべての法律の究極の目的であるが，臨床研究法は「臨床研究の対象者をはじめとする国民の臨床研究に対する信頼の確保を図ることを通じてその実施を推進」することを直接的な目的とすることによって，ディオバン事件によって低下した医学研究の信頼回復を目指している．その目的達成の手段として①臨床研究の実施の手続き，②認定臨床研究審査委員会による審査意見業務の適切な実施のための措置，③臨床研究に関する資金等の提供に関する情報の公表の制度等を定めることの三つが位置付けられ，それぞれについて第2～4章に具体的な規定が置かれている．また，その手段を実効的なものにするための雑則と罰則が第5章および第6章に置かれている．

plus α

二重盲検無作為化比較臨床試験

例えば，既存の標準的治療薬Aと新規開発薬Bの有効性を比較検証するために，AとBの薬を投与する患者集団を無作為に2班に分けて，患者と医療者の両方が，どちらの薬を投与されるのかがわからない状況をつくって行うような研究．通常診療では，医療者も患者も投与される薬を知らない状況は起こりえないので，この点に実験的な要素が生まれる．

3 対象となる研究

　図9.3-1は医学研究をいくつかに分類して，それぞれに対する主な規制を示すものである．製品や治療法等の開発等に直接結びつかない医学の基礎となる知見や理論の発見・解明を目指す「基礎研究」に対して，製品や治療法等の開発等に直接結びつく知見や理論の発見・解明を得るために患者・被験者を用いて行う「臨床研究」がある．この臨床研究は医学系指針の規制を受けることが多い．臨床研究は，被験者に研究を目的にした医療行為等を行わず，医療者

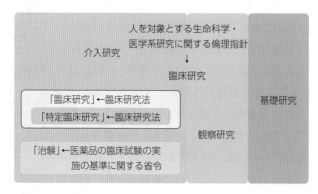

「　」は法令・行政用語，矢印は規制を表す．

図9.3-1　医学研究の分類とその規制

二つの「臨床研究」

「臨床研究」には，臨床研究法が新たに定義する「臨床研究」と，法律ができる前から長らく医学界で研究の一つの種類を示してきた「臨床研究」とがあることに留意する．

が通常業務として行う医療行為の結果を観察するタイプの「観察研究」と，研究を目的にした実験的な要素を含んだ医療行為等を被験者に行う「介入研究」に大別される．介入研究のうち，医薬品等の新規開発のための研究である「治験」については，薬機法とその下の医薬品の臨床試験の実施の基準に関する省令が規制している．それとは別に，介入研究のうち新たなカテゴリの「臨床研究」と「特定臨床研究」を設けて規制をかけるのが臨床研究法である．

この法律がつくった新たなカテゴリの「臨床研究」は，医薬品等を人に対して用いることにより，医薬品等の有効性または安全性を明らかにする研究である（2条1項）．同じく「特定臨床研究」は臨床研究のうち，製薬企業等から資金提供を受けて行う企業の医薬品等を用いるもの（2条2項1号），薬機法上の未承認・適応外の医薬品等を用いるもの（2条2項2号）のいずれかに該当する研究である．したがって，看護師が主導して行う研究は臨床研究法の対象になることはないが，自分の担当患者が対象研究の被験者になったり，医療チームの中の医師が研究に関与したりすることは十分にある．

4 研究者に課される義務

特定臨床研究を実施する「研究責任医師」（施行規則1条1号）は，法律が定める「臨床研究実施基準*」（法3条1項）に従い（法4条2項），認定臨床研究審査委員会（後述）の審査を受け（法5条3項），厚生労働省へ研究計画を提出する義務がある（法5条1項）．特定臨床研究ではない臨床研究を実施する研究責任医師は，臨床研究実施基準に従うように努め（法4条1項），認定臨床研究審査委員会の審査を受けるように努める義務がある（法21条）．

5 研究計画を審査する委員会

臨床研究法では，厚生労働省が国内で高度な審査能力・体制を有する臨床研究審査委員会を認定する（2021年1月末時点で121委員会）．倫理指針に基づく審査を行う委員会は日本中で1,700件を超え，その審査の質が危ぶまれており，特定臨床研究等を審査する委員会を限定する狙いがある．認定臨床研究審査委員会は臨床研究実施基準に照らして審査を行い，実施の適否および実施に際しての留意事項を意見として述べる（法23条1項1号）．委員会は①医学または医療の専門家，②臨床研究の対象者の保護および医学または医療分野における人権の尊重に関して理解のある法律に関する専門家または生命倫理に関する識見を有する者，③一般の立場の者から構成される（施行規則66条2項2号）．また，委員会の設置機関に所属していない外部委員が過半数を超えること（施行規則66条2項5号），技術専門員という専門家の意見を審査に取り入れること（施行規則80条2項），委員会にも被験者からの苦情と問い合わせを受け付ける窓口を設置すること（施行規則66条2項8号），委員会を運営するための事務局体制を充実させること（施行規則66条2項9号）など，従来の研究倫理審査委員会とは異なる工夫がみられる．

plus α
二つの「特定臨床研究」

「特定臨床研究」には，臨床研究法が定義するものと，医療法4条の3第1項1号が規定するものとがあることに留意する．

➡ 医療法が定義する「特定臨床研究」については p.209参照.

用語解説*
臨床研究実施基準

臨床研究実施基準の内容は，施行規則8〜38条に定められる．臨床研究の基本理念（9条），研究責任医師等の責務（10条），実施医療機関の管理者等の責務（11条），多施設共同研究を行うための責務（12条），疾病等発生時の対応等（13条），研究計画書の記載事項（14条），施行規則または計画書に適合しない状態の管理（15条），研究実施のための施設設備の確認（16条），モニタリング（17条），監査（18条），モニタリングおよび監査の従事者への指導と管理（19条），被験者への補償（20条），利益相反管理計画の作成等（21条），認定臨床研究審査委員会からの意見への対応（22条），苦情と問合せへの対応（23条），臨床研究に関する情報の公表等（24条），臨床研究に用いる医薬品等の品質の確保等（25条），環境への配慮（26条），個人情報の取り扱いに関するさまざまな事項（27〜38条）である．

9

法と生命倫理 研究倫理

◆ 学習参考文献

❶ 田代志門. みんなの研究倫理入門：臨床研究になぜこんな面倒な手続きが必要なのか. 医学書院, 2020, 308p.
　研究倫理の実務や実践的な疑問から研究倫理の考え方の筋道を示す.

❷ 井上悠輔, 一家綱邦. 医学研究・臨床試験の倫理：わが国の事例に学ぶ. 日本評論社, 2018, 352p.
　日本でこれまでに起きた研究倫理上の事件を網羅的に整理して解説する. なぜ研究倫理や被験者保護が必要なのかを自分たちに関係のあることとして考えるための一冊.

※以下に掲載のない出題基準項目は，他巻にて対応しています.

必修問題

目標Ⅰ．健康および看護における社会的・倫理的側面について基本的な知識を問う．

大項目	中項目（出題範囲）	小項目（キーワード）	本書該当ページ
3．看護で活用する社会保障	A．医療保険制度の基本	医療保険の種類	p.237
		高齢者医療制度	p.248
		給付の内容	p.237, 242, 243, 245, 246, 247, 248
	B．介護保険制度の基本	保険者	p.251
		被保険者	p.251
		給付の内容	p.251
		要介護・要支援の認定	p.251
		地域支援事業	p.251
4．看護における倫理	A．基本的人権の擁護	自己決定権と患者の意思	p.390
		インフォームド・コンセント	p.390
		情報管理（個人情報の保護）	p.335
	B．倫理原則	公正，正義	p.410
	C．看護師等の役割	説明責任＜アカウンタビリティ＞	p.394
		倫理的配慮	p.413
5．看護に関わる基本的法律	A．保健師助産師看護師法	保健師・助産師・看護師の定義	p.61, 77, 83
		保健師・助産師・看護師の業務	p.65, 78, 84
		保健師・助産師・看護師の義務（守秘義務，業務従事者届出の義務，臨床研修等を受ける努力義務）	p.68, 78, 84
		養成制度	p.68, 79, 86
	B．看護師等の人材確保の促進に関する法律	目的，基本方針	p.88
		ナースセンター	p.89

目標Ⅱ．看護の対象および看護活動の場と看護の機能について基本的な知識を問う．

大項目	中項目（出題範囲）	小項目（キーワード）	本書該当ページ
9．主な看護活動の場と看護の機能	A．看護活動の場と機能・役割	訪問看護ステーション	p.252
		介護保険施設	p.258
		地域包括支援センター	p.262
		市町村，保健所	p.323
		学校	p.235

目標Ⅳ．看護技術に関する基本的な知識を問う．

大項目	中項目（出題範囲）	小項目（キーワード）	本書該当ページ
15．患者の安全・安楽を守る看護技術	C．感染防止対策	感染性廃棄物の取り扱い	p.384

疾病の成り立ちと回復の促進

目標Ⅰ．健康から疾病を経て回復に至る過程について基本的な理解を問う．

大項目	中項目（出題範囲）	小項目（キーワード）	本書該当ページ
1．健康の維持増進	A．疾病の予防・早期発見	予防接種	p.226

目標Ⅲ．疾病に対する診断・治療について基本的な理解を問う．

大項目	中項目（出題範囲）	小項目（キーワード）	本書該当ページ
4．疾病に対する医療	A．診断の基本と方法	検体検査	p.126
		画像検査	p.122
	C．治療方法	臓器移植，再生医療	p.192，206
	D．医療による健康被害	ウイルス性肝炎	p.263，266，326
		院内感染	p.52

健康支援と社会保障制度

目標Ⅰ．社会生活を視点とした個人・家族・集団の機能や変化について基本的な理解を問う．

大項目	中項目（出題範囲）	小項目（キーワード）	本書該当ページ
1．社会・家族機能と生活基盤の変化	C．ライフスタイルの変化	女性の労働	p.376
		少子化，晩婚化，晩産化	p.330，331，332
2．社会の中の集団	B．労働と健康	労働安全衛生法	p.365
		労働基準法	p.359
		育児休業，介護休業等育児又は家族介護を行う労働者の福祉に関する法律＜育児・介護休業法＞	p.370
		雇用の分野における男女の均等な機会及び待遇の確保等に関する法律＜男女雇用機会均等法＞	p.369

目標Ⅱ．社会保障の理念，社会保険制度および社会福祉に関する法や施策について基本的な理解を問う．

大項目	中項目（出題範囲）	小項目（キーワード）	本書該当ページ
3．社会保障制度の基本	A．社会保障の理念	日本国憲法第25条	p.267
	B．社会保障制度	社会保障制度の変遷	p.318
4．社会保険制度の基本	A．社会保険の理念	目的と機能	p.237
	B．医療保険制度	目的と機能	p.237
		健康保険法	p.237
		高齢者医療制度（高齢者の医療の確保に関する法律＜高齢者医療確保法＞）	p.248
		被用者保険，国民健康保険	p.242
		公費医療制度	p.237
	C．介護保険制度	基本理念	p.251
		介護保険法	p.251
		保険者、被保険者	p.251，252
		要介護認定と給付の仕組み	p.255，257
		地域包括支援センター	p.259，261
		介護予防・日常生活支援総合事業	p.259

	E. その他の関係法規	雇用保険法	p.373
		労働者災害補償保険法	p.368
5. 社会福祉の基本	B. 社会福祉に関わる機関	児童相談所	p.304
		更生相談所	p.295, 297
		社会福祉施設	p.304
	C. 社会福祉における民間活動	民生委員, 児童委員	p.267, 295
	D. 生活保護に関する制度	生活保護法	p.267
		扶助の種類と内容	p.267
	E. 障害者（児）に関する制度	障害者基本法	p.286
		障害者の日常生活及び社会生活を総合的に支援するための法律＜障害者総合支援法＞	p.290
		身体障害者福祉法	p.295
		知的障害者福祉法	p.297
		精神保健及び精神障害者福祉に関する法律＜精神保健福祉法＞	p.276
		発達障害者支援法	p.298
		障害者の雇用の促進等に関する法律＜障害者雇用促進法＞	p.299
		障害を理由とする差別の解消の推進に関する法律＜障害者差別解消法＞	p.301
		障害者虐待の防止, 障害者の養護者に対する支援等に関する法律＜障害者虐待防止法＞	p.301
	F. 児童に関する制度	児童福祉法	p.304
		児童虐待の防止等に関する法律＜児童虐待防止法＞	p.306
		母子及び父子並びに寡婦福祉法	p.308
		次世代育成支援, 少子化対策	p.346
	G. 高齢者に関する制度	老人福祉法	p.313
		高齢者虐待の防止, 高齢者の養護者に対する支援等に関する法律＜高齢者虐待防止法＞	p.314
	H. その他の制度	配偶者からの暴力の防止及び被害者の保護等に関する法律＜DV防止法＞	p.310
		アルコール健康障害対策基本法	p.328
		ギャンブル等依存症対策基本法	p.329
		その他の依存症（薬物依存を含む）の対策	p.187, 190

目標Ⅲ. 公衆衛生の基本，保健活動の基盤となる法や施策および生活者の健康増進について基本的な理解を問う.

大項目	中項目（出題範囲）	小項目（キーワード）	本書該当ページ
6. 健康と公衆衛生	A. 公衆衛生の理念	地域保健法	p.323
7. 公衆衛生における感染症と対策	A. 感染症の基本	感染症の成立と予防	p.221, 226
		予防接種	p.226

		感染症の予防及び感染症の患者に対する医療に関する法律＜感染症法＞	p.221
	B. 主要な感染症と動向	新興感染症	p.221，224
8. 公衆衛生における生活環境への対策	A. 地球環境	地球温暖化	p.387
		アスベスト	p.264
		水質汚染	p.381
		大気汚染	p.380
		土壌汚染	p.381
	B. 食品および食の安全	食品衛生法	p.342
		食中毒の種類と予防	p.342
	C. ごみ・廃棄物	一般廃棄物と産業廃棄物	p.384
		感染性廃棄物	p.384
9. 保健活動の基盤と制度	A. 地域保健	地域保健法	p.323
		健康増進法	p.229
		健康日本21	p.229
	B. 母子保健	母子保健法	p.274
		母子健康手帳	p.274
		保健指導，訪問指導	p.274
		健康診査，健康教育	p.274
		母体保護法	p.269
	C. 精神保健	精神障害者（児）の医療と福祉	p.276
		こころの健康対策，自殺対策	p.330
		発達障害に関する医療と福祉	p.298
		自殺対策基本法	p.330
	D. 学校保健	学校保健安全法	p.235
		健康診断，健康相談	p.235
		感染症対応	p.235
		学校環境衛生	p.235
	E. その他の保健活動の基盤となる法や施策	がん対策基本法	p.325
		難病の患者に対する医療等に関する法律＜難病法＞	p.315
10. 生活者の健康増進	A. 生活習慣病の予防	喫煙・飲酒対策	p.229，328
		特定健康診査，特定保健指導	p.250
	B. 職場の健康管理	労働安全衛生法	p.365

目標Ⅳ．人々の健康を支える職種に関する法や施策およびサービス提供体制について基本的な理解を問う．

大項目	中項目（出題範囲）	小項目（キーワード）	本書該当ページ
11. 人々の健康を支える職種やサービス提供体制に関する法や施策	A. 看護職に関する法	保健師助産師看護師法	p.58
		看護師等の人材確保の促進に関する法律	p.88
	B. 医療や社会福祉の関連職に関する法	医師法	p.91
		歯科医師法	p.107
		薬剤師法	p.109
		診療放射線技師法	p.122
		臨床検査技師等に関する法律	p.126
		理学療法士及び作業療法士法	p.132

	言語聴覚士法，視能訓練士法	p.137, 152
	社会福祉士及び介護福祉士法，精神保健福祉士法	p.165, p.166
	栄養士法	p.177
	歯科衛生士法	p.155
	救急救命士法	p.146
C. サービスの提供体制	医療法	p.47, 207
	医療提供施設（病院，診療所，助産所，介護医療院，介護老人保健施設等）の機能	p.208
	訪問看護ステーション	p.252
	救急医療	p.217
	在宅医療	p.218
D. その他の役割	診療記録と情報公開	p.215, 216
	安全管理＜セーフティマネジメント＞	p.50
	医薬品と医療機器の取り扱い	p.180

■ 基礎看護学

目標Ⅰ．看護の概念及び展開について基本的な理解を問う．

大項目	中項目（出題範囲）	小項目（キーワード）	本書該当ページ
1．看護の基本となる概念	A．看護の本質	看護の定義	p.58
		役割と機能	p.58
	D．看護における倫理	基本的人権，世界人権宣言，個人の尊厳	p.23, 48
		倫理原則，職業倫理	p.409, 418
		倫理的葛藤と対応	p.409, 418
2．看護の展開	C．看護における連携と協働	多職種間の連携と協働	p.42

目標Ⅱ．基礎的な看護技術と適用のための判断プロセスについて基本的な理解を問う．

大項目	中項目（出題範囲）	小項目（キーワード）	本書該当ページ
3．看護における基本技術	D．看護業務に関する情報	看護業務に関する情報の種類	p.105
		看護業務に関する情報の記録・報告・共有	p.105
	F．感染防止対策	感染性廃棄物の取り扱い	p.384
		感染拡大の防止の対応	p.221

目標Ⅲ．保健・医療・福祉の中で看護の果たす役割について基本的な理解を問う．

大項目	中項目（出題範囲）	小項目（キーワード）	本書該当ページ
6．看護の役割と機能	B．保健・医療・福祉の連携と継続看護	保健・医療・福祉の連携を支える仕組み	p.34

成人看護学

目標Ⅱ．急性期にある患者と家族の特徴を理解し看護を展開するための基本的な理解を問う．

大項目	中項目（出題範囲）	小項目（キーワード）	本書該当ページ
3．急性期にある患者と家族の看護	B．急性期における看護の基本	治療の緊急度と優先度，治療選択・意思決定への支援	p.390
		代理意思決定支援	p.392

目標Ⅲ．慢性疾患がある患者と家族の特徴を理解し看護を展開するための基本的な理解を問う．

大項目	中項目（出題範囲）	小項目（キーワード）	本書該当ページ
6．慢性疾患がある患者と家族の看護	D．社会的支援の獲得への援助	医療費助成制度の活用	p.315

目標Ⅳ．リハビリテーションの特徴を理解し看護を展開するための基本的な理解を問う．

大項目	中項目（出題範囲）	小項目（キーワード）	本書該当ページ
7．リハビリテーションの特徴と看護	D．チームアプローチと社会資源の活用	社会資源の活用	p.295

目標Ⅵ．終末期にある患者，および緩和ケアを必要とする患者と家族の特徴を理解し看護を展開するための基本的な理解を問う．

大項目	中項目（出題範囲）	小項目（キーワード）	本書該当ページ
9．終末期にある患者および緩和ケアを必要とする患者と家族への看護	B．エンド・オブ・ライフ・ケア<end-of-life care>	治療中止や療養の場の移行に対する意思決定支援	p.393, 410
		アドバンス・ケア・プランニング<ACP>	p.417

老年看護学

目標Ⅰ．加齢に伴う高齢者の生活と健康状態の変化について基本的な理解を問う．

大項目	中項目（出題範囲）	小項目（キーワード）	本書該当ページ
4．老年看護の基本	C．高齢者の生活を支える制度と施策	高齢者の医療の確保に関する法律<高齢者医療確保法>に基づく制度	p.237, 238, 248
		介護保険制度	p.251
		成年後見制度	p.349, 354

目標Ⅲ．多様な生活の場で高齢者の健康を支える看護について基本的な理解を問う．

大項目	中項目（出題範囲）	小項目（キーワード）	本書該当ページ
9．多様な場で生活する高齢者を支える看護	C．地域でサービスを利用しながら暮らす高齢者の暮らしと看護	地域密着型サービスの種類と特徴	p.174, 261
		居宅サービスの種類と特徴	p.174, 261

小児看護学

目標Ⅰ. 子どもの成長・発達と健康増進のための子どもと家族への看護について基本的な理解を問う.

大項目	中項目（出題範囲）	小項目（キーワード）	本書該当ページ
1. 子どもと家族を取り巻く環境	B. 子どもの権利	小児医療における子どもの権利の変遷	p.304
	C. 子どもと家族を取り巻く社会資源の活用	母子保健施策の活用	p.274, 304, 308, 332
		小児保健医療福祉施策の活用	p.304
3. 小児各期における健康増進のための子どもと家族への看護	F. 感染症と予防	予防接種	p.226
		学校感染症	p.235

目標Ⅱ. 病気や診療・入院が子どもと家族へ与える影響と看護について基本的な理解を問う.

大項目	中項目（出題範囲）	小項目（キーワード）	本書該当ページ
4. 病気や診療・入院が子どもと家族に与える影響と看護	H. 外来における子どもと家族への看護	健康診査・育児相談	p.274

目標Ⅲ. 特別な状況にある子どもと家族への看護について基本的な理解を問う.

大項目	中項目（出題範囲）	小項目（キーワード）	本書該当ページ
6. 特別な状況にある子どもと家族への看護	A. 虐待を受けている子どもと家族への看護	虐待の未然防止に向けての支援	p.306

母性看護学

目標Ⅰ. 母性看護の基盤となる概念, 母性看護の対象を取り巻く環境について基本的な理解を問う.

大項目	中項目（出題範囲）	小項目（キーワード）	本書該当ページ
1. 母性看護の対象を取り巻く環境や社会の変遷	B. 妊娠期からの切れ目ない支援に関する法や施策	児童虐待の防止等に関する法律	p.306
	C. 働く妊産婦への支援に関する法や施策	育児休業, 介護休業等育児又は家族介護を行う労働者の福祉に関する法律＜育児・介護休業法＞	p.370
		労働基準法	p.358
	D. 女性の健康支援に関する法や施策	配偶者からの暴力の防止及び被害者の保護等に関する法律＜DV防止法＞	p.310
		母体保護法	p.269

目標Ⅱ. 女性のライフサイクル各期に応じた看護の基本的な理解を問う.

大項目	中項目（出題範囲）	小項目（キーワード）	本書該当ページ
3. 女性のライフサイクル各期における看護	B. 思春期・成熟期女性の健康課題	性暴力被害	p.310

精神看護学

目標IV. 精神疾患・障害がある者の生物・心理・社会的側面に注目した，多角的なアセスメントに基づく看護について基本的な理解を問う．

大項目	中項目（出題範囲）	小項目（キーワード）	本書該当ページ
4. 精神疾患・障害がある者とその家族への看護	H. 社会資源の活用とケアマネジメント	精神疾患・障害者ケアマネジメントの基本的考え方	p.286
		地域生活支援事業	p.290
		精神障害者保健福祉手帳	p.276

目標V. 精神疾患・障害がある者の人権と安全を守り，回復を支援する看護について基本的な理解を問う．

大項目	中項目（出題範囲）	小項目（キーワード）	本書該当ページ
6. 精神保健医療福祉の変遷と法や施策	A. 患者の権利擁護＜アドボカシー＞	精神医療審査会	p.276
	C. 精神保健及び精神障害者福祉に関する法律＜精神保健福祉法＞の運用	精神保健及び精神障害者福祉に関する法律＜精神保健福祉法＞の基本的な考え方	p.276
		入院形態	p.276
		精神保健指定医	p.276
7. 精神保健医療福祉における多職種連携	A. 多職種連携と看護の役割	連携する他職種（医師，歯科医師，保健師，助産師，精神保健福祉士，作業療法士，介護支援専門員，精神保健福祉相談員，ピアサポーター，薬剤師，公認心理師）の役割	p.165，178

在宅看護論／地域・在宅看護論

目標I. 地域・在宅看護における対象と基盤となる概念，安全と健康危機管理について基本的な理解を問う．

大項目	中項目（出題範囲）	小項目（キーワード）	本書該当ページ
2. 地域・在宅看護における基盤となる概念	B. 在宅療養者の権利の保障	在宅療養者の権利擁護＜アドボカシー＞	p.348
		虐待の防止	p.314

看護の統合と実践

目標I. 看護におけるマネジメントの基本について理解を問う．

大項目	中項目（出題範囲）	小項目（キーワード）	本書該当ページ
1. 看護におけるマネジメント	D. 看護業務に関する情報に係る技術と取扱い	医療・看護業務に関する情報の活用と保管	p.216，335，341
	E. 医療安全を維持する仕組みと対策	安全管理体制整備，医療安全文化の醸成	p.50
		医療事故・インシデントレポートの分析と活用	p.51
	F. 看護師の働き方のマネジメント	看護師等の労働安全衛生	p.365

目標II. 災害看護の基本的な知識を問う．

大項目	中項目（出題範囲）	小項目（キーワード）	本書該当ページ
2. 災害と看護	A. 災害時の医療を支えるしくみ	災害に関する法と制度	p.333

439

表紙デザイン：株式会社金木犀舎

本文デザイン：クニメディア株式会社

図版・イラスト：有限会社デザインスタジオEX
清水みどり

ナーシング・グラフィカの内容に関する「更新情報・正誤表」「看護師国家試験出題基準対照表」は下記のウェブページでご覧いただくことができます.

更新情報・正誤表
https://store.medica.co.jp/n-graphicus.html
教科書のタイトルをクリックするとご覧いただけます.

看護師国家試験出題基準対照表
https://ml.medica.co.jp/rapport/#tests

ナーシング・グラフィカ 健康支援と社会保障④

看護をめぐる法と制度

2019年 1 月15日発行　第 1 版第 1 刷
2021年 1 月15日発行　第 2 版第 1 刷
2022年 1 月20日発行　第 3 版第 1 刷
2023年 1 月15日発行　第 4 版第 1 刷
2024年 1 月20日発行　第 5 版第 1 刷©

編　者　平林勝政　小西知世
　　　　和泉澤千恵　西田幸典

発行者　長谷川 翔

発行所　株式会社メディカ出版
　　　　〒532-8588
　　　　大阪市淀川区宮原 3 - 4 - 30
　　　　ニッセイ新大阪ビル16F
　　　　電話　06-6398-5045（編集）
　　　　　　　0120-276-115（お客様センター）
　　　　https://store.medica.co.jp/n-graphicus.html

印刷・製本　株式会社広済堂ネクスト

落丁・乱丁はお取り替えいたします.　　　　　　　　　Printed and bound in Japan
ISBN978-4-8404-8158-8

デジタル看護教科書®
DIGITAL
NURSINGRAPHICUS

デジタル ナーシング・グラフィカ【iPad 版】

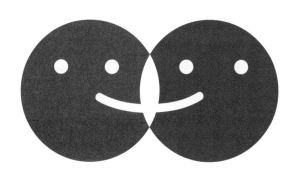

観る
動画がオフラインで
さくさく再生！

読む
いつもの本を
読むように！

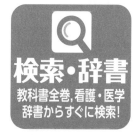

検索・辞書
教科書全巻,看護・医学
辞書からすぐに検索！

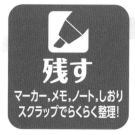

残す
マーカー,メモ,ノート,しおり
スクラップでらくらく整理！

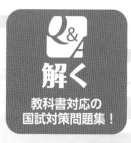

解く
教科書対応の
国試対策問題集！

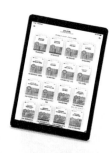

わかりやすいイラスト図解・図表が豊富な「ナーシング・グラフィカ」紙面そのまま！

「デジタル ナーシング・グラフィカ」は，教科書全巻と動画教材,
国試対策問題などを収載した「デジタル看護教科書®」アプリです.
※「デジタル看護教科書®」は株式会社メディカ出版の登録商標です.

最新情報はこちら▶▶▶
●「デジタル ナーシング・グラフィカ」オフィシャルサイト●
https://www.medica.co.jp/topcontents/dng/

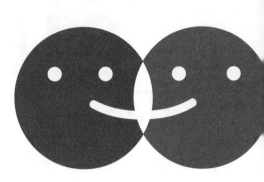